리포머 필라테스 :
파트 2 - 현대 리포머 운동 필라테스 점프 보드

The Pilates Reformer:
Part II – Modern Reformer Exercises & Pilates Jumpboard

리포머 필라테스
파트 2
현대 리포머 운동
필라테스 점프 보드

김항진 외 옮김

The Pilates Reformer
Part II - Modern Reformer Exercises
Pilates Jumpboard

Reiner Grootenhuis
assisted by
Felicitas Ruthe, Murielle Pickard-Dellis,
Suus Wilms-Janssen and Nora Gomez-Dears

Foreword by Kathy Corey

Contributions by I.C. Rapoport

영 문 출 판 사

■ **대표역자**

김항진 대한 카이로프랙틱 협회 국제이사
MPI 모던필라테스 대표이사

■ **공동역자**(가나다 순)

백형진 가천대학교 특수치료대학원 겸임교수
이지현 대한운동전문가협회 이사
이지환 힐링무브 아카데미 대표

리포머 필라테스 파트 2

2023년 7월 24일 초판 인쇄
2023년 7월 31일 초판 발행

지 은 이 : Reiner Grootenhuis
옮 긴 이 : 김 항 진 외
발 행 인 : 박 병 조
발 행 처 : 도서출판 영문출판사
등 록 : 1987년 12월 21일 제2-419호
주 소 : 서울시 강남구 삼성동 69-2
전 화 : (02) 514-5590, 776-5590
팩 스 : (02) 756-8943
E-mail : yeongmunsa@empas.com
홈페이지 : www.ymsbook.net
정 가 : 35,000원
ISBN 978-89-7224-555-1 93510

※ 파본은 교환해 드립니다.

2022년 1판

모든 텍스트: 라이너 그루텐후이스가 펠리타스 루테, 뮤리엘 피카드-델리스, 수스 윌름스-얀센, 노라 고메즈-디어스의 도움을 받아 작성함.

사진 모델: 헬레나 니텐, 니나 하이네만

번역: 니콜라 그란데

편집: 사이먼 피카드

ISBN: 9798523925009

저자:

라이너 그루텐후이스 Reiner Grootenhuis

이메일: info@pilates-powers.de

전화: +49 157/340 340 40

웹사이트: https://www.pilates-powers.de

역자 서문
Translator Preface

작년 독일 필라테스 헤리티지 만난 라이너 그루텐후이스 선생님을 만나서 한국어 출판에 대해 소식을 듣고 도움을 주고자 동참을 하게 되었습니다. 라이너 선생님은 다양한 학문과 다양한 운동의 경험이 사고방식을 열려있게 한 것 같았습니다. 필라테스에 대한 열정과 사랑이 느껴졌고 여러 사람들에게 필라테스 알리는데 노력을 하는 모습이 멋있었습니다. 열린 중립적 생각, 조셉 필라테스의 철학을 알리고 다양한 필라테스 우수성을 발전시키고 있었습니다. 저 또한 20여 년 동안 필라테스를 사랑하고 우수성을 가르치고 있었습니다. 독일과 한국에서 서로가 사랑하는 필라테스를 가르치고 발전시키고 도움을 주는 일을 멈출 수 없다고 느꼈습니다.

전통과 현대 필라테스에 대한 타당성 그리고 우리는 모두가 필라테스를 하고 있으며 진정한 필라테스인은 끝없는 자기 발전을 하고 지식과 경험을 쌓아 가야 한다는 것에 동의하였습니다.

짧은 만남 속에서 친구가 되고 도와주기로 한 약속을 지키기 위해서 이렇게 나섰습니다. 리포머 파트 1은 전통 필라테스 시퀀스 그리고 리포머 파트 2는 여러 사람들에게 도움을 줄 수 있는 Modified된 리포머 필라테스의 교재로서 안정화를 유지하면서 발의 위치를 다양하게 변경을 해주며 점프를 통해 비교적 짧은 시간 내에 코어 및 힙 운동에 큰 효과를 이룰 수 있는 점프 보드 운동이 추가적으로 소개되어 있습니다.

저를 필라테스로 이끌어 주신 모던필라테스 명예회장이신 임규돈 명장님께 감사드립니다. 무한한 지지와 도움을 주는 모던필라테스 식구분들과 이 책의 번역에 도움을 주신 여러분들에게 감사를 드립니다.

이 책을 출판할 수 있도록 도와주신 영문출판사 모든 분들께 감사드립니다.

대표 역자 **김 항 진**

목록 1/4

목록 2/4

목록 3/4

목록 4/4

감사의 말 Acknowledgments

나의 아내, 자녀들, 부모님, 멘토들, 선생님들 그리고 학생들에게 감사의 말을 전합니다.

특히 멘토링 프로그램을 진행하는 동안 필라테스의 정수를 가르쳐 주시고 이 책의 추천의 글을 써주신 캐시 코리에게 감사드립니다.

또한 필라테스 운동과 과학적 동작에 대한 조언을 해준 펠리타스 루테, 뮤리엘 피카드-델리스, 수스 윌름스-얀센, 노라 고메즈-디어스에게도 감사의 말을 전하고 싶습니다. 이들의 전문 지식은 이 책의 내용을 더욱 풍성하게 해 주었습니다. 이분들과 이 책의 작업을 함께할 수 있어 매우 기뻤습니다. 모든 세부 사항에 대해 수없이 많은 시간을 들여 상세한 대화를 나눈 것이 정말 큰 도움이 되었습니다.

또한, 사진 촬영을 위해 리포머 동작을 훌륭하게 수행해 준 헬레나 클림토바와 니나 하이네만에게 감사를 표합니다. 모든 동작에 두 사람의 긍정적인 에너지가 발산되었습니다.

이 책에 들어가는 사진을 위해 우리 '스타'들을 최고의 조명 아래서 멋지게 촬영해 준 미리엄 아벨스에게도 특별한 감사를 전합니다.

조셉 필라테스의 멋진 사진과 함께 블로그 글을 이 책에 사용할 수 있도록 허락해 주신 척 라포포트에게 감사드립니다.

그는 표지에 사용된 사진과 함께 1961년 10월 4일 조셉 필라테스와 함께한 날에 대해 썼습니다.

원고를 마무리해 준 사이먼 피카드에게 감사드립니다.

마지막으로 필라테스 파워스의 고객, 연습생 및 트레이너에게 감사드립니다.

모든 분들께 감사드립니다.

토니스보스트, 독일, 2022년 12월　　　　　　　　　　　라이너 그루텐후이스

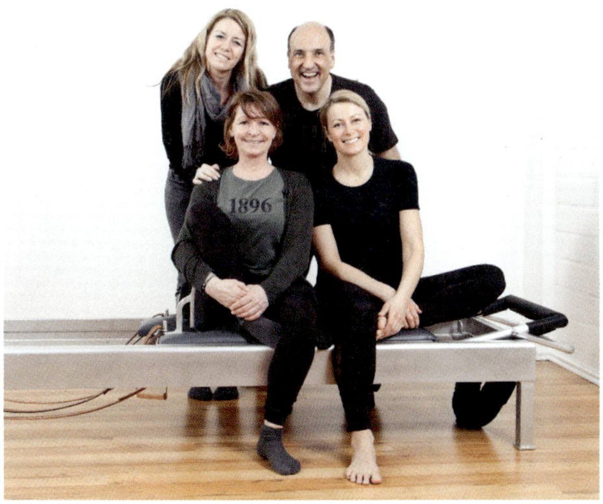

2번째 촬영 후.
미리엄 아벨스, 라이너 그루텐후이스

추천의 글-캐시 코리 Foreword by Kathy Corey

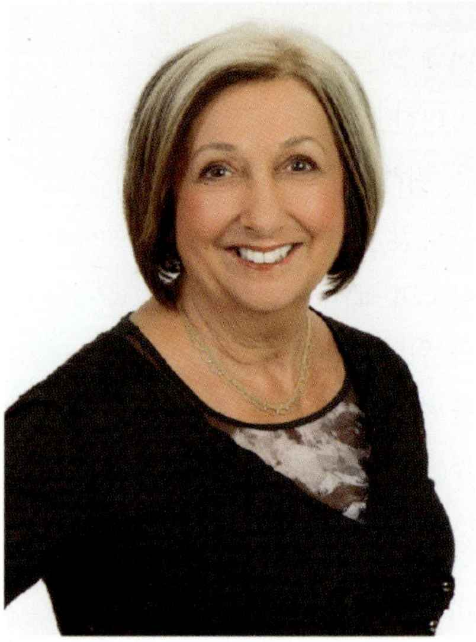

라이너의 필라테스 리포머 파트 1(The Pilates Reformer Part 1)에는 100개 이상의 운동이 수록되어 있다. 파트 1을 읽어 본 독자라면 추가 설명서가 있는지 궁금했을 것이다. 이 책은 오늘날의 강사와 학생들을 위한 적용과 함께 원 동작 형태로 계속된다. 점프보드를 추가했을 뿐만 아니라 리포머 운동에 대한 현대적인 접근 방식을 제공한다.

나에게는 리포머에 대한 특별한 경험이 있다. 조셉 필라테스와 클라라 필라테스에게서 배운 선생님들께 리포머 훈련을 받았기 때문이다. 나의 선생님들은 각 사람의 배경에 맞는 훈련을 해 주셨다. 필라테스를 시작하기 전 나는 발레와 피트니스를 해본 경험이 있었고, 약간의 척추 측만증이 있었다. 이런 독특한 조합 때문에 "전통적" 동작을 "전통적" 방식으로 배우기 어려웠다. 각 선생님들은 나의 정렬 부족, 유연성, 강점과 약점에 적응하는 동작을 통해 나를 이끌어 주셨다. 이는 선생님들께 배운 가르침의 기술이자 모든 신체에 적응되고 적용되어야 하는 개념이다.

이 책의 매뉴얼대로 작업하다보면 나와 필라테스 선생님들의 이름을 볼 수 있다. 마스터 강사인 이브 젠트리(Eve Gentry), 카롤라 트리어(Carola Trier), 캐시 그랜트(Kathy Grant)는 조셉 필라테스에게 배우고 함께 공부했다. 이 책의 특정 운동은 운동의 발전에 기여한 것으로 인정되고 있다. 앨런 허드만(Alan Herdman), 마이클 프리츠케(Michael Fritzke), 토안 부그(Ton Voogt), 블로섬 레이라니크로포드(Blossom Leilani Crawford), 라엘 이스코비츠(Rael Iscowitz) 및 브렌트 앤더슨(Brent Anderson)을 포함한 2세대 고전 교육을 받은 강사들은 모두 원래 교육에서 발전된 운동으로 명명했다. 이러한 유기적 진화는 오늘날 우리가 가르치는 사람들의 문제를 해결해야 할 필요성에서 비롯되었다. 오늘날 필라테스의 성공은 고객의 요구에 어떻게 적응하느냐에 달려 있다. 열린 마음을 유지하고 학생들을 위해 각 운동을 성공적으로 만드는 것이 각 필라테스 세션의 목표가 되어야 한다.

이 책은 교육 여정의 시작에 도움이 된다. 자신만의 교육 방식을 개발하고 학생들의 복잡한 신체적 특징에 따라 작업하면서 이 매뉴얼에 제시된 수정 및 변형의 중요성을 깨닫게 될 것이다. 펜데믹으로 인해 세계 곳곳의 스튜디오에서 일대일 수업이 어려웠고 이 상황은 우리를 고립과 개인 훈련으로 이끌었다. 시의 적절한 시기에 이 책을 제공하지 못했던 것도 이와 같은 어려움 때문이었다. 라이너는 각 동작에 대한 구체적인 지침과 함께 100개 이상의 리포머 운동을 제시한다. 이 설명서는 운동의 설정과 목적을 명확하게 안내한다. 각 동작에는 운동을 올바르게 수행하기 위한 정확한 지침을 포함하고 있으며 일반적인 실수를 피하는 방법을 알려준다. 이 매뉴얼은 가르치는 기술을 경험할 수 있는 기회를 제공하므로 우리 앞에 있는 사람을 가르치는 방법을 배울 수 있다.

라이너 그루텐후이스는 오늘날의 현대 운동을 가장 정확하게 편집하기 위해 수많은 시간을 들여 연구하고 인터뷰를 수행했다. 이 기본 매뉴얼은 모든 수준의 강사가 필라테스 방법에 대해 연구하고 잘못된 훈련을 반성하고 미래로 성장하는 데 도움이 될 것이다.

들어가면서 Preface

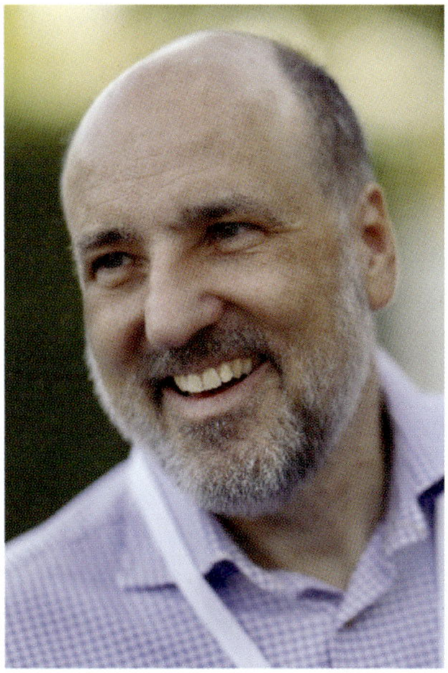

리포머 매뉴얼 파트 1이 전통적인 리포머 운동에 초점을 맞추는 반면, 두 번째 파트는 현대적인 운동과 점프보드에 초점을 맞춘다. 나는 수업을 할 때 이러한 운동을 자주 사용하여 과도한 긴장 없이 몸을 움직이고 모든 일상 활동을 위해 가능한 최선의 방법으로 몸을 준비한다. 내 생각에 이러한 운동을 추가하면 매트와 사전 필라테스 운동이 점진적으로 운동하는 것과 마찬가지로 리포머 교육에 더 쉽게 접근할 수 있게 된다. 조셉 필라테스의 전통적인 운동을 위해 몸을 준비해보자. 예를 들어, 캐시 그랜트는 필라테스 전 운동을 "100을 수행하기 전(Before the Hundred)"이라고 불렀다. 즉, 조셉 필라테스의 첫 번째 매트 운동인 "100가지 운동(The Hundred)"의 기초가 되는 준비 매트 운동이다.

조셉 필라테스와 직접 연결되는 현대 운동과 전통/고전 운동 사이에는 명확한 구분이 없다. 로마나 크리자노스카(Romana Kryzanowska), 론 플레처(Ron Fletcher), 이브 젠트리(Eve Gentry), 캐시 크랜트(Kathy Grant), 카롤라 트리어(Carola Trier) 같은 클라라와 조셉 필라테스의 "마스터–학생"은 조셉 필라테스가 자신의 몸에 특별히 적응한 방식으로 운동을 전수했다. 모든 사람은 클라라와 조셉 필라테스가 맞춤 정의한 개별 버전의 운동에 익숙했다. 따라서 각 강사는 이 정확한 조정을 학생들에게 전달했다. 보다 포괄적인 그림은 초기 강사들의 서로 다른 관점이 결합될 때만 나타난다. 그러나 이 모든 강사들로부터 배운 사람은 거의 없다.

나의 멘토인 캐시 코리는 예외이다. 그녀는 "필라테스 대선배"라고도 알려진 많은 1세대 강사들로부터 가르침을 받았다. 또한 그녀는 40여년 동안 필라테스 교육을 수행하며 이 마스터 강사의 다른 학생들과 운동을 비교할 기회를 가졌다. 그녀 덕분에 나는 이 연습의 정글에서 훨씬 더 명확함을 얻을 수 있었다.

그러나 1세대 강사들은 종종 약간 다른 방식으로 운동을 배웠을 뿐만 아니라 장비에 대한 지속적인 작업으로 인해 특정한 추가 및 변경 사항의 경우, 정확한 기원을 명확히 지적하기 어려운 점이 있다. 점프보드는 확실히 이러한 경우에 속하며 종종 로마나 크리자노스카나 이브 젠트리 또는 캐시 그랜트에 기인한다. 점프보드의 역사를 깊이 연구한 노라 고메즈 디아즈는 이 책의 '점프보드 소개' 장에서 더 자세한 설명을 제공한다.

누가 어떤 운동을 처음 생각해 냈는지 알아내는 일은 쉽지 않다. 그럼에도 불구하고 운동을 만든 사람에게 공을 돌리는 것은 합당한 일이다. 우리는 최선을 다했지만, 잘못된 점에 대해서는 널리 양해를 구하는 바이다.

의도적으로 파트 1의 전체 소개를 다시 반복하지 않고 연습 전에 "스프링 작업 시 일반적인 위험", "리포머의 특정 위험" 및 "이 설명서 사용"에 대한 지침과 같은 필수 부분만 포함했다.

이제 이 책과 함께 즐거운 시간을 보내길 바라며 여러분의 피드백을 기다리는 바이다.

스프링 작업 시 일반적인 위험들
General risks when working with springs

리포머 교육에는 거의 항상 스프링 작업이 수반된다. 스프링은 오래되어 잘못 사용하면 파손될 수 있다. 예를 들어, 구식이 되었거나 이미 노후 상태인 스프링을 사용하게 되면 상당한 안전 위험이 발생한다. 따라서 스프링을 매일 점검하고 안전 위험이 있는 경우, 가능한 한 빨리 교체하는 것이 좋다.

예를 들어, 아래 사진은 손상 정도가 다른 밸런스드 바디 리포머 스프링 두 개를 보여준다. 이 경우, 스프링 코일 사이의 거리가 넓어져 어느 순간 스프링이 끊어질 수 있다. 이런 상태라면 상부 스프링은 즉시 교체해야 한다.

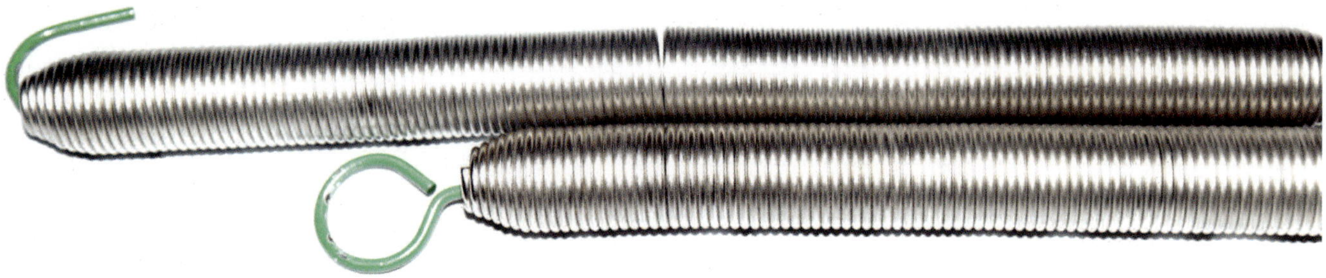

다음은 탑건 필라테스 엔지니어링(Top Gun Pilates Engineering)의 레지나 아라스(Regina Arras)가 개발한 스프링 교체 시기에 관한 표이다. 스프링 사용은 주당 사용 시간으로 측정된다. 주당 용수철 사용이 적을 수록 더 오래 사용할 수 있다.

물론 이 표에 제시된 내용과 상관없이 장비 사용, 유지 보수 및 부품 교체에 대한 제조업체의 지침을 따르는 것이 좋다.

그라츠/바질(Gratz/Basil) 교체 주기						
주당 사용 시간	5	10	15	20	30	40
교체 주기(년)	5	4	2	2	1	1
피크(Peak) 교체 주기						
주당 사용 시간	5	10	15	20	30	40
교체 주기(년)	5	5	4	3	2	1
밸런스드 바디(Balanced Body) 교체 주기						
주당 사용 시간	5	10	15	20	30	40
교체 주기(년)	5	5	4	3	2	1

자료: 레지나 아라스, 탑건 엔지니어링[1)]

자연적으로 마모되기 전에 과도하게 늘어나서 스프링이 파괴되거나 손상되는 경우도 있다. 타워를 예로 들면 롤다운 바를 타워에서 너무 멀리 이동시켜 과도하게 늘릴 때 스프링 손상이 발생할 수 있다. 리포머에서는 그럴 가능성이 거의 없다.

그러나 반복적으로 스프링이 갑작스럽게 수축하면, 예를 들어, 캐리지가 돌아올 때 스토퍼에 세게 부딪히면 시간이 지남에 따른 스프링 손상은 자명한 일이다.

또한 사용된 스프링의 수에 따라 캐리지의 동작이 근본적으로 다르다는 사실을 알아야 한다. 이것은 두 개의 스프링을 사용하거나 스프링을 사용하지 않거나 하나를 사용하여 롱 스트레치를 테스트 해 본 사람이라면 누구나 알 수 있다. 즉, 하나의 스프링이 고장나면 리포머 사고 위험도 올라간다! 따라서 반드시 리포머 스프링에 이상이 없는지 매주 점검해야 한다.

1) This table merely serves as a reference and must not be copied or quoted without the written approval of Regina Arras, Top Gun Pilates Engineering.

리포머의 일반적인 위험들
Specific Risks of the Reformer

안타깝게도 리포머는 경험이 없는 고객들이 사용하기에는 몇 가지 위험이 있다. 따라서 리포머에 대한 연습을 수행하기 전에 전반적인 안전 교육을 제공하는 것이 특히 신규 고객에게 필수적이다.

다음 목록을 포함하여 강사가 생각하기에 위험이 될 만한 요소를 추가할 수 있다.

- 제조사 및 리포머 모델에 따라 리포머의 구성품이 풀릴 수 있다. 스프링에 대해 이미 언급한 바와 같이, 리포머의 일부가 알지 못하는 사이에 풀리지는 않았는지 일부 나사 및 풋바 부품을 매주 검사하는 것이 좋다.

- 고객이 풋바를 당길 수 있다. 이는 서거나 무릎을 꿇은 자세로 운동을 할 때 발생할 수 있지만 서 있을 때도 발생할 수 있다. 현대 필라테스 리포머의 풋바는 종종 고정되어 있지만 고전 리포머에서는 그렇지 않으므로 고객에게 이러한 위험을 알려줘야 한다. 추가 예방 조치는 손을 풋바에 올려놓는 운동 중에 엄지손가락이 손가락과 평평하게 정렬되도록 하고 풋바를 잡지 않는 것이다.

- 현대식 풋바의 경우, 각 유형에 따라 추가적인 안전 위험이 있다. 풋바의 한 쪽 핀이 잠겨있지 않으면 풋바가 갑자기 측면으로 이동하여 신체에서 멀어질 수 있다. 이런 상황은 운동에 따라 상당한 위험을 초래할 수 있다.

- 기존의 리포머에서는 캐리지가 완전히 고정되지 않아 넘어질 수 있다. 새로운 리포머에 대한 교육을 시작할 때 이것은 비교적 쉽게 테스트할 수 있다. 트랙에서 전체 캐리지를 수직으로 쉽게 들어 올릴 수 있는 경우(무거움으로 주의가 필요하다!) 캐리지가 고정되지 않고 운동 중에 넘어질 수 있다. 힘줄 스트레치, 반원, 사이드 스플릿 같은 운동을 할 때 처음에 두 발이 캐리지 가장자리에 있는 경우, 이런 위험이 있을 수 있다.

- 캐리지 위에 서 있을 때 균형을 잃어 넘어지지 않도록 주의해야 한다. 서 있는 운동을 할 때 사용하는 스프링이 적을수록 이런 일이 발생할 가능성이 높아진다. 가장 극단적인 경우, 고급 학생들은 스프링 사용을 완전히 피할 수도 있다. 운동 역학의 차이를 판단하는 것은 쉽지 않기 때문에 그룹 세션에서 고객과 처음으로 이를 연습하는 것은 권장하지 않는다. 따라서 초보자와 함께 서서 운동할 때는 풀 스프링을 2개 이상 사용해야 한다. 체중이 100kg 이상인 사람의 경우, 스프링의 절반 이상을 추가로 추가하는 것이 좋다. 140kg 이상에서는 처음에는 서서 하는 운동을 피해야 한다. 개인 레슨 중에는 불안정한 경우, 균형을 잡는 데 도움이 되도록 고객과 비교적 가까이 있는 것이 좋다.

- 선 자세로 운동 후 캐리지에서 내려오는 경우에는 뒤로 물러나는 것보다 앞으로 움직일 때의 흔들림을 예측하기 어려우므로 앞으로 내려가는 것을 피해야 한다. 풋바에 걸릴 수 있으므로 리포머의 앞쪽(풋바가 있는 쪽) 위로 내려가는 것도 권장하지 않는다.

- 캐리지에서 무릎을 꿇고 있으면 서 있을 때와 비슷한 위험에 노출되어 일반적으로 균형을 잃을 위험이 있다. 특히 팔 운동 중에 예를 들어, 흉부 확장 운동 중에 돌아올 때 또는 팔 서클을 수행할 때 팔을 아래로 내리고 몸에서 멀리 떨어뜨릴 때와 같이 움직임이 변화하는 과정에서 발생할 수 있다. 고객에게 특히 캐리지가 제 위치로 돌아갈 때 주의하도록 조언해 줘야 한다.

- 긴 상자에서 '말등(Horseback)' 운동을 하는 동안 고객은 움직이는 캐리지에서 균형을 잡아야 하므로 잠재적 위험이 존재한다. 특히 팔 동작의 반전 부분에서 앞으로 넘어질 위험이 있다.

- 연습실 바닥에 물건이 놓여 있으면 발이 걸리거나 미끄러질 수 있다. 따라서 (필라테스 훈련 중에는 아니지만) 손잡이와 루프는 항상 캐리지 뒤 공간에 둔다. 확장 스트랩을 백 프레임 위에 놓는다. 개구부가 리포머를 향하게 하여 리포머 상자를 리포머 뒤에 십자형으로 놓는다. 막대는 상자에 넣거나 너무 긴 경우, 상자를 사용하여 리포머에 고정한다.

- 스프링이 제대로 끼워지지 않을 수 있다. 기어와 스프링의 조합에 따라 스프링이 반만 걸려 리포머 사용 중에 풀릴 수 있다. 특히 스프링을 하나만 사용하는 경우가 위험하다. 때때로 고객에게 이러한 잠재적 위험을 상기시키는 것이 좋다.

- 특히 리포머에 누운 상태에서 루프를 다시 정렬할 때 손잡이가 흔들리고 고객의 얼굴에 부딪칠 수 있다.

- 풋바에 손이 끼일 수 있다. 일반적으로 스튜디오 리포머의 경우, 풋바가 여러 위치로 조정될 수 있으며 그동안 손가락이 끼일 수 있다. 풋바는 리포머의 종류에 따라 다르기 때문에 여기에서 일반화할 수는 없다. 특히 초보자를 지도할 때 잠재적인 위험을 수시로 지적하는 것이 좋다.

- 특히 '역 무릎 스트레칭(Reverse Knee Stretch)'과 같은 운동을 할 때 손이 캐리지에 끼일 수 있다. 따라서 운동을 수행할 때 엄지와 모든 손가락이 프레임 바깥쪽을 향하도록 고객에게 조언해야 한다.

- 풋바 방향으로 운동할 경우, 스프링에 머리카락이 끼일 수 있다. 이 경우, 스프링에 고무 패드를 놓는다. 마찬가지로 고객의 머리카락이 머리 받침대에 끼일 수 있다. 따라서 고객에게 이러한 잠재적 위험을 알려주고 머리를 묶으라고 조언하는 것이 좋다.

- 어깨 블록에 손을 얹은 상태에서 리포머의 종류에 따라 더 고정하지 않으면 위로 당겨질 수 있다. Stott SPX 리포머가 그런 경우이다. 이로 인해 '틱 톡(Tic Toc)' 운동 중에 갑자기 통제력을 잃을 수 있다.

- 밸런스 컨트롤 푸쉬 업(Balance Control Push Up Front) 같이 체중의 일부가 어깨 블록에 실리는 운동을 하다가 미끄러질 수 있다. 손가락에 땀이 나는 사람은 먼저 손을 닦으라고 조언해야 한다.

- 리포머의 안전 스트랩을 사용한다. 쇼트 박스 시리즈의 경우, 발이나 발목은 리포머 전면의 안전 스트랩에 고정된다. 고전 리포머 모델에는 일반적으로 두 개의 스트랩이 있으며 안전상의 이유로 동시에 사용해야 한다. 고전 필라테스 강사들도 스트랩이 찢어지거나 스트랩 하나만 사용하여 사람들이 다친 사례를 보고했다. 현대식 리포머는 일반적으로 하나의 스트랩만 제공한다. 운동을 시작하기 전에 카라비너 등 스트랩이 올바른 위치에 있는지 확인하는 것이 좋다.

- 고객이 이미 리포머에 있는 동안 고객을 위해 리포머의 스프링을 교체하려는 경우, 캐리지와 풋바와 리포머 프레임 사이에 걸린 운동 체인이 없는지 확인해야 한다. 즉, 고객은 전적으로 캐리지에 위치해야 하며 몸의 일부가 리포머의 발판이나 프레임에 닿아서는 안 된다. 그룹 세션 중간에 고객의 스프링을 교체하려는 경우, 발 공간이 비어 있는 운동 중에만 변경하는 것이 좋다.

- 머리 받침 뒤에 서서 오버 헤드나 숏 스파인을 하는 고객을 돕고자 할 때는 캐리지에 닿지 않도록 자세를 조정해야 한다.

- 일부 필라테스 강사는 숏 스파인과 같은 운동을 하는 동안 리포머 캐리지에 선 자세에서 가르칠 수 있다. 클라이언트의 움직임 속도를 적절하게 추정하는 것이 쉽지 않기 때문에 이것은 잠재적으로 매우 위험하다.

- 일부 현대식 리포머는 길이가 길어 긴 상자가 어깨 받침 위에 놓이지 않을 수 있다. Stott SPX 리포머가 그런 경우이다. 이 경우, 리포머 상자를 세로 방향으로 놓았을 때 리포머 캐리지 위로 크게 돌출된다. 무게가 앞쪽 가장자리에 실리는 백 스트로크와 같은 운동 중에(풋바의 관점에서) 리포머 상자가 장비 쪽으로 앞으로 기울어질 수 있다. 상자를 긴 상자 위치에서 어깨 받침 위에 놓을 수 있는 경우, 최대한 기울어 지지 않게 한다.

이 책 사용하기 Using this Manual

각 운동의 이름은 내가 접한 가장 일반적인 사용법을 기반으로 하며 영문으로 되어 있다. 다른 용어가 자주 사용되는 경우에는 해당 용어를 병기했다.

사진 외에도 설명을 통해 연습에 대한 지침과 접근 방법을 제공했다. 책에서 설명할 때 포함한 요소는 다음과 같다.

1. 준비(Setup)
2. 운동 목적(Purpose of the Exercise)
3. 운동 수행(Execution)
4. 일반적인 실수(Common Mistakes)
5. 수정 또는 변형(Modifications or Variations)
6. 금기 사항 / 위험 요소(Contraindications or Risks)

원칙적으로 우리는 항상 각 운동의 모든 단계를 설명에 포함했다. 빈번한 반복의 위험이 있더라도 위 아래로 내용을 살펴보면서 철저하고 완전한 설명을 찾을 수 있다.

1. 준비 Setup

이 섹션에서는 운동의 시작점과 머리 받침대 및 풋바를 올릴지 내릴지 여부에 대해 설명한다. 또한 운동에 필요한 스프링의 수가 여기에 표시된다. 때때로 스프링의 수에 밑줄이 그어져 있고 우리가 추구하는 가능한 '목표'를 나타낸다. 그러나 특히 훈련 첫해에는 너무 어려운 스프링 설정을 사용하지 않는 것이 좋다.

사용되는 스프링의 수는 개인의 선택에 달려 있다. 그러나 그에 따라 운동이 어떻게 변하는지 알려면 때때로 운동에 대한 스프링 설정을 변경해야 한다. 시작 위치를 잘 선택해야만 운동에 성공할 수 있다. 따라서 이 초기 위치에 편안하게 자리를 잡고 이어지는 움직임에 대비하는 것이 중요하다. 편안한 자세를 찾기 어렵다면 "변형"을 살펴보는 것이 도움이 될 수 있다. 대체 자세를 시도했음에도 불구하고 좋은 시작 자세를 찾을 수 없으면 당분간 운동을 피해야 한다.

2. 운동 목적 Purpose of the Exercise

조셉 필라테스는 개인 운동의 목적에 대한 질문을 피하고 대신 "몸에 좋습니다"[1)]라고 간단히 대답하는 경우가 많았다. 근막 연구의 현재 상태는 신체 전체가 내부적으로 서로 연결되어 있으므로 가능한 한 전체론적으로 이해하고 훈련해야 한다는 데 동의할 것이다. 필라테스와 근막 사이의 연관성을 탐구하고 싶은 분들은 마리-호세 브롬(Marie-José Blom)의 글 "필라테스와 근막: '운동'의 예술(Pilates and fascia: The art of 'working' in)"[2)]을 적극 권장한다.

---

1) Ph. D. Peter Fiasca: "Discovering Pure Classical Pilates", (2009), S. 47
2) R. Schleip, T.W. Findley, L. Chaitow, P.A. Huijing: The Tensional Network of the Human Body – The science and clinical applications in manual and movement therapy, (2012), S. 449 ff.

조셉 필라테스는 운동 목적을 항상 명시하지는 않았지만 실제로는 요령을 설명하는 과정을 통해 원하는 운동 의도에 대해 매우 명확한 피드백을 제공했다. 하지만 그 내용을 제공하는데 어려움이 있어 이 설명서에서는 어떤 근육 그룹을 사용하고 느껴야 하는지 설명한다. 또한 운동에 영향을 받거나 강화되는 신체 부위를 정의한다. 운동 목적에서는 또한 특정 상황에서 고객에게 적합한지 여부에 대한 오리엔테이션을 제공할 수 있다.

또한 일련의 동작은 다양한 방식으로 수행되는 것이 일반적이다. 우리 몸은 익숙하지 않거나 어려운 움직임을 직관적으로 피하는 데 능숙하다. 동시에 회피 또는 대체 동작을 수행하고 이미 강한 근육을 사용하여 유사한 일련의 동작을 직관적으로 수행할 수 있다. 연습의 목적을 시각화함으로써 이러한 회피 경향을 더 잘 인식할 수 있다.

3. 운동 수행 Execution

여기서는 먼저 반복 횟수를 제안한다. 전통적으로 필라테스 운동은 종종 일련의 반복으로 수행된다. 일부 운동에서는 준비에 소요되는 시간이 실제 운동에 소요되는 시간 보다 많을 수 있다. 따라서 때때로 4-5회 더 반복하는 것이 좋다. 제시된 반복 횟수는 권장 사항이며 운동 수행 능력에 따라 줄이거나 늘릴 수 있다. 근육에 눈에 띄는 약점이 있는 경우, 세트로 작업하는 것이 좋다. 예를 들어, 운동을 5회 반복하고 잠시 휴식을 취한 후 두 세트를 더 반복한다. 그러나 생각 없이 산만하게 운동하는 것을 방지하기 위해 반복 횟수를 너무 높게 설정하지 말아야 한다.

운동에 대한 설명은 해당 동작을 올바르게 수행하는 데 필요한 단계를 설명하는 것을 목표로 한다. 글로 하는 설명은 항상 어느 정도 모호하며 여러분이 필라테스 작업에서 일반적으로 사용하는 용어와 다른 용어를 사용할 수 있다. 가능한 한 우리가 사용하는 각 용어를 자신의 업무 상황에 놓고 완전히 이해하려고 노력해 보자.

사진과 운동 설명 사이에 명백한 모순이 있는 경우, 예를 들어 설명에는 등이 펴졌다고 언급되어 있지만 해당 사진에서는 등이 완전히 펴지지 않은 경우, 글의 설명을 따르는 것이 더 바람직하다.

4. 일반적인 실수 Common Mistakes

잦은 실수는 다른 말로 하면 운동의 목적과 반대되는 행동이다. 여기에서 우리는 동작을 수행하는 중에 자주 관찰된 회피 패턴을 설명한다. 물론 이것은 작은 선택에 불과하며 고객이 그런 식으로 움직임을 피하는지 그리고 그 이유는 무엇인지 매 순간 관찰해야 한다. 수업하면서 여기에 언급되지 않은 다른 일반적인 실수에 대해 피드백을 준다면 이 책 이후 버전에 포함할 수 있을 것이다.

5. 수정 또는 변형 Modifications or Variations

캐시 그랜트는 이런 말을 했다.

"변형이 아니라 적용이다."

이런 의미에서 변형은 지루함을 피하기 위해 하는 것이 아니고 필요와 상황에 따라 운동을 수행하는 사람의 요구에 맞게 운동을 조정하는 것이다. 때때로 변형이 운동을 더 어렵게 만들 수도 있다.

캐시 코리에게서 배운 일반적인 법칙은 다음과 같다:

"각 사람에 맞게 운동을 변형하고 자신의 몸에 맞는 운동을 찾는다."

6. 금기 사항 / 위험 요소 Contraindications / Risks

모든 운동이 모든 사람에게 적합한 것은 아니다. 올바른 운동을 선택해 고객에 맞게 적용하는 것이 필라테스를 예술로 만드는 것이다. 운동에 특정 위험이 있는 경우, 가능한 한 철저하게 설명한다. 그러나 운동을 수행하거나 가르치는 것은 여러분의 책임이다.

통증은 일반적으로 신체의 경고이며 통증이 발생하면 의학적 확인이 필요하다. 치료가 끝날 때까지는 통증이 있는 상태에서 운동을 하면 안된다. 긴장은 좋은 것이지만 통증은 훈련의 유용성을 방해하는 방어적 긴장을 만든다.

책은 개인 교육을 대신할 수 없다. 운동 중 의심이 든다면 모든 필라테스 장비에 대해 완벽하게 교육받은 필라테스 강사에게 문의해야 한다.

운동 설명은 세심한 주의를 기울여 작성되었지만 저자도 실수를 할 수 있다. 따라서 독자들은 우리가 제공한 지침을 다시 한번 확인하고 그에 따라 사용하는 것이 중요하다.

이 책에 사용된 리포머 Reformers used for this manual

밸런스드 바디 컨트롤 리포머 Balanced Body Contrology Reformer

https://contrology.pilates.com/Reformer.html

밸런스드 바디, 특히 해외 영업담당 데이비드 리트먼 그리고 80인치 컨트롤 리포머의 프로토타입을 대여해 준 독일 밸런스드 바디 유통 시셀과 프리벨 이사에 감사드린다.

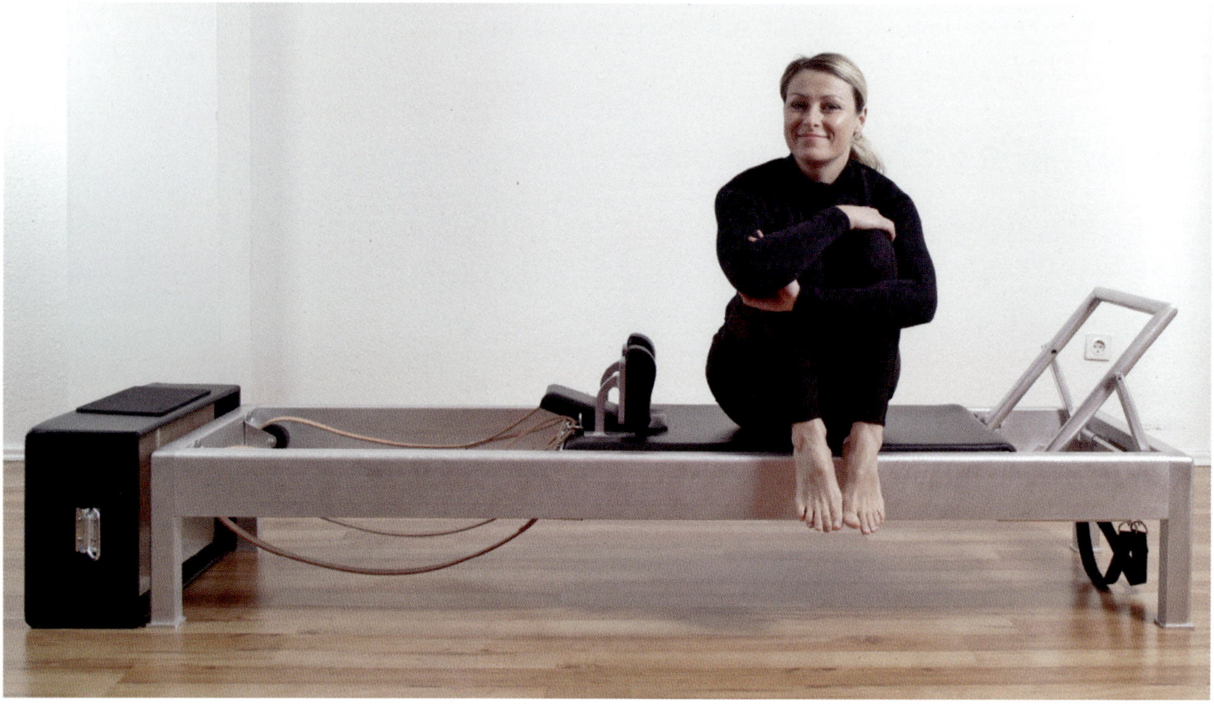

필라테스 디자인 Pilates Designs **(전 필라테스 디자인 바이 바질)**

https://www.pilatesdesigns.com/

이 83인치 리포머는 일반적으로 타워가 장착되어 있으며 필라테스 파워즈에 있다. 원래는 베를린의 "아트 오브 컨트롤로지" 스튜디오(현재는 폐쇄)의 앨리스 토킹턴이 소유했었다.

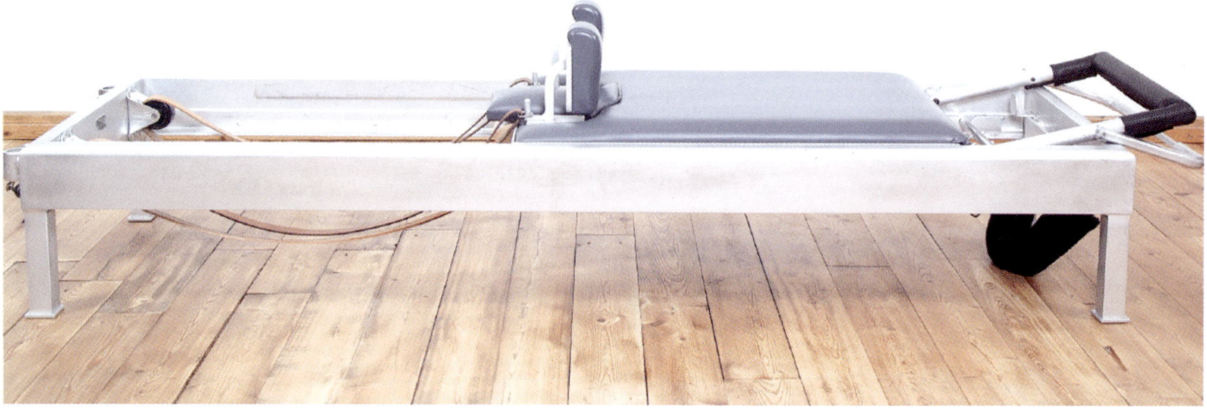

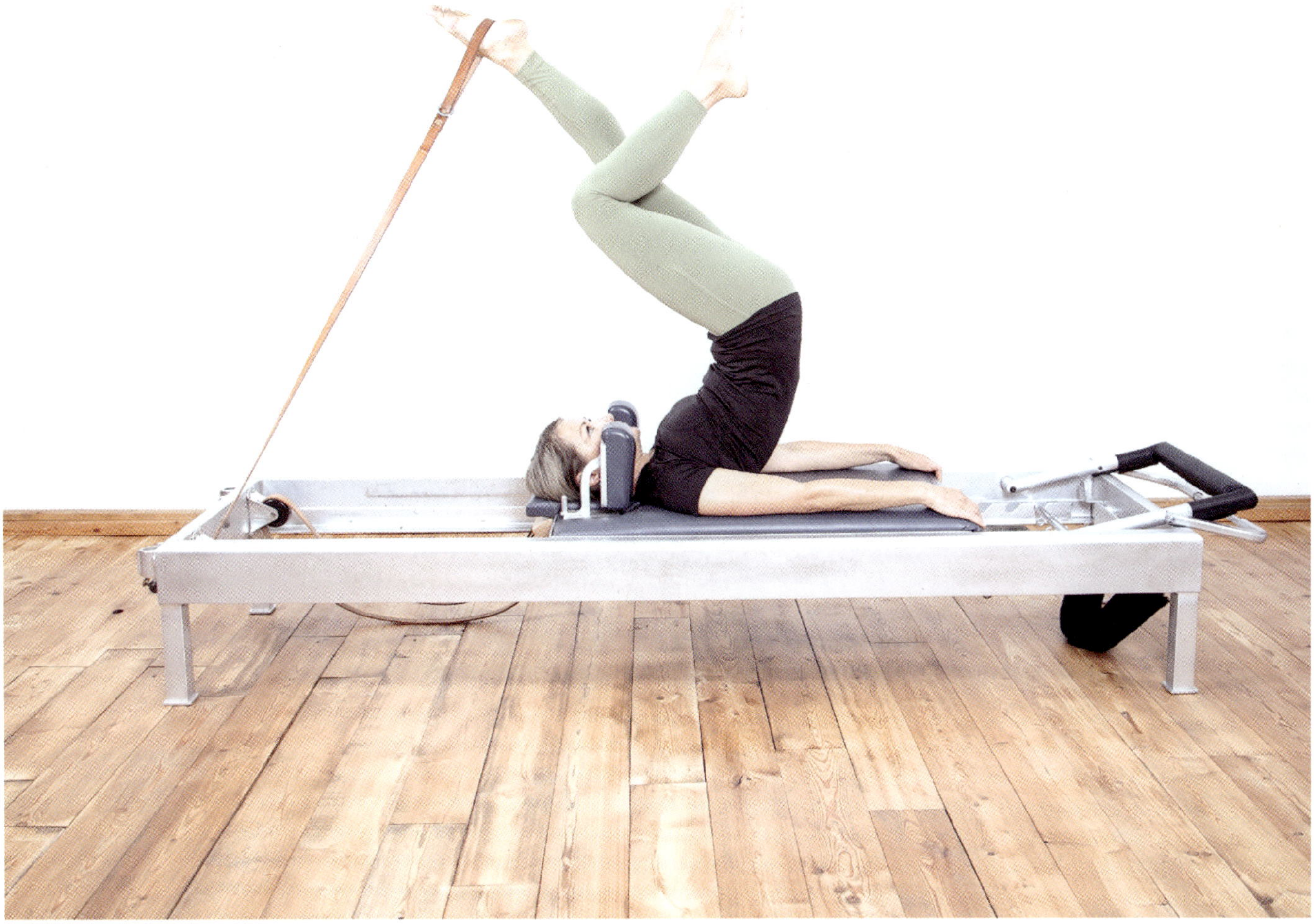

추가된 현대 운동
Modern Exercise Additions

풋워크의 일반적 설정 General Setup of the Footwork

개별 풋워크 운동에 대한 설명을 짧고 명확하게 유지하기 위해 일반적인 설정은 여기에서 한 번만 설명하고 다음 풋워크 운동에서는 기재하지 않았다.

운동 준비:

- 중심을 잡는다. 꼬리뼈를 중간 스프링(5개가 있는 경우)과 일치시키거나 손으로 캐리지 가장자리와 엉덩이 사이의 간격이 동일한지 확인한다.
- 캐리지에 반듯하게 눕는다.
- 어깨를 어깨 받침대에 댄다.
- 팔은 몸 가까이에 두고 캐리지 쪽으로 고른 힘을 주어 눌러 준다. 손가락은 편다.
- 머리 받침대가 올라간다(표준). 또는 복부를 활성화하기 위해 머리 아래에 작은 쿠션을 놓는다. 머리를 들어 올리고 다리를 약간 올려서 몸 전체를 최소한의 굴곡상태로 만든다.
- 머리 받침대를 들어 올려 경추가 눌리면 쿠션을 사용하지 않는다. 이때 턱을 가슴 쪽으로 살짝 당긴 뒤 목 뒷부분을 늘려준다.
- 캐리지는 스토퍼에 있다. 스프링이 열리지 않았거나 장력이 가해지지 않은 상태이다.
- 기어로 리포머 스프링 바의 위치를 조정하여 무릎이 엉덩이 위에 수직으로 위치하도록 한다. 예를 들어, 움직이는 스프링 바가 없는 일반적이지 않은 장비의 경우, 풋바를 움직인다. 풋바를 건드리지 않고 리포머를 타고 내릴 수 있어야 한다.

운동 목적:

- 몸을 풀고 자세를 잡는다.
- 등방성 근육을 운동의 시작점으로 사용한다.
- 워밍업 및 발목/무릎/엉덩이 관절을 촉진한다.
- 고객의 운동 성향과 신체 정렬을 평가한다.
- 골반과 몸통의 움직임에서 다리 움직임을 분리한다.
- 발의 반사 영역을 자극한다.
- 엉덩관절 폄근, 다리 안쪽, 무릎 폄근, 발목 및 발 폄근 강화한다.
- 골반과 몸통의 안정성을 확보한다.
- 호흡 패턴을 설정한다.

일반적인 실수:

- 다리 대신 발에서 밀어낸다(뒷면).
- 다리를 완전히 펴지지 않거나 과도하게 편다.
- 캐리지가 완전히 돌아오지 않았거나 부적절하게 반환된다.
- 발이 안쪽이나 바깥쪽으로 돌아간다.
- 골반이 후방 또는 전방으로 기울거나 회전된다.

수정 또는 변형:

- 키가 다소 작거나 너무 큰 고객의 경우, 기어(스토퍼 포함)에서 스프링 바의 위치를 조정하거나 개인의 키에 따라 풋바를 움직여 중립 골반이 있는 낮은 스쿼트에 도달하게 한다.
- 처음 5회 반복 후 속도 변경–처음 5회는 천천히, 그 다음 5회는 좀 더 빠르게 수행한다.
- 스프링의 저항을 변화시켜 다양한 트레이닝을 수행해 본다.
- 호흡 패턴에 변화를 준다.
- 한쪽 다리가 다른 쪽 다리보다 짧은 경우, 접힌 고무 패드를 사용하여 균형을 맞춘다.

금기 사항/위험 요소:

- (특히 발에 삽관) 수술을 받은 경우, 중족골에 대한 운동이 어렵거나 스프링을 훨씬 적게 사용해야 한다. 또한 캐딜락의 퍼지 커버까지 여분의 패딩을 추가할 수 있다.

1. 풋워크 발가락 Footwork Toes

1/2

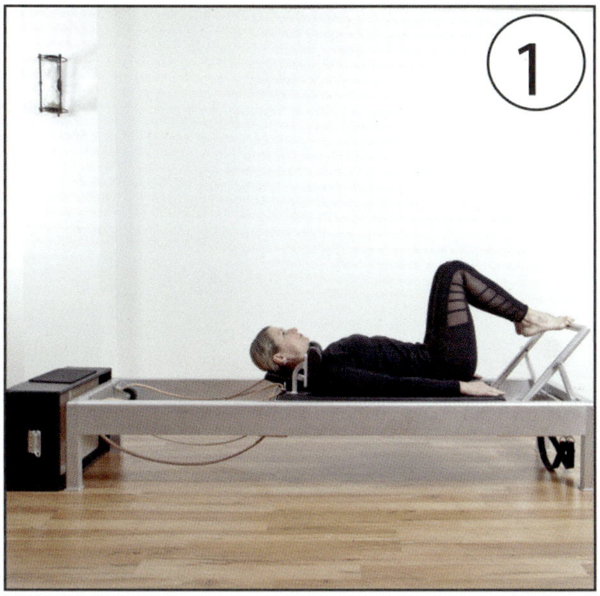

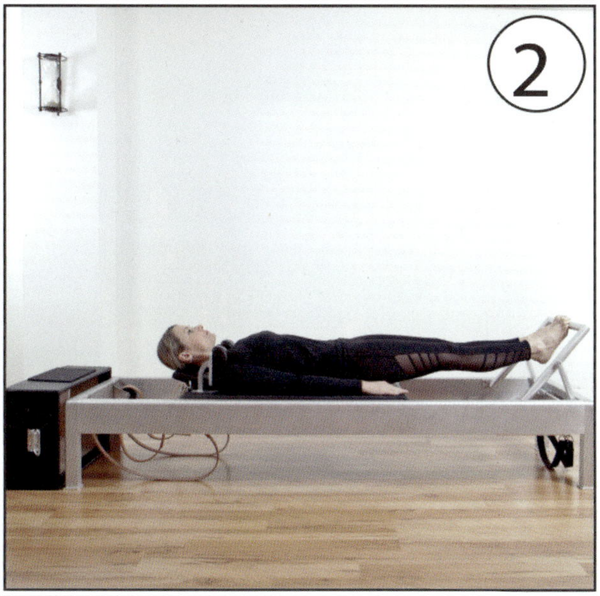

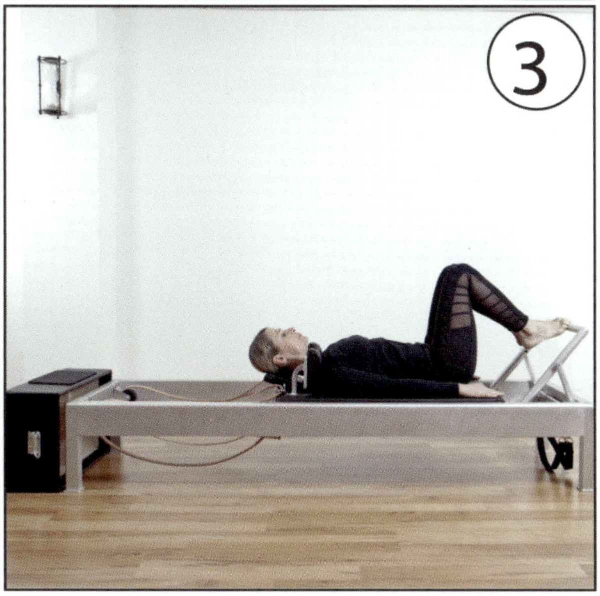

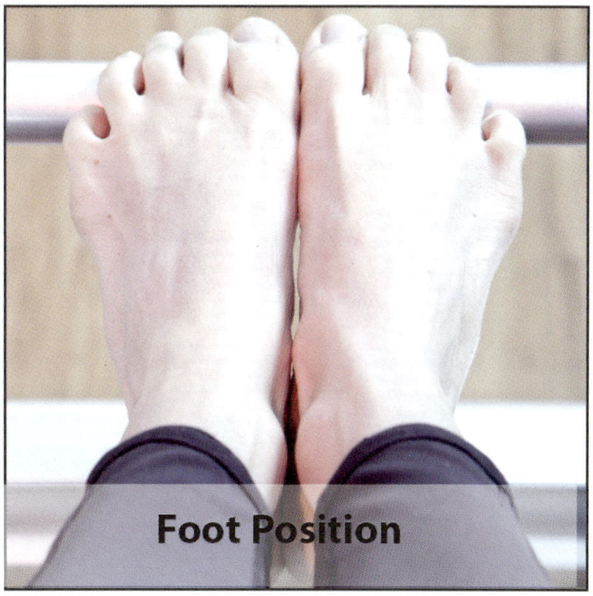

1. 풋워크 발가락 Footwork Toes
2/2

준비: 스프링 1-4, 풋바 및 머리 받침대 위로

- 발을 나란히 하고 자연스럽게 발바닥쪽 굽힘 상태로 둔다. 풋바는 발가락과 발볼 사이에 위치한다.
- 발가락은 부채꼴로 펼친다.
- 무릎은 구부리고 두 다리는 붙인다. 그렇지 않으면 다리가 엉덩이에서 발까지 가능한 한 직선이 되도록 발 사이의 간격을 조정한다.

운동 목적:

- 풋워크의 일반적 설정 참고

운동 수행: 10회 반복

캐리지를 일정한 속도로 밀어내고 힘을 조절하면서 스프링에 저항하며 반환한다.
속도는 양방향으로 가능한 한 일정하게 유지되어야 한다.
캐리지가 뒤로 가는 힘은 스프링 설정에 따라 달라진다.
발은 자연스러운 발바닥쪽 굽힘 상태를 계속 유지한다. 즉, 발목은 의도적으로 뻣뻣한 상태를 유지한다.
따라서 동작은 무릎과 엉덩관절에서만 일어나는 반면, 운동 중 발목관절은 사용하지 않는다.

일반적인 실수:

- 다리를 완전히 펴지 않는다.
- 움직일 때 발뒤꿈치가 아래로 내려간다. 이것은 종종 초기 발꿈치 위치가 너무 높다는 것을 보여준다.
- 과도한 발바닥 굴곡이 발생한다. 따라서 발목은 최대로 확장 상태에서 고정된다.
- 캐리지가 완전히 반환되지 않거나 힘조절을 하지 않는 방식으로 반환한다.

수정 또는 변형:

- 처음 5회 반복 후 속도 변경-처음 5회는 천천히, 그 다음 5회는 좀 더 빠르게 수행한다.
- 동작의 중간 위치에서 10회 반복 후 작은 펄스를 수행한다. 그런 다음 다리를 다시 펴고 시작 위치로 돌아간다.
- 발가락 위에 서 있는 것처럼 발가락을 위치시킨다. 이렇게 하면 위에 표시된 위치와 반대로 발가락이 등쪽으로 구부러진다.

금기 사항/위험 요소: -

2. 풋워크 오픈 V 발꿈치 Footwork Open V Heels

1/2

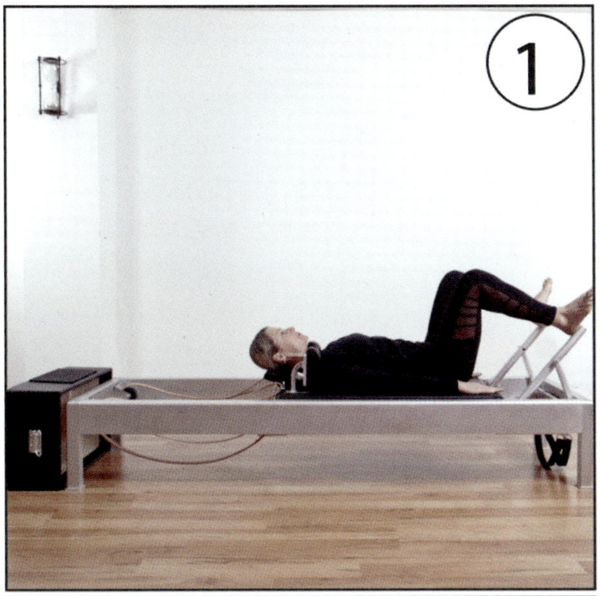

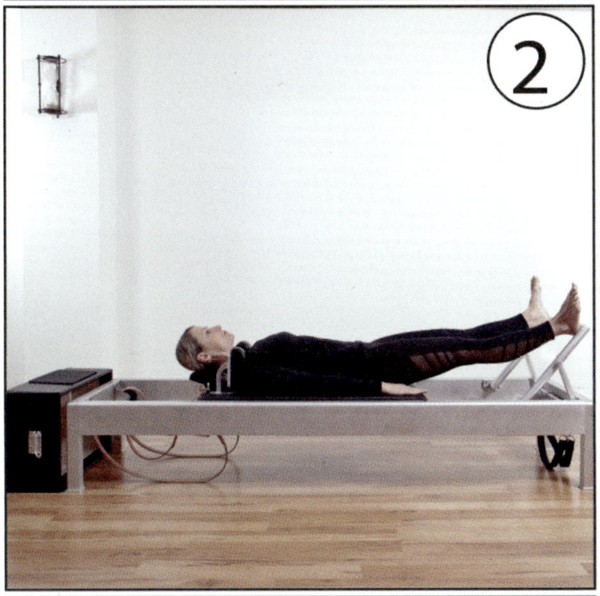

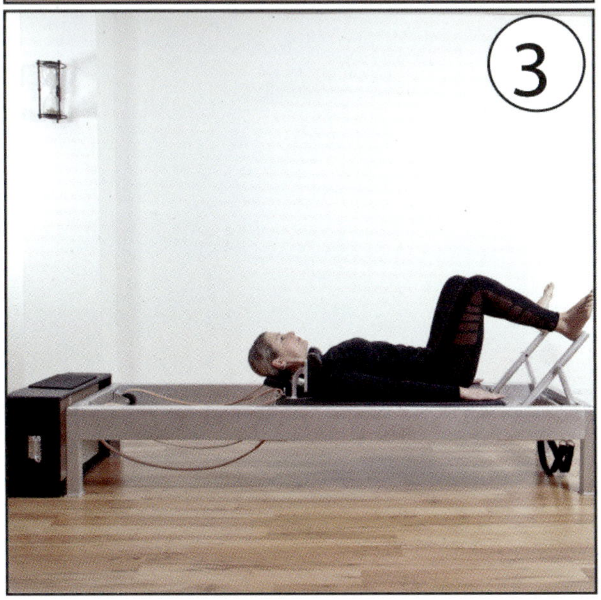

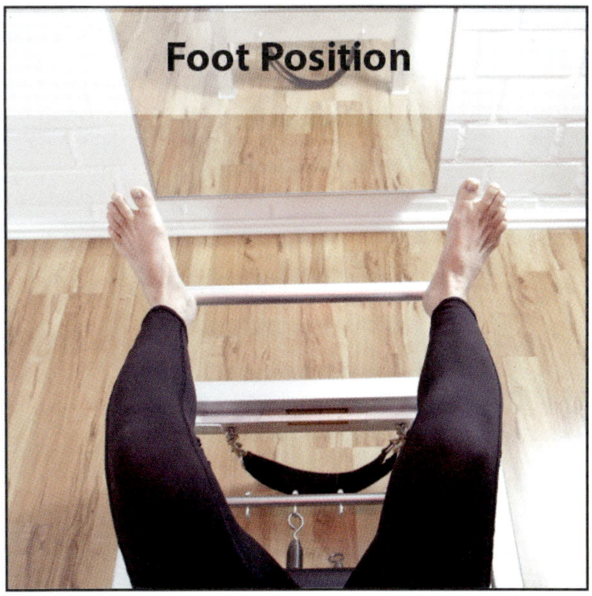

2. 풋워크 오픈 V 발꿈치 Footwork Open V Heels
2/2

준비: 스프링 1-4개, 풋바 및 머리 받침대는 위로 올린다.

- 발을 프레임 너비로 벌리고 발꿈치는 풋바에 올려 둔다.
- 발은 큰 "V" 모양으로 약간 바깥쪽을 향한다.
- 발가락은 힘을 빼고 약간 벌린다.
- 무릎은 구부리고 두 번째 발가락과 일직선이 되도록 한다.

운동 목적:

- 풋워크의 일반적 설정 참고
- 엉덩이의 가동성을 향상시킨다.

운동 수행: 10회 반복

캐리지를 일정한 속도로 밀어내고 힘을 조절하며 스프링에 저항하면서 반환한다. 속도는 양방향으로 가능한 한 일정하게 유지한다.
초기 발 위치를 유지한다.

일반적인 실수:

- 다리가 완전히 펴지지 않는다.
- 발은 외전 상태이며 발의 바깥쪽 가장자리가 더 멀리 떨어져 있음을 의미한다.
- 캐리지가 완전히 반환되지 않거나 통제되지 않은 방식으로 캐리지가 반환된다.

수정 또는 변형:

- 처음 5회 반복 후 속도 변경-처음 5회는 천천히, 그 다음 5회는 좀 더 빠르게 수행한다.
- 동작의 중간 위치에서 10회 반복 후 작은 펄스를 수행한다. 그런 다음 다리를 다시 펴고 시작 위치로 돌아간다.
- 최대 2개의 스프링 사용: 다리가 바깥쪽으로 회전하도록 캐리지를 밖으로 이동한다. 이제 확장된 다리가 안쪽으로 회전한다. 캐리지를 이 위치로 되돌린다. 이제 다리가 다시 바깥쪽으로 회전한다. 이것을 5회 반복한 다음 반대 방향으로 진행한다. 이제 다리를 안쪽으로 돌린 상태에서 캐리지를 밖으로 이동한다. 이때 확장된 다리가 바깥쪽으로 회전한다. 다리와 발이 모두 바깥쪽으로 회전하도록 캐리지를 되돌린다. 그런 다음 다시 안쪽으로 회전한다. 이것을 5회 반복한다.

금기 사항/위험 요소: -

3. 풋워크 오픈 V 발가락 Footwork Open V Toes

1/2

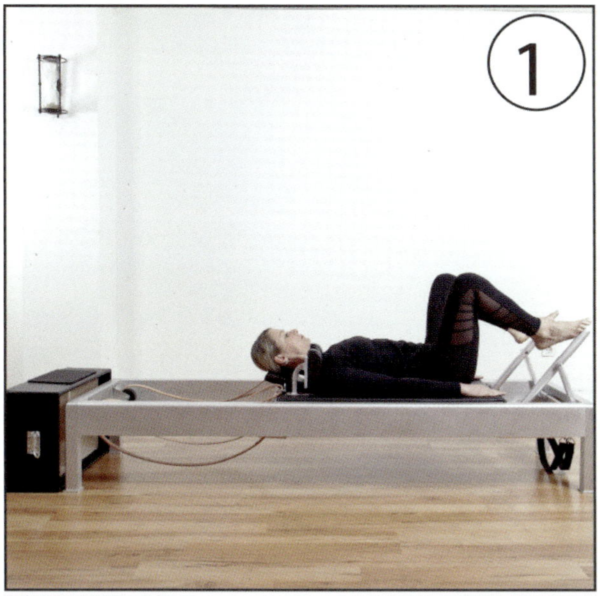

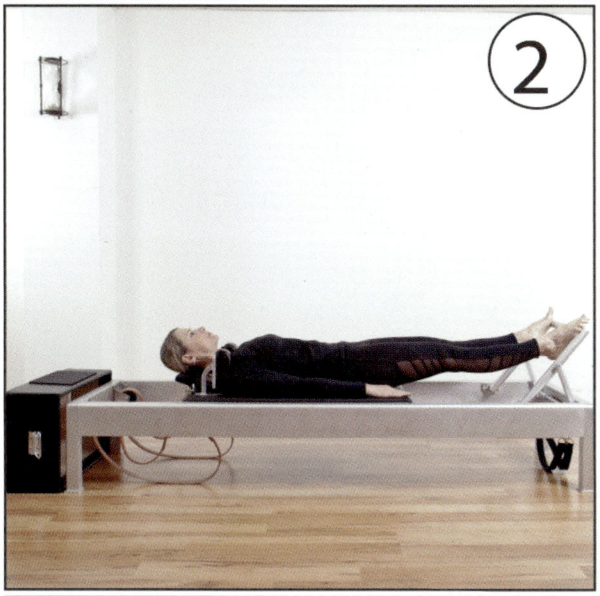

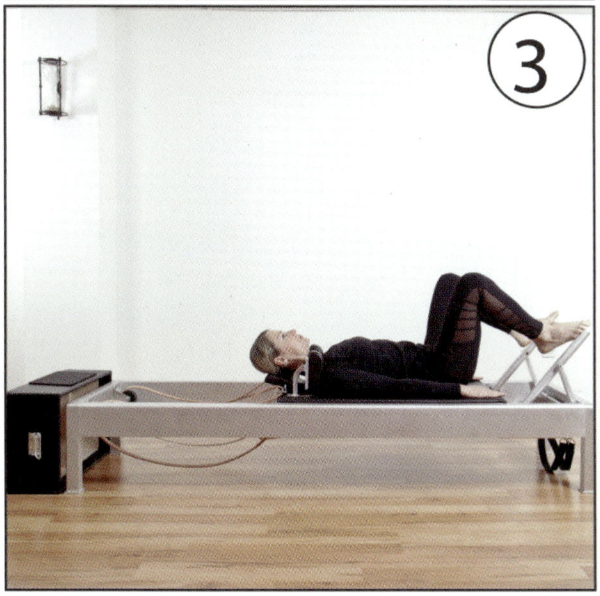

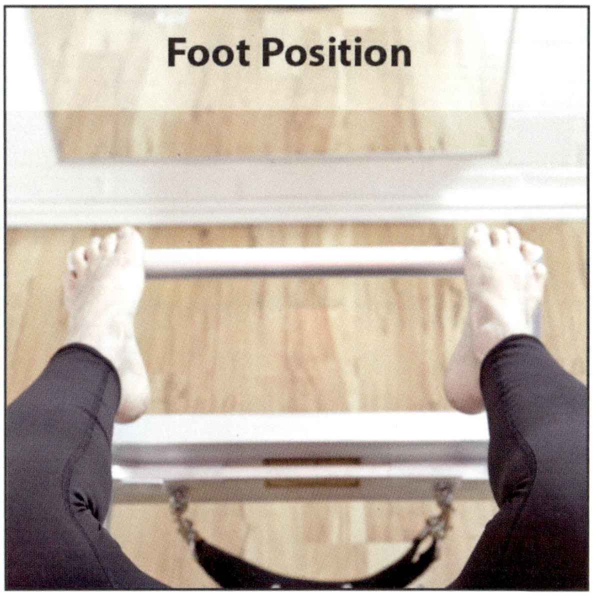

3. 풋워크 오픈 V 발가락 Footwork Open V Toes
2/2

준비: 1-4 스프링, 풋바 및 머리 받침대 위로

- 다리를 프레임의 폭만큼 벌리고 발 볼을 풋바 위에 둔다.
- 발은 큰 "V" 모양으로 약간 바깥쪽을 향해 벌린다. 발바닥은 자연스러운 굴곡 상태로 둔다.
- 무릎은 구부리고 두 번째 발가락과 일직선이 되게 한다.

운동 목적:

- 풋워크의 일반적 설정 참고
- 엉덩이의 가동성을 높인다.

운동 수행: 10회 반복

캐리지를 일정한 속도로 밖으로 밀고 힘을 적절히 제어하면서 스프링에 저항하며 반환한다. 속도는 양방향으로 가능한 한 일정하게 유지되어야 한다.
초기 발 위치를 유지한다.

일반적인 실수:

- 다리를 완전히 펴지 않는다.
- 발은 외전 상태이기 때문에 발의 바깥쪽 가장자리가 더 멀리 떨어져 있다.
- 발바닥이 과하게 굽어 발목이 최대 확장 상태에서 고정된다.
- 캐리지가 완전히 반환되지 않거나 통제되지 않은 방식으로 반환된다.

수정 또는 변형:

- 처음 5회 반복 후 속도 변경 - 처음 5회는 천천히, 그 다음 5회는 더 빠르게 수행한다.
- 동작의 중간 위치에서 10회 반복 후 작은 펄스를 수행한다. 그런 다음 다리를 다시 펴고 시작 위치로 돌아간다.

금기 사항/위험 요소: -

4. 풋워크 한 다리 Footwork One Leg

1/2

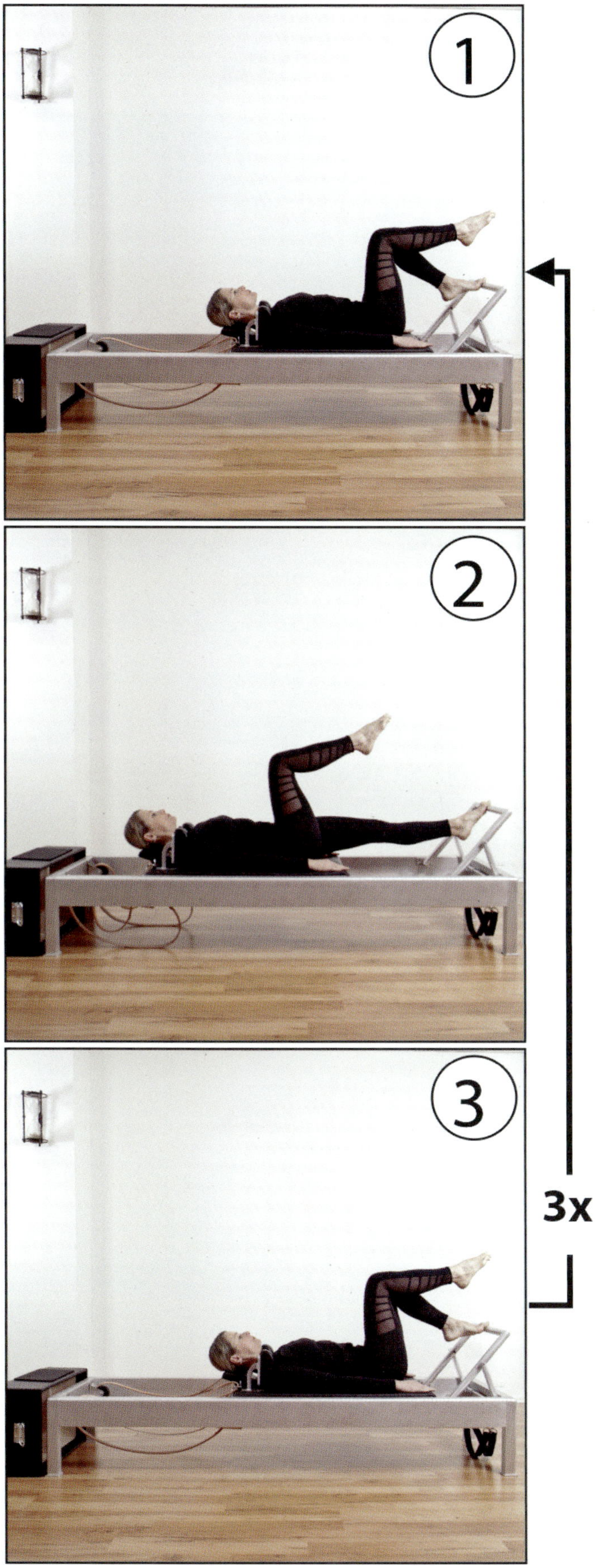

4. 풋워크 한 다리 Footwork One Leg

2/2

준비: 스프링 1-3, 풋바 및 머리 받침대 위로

- 왼발의 발가락과 볼은 풋바에 놓고 발은 자연스러운 저측굴곡 상태로 한다.
- 발가락을 벌린다.
- 왼쪽 무릎은 구부린다.
- 오른쪽 다리를 들어 올린다.
- 왼쪽 넓적다리를 90°보다 조금 더 위로 당긴다. 아래쪽 다리는 바닥과 평행하게 한다.

운동 목적:

- 풋워크의 일반적 설정 참고

운동 수행: 10회 반복

캐리지를 일정한 속도로 밖으로 밀고 힘을 조절하면서 스프링에 저항하며 반환한다. 속도는 양방향으로 가능한 한 일정하게 유지되어야 한다. 캐리지가 제 자리로 돌아가는 힘은 스프링 설정에 따라 달라진다. 발은 자연스러운 발바닥 굴곡 상태를 계속 유지한다. 즉, 발목은 의도적으로 뻣뻣한 상태를 유지한다. 따라서 무릎과 엉덩이로만 운동을 하고 발목 관절은 사용하지 않는다.

10회 반복 후 다리를 바꾼다.

일반적인 실수:

- 풋바에 놓인 다리를 완전히 펴지 않는다.
- 움직일 때 발뒤꿈치가 아래로 내려간다. 이는 초기 발꿈치 위치가 너무 높다는 것을 보여준다.
- 발바닥이 과다하게 굽어 발목이 최대로 확장된 상태에서 고정된다.
- 캐리지가 완전히 반환되지 않았거나 통제되지 않은 방식으로 반환된다.
- 운동 중에 들어 올린 다리의 허벅지 아래쪽이 아래로 쳐진다.

수정 또는 변형:

- 처음 5회 반복 후 속도를 변경한다 – 처음 5회는 천천히, 그 다음 5회는 더 빠르게 수행한다.
- 동작의 중간 위치에서 10회 반복 후 작은 펄스를 수행한다. 그런 다음 다리를 다시 펴고 시작 위치로 돌아간다.
- 다른 모든 풋워크 위치에서 동일한 운동을 수행한다.

금기 사항/위험 요소: –

5. 풋워크 종아리 스트레칭 굽히기 Footwork Calf Stretch Bend

1/2

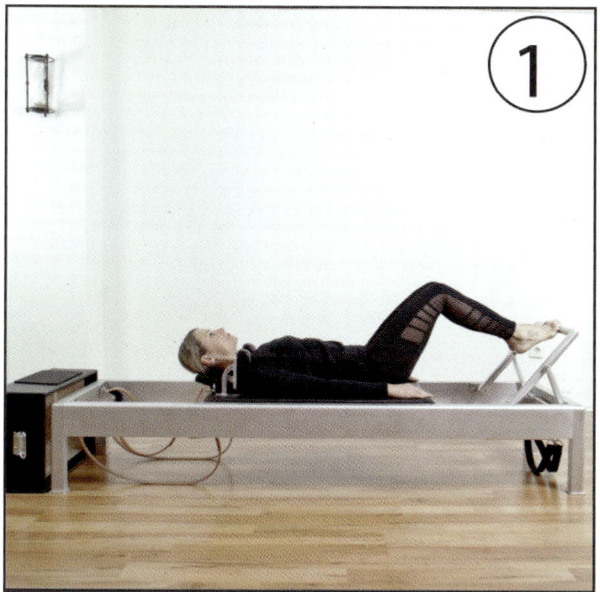

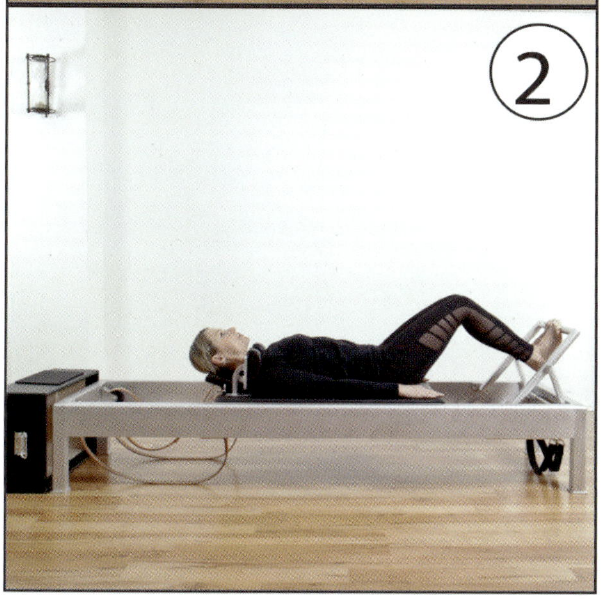

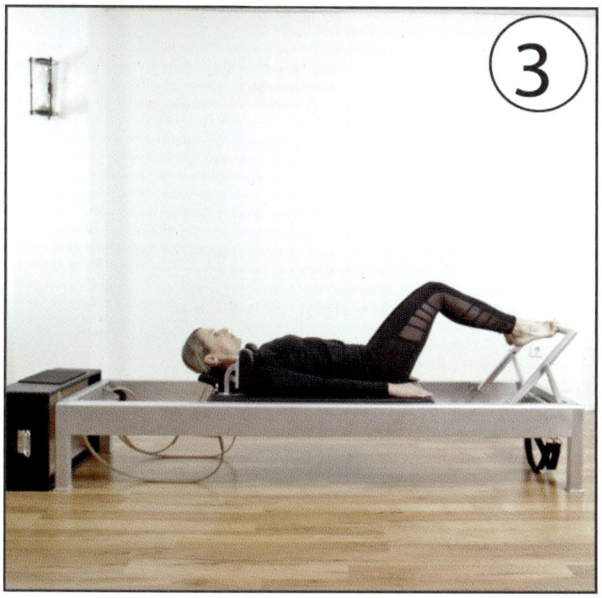

5. 풋워크 종아리 스트레칭 굽히기 Footwork Calf Stretch Bend 2/2

준비: 2-4 스프링, 풋바 및 머리 받침대는 위로

- 두 발을 나란히 하고 자연스러운 저측굴곡 상태로 한다. 풋바는 발가락과 발볼 사이에 위치한다.
- 발가락을 벌린다.
- 무릎은 구부리고 다리는 보통 붙여준다. 이 동작이 어려운 경우, 다리가 엉덩이에서 발까지 가능한 직선이 되도록 발 사이의 간격을 조정한다.

운동 목적:

- 발목 관절을 강화한다.
- 종아리, 특히 가자미근을 스트레칭한다.
- 정적 수축 운동을 통해 무릎 폄근을 강화한다.

운동 수행: 10회 반복

일정한 속도로 캐리지를 밖으로 밀어준다.
그런 다음 허벅지와 아래쪽 다리 사이에 약 90° 각도가 형성될 때까지 캐리지를 되돌린다.
점차적으로 발을 구부리고(천천히 1-2-3을 센 다음) 천천히 다시 편다.
이때 다리는 항상 구부러진 상태를 유지해야 한다.

일반적인 실수:

- 발목 움직임과 무릎 움직임을 분리하는 데 어려움을 겪는 경우, 운동 중에 무릎이 움직일 수 있다.

수정 또는 변형: -

금기 사항/위험 요소: -

6. 풋워크 투시 롤과 아치 프레스 Footwork Tootsie Rolls and Arch Presses

1/2 (캐시 코리)

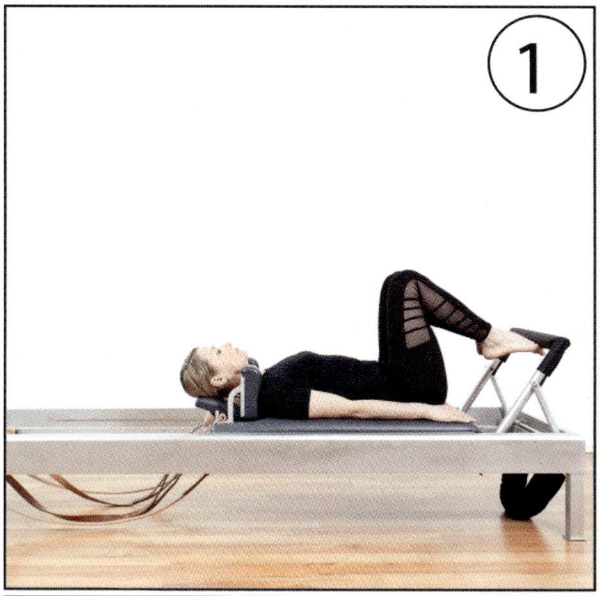

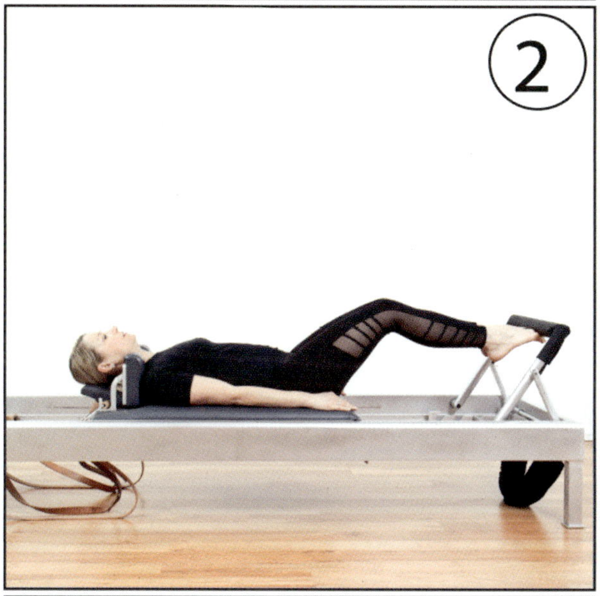

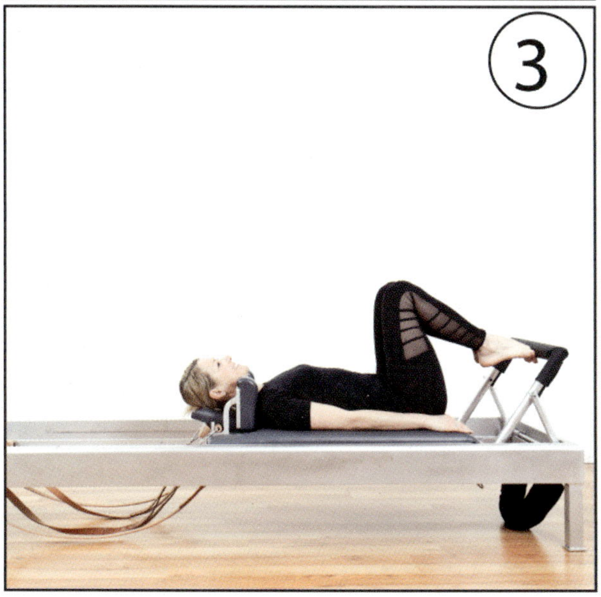

확대 사진

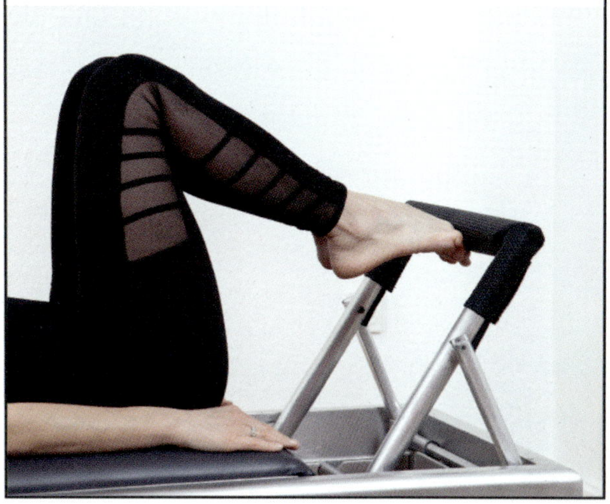

6. 풋워크 투시 롤과 아치 프레스 Footwork Tootsie Rolls and Arch Presses

2/2 (캐시 코리)

준비: 스프링 0.5-1, 풋바 및 머리 받침대 위로

- 발은 발허리 발가락관절 쪽 발등을 풋바에 댄다.
- 풋바에 충분한 패딩이 있는지 확인하고 결국 미끄럼 방지 패드로 패딩을 추가한다.
- 발은 최대한 가까이 붙이고 평행하게 한다.
- 전통적인 운동인 "풋워크 아치"(새가 나뭇가지를 잡고 발 모양)처럼 발을 저측굴곡 상태로 구부린다.
- 발을 풋바 아래에 붙이되 누르지는 말고 지면과 일직선으로 유지한다.

운동 목적:

- 발허리발가락 관절의 가동성을 높인다.
- 발의 아치를 최대한 구부린다.
- 다리를 더 늘려 복부를 안정화한다.

운동 수행: 3-7회 반복

일정한 속도로 캐리지를 최대한 멀리 밀어준다. 다리를 완전히 펴는 것은 거의 어려운 일이다.
발 근육에 경련(엄지벌림근, 짧은발가락굽힘근)의 징후가 나타나면 심각하게 생각하고 캐리지를 되돌려야 한다.
스프링에 저항하면서 항상 통제된 방식으로 캐리지를 반환한다. 양방향으로 가능한 한 일정한 속도를 유지한다.
발은 자연스러운 저측굴곡 상태를 계속 유지한다.

일반적인 실수:

- 발이 발가락의 아래와 발가락마디뼈 사이에 위치한다. 즉, 발가락만 구부러져 있다.
- 발이 풋바 아래에 너무 멀리 있어 움직일 때 발이 미끄러진다.
- 경련의 위험을 과소평가하여 발에 경련이 일어난다.

수정 또는 변형:

- 패딩이 없는 매우 전통적인 얇은 풋바로 작업할 때는 발과 풋바 사이에 여분의 패딩으로 고무 패드를 놓아야 한다.
- 다른 발은 풋바에 가볍게 놓거나 다리가 탁상 위치에 있는 동안 한 발만 사용하여 운동을 수행한다.
- 발의 정렬을 잘 확인할 수 있도록 한쪽 다리를 앉은 자세로 수행한다.

금기 사항/위험 요소:

- 발과 발가락이 뻣뻣하거나 다리를 너무 많이 펴서 발목의 유연성을 넘어서면 미끄러질 위험이 있다.

7. 발레 조합 Ballet Combination

1/3

다리를 편다 ①

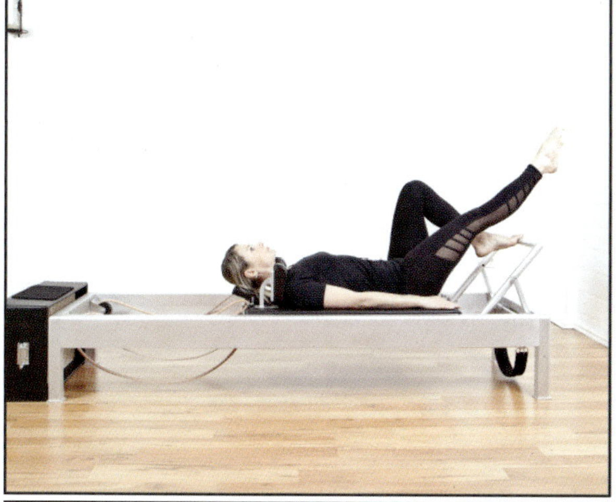

다리를 굽힌다 ②

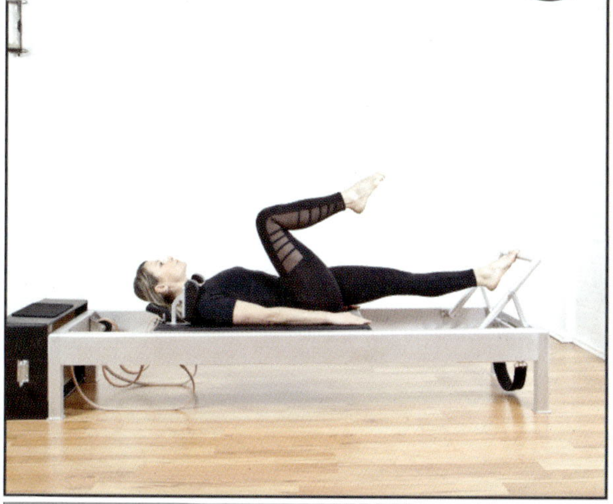

다리를 위를 향해 편다 ③

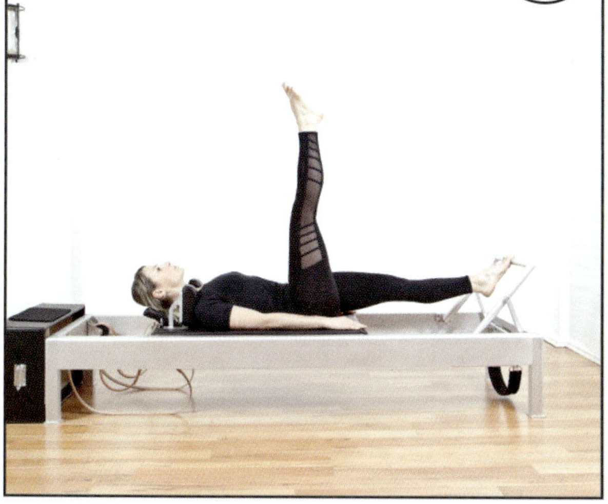

발등을 굽힌다 ④

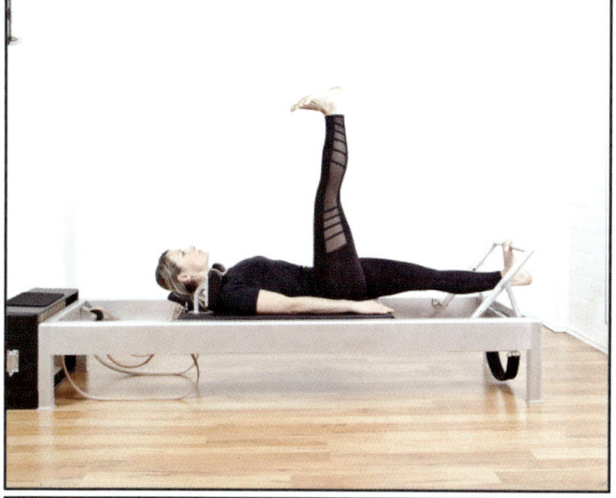

발등을 편다 ⑤

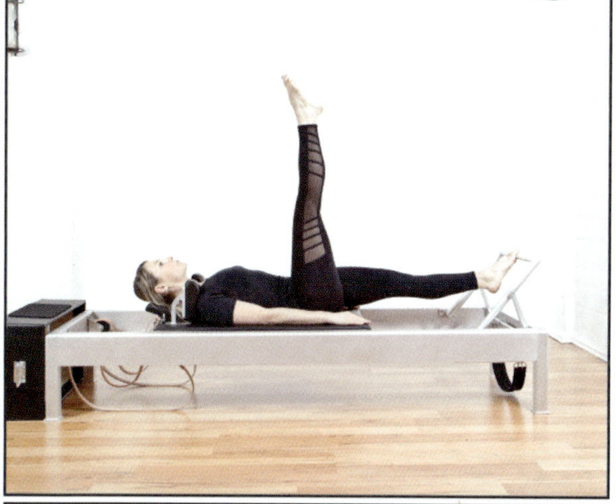

발을 풋바에 내린다 ⑥

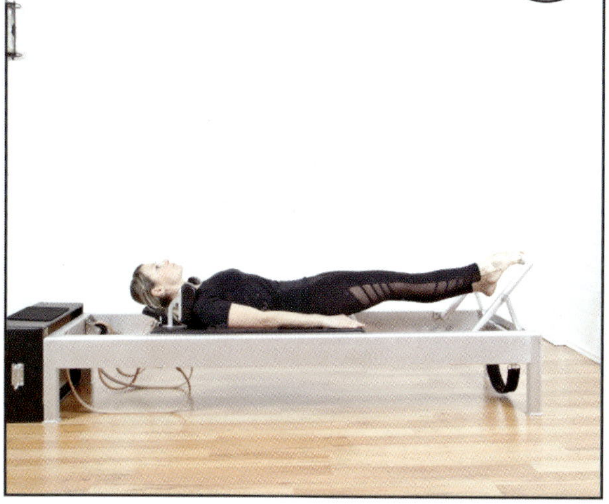

7. 발레 조합 Ballet Combination

2/3

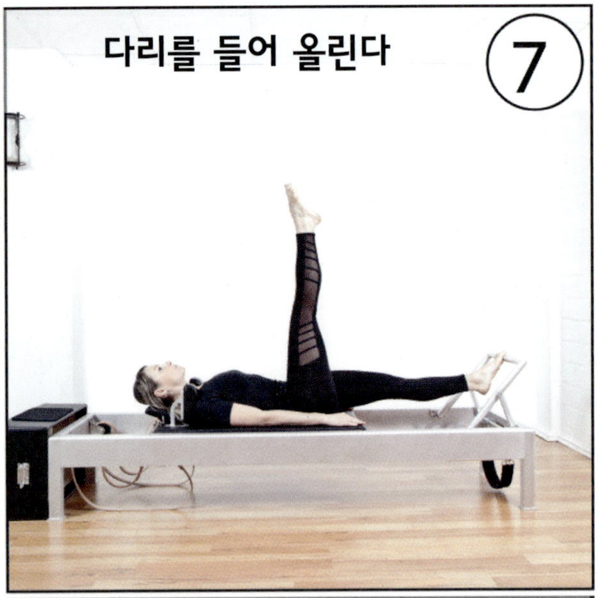

다리를 들어 올린다 ⑦

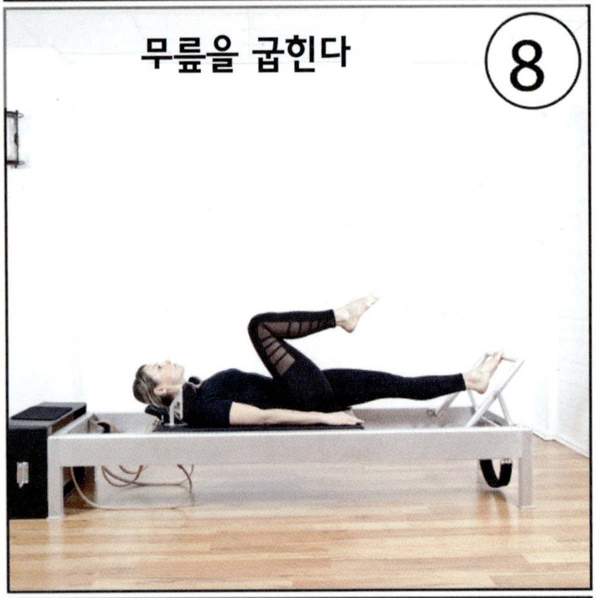

무릎을 굽힌다 ⑧

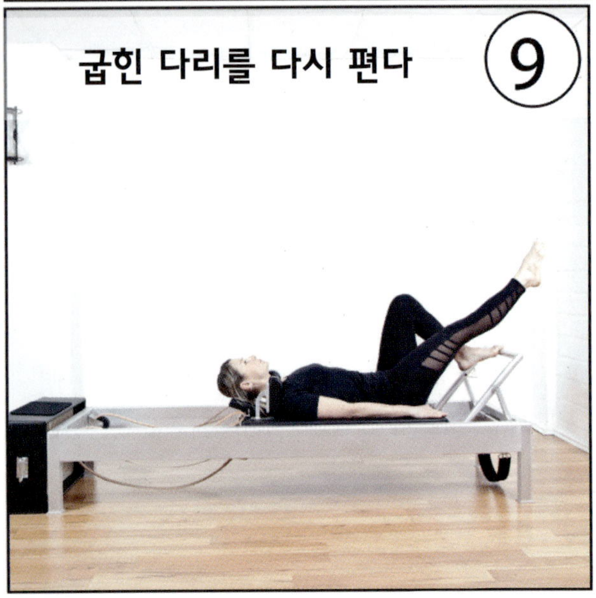

굽힌 다리를 다시 편다 ⑨

7. 발레 조합 Ballet Combination
3/3

준비: 1-2 스프링, 풋바 및 머리 받침대는 위로

- 왼발의 발가락과 발볼을 풋바에 두고 발은 자연스러운 저측굴곡 상태가 되게 한다.
- 발가락을 벌린다.
- 왼쪽 무릎을 구부린다.
- 오른쪽 다리를 바깥쪽으로 살짝 돌려 45° 각도로 뻗는다.

운동 목적:

- 협응력과 집중력을 훈련한다.
- 다리 뒤쪽을 스트레칭한다.
- 코어 및 골반 안정성을 높인다.

운동 수행: 5회 반복

오른쪽 다리를 구부리면서 일정한 속도로 캐리지를 밖으로 밀어준다.
앞 동작이 끝나면 오른쪽 다리를 위로 뻗는다. 두 발을 구부리고 펴준다.
곧게 뻗은 오른쪽 다리를 풋바 위로 내리고 풋바를 가볍게 두드린다. 이제 뻗은 다리를 들어 올려 다시 몸과 수직이 되도록 한다.
오른쪽 다리를 다시 구부려 45° 각도로 펴면서 캐리지를 반환한다.
이것을 5회 반복한 후 다리를 바꿔 수행한다.

일반적인 실수:

- 운동의 정확성과 통제력 부족
- 운동 순서가 뒤섞인다.
- 풋바의 발뒤꿈치가 움직일 때 아래로 내려간다. 이것은 종종 뒤꿈치 위치가 너무 높다는 것을 나타낸다.
- 과도한 발바닥 굴곡이 발생해 발목이 최대로 뻗은 상태에서 고정된다.
- 다리를 위로 뻗을 때 골반이 기울어진다.

수정 또는 변형:

- 연습의 각 부분을 개별적으로 연습한다. 예를 들어, 캐리지를 바깥쪽으로 밀면서 다리 구부리기를 5회 한 다음 다리를 구부렸다가 위로 펴는 동작을 5회 수행한다.
- 순서를 변경한다.
- 동작을 빠른 속도로 수행한다.
- 풋바에 놓인 발로 작은 'V' 모양을 만든다.

금기 사항/위험 요소: -

8. 스탠딩 풋워크 앞쪽 Standing Footwork Front

1/5 (캐시 코리)

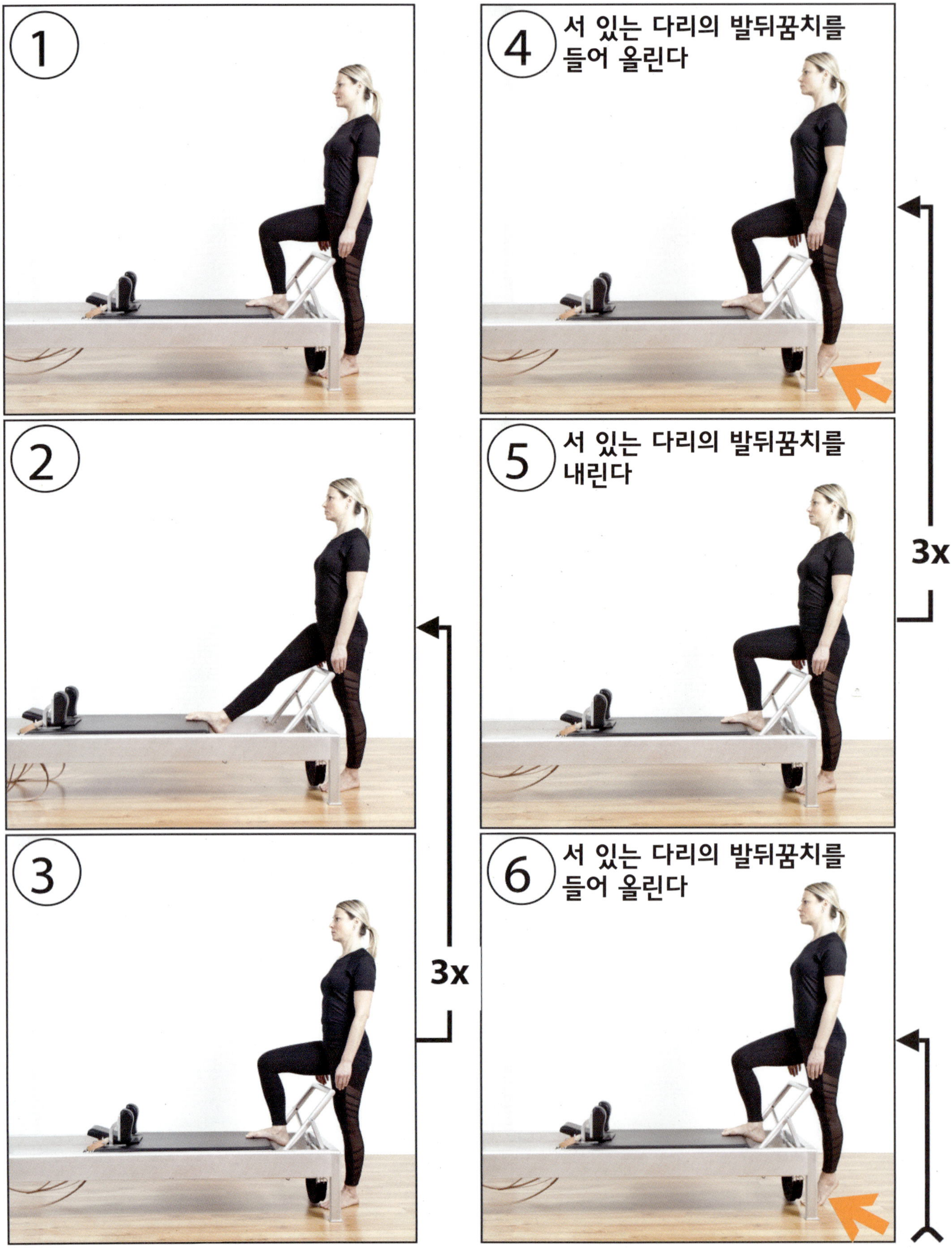

1
2
3
3x
4
서 있는 다리의 발뒤꿈치를 들어 올린다
5
서 있는 다리의 발뒤꿈치를 내린다
6
서 있는 다리의 발뒤꿈치를 들어 올린다
3x

8. 스탠딩 풋워크 앞쪽 Standing Footwork Front

2/5 (캐시 코리)

7

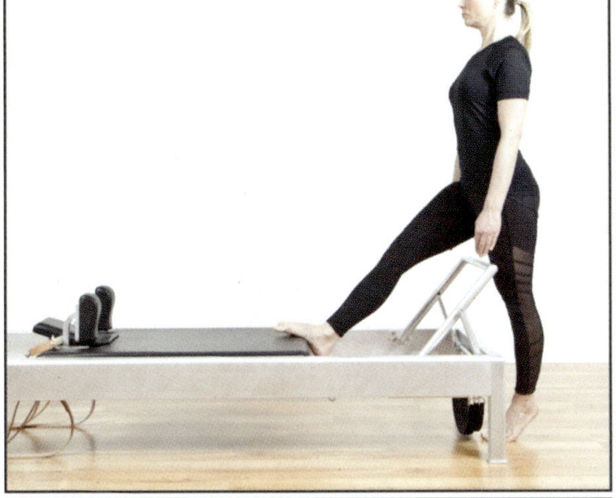

8

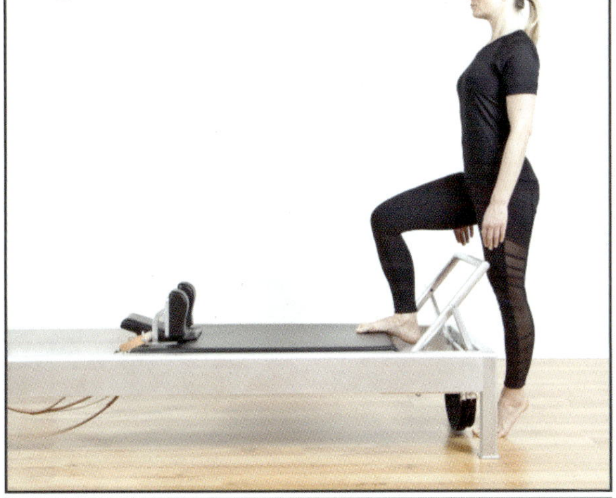

9 서 있는 다리의 발뒤꿈치를 내린다

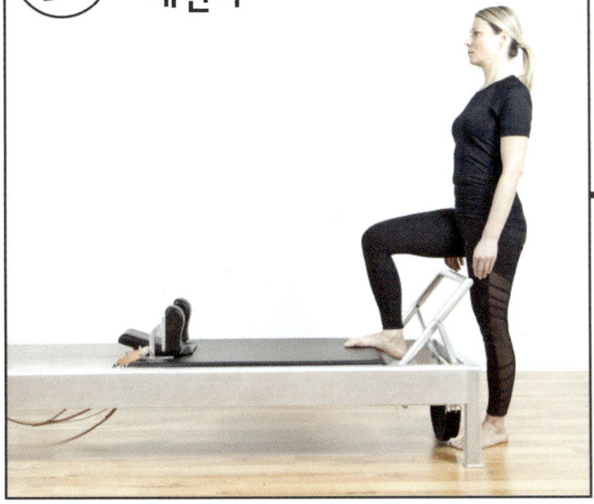

3x

10 리포머에 올린 다리의 발뒤꿈치를 들어 올린다

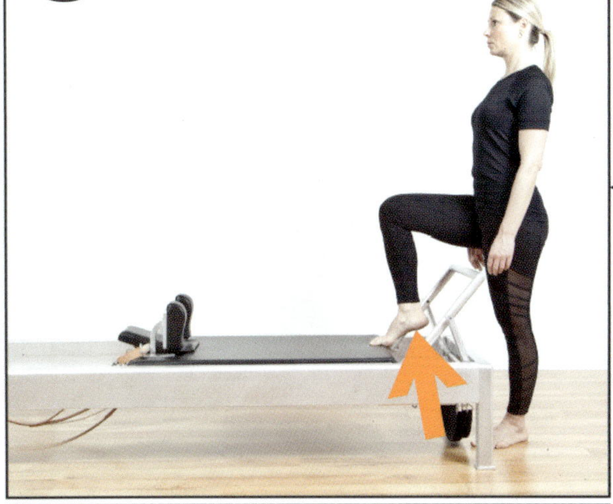

11

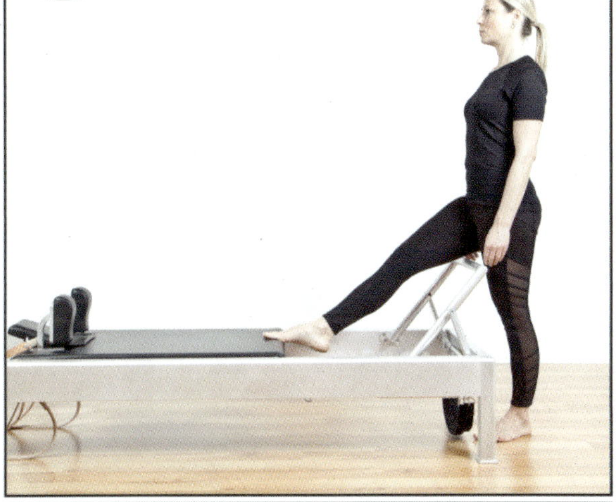

12 리포머에 올린 다리의 발뒤꿈치를 내린다

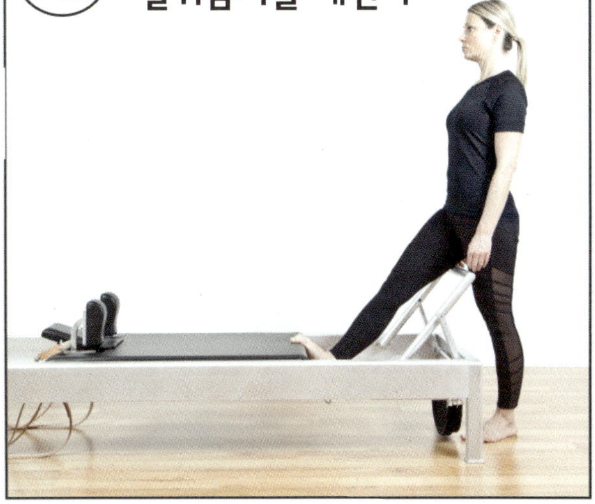

8. 스탠딩 풋워크 앞쪽 Standing Footwork Front

3/5 (캐시 코리)

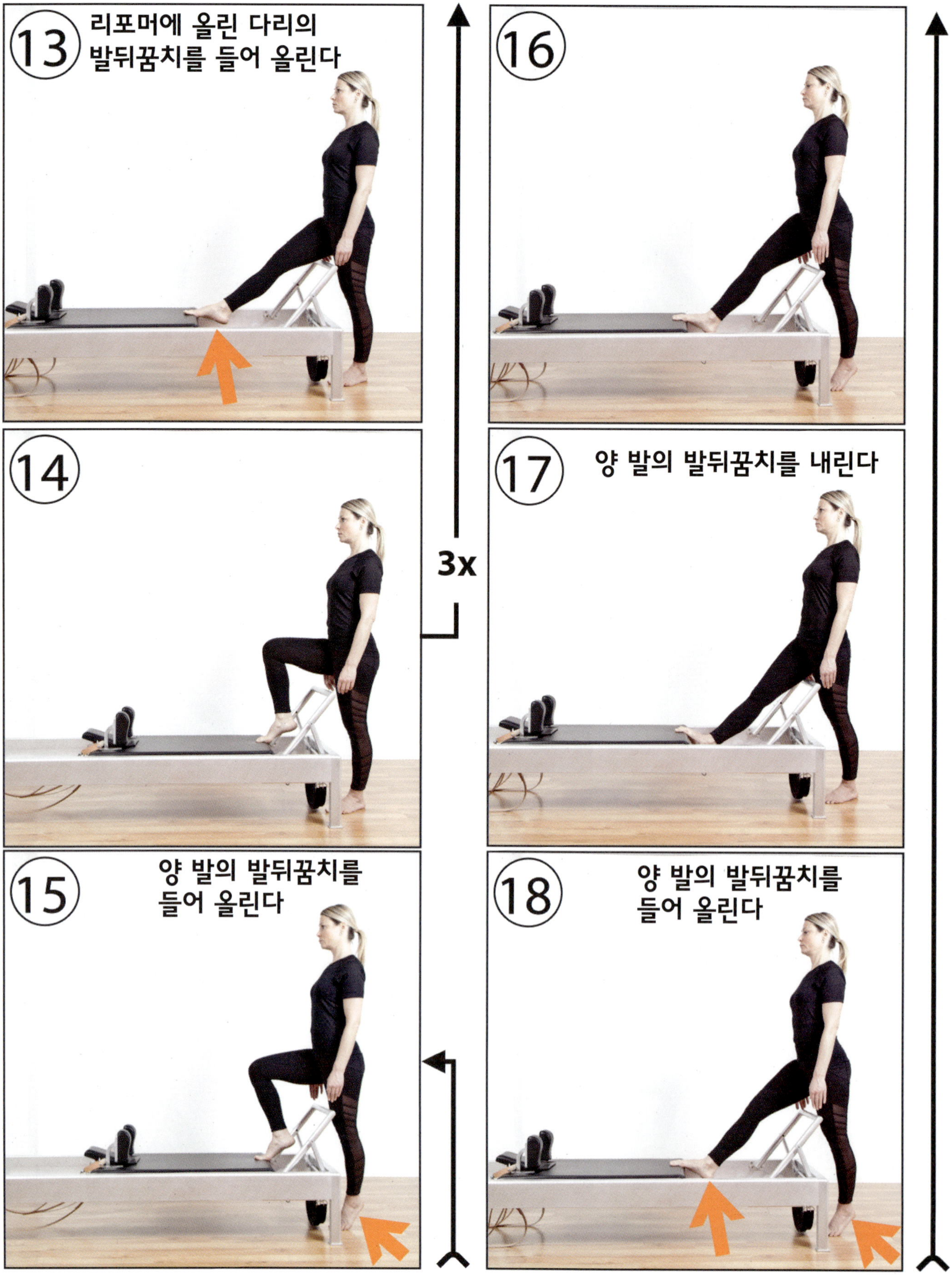
13
리포머에 올린 다리의
발뒤꿈치를 들어 올린다
14
15
양 발의 발뒤꿈치를
들어 올린다
3x
16
17
양 발의 발뒤꿈치를 내린다
18
양 발의 발뒤꿈치를
들어 올린다

8. 스탠딩 풋워크 앞쪽 Standing Footwork Front

4/5 (캐시 코리)

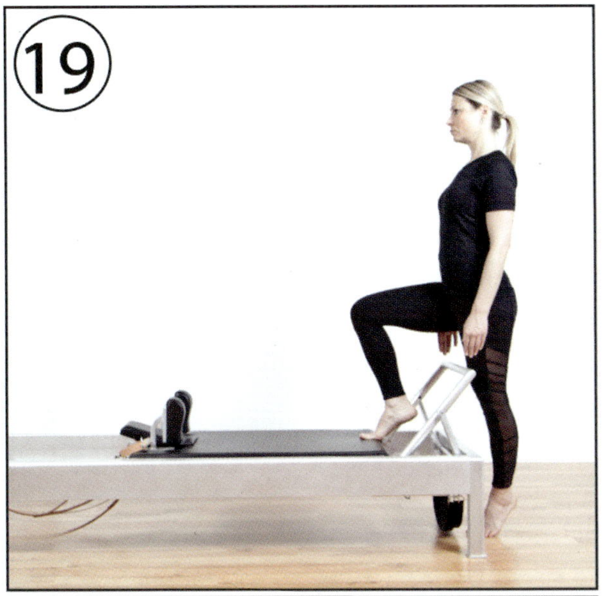

⑲

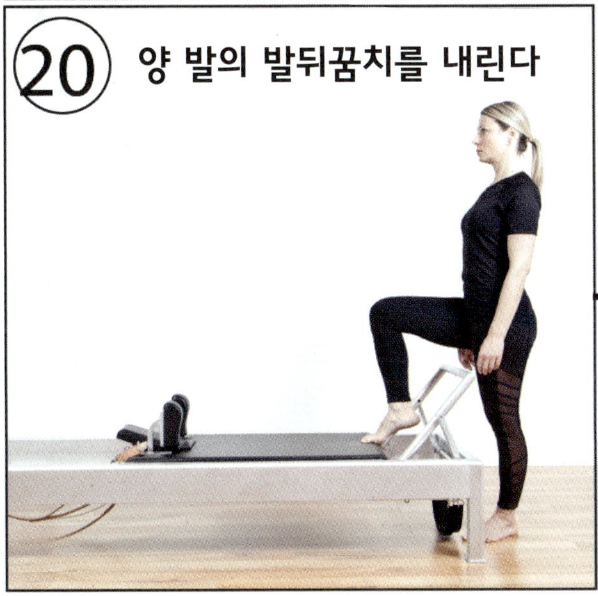

⑳ 양 발의 발뒤꿈치를 내린다

3x

8. 스탠딩 풋워크 앞쪽 Standing Footwork Front
5/5 (캐시 코리)

준비: 0.5-1, 5 스프링

- 리포머 앞에 선다.
- 한 발을 캐리지 가장자리의 중앙에 두고 아치 모양을 만든다.
- 두 번째 발은 바닥에 그대로 두고 약간 바깥쪽으로 향하게 한다.

운동 목적:

- 발과 발목 관절의 근육 조직을 강화한다.
- 발과 바닥, 캐리지 사이의 접촉을 유지하는 균형과 정확성을 훈련한다.
- 몸의 중심을 통해 다리를 연결한다.
- 누운 자세에서 발동작을 개선한다.

운동 수행:

리포머 캐리지에 있는 다리를 뻗어 캐리지를 밖으로 밀어낸다. 몸의 위치를 바꾸지 않고 다리를 다시 구부린다.
3회 반복한다.

이제 상체를 앞뒤로 기울이지 말고 서 있는 다리의 발을 들었다가 다시 내린다.
3회 반복한다.

서 있는 다리의 발을 들어 발의 발끝과 발볼까지 올린다. 리포머에 있는 다리를 뻗어 캐리지를 밖으로 밀어낸 다음 다시 안으로 가져온다. 서 있는 다리를 다시 내린다.
3회 반복한다.

발가락과 발볼을 리포머 캐리지의 가장자리에 놓고 뒤꿈치를 들어 올린다(그림 10). 다리를 펴서 캐리지를 밀어낸다. 캐리지가 홈으로 약간 이동하도록 뒤꿈치를 내린다. 그렇게 하는 동안 발가락으로 캐리지를 '잡지'는 않고 캐리지에 올려 둔다. 발뒤꿈치를 다시 올리면 캐리지가 약간 바깥쪽으로 움직인다. 마지막으로 무릎을 구부리고 캐리지를 홈으로 가져온다.
3회 반복한다.

양쪽 발뒤꿈치를 들고 캐리지를 밀어낸다. 두 발뒤꿈치를 다시 내린다. 캐리지가 약간 돌아온다. 양쪽 발뒤꿈치를 다시 들어 올리면 캐리지가 약간 바깥쪽으로 이동한다. 이제 무릎을 구부려 캐리지를 홈으로 가져온다. 양쪽 발뒤꿈치를 내린다.
3회 반복한다.

일반적인 실수:

- 추가적인 힘을 얻기 위해 캐리지 쪽으로 몸이 기울어진다.
- 캐리지 이동시 힘 조절을 하지 않는다.
- 발끝과 발볼로 일어날 때 몸이 앞이나 뒤로 기울어진다.

수정 또는 변형:

- 밸란스드 바디 알레그로와 같이 받침대가 없어 바닥에 가까운 리포머의 경우, 상자를 캐리지 위에 세로로 놓고 캐리지 대신 발을 상자 위에 놓는다.
- 이 상자는 정상 높이의 리포머와 함께 사용할 수도 있지만 이로 인해 더 많은 운동을 요할 수 있다.
- 그림 18의 양쪽 발뒤꿈치를 드는 대신 그림 17의 위치에서 캐리지를 직접 되돌린다.
- 바닥에 있는 발을 평행하게 놓는다.

금기 사항/위험 요소:

- 넘어질 위험이 있다.

9. 스탠딩 풋워크 사이드 Standing Footwork Side

1/8 (캐시 코리)

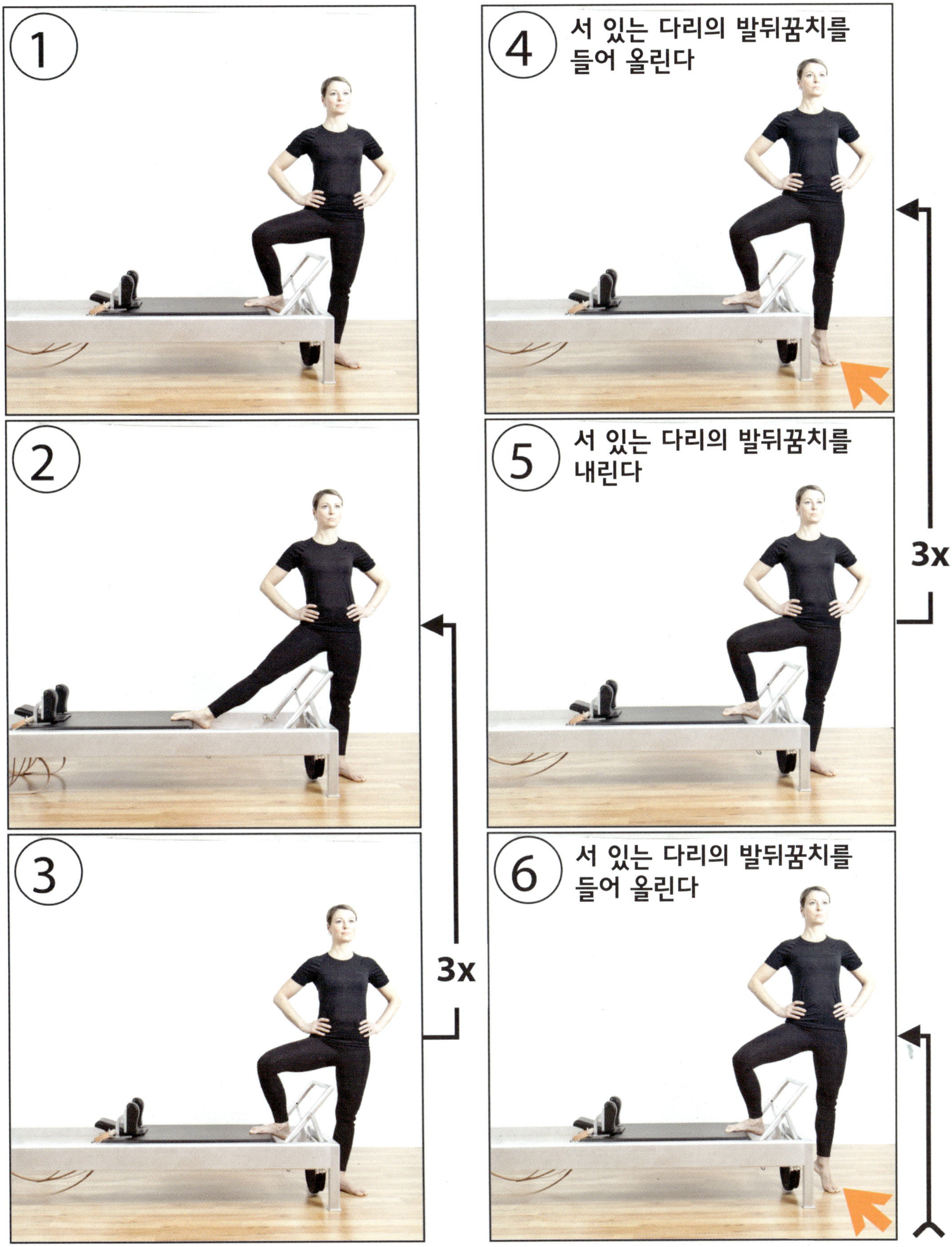

9. 스탠딩 풋워크 사이드 Standing Footwork Side

2/8 (캐시 코리)

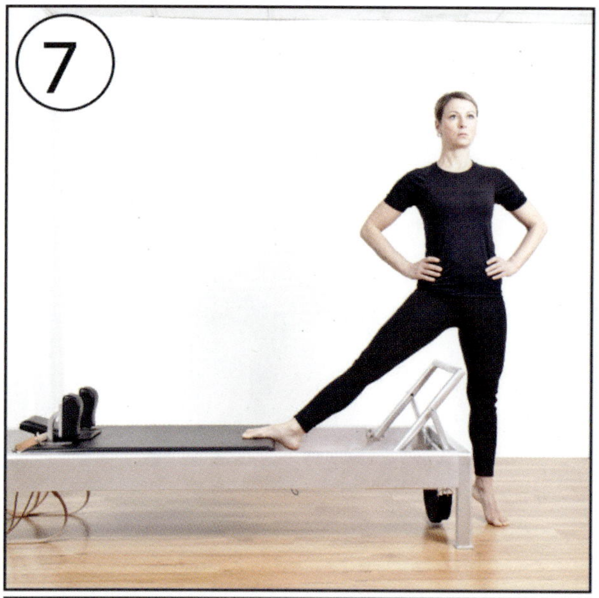

7

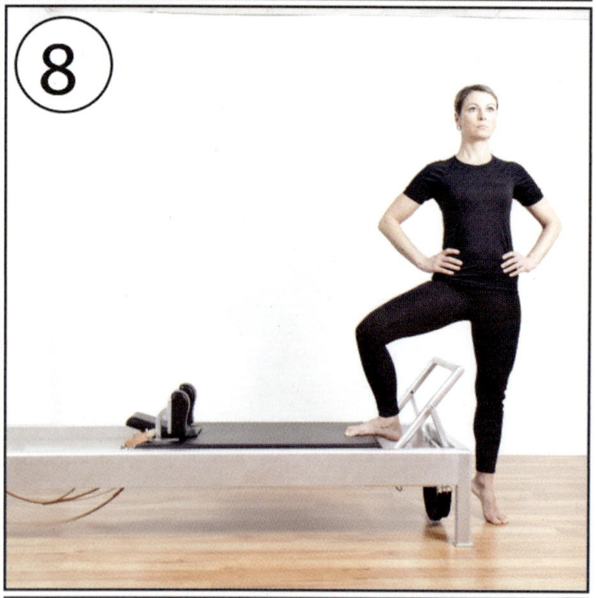

8

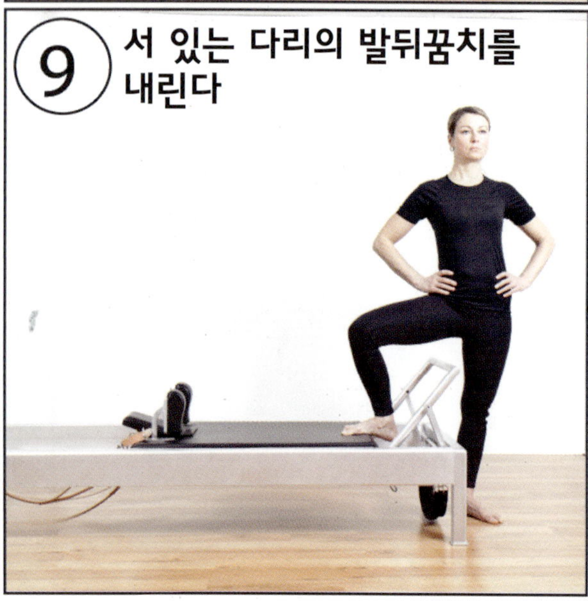

9 서 있는 다리의 발뒤꿈치를 내린다

3x

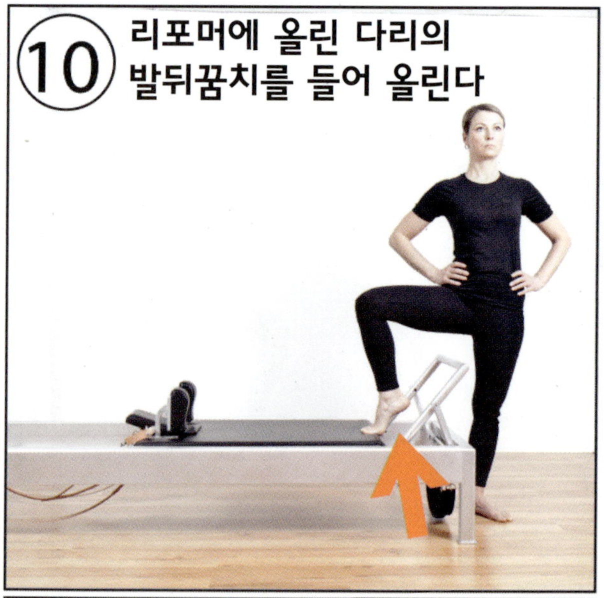

10 리포머에 올린 다리의 발뒤꿈치를 들어 올린다

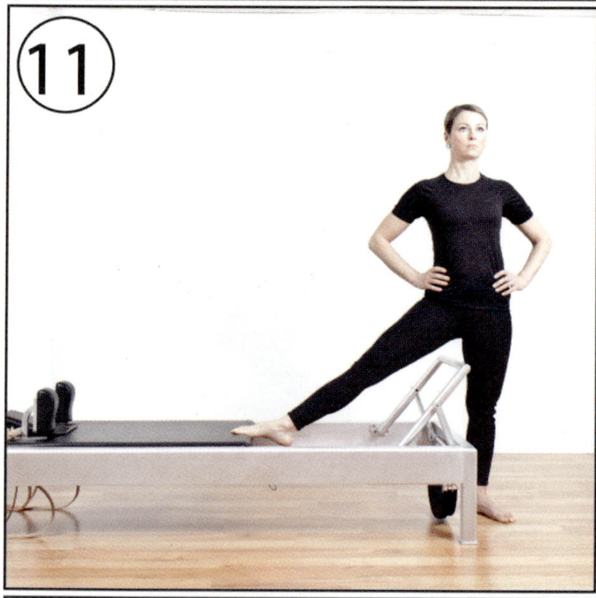

11

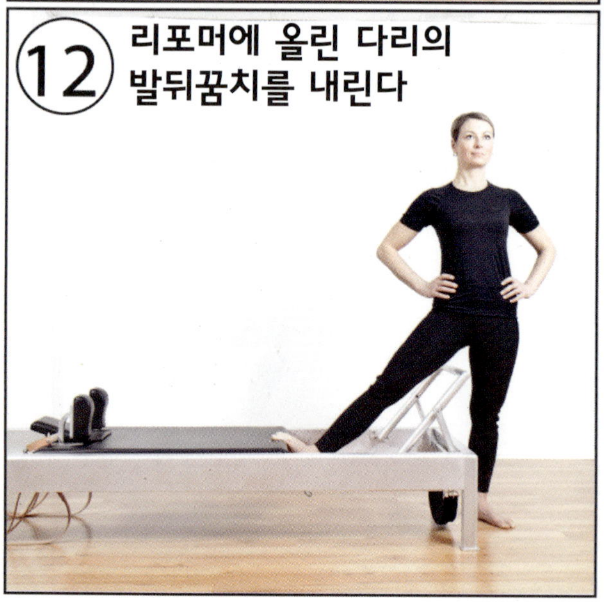

12 리포머에 올린 다리의 발뒤꿈치를 내린다

9. 스탠딩 풋워크 사이드 Standing Footwork Side

3/8 (캐시 코리)

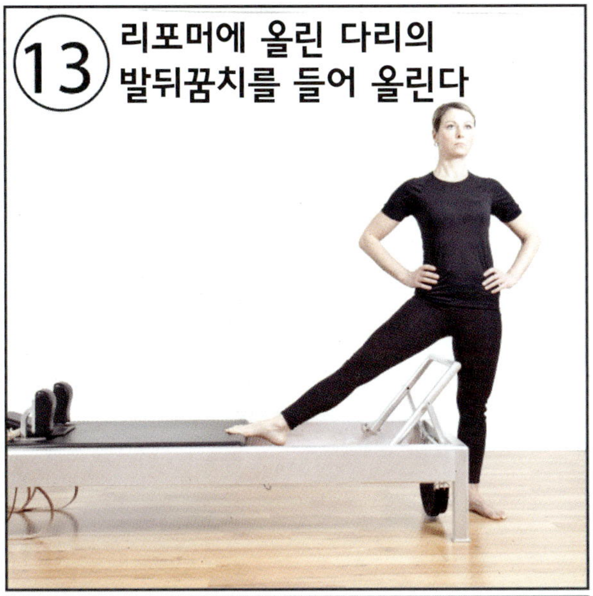

13 리포머에 올린 다리의 발뒤꿈치를 들어 올린다

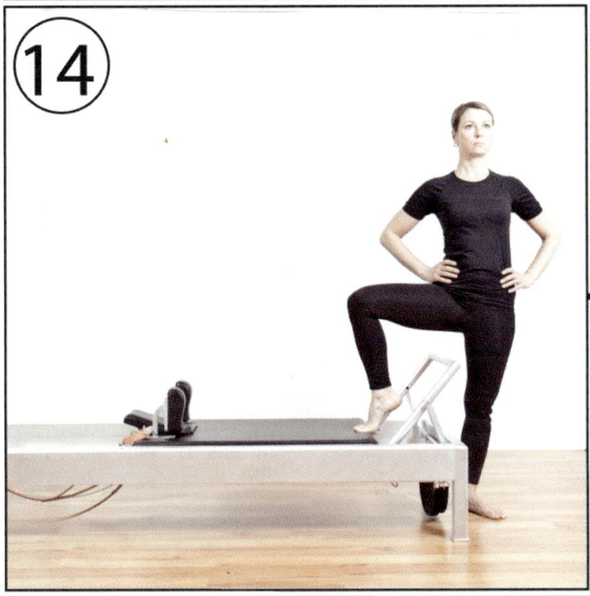

14

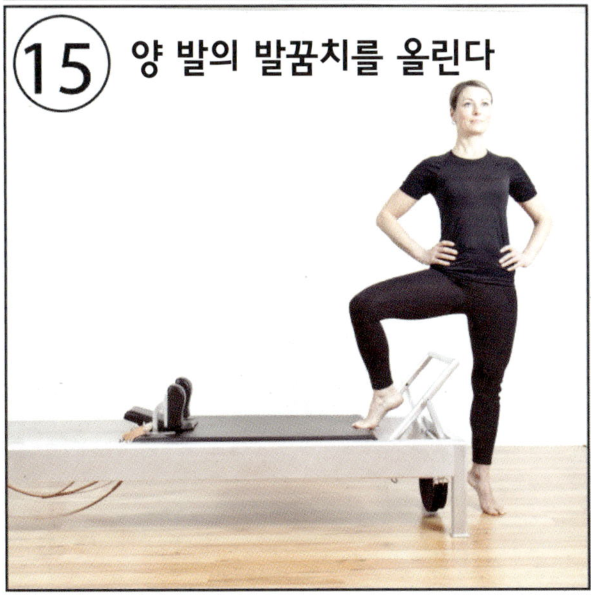

15 양 발의 발꿈치를 올린다

3x

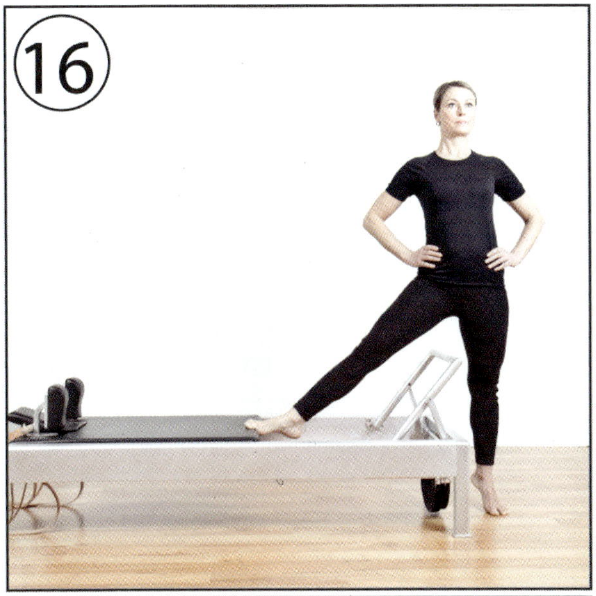

16

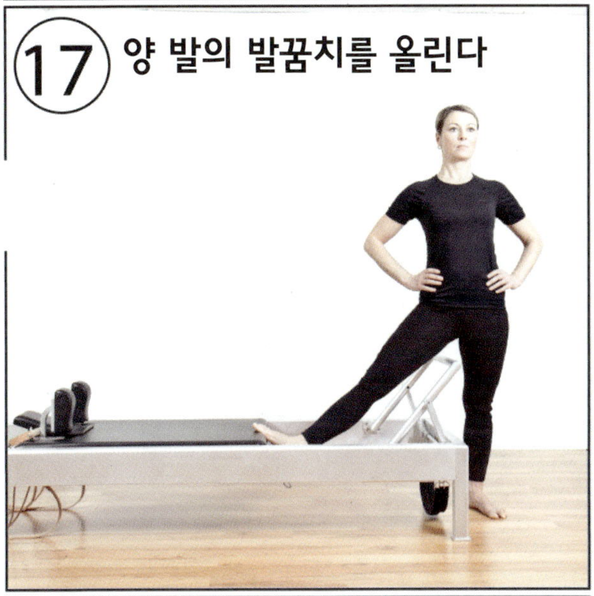

17 양 발의 발꿈치를 올린다

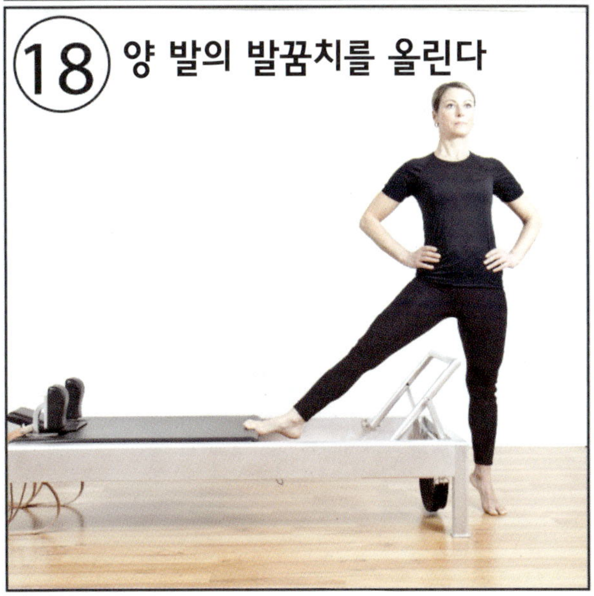

18 양 발의 발꿈치를 올린다

9. 스탠딩 풋워크 사이드 Standing Footwork Side

4/8 (캐시 코리)

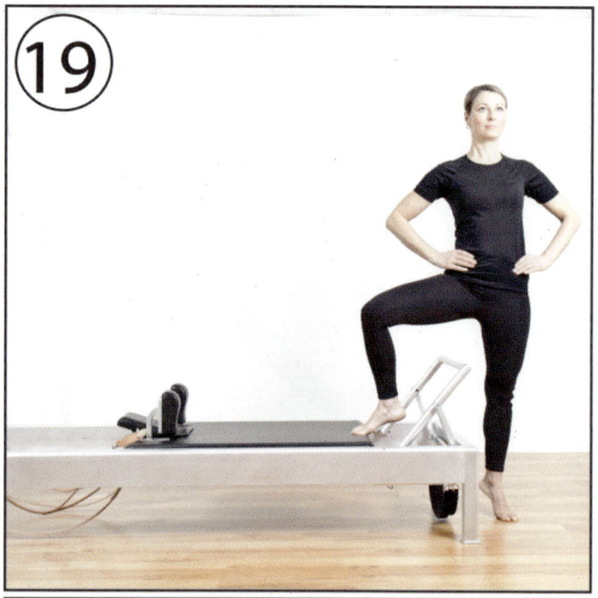
19

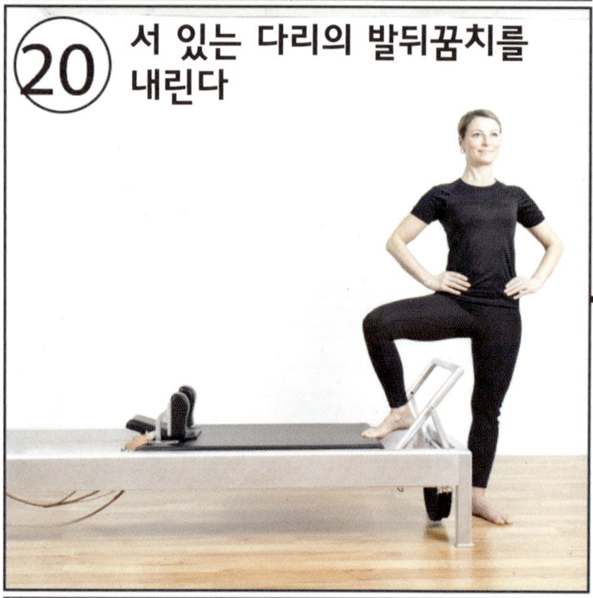
20
서 있는 다리의 발뒤꿈치를
내린다

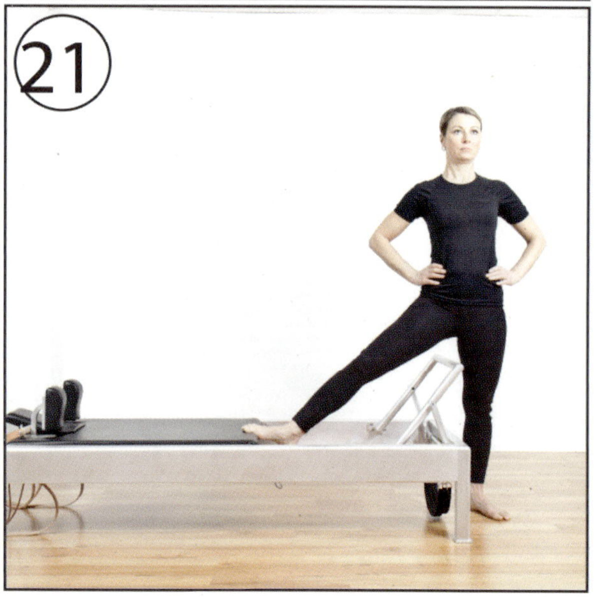
21

3x

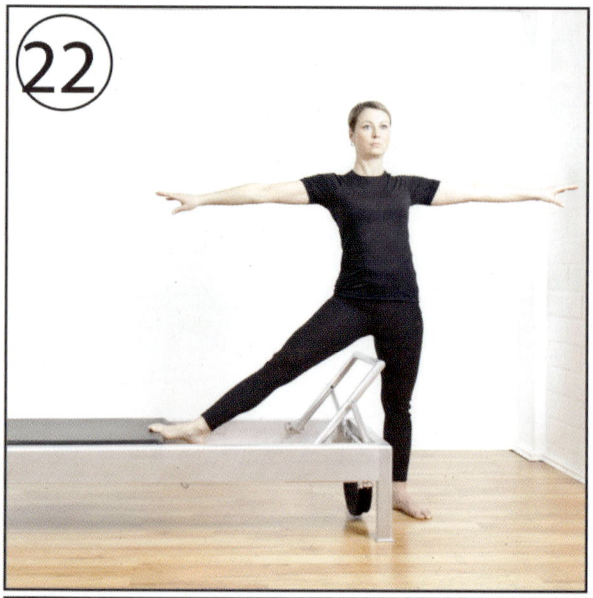
22

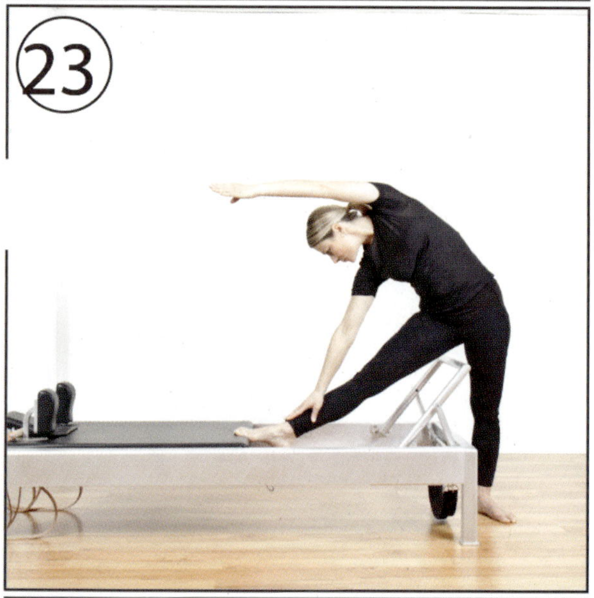
23

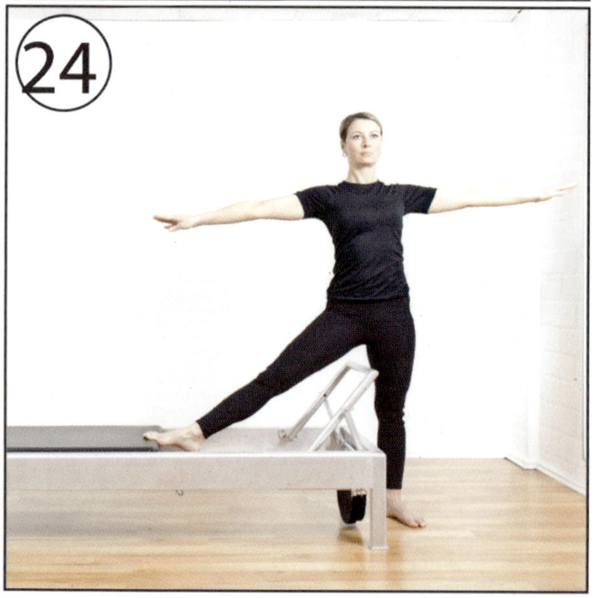
24

9. 스탠딩 풋워크 사이드 Standing Footwork Side

5/8 (캐시 코리)

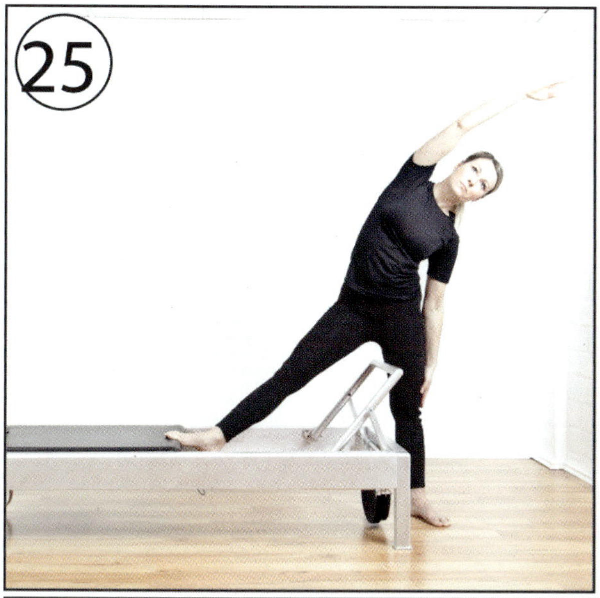

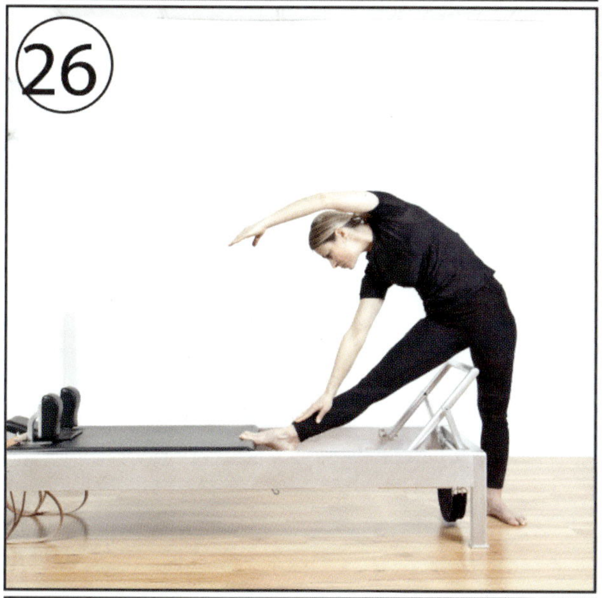

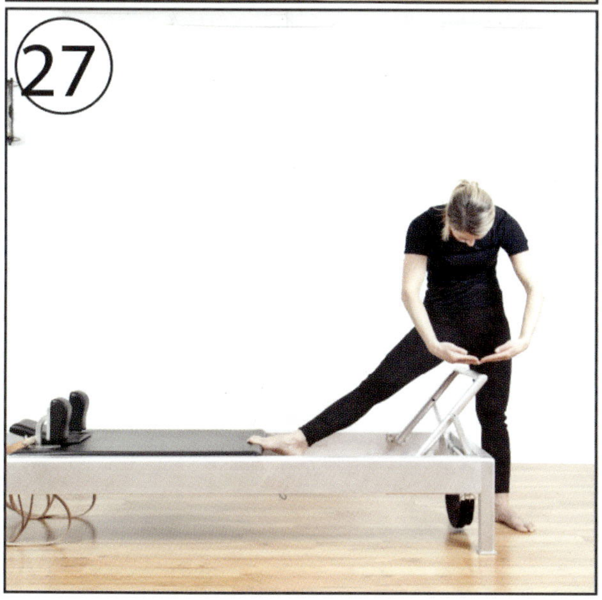

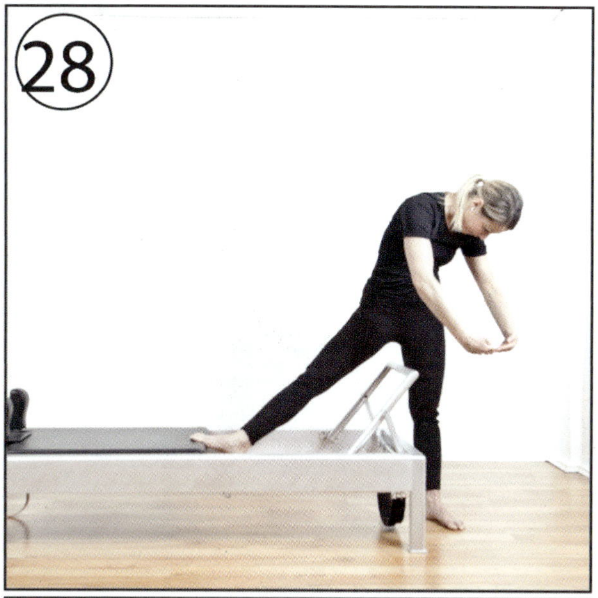

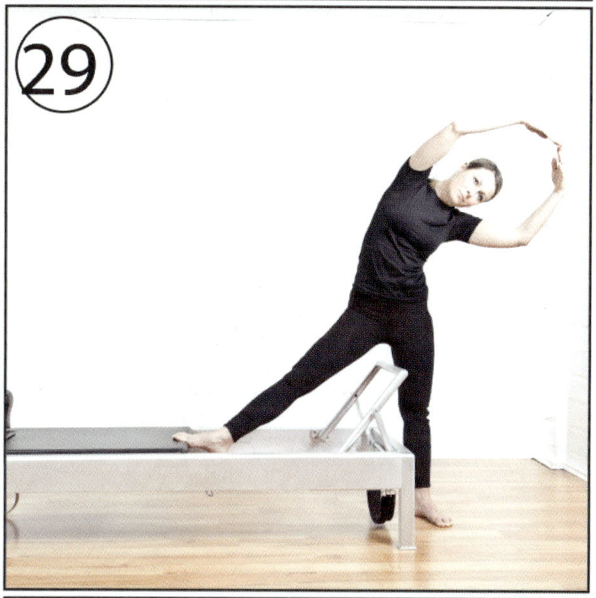

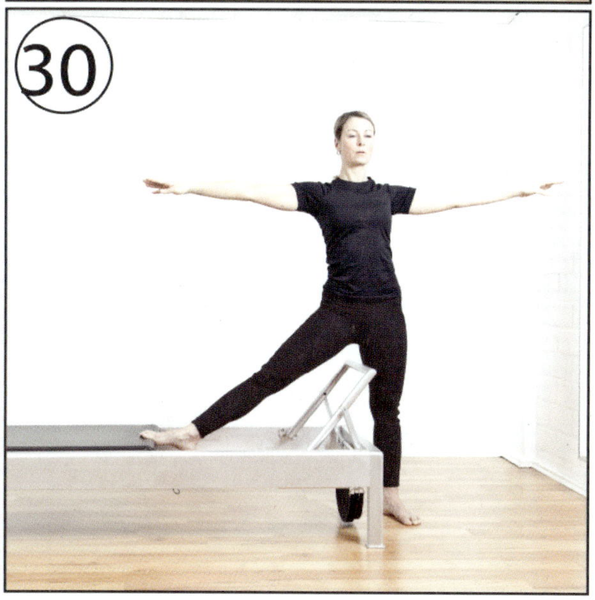

9. 스탠딩 풋워크 사이드 Standing Footwork Side

6/8 (캐시 코리)

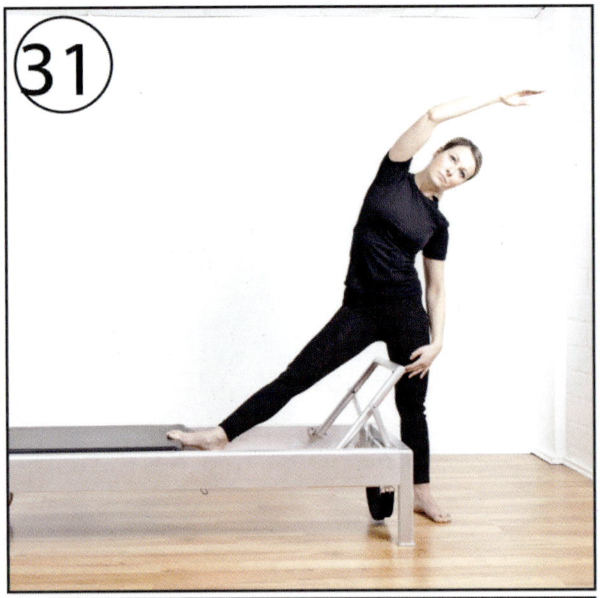

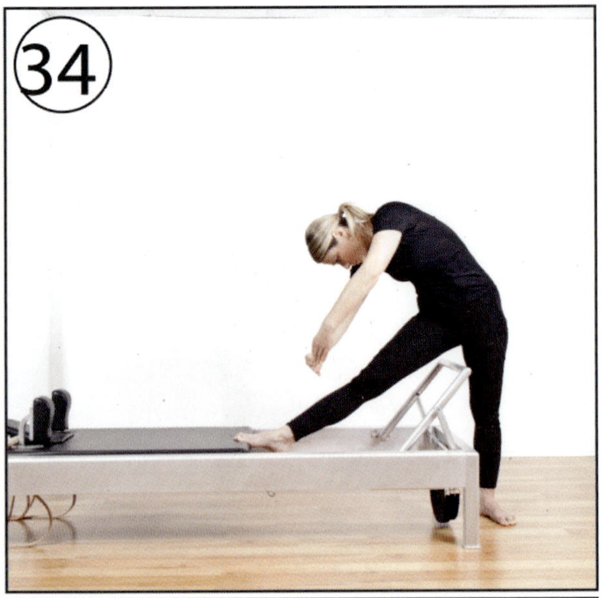

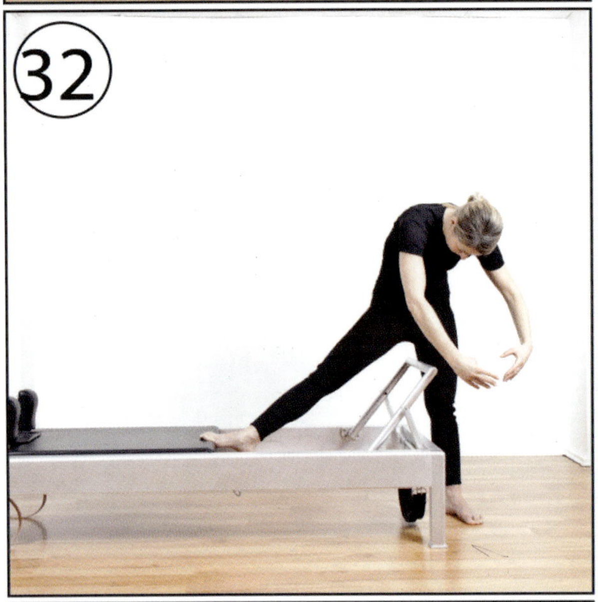

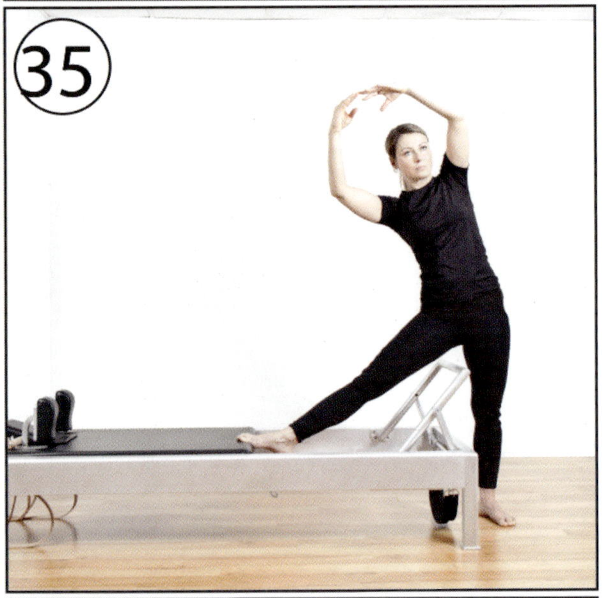

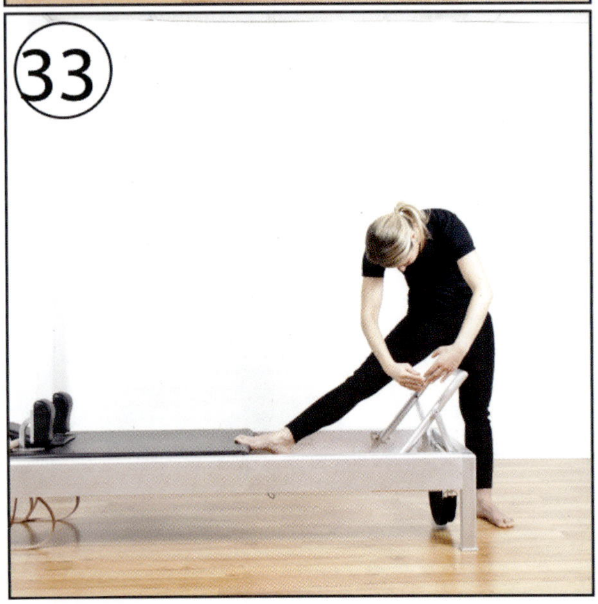

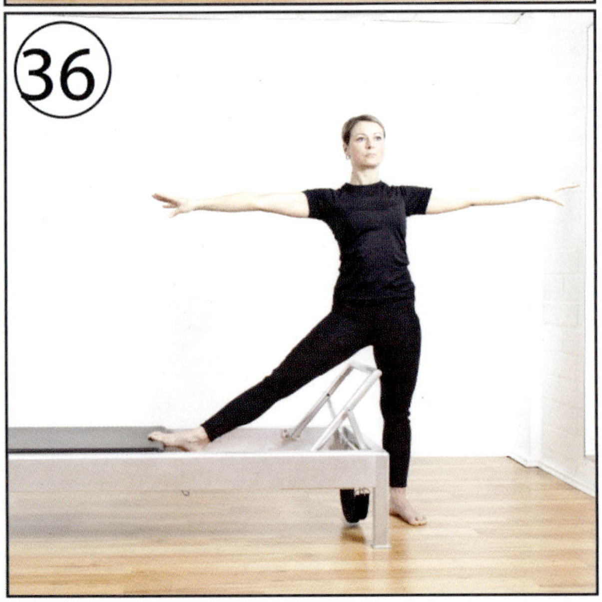

9. 스탠딩 풋워크 사이드 Standing Footwork Side

7/8 (캐시 코리)

준비: 0.5-1, 5 스프링

- 리포머 옆에 선다.
- 한 발을 캐리지 가장자리의 중앙에 두고 아치 모양으로 만든다.
- 두 번째 발은 바닥에 그대로 두고 약간 바깥쪽으로 향하게 한다.

운동 목적:

- 발과 발목 관절의 근육 조직을 강화한다.
- 발, 지면, 캐리지 사이의 접촉을 유지하는 균형과 정확성을 훈련한다.
- 몸을 옆으로 구부리는 동안 옆구리 근육(배가로근, 배바깥빗근, 배속빗근, 늑간근, 허리네모근), 등 근육 및 광배근을 스트레칭한다.
- 몸의 중심을 통해 다리를 연결한다.
- 누운 자세에서 발 동작을 개선한다.

운동 수행:

리포머 캐리지에 있는 다리를 뻗어 캐리지를 밖으로 밀어낸다. 몸의 위치를 바꾸지 않고 다리를 다시 구부린다.
3회 반복한다.

이제 상체를 앞뒤로 기울이지 말고 서 있는 다리의 발을 들었다가 다시 내린다.
3회 반복한다.

서 있는 다리의 발을 들어 발끝과 발볼을 올린다. 리포머에 있는 다리를 뻗어 캐리지를 밖으로 밀어낸 다음 다시 안으로 가져온다. 서 있는 다리를 다시 내린다.
3회 반복한다.

발가락과 발볼을 리포머 캐리지의 가장자리에 두고 뒤꿈치를 들어 올린다(그림 10). 다리를 펴서 캐리지를 밀어낸다. 캐리지가 홈으로 약간 이동하도록 뒤꿈치를 내린다. 그렇게 하는 동안 발가락으로 캐리지를 '잡지' 않고 캐리지에 둔다. 발뒤꿈치를 다시 올리면 캐리지가 약간 바깥쪽으로 움직인다. 마지막으로 무릎을 구부리고 캐리지를 홈으로 가져온다.
3회 반복한다.

양쪽 발뒤꿈치를 들고 캐리지를 밀어낸다. 두 발뒤꿈치를 다시 내린다. 캐리지가 약간 돌아온다. 양쪽 발뒤꿈치를 다시 들어 올리면 캐리지가 약간 바깥쪽으로 이동한다. 이제 무릎을 구부려 캐리지를 홈으로 가져온다. 양쪽 발뒤꿈치를 내린다.
3회 반복한다.

캐리지를 밖으로 밀어준다. 리포머 다리의 다리 쪽으로 측면 굴곡을 하고 반대쪽 팔을 머리 위로 가져온다. 다시 일어나서 리포머에서 옆 구부리기(lateral flexion) 자세를 한다. 캐리지가 어느 방향으로든 움직이면 안 된다. 다시 팔을 잡고 머리 위로 올린다. 똑바로 선 자세로 돌아간 다음 캐리지의 발 쪽으로 다시 늘린다. 옆 구부리기 자세에서 상체를 앞으로 곧게 기울이고 양팔은 몸 앞에서 넓은 원 모양을 만든다. 이때 손가락 끝이 서로 마주 보고 손바닥은 위를 향하도록 한다. 리포머에서 몸을 쭉 뻗었다가 제자리로 한 다음 두 팔을 바깥쪽으로 쭉 뻗는다. 다시 리포머에서 바깥쪽으로 옆 구부리기를 한 후 다시 앞으로 구부린다. 두 팔은 앞으로 움직이고 손가락 끝은 서로를 향하게 한다. 리포머 쪽으로 옆 구부리기를 한 다음 다시 올린다. 양팔을 옆으로 뻗는다. 그런 다음 다리를 구부려 원 자세로 돌아간다.

9. 스탠딩 풋워크 사이드 Standing Footwork Side

8/8 (캐시 코리)

일반적인 실수:

- 추가적인 힘을 얻기 위해 캐리지쪽으로 몸이 기울어진다.
- 캐리지를 이동할 때 힘 조절을 제대로 하지 않는다.
- 발끝과 발볼로 일어날 때 몸을 앞이나 뒤로 기울인다.

수정 또는 변형:

- 리포머에 올린 다리를 바깥으로 너무 많이 돌아가는 경우, 서 있는 다리가 30-60cm 정도 뒤로 위치하게 한다.
- 밸런스드 바디 알레그로와 같이 받침대가 없어 바닥에 더 가까운 리포머의 경우, 상자를 캐리지 위에 세로로 놓고 캐리지 대신 발을 상자 위에 놓는다.
- 그림 18에서 양쪽 발뒤꿈치를 드는 대신 그림 17의 위치에서 캐리지를 직접 되돌린다.

금기 사항/위험 요소:

- 넘어질 위험이 있다.

10. 척추 스트레칭 – 다리 붙이기 Spine Stretch–Legs Closed

1/2 (다른 이름: 리포머 위의 원숭이, Monkey on the Reformer)

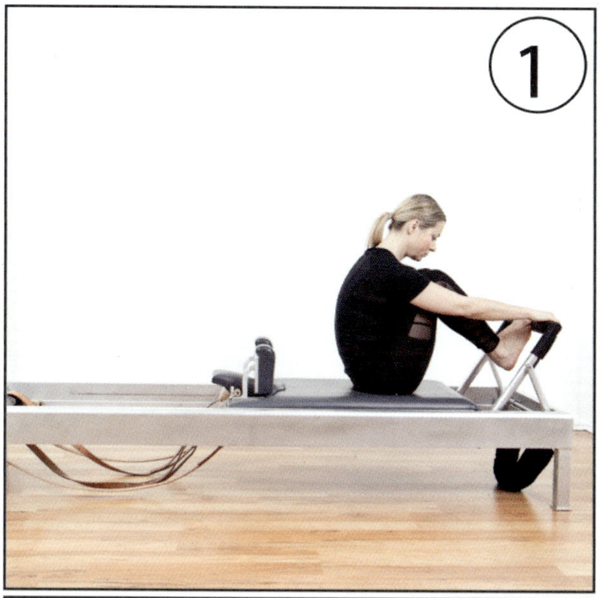

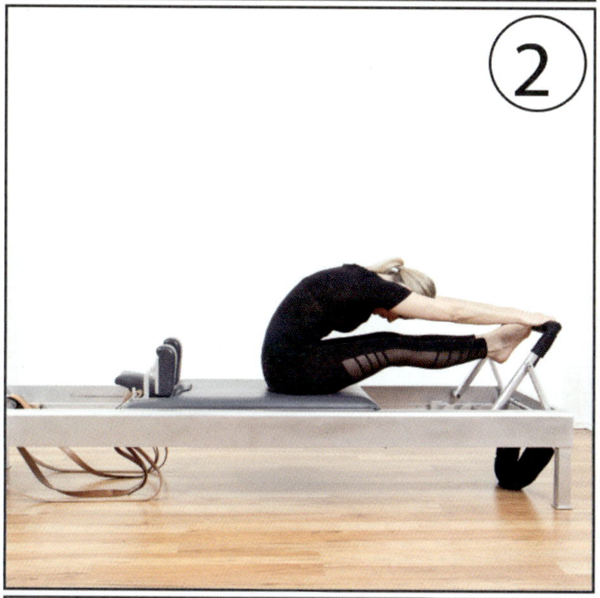

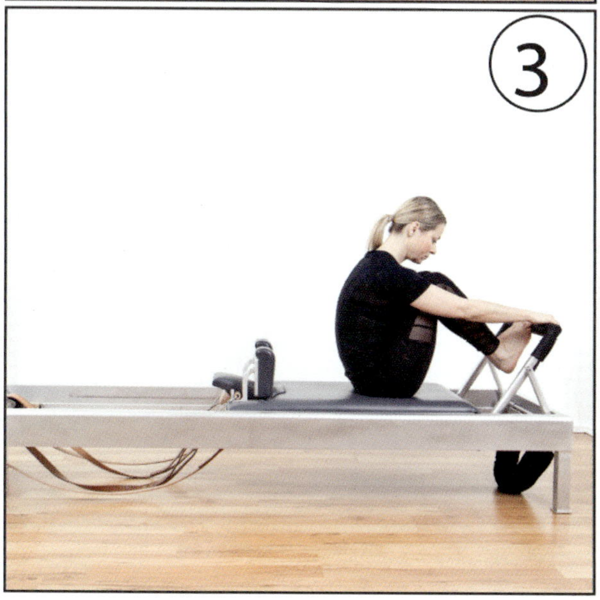

10. 척추 스트레칭-다리 붙이기 Spine Stretch-Legs Closed

2/2 (다른 이름: 리포머 위의 원숭이, Monkey on the Reformer)

준비: 스프링 1-2, 풋바는 위로 올린다.

- 캐리지에 발판을 향해 앉는다.
- 두 발이 풋바에 편안하게 놓일 수 있도록 앉는다.
- 전통적인 배 마사지 시리즈 입문으로 이 운동을 하는 경우, "배 마사지 시리즈-라운드" 운동을 위해 "리포머 1부-전통 운동"에 설명된 대로 앉은 자세를 취한다.
- 발은 작은 'V' 모양을 하거나 풋바에 평행하게 놓는다. 손가락으로 풋바 위를 잡는다. 무릎은 어깨 너비보다 약간 더 넓게 벌리고 필요한 경우에만 더 넓게 벌린다. 가능하면 스프링이 아직 오픈하지 말고 이 경우, 다른 앉은 자세를 취한다.

운동 목적:

- 요추를 중심으로 등 전체를 스트레칭한다.

운동 수행: 1회 수행

복부를 안쪽과 위쪽으로 당겨 안쪽으로 둥그렇게 들어가게 하여 첫 동작을 준비한다.
이 상태에서 천천히 다리를 편다.
허리가 당기는 느낌이 드는 시점에 주의한다. 다리 뒤쪽의 스트레칭이 등의 스트레칭보다 더 커지기 시작하면 그에 따라 다리를 구부린다.
복부를 등쪽으로 붙여주듯이 하여 스트레칭을 강화한다. 어깨뼈는 잘 맞춰진 상태를 유지하고 머리는 이완된 상태를 유지해야 한다. 약 20초(최소)에서 2분간 스트레칭을 유지한다. 시간을 재는 대신 호흡 수를 3~5회 세는 것으로 시간을 측정할 수 있다. 그런 다음 느린 속도로 캐리지를 반환한다.

일반적인 실수:

- 다리 스트레칭에 지나치게 집중하면 개별 허리 전환에 상당한 무리가 갈 수 있다.
- 다리 뒤쪽에 지나치게 집중하여(다른 부분의 스트레칭에 신경쓰지 못할 수 있다)

수정 또는 변형:

- 스트레칭을 하는 동안 발뒤꿈치를 내려 뒤쪽의 초기 긴장을 높여 준다.
- 스트레칭을 강화하려면 팔꿈치를 바깥쪽으로 구부려 몸을 풋바 쪽으로 당긴다.
- 햄스트링과 허리가 너무 긴장된 느낌이라면 "척추 스트레칭-다리 벌리기"를 변형하여 수행한다.

금기 사항/위험 요소:

- 요추에 과도한 무리를 줄 수 있다.
- 골다공증이 있는 경우, 이 운동을 하지 않는다.

11. 척추 스트레칭-다리 벌리기 Spine Stretch-Legs Open

1/2 (뮤리엘 피카드 델리스에게서 영감을 받음)

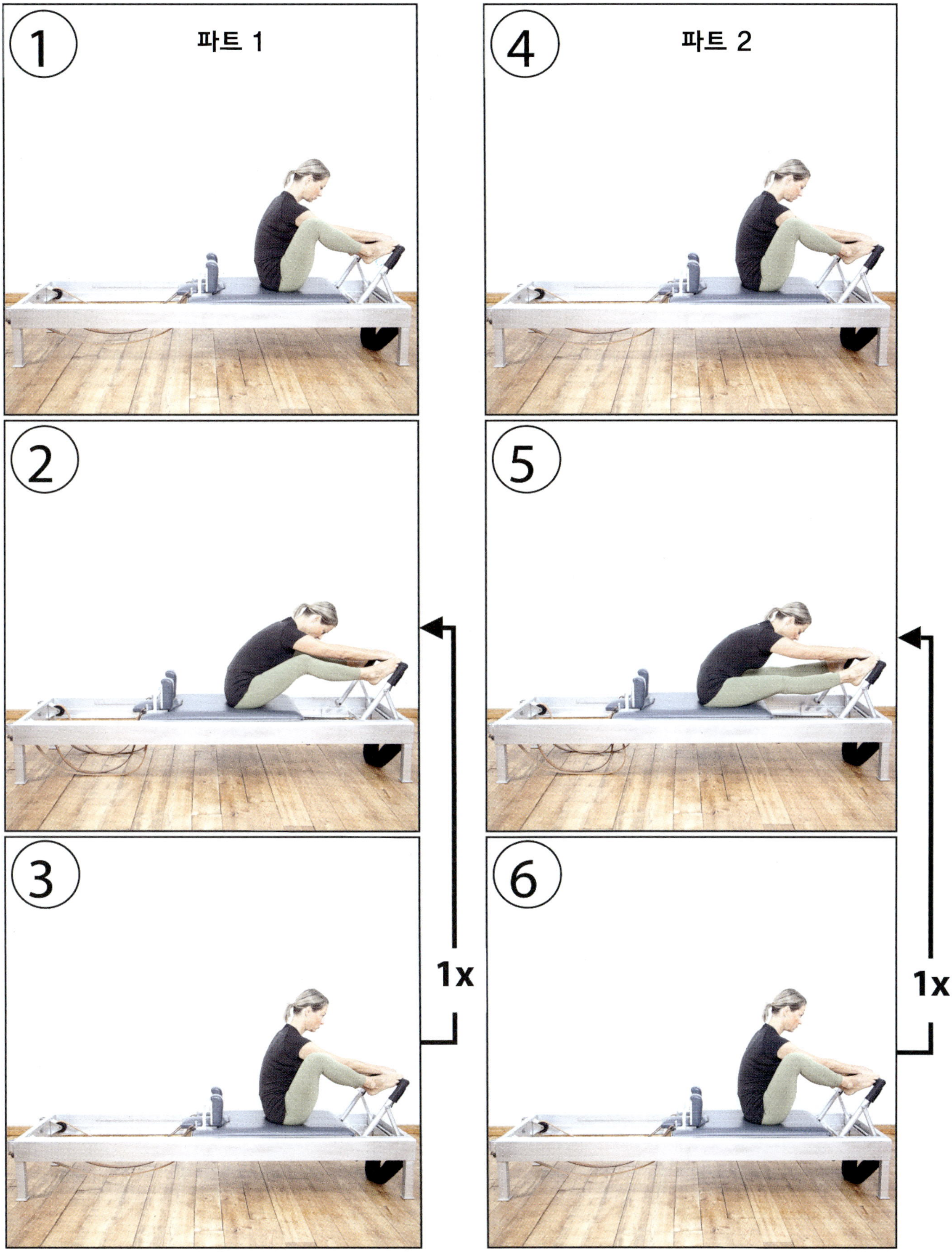

11. 척추 스트레칭-다리 벌리기 Spine Stretch-Legs Open

2/2 (뮤리엘 피카드 델리스에게서 영감을 받음)

준비: 1-2 스프링, 풋바는 위로 올린다.

- 풋바를 마주보고 캐리지에 앉는다.
- 양발을 풋바에 편안하게 올려놓을 수 있는 자세로 앉는다.
- 양발을 어깨 너비 이상으로 벌려 풋바에 둔다.
- 발가락과 발볼 사이에 풋바를 놓는다.
- 발가락을 벌린다.
- 양손은 발 사이의 풋바 위에 놓는다.
- 무릎은 굽혀서 벌린다.

운동 목적:

- 다리를 벌려 천천히 스트레칭 강도를 높여줌으로써 등과 햄스트링의 과도한 긴장을 풀어준다.
- 요추를 중심으로 등 전체를 스트레칭한다.

운동 수행: 1-5회 반복(운동 목적에 따라 조정)

파트 1

복부를 안쪽과 위쪽으로 당겨 등쪽으로 붙이고 첫 번째 동작을 준비한다.

이 자세에서 다리를 서서히 쭉 뻗는다.

허리가 당기는 느낌이 드는 시점에 주의한다.

다리 뒤쪽 스트레칭이 등 스트레칭보다 더 커지기 시작하면 그에 따라 다리를 구부린다.

복부를 등쪽으로 붙여주듯이 하여 스트레칭을 강화한다. 어깨뼈는 잘 맞춰진 상태를 유지하고 머리는 이완된 상태를 유지한다. 약 20초(최소)에서 2분간 스트레칭을 유지한다. 시간을 재는 대신 심호흡을 3~5회 세어본다.

그런 다음 느린 속도로 캐리지를 반환한다.

파트 2

이전 동작을 반복하되 이번에는 가능하면 다리를 끝까지 쭉 펴는 동작까지 반복한다. 캐리지가 이전보다 더 멀리 움직일 수 있다.

일반적인 실수:

- 다리 스트레칭에 지나치게 집중하면 개별 허리 전환에 상당한 무리가 갈 수 있다.
- 다리 뒤쪽에 지나치게 집중한다.

수정 또는 변형:

- 스트레칭을 하는 동안 발뒤꿈치를 내려 뒤쪽의 초기 긴장감을 높인다.
- 스트레칭을 강화하려면 팔꿈치를 바깥쪽으로 구부려 몸을 풋바 쪽으로 당긴다.
- 허리 스트레칭을 강화하려면 그림 2의 위치에서 그림 5의 전체 스트레칭까지 다리를 곧게 펴면서 캐리지를 움직이지 않는다.
- 스트레칭을 유지하는 대신 스트레칭에 도달하면 다리를 구부린다. 이 동작을 여러 번 반복하여 등쪽을 동적으로 스트레칭한다.

금기 사항/위험 요소:

- 요추에 과도한 무리를 줄 수 있다.
- 골다공증이 있는 경우, 이 운동을 하지 않는다.

12. 척추 스트레칭-허리 Spine Stretch-Low Back

1-2 (뮤리엘 피카드 델리스에게서 영감을 받음)

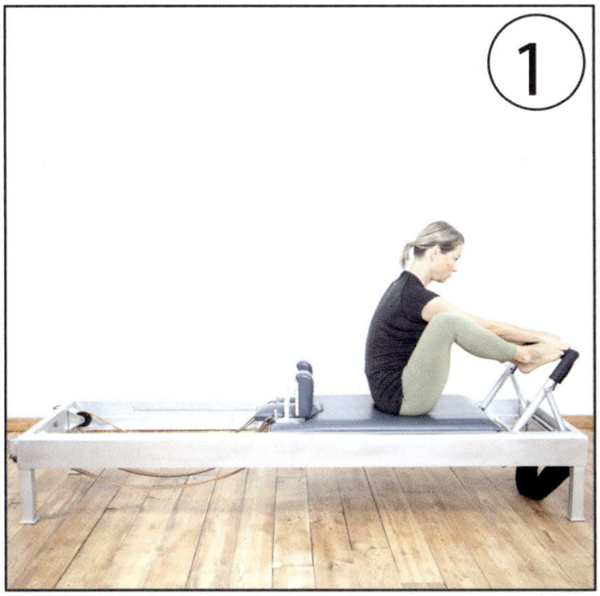

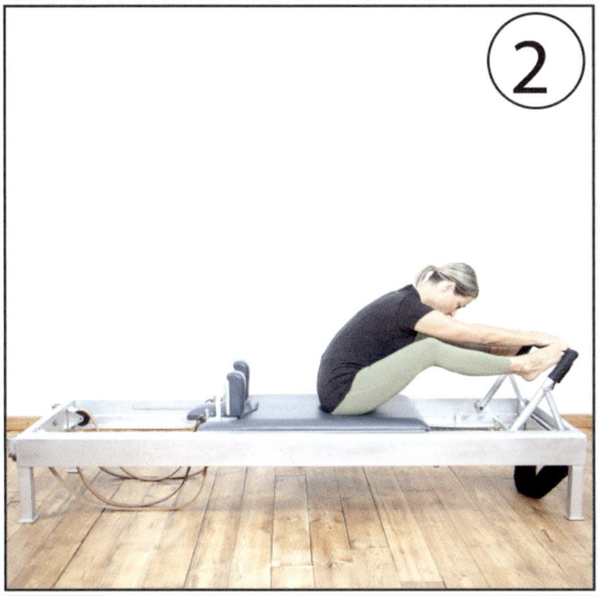

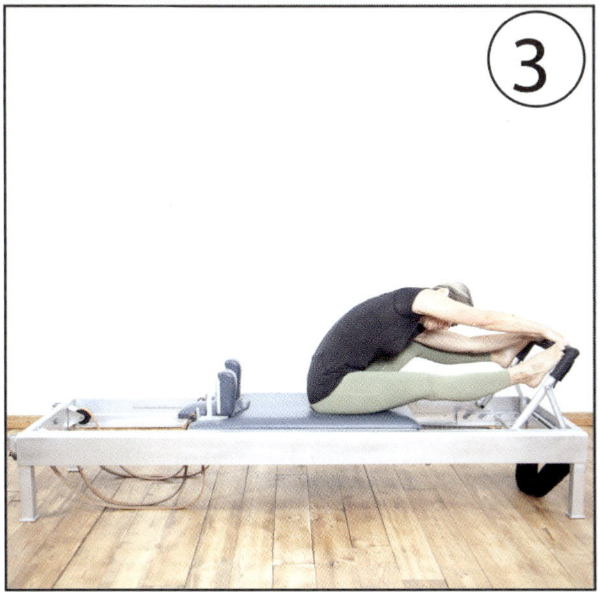

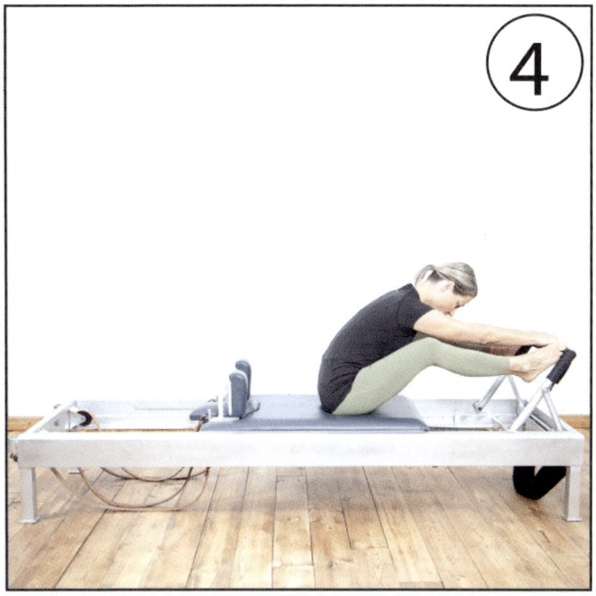

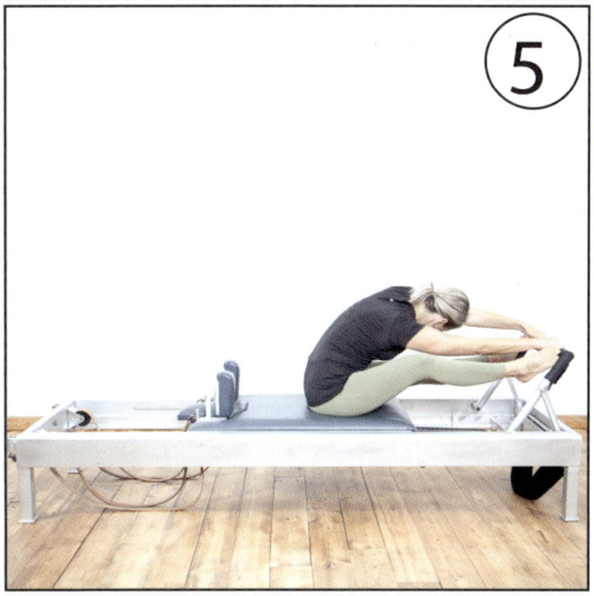

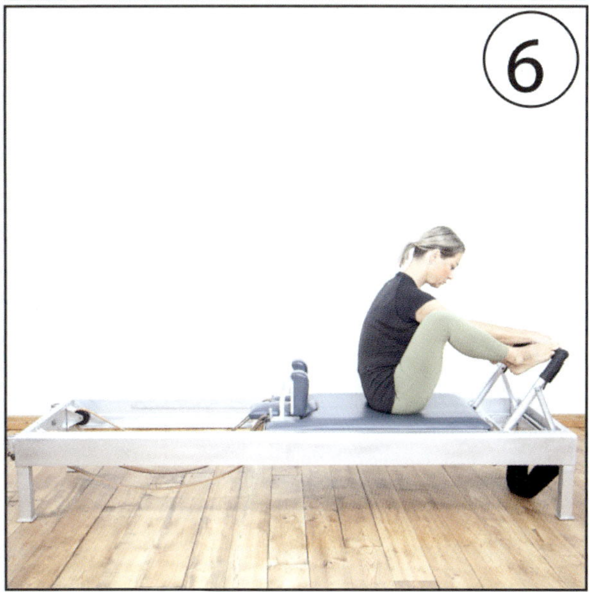

12. 척추 스트레칭–허리 Spine Stretch–Low Back

2-2 (뮤리엘 피카드 델리스에게서 영감을 받음)

준비: 1–2 스프링, 풋바 위로

- 풋바를 마주보고 캐리지에 앉는다.
- 양발을 풋바에 편안하게 올려놓을 수 있는 자세로 앉는다.
- 전통적인 배 마사지 시리즈 입문으로 이 운동을 하는 경우, "배 마사지 시리즈 – 라운드" 운동을 위해 "리포머 1부 – 전통 운동"에 설명된 대로 앉은 자세를 취한다.
- 발은 풋바에서 작은 'V'자 모양이 되게 하거나 평행하게 한다. 손가락으로 풋바를 잡는다. 무릎은 어깨 너비보다 약간 넓게 벌리고 필요한 경우에만 더 넓게 벌린다. 가능하면 스프링은 아직 열리지 않은 상태여야 한다. 스프링이 열려 있다면 다른 자세로 앉는다.

운동 목적:

- 요추, 특히 다리가 곧게 펴지는 쪽의 허리네모근에 초점을 맞춰 등 전체를 스트레칭 한다.

운동 수행: 1회 수행

복부를 안쪽과 위쪽으로 밀어넣어 등쪽으로 붙이고 첫 번째 동작을 준비한다. 이 자세에서 오른쪽 다리를 서서히 쭉 뻗는다. 왼쪽 다리를 구부리면서 몸통을 오른쪽으로 살짝 돌리고 어깨를 들어 그 방향을 바라보며 오른쪽 스트레칭을 강화한다.

어깨뼈는 잘 맞춰진 상태를 유지하고 머리는 이완된 상태를 유지해야 한다. 약 20초(최소)에서 2분간 스트레칭을 유지한다. 시간을 재는 대신 심호흡을 3–5회 하는 것도 좋다. 그런 다음 양 다리를 구부리고 운동 위치를 변경한다.

일반적인 실수:

- 다리 스트레칭에 지나치게 집중하면 개별 허리 전환에 상당한 무리가 갈 수 있다.
- 다리 뒤쪽에 지나치게 집중한다.

수정 또는 변형:

- 스트레칭을 하는 동안 발뒤꿈치를 내려 뒤쪽의 초기 긴장을 높인다.
- 스트레칭을 강화하려면 팔꿈치를 바깥쪽으로 굽혀 몸을 풋바 쪽으로 당긴다.

금기 사항/위험 요소:

- 요추에 과도한 무리를 줄 수 있다.
- 골다공증이 있는 경우, 이 운동을 하지 않는다.

13. 롱 박스 척추 웨이브 Spinal Wave with Long Box

1/3 (앨런 허드먼에게서 영감을 받음)

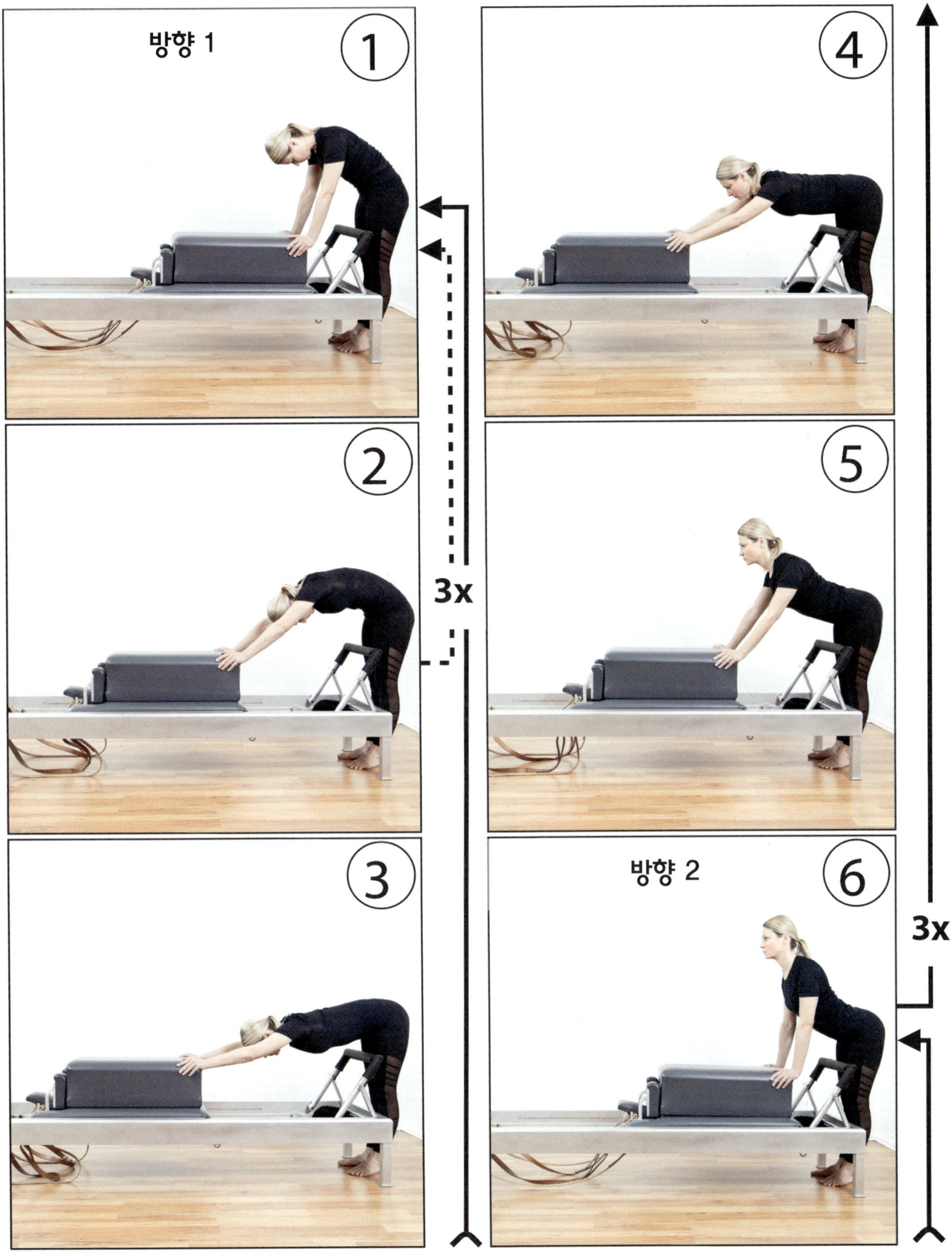

13. 롱 박스 척추 웨이브 Spinal Wave with Long Box

2/3 (앨런 허드먼에게서 영감을 받음)

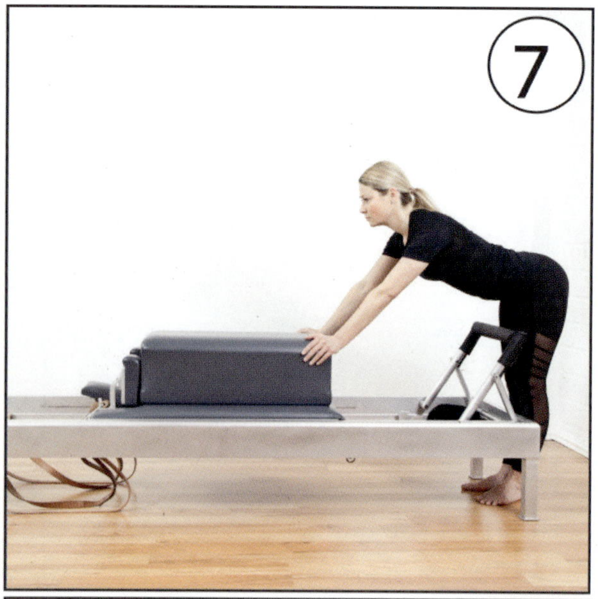

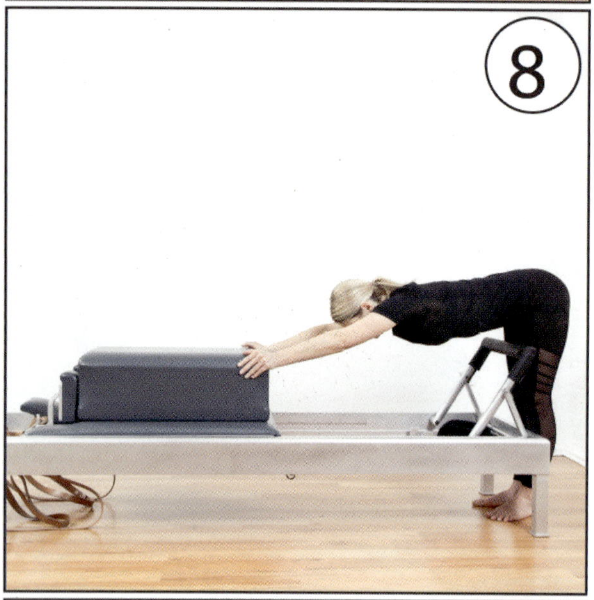

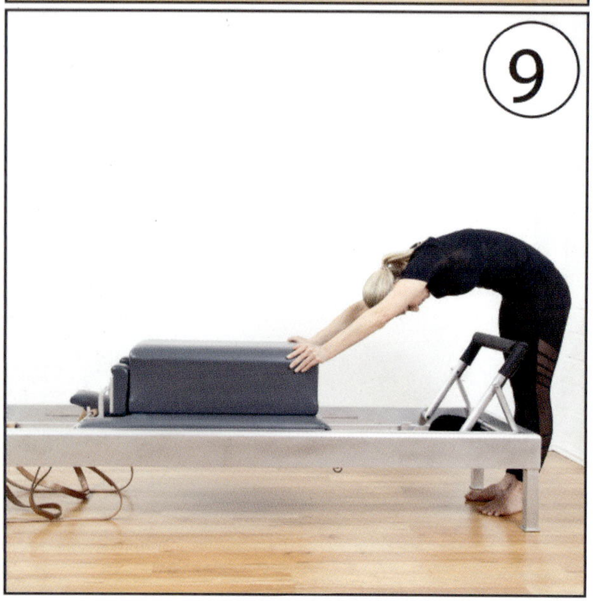

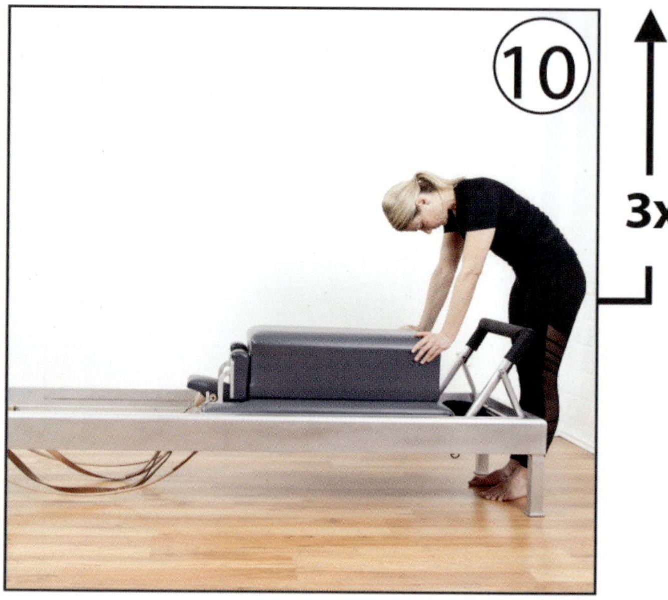

13. 롱 박스 척추 웨이브 Spinal Wave with Long Box

3/3 (앨런 허드먼에게서 영감을 받음)

준비: 0.5-1 스프링, 박스를 롱 박스 위치에 둔다.

- 리포머 앞에 바짝 붙어 서서 풋바를 바라본다.
- 발은 작은 'V'자 모양이 되게 하고 허벅지 안쪽을 붙인다.
- 손은 리포머 박스의 모서리를 잡는다.
- 등은 골반부터 위쪽으로 균일하게 둥글게 굽힌다.
- 몸 안에서는 궁둥뼈 결절(Ischial tuberosity)의 간격을 좁힌다.
- 복부를 안쪽 위로 당긴다.
- 다리는 리포머 풋바나 프레임에 닿지 않게 한다.
- 풋바가 운동 흐름을 방해하는 경우, 가능한 방해가 덜 되도록 조정한다.

운동 목적:

- 척추를 굽히고 펴는 운동의 가동성을 높인다.
- 햄스트링 스트레칭의 끝 위치와 몸 상태에 따라 운동 목적이 달라질 수 있다.

운동 수행: 방향 마다 3-5회 반복

캐리지를 둥근 위치(rounded position)로 이동한다. 이때 다리는 지면과 수직을 이루도록 한다.
원하는 경우, 둥근 위치를 유지하면서 캐리지를 앞뒤로 몇 번 움직인다.
이제 캐리지를 밖으로 민다. 등을 편다. 복장뼈(sternum)는 아래로 내린다. 이 자세를 취하면 의식적으로 몸이 아치형으로 전환된다. 머리, 가슴, 엉덩이를 동시에 들어 올려지면서 궁둥뼈 결절은 안쪽에서 넓게 벌어진다. 이 동작이 진행되는 동안 캐리지는 고정되어 있어야 한다. 캐리지를 홈으로 보내면서 아치 모양을 더 크게 한다.
3-5회 반복한 후 방향을 반대로 바꾼다.

과도한 스트레칭이 보통 수준의 스트레칭으로 바뀔 때까지 "아치" 상태에서 캐리지를 밖으로 민다. 이제 캐리지를 둥근 위치로 전환하고 다시 배를 안쪽 위로 당겨준다. 골반 위쪽에서부터 시작해 등이 둥글게 되도록 엉덩이를 내리고 의식적으로 골반을 뒤쪽으로 기울인다.
3-5회 반복한다.

일반적인 실수:

- 다리를 지면과 수직 상태로 유지하지 않고 캐리지를 미는 동안 풋바 쪽으로 기울어진다.
- '방향 1'의 마지막, '방향 2'의 시작 동작에서 적절한 확장이 이뤄지지 않는다.
- 확장 상태에서 머리 쪽의 스트레칭이 과도해진다.
- 몸을 굽힐 때 머리를 과하게 숙인다.

수정 또는 변형:

- 리포머 박스에 손을 올려놓는 대신 박스 없이 손을 캐리지 가장자리에 올려놓고 운동한다.
- 발을 작은 'V'로 만드는 대신 다리를 붙이고 허벅지를 맞댄 상태에서 발을 나란히 한다.
- 더 넓은 범위의 움직임을 원하는 경우, "리포머에서 다리 벌리고 척추 웨이브(Spinal Wave Straddling the Reformer)"로 변형해 본다.

금기 사항/위험 요소:

- 골다공증이 있는 경우, 등을 굽히는 동작을 피하고, 대신 플랫 백 버전을 사용하거나 플랫 백에서 확장으로 다시 플랫 백으로 진행한다.

14. 롱 박스 척추 대각선 웨이브 Spinal Wave Diagonal with Long Box

1/3

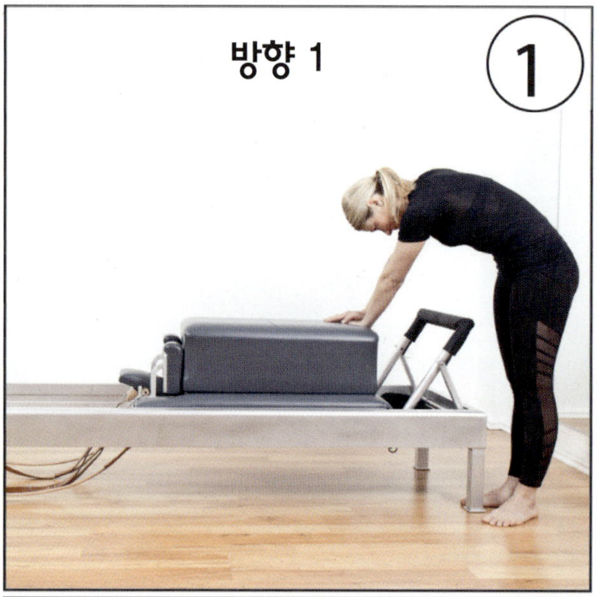

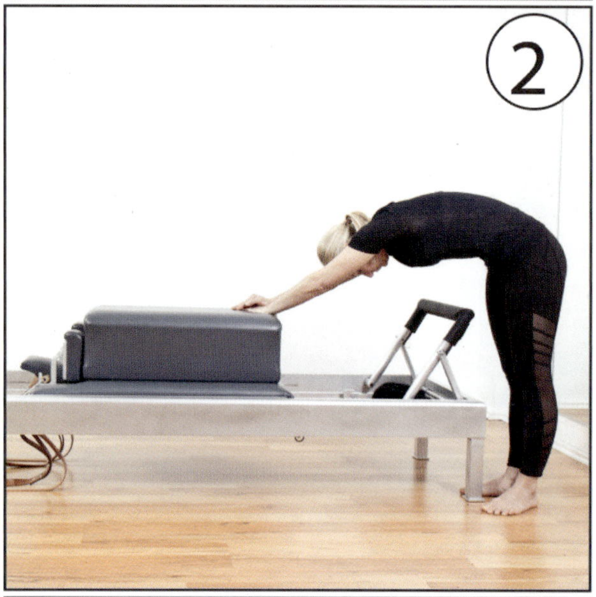

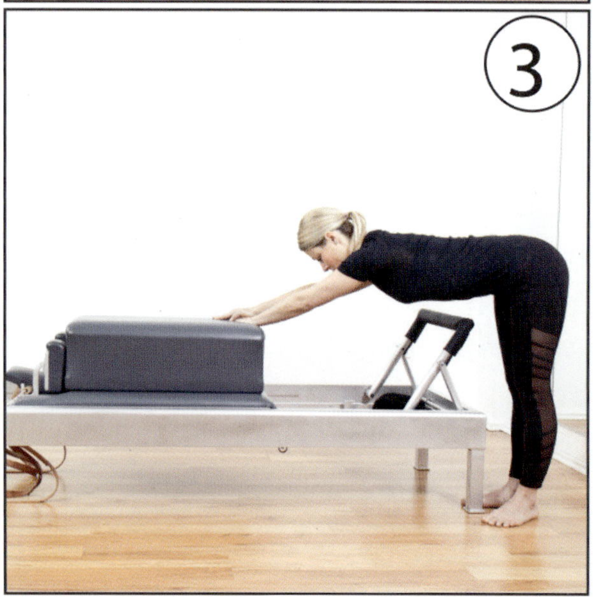

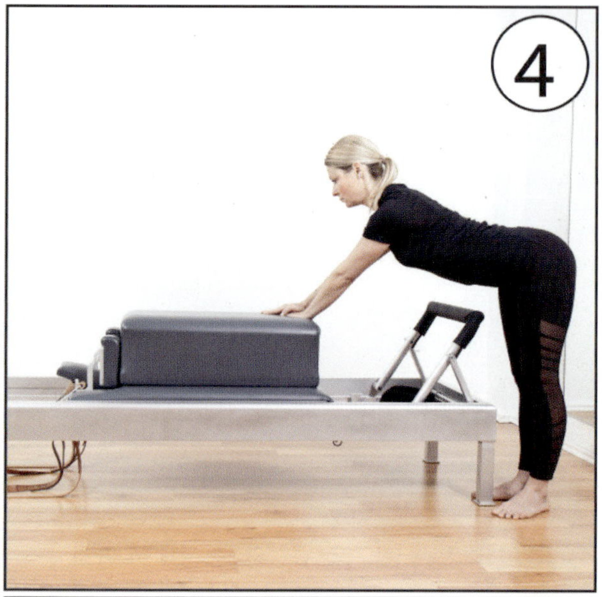

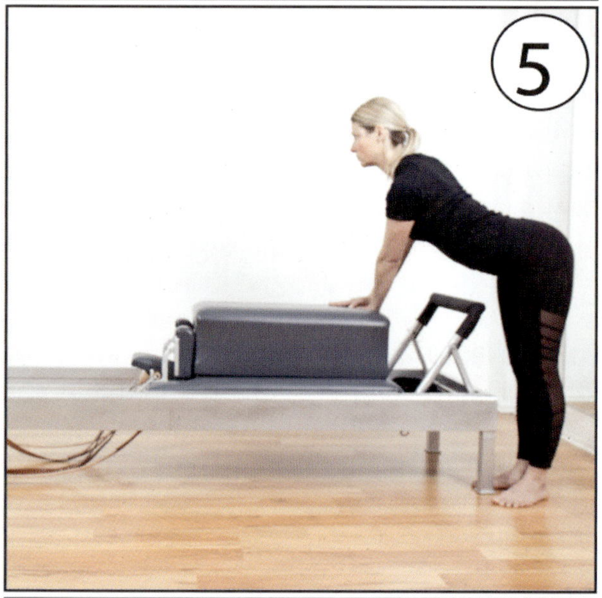

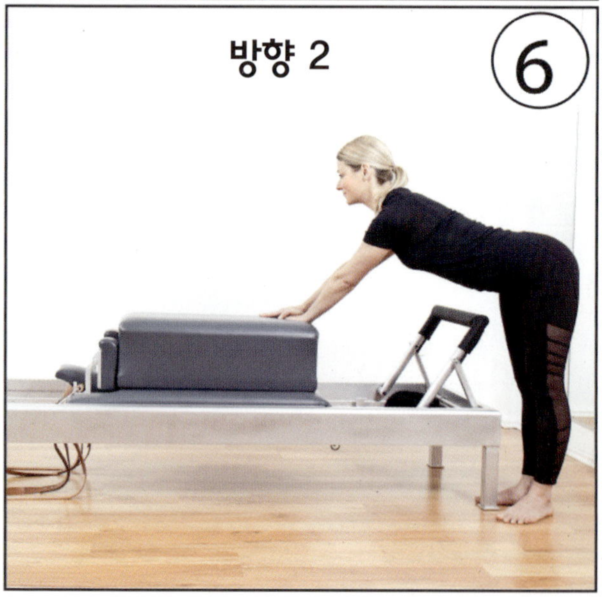

14. 롱 박스 척추 대각선 웨이브 Spinal Wave Diagonal with Long Box

2/3

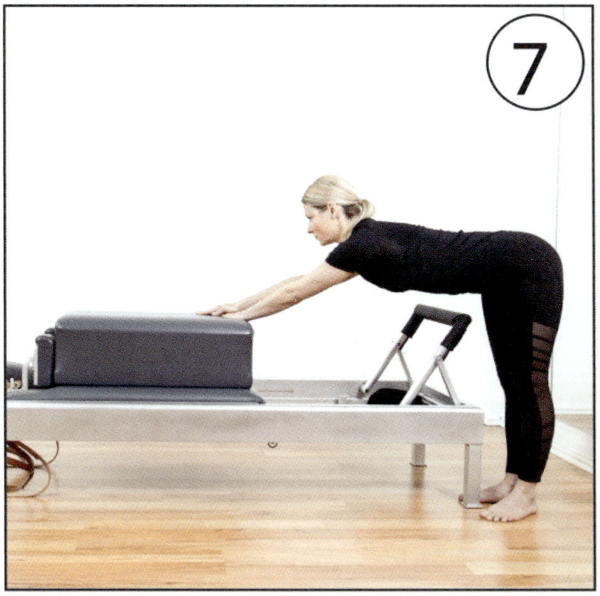

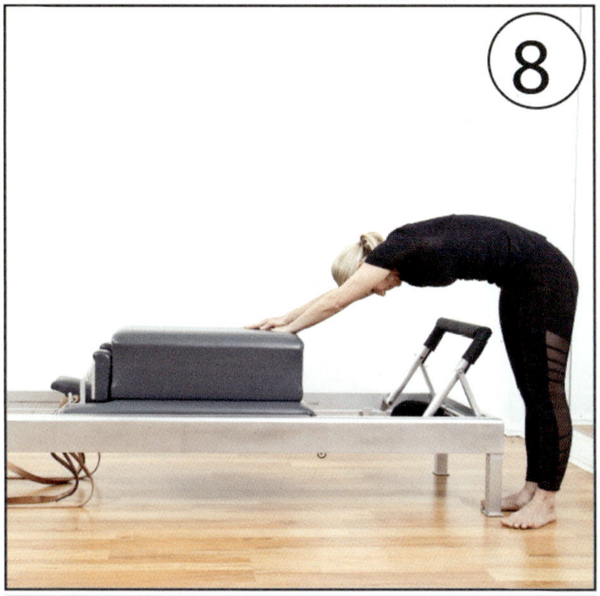

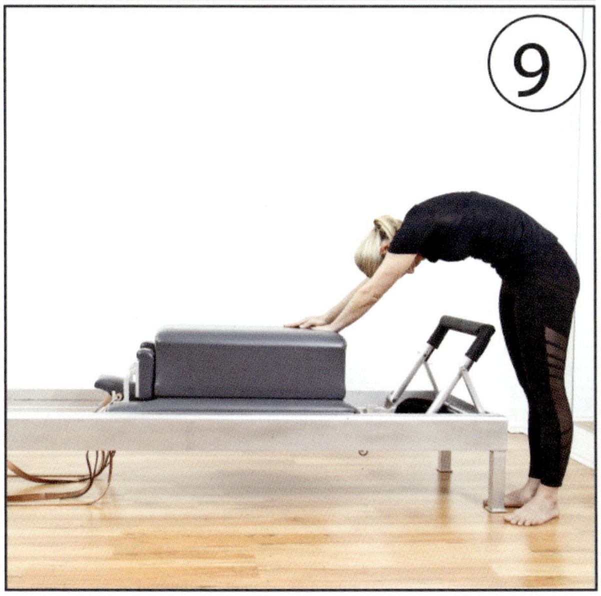

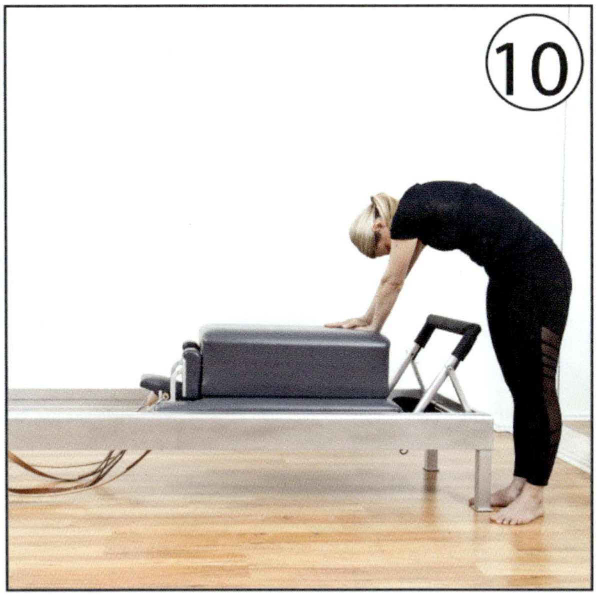

14. 롱 박스 척추 대각선 웨이브 Spinal Wave Diagonal with Long Box 3/3

준비: 0.5-1 스프링, 박스를 롱 박스 위치에 둔다.

- 리포머 왼쪽 모서리 앞에 서서 풋바를 바라본다.
- 발은 작은 'V' 모양으로 하고 허벅지 안쪽을 붙인다.
- 왼손을 리포머 상자의 오른쪽 모서리에 놓고 오른손을 그 위에 올려 놓는다.
- 골판은 리포머 앞면과 평행하게 유지한다.
- 등은 골반에서 부터 위쪽으로 균일하게 둥근 모양으로 한다.
- 내부에서는 궁둥뼈 결절을 좁힌다.
- 복부를 안쪽 위로 당긴다.
- 다리가 풋바나 프레임에 닿지 않도록 한다. 풋바가 운동 흐름을 방해하는 경우, 가능한 방해가 덜 되도록 조정한다.

운동 목적:

- 척추를 굽히거나 펼 때 동시에 측면을 굽히는 동작과 함께 수행할 수 있다.
- 옆구리 근육(배가로근, 배바깥빗근, 배속빗근, 늑간근, 허리네모근), 등근육, 넓은등근을 가볍게 스트레칭한다.
- 햄스트링 스트레칭의 끝 위치와 몸 상태에 따라 운동 목적이 달라질 수 있다.

운동 수행: 방향마다 3-5회 반복

다리는 지면과 수직이 되도록 곧게 뻗고 캐리지는 둥근 위치로 이동한다.
원하는 경우, 이 위치에서 캐리지를 앞뒤로 몇 번 움직인다. 이제 등이 펴질 때까지 캐리지를 밖으로 민다. 이 자세가 되면 의식적으로 몸통이 아치형 자세로 전환된다. 머리, 가슴, 엉덩이가 동시에 들어 올려지고 궁둥뼈 결절이 안쪽에서 넓게 벌어진다. 캐리지를 홈으로 보내면서 아치 모양을 더 크게 한다. 3-5회 반복 후 방향을 전환한다.

과도한 스트레칭이 보통 수준의 스트레칭으로 바뀔 때까지 "아치" 상태에서 캐리지를 밖으로 민다. 이제 캐리지를 둥근 위치로 전환하고 다시 배를 안쪽 위로 당겨준다. 골반 위쪽에서부터 시작해 등이 둥글게 되도록 엉덩이를 내리고 의식적으로 골반을 뒤쪽으로 기울인다. 3-5회 반복한다.

방향을 바꾼다. 오른손을 리포머 상자의 왼쪽 모서리에 놓고 왼손을 위로 올린다.

일반적인 실수:

- 다리가 수직으로 유지되지 않고 캐리지가 움직이는 동안 풋바쪽으로 기울어진다.
- '방향 1'의 마지막이나 '방향 2'의 시작 부분에서 적절한 확장이 이뤄지지 않는다.
- 운동 중에 골반이 안정성을 잃고 회전한다.
- 몸을 늘린 상태에서 머리쪽의 스트레칭이 과도해진다.
- 몸을 굽힐 때 머리를 과하게 숙인다.

수정 또는 변형:

- 리포머 상자 위에 손을 올려놓고 운동하는 대신 박스를 치우고 손을 캐리지 앞쪽 모서리에 올려 놓는다.
- 발을 작은 'V'로 만드는 대신 다리를 붙이고 허벅지를 맞댄 상태에서 발을 나란히 한다.

금기 사항/위험 요소:

- 골다공증이 있는 경우, 등을 굽히는 동작을 피하고 대신 플랫 백 버전을 사용하거나 플랫 백에서 확장으로 다시 플랫 백으로 진행한다.

15. 리포머에서 다리 벌리고 척추 웨이브 Spinal Wave Straddling the Reformer

1/3 (코트니 밀러에게서 영감을 받음)

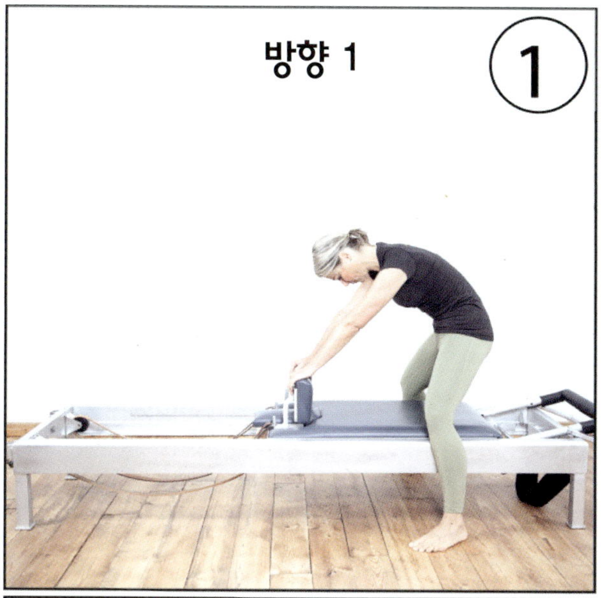

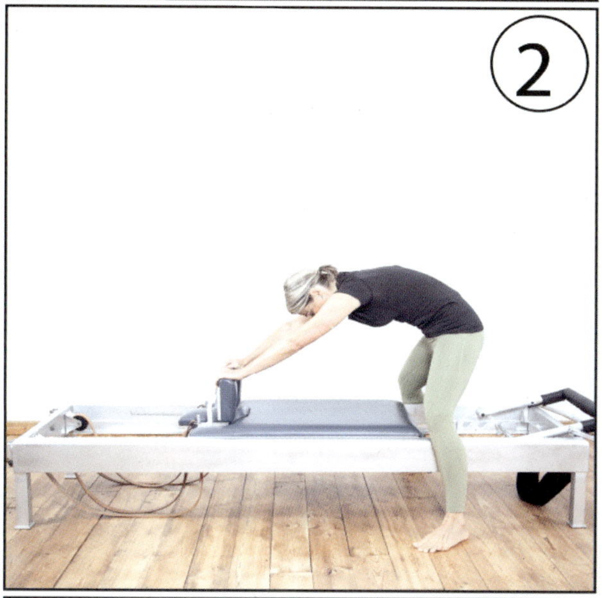

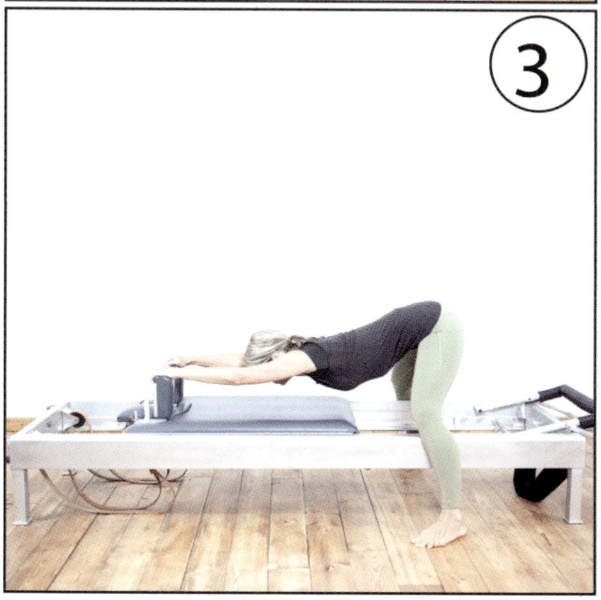

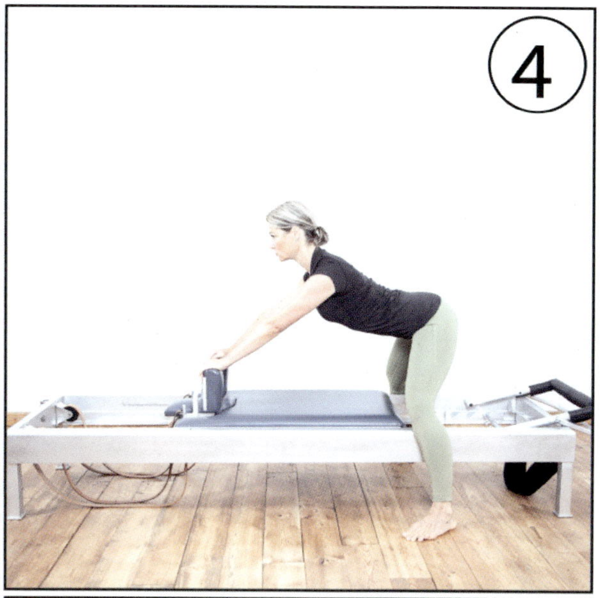

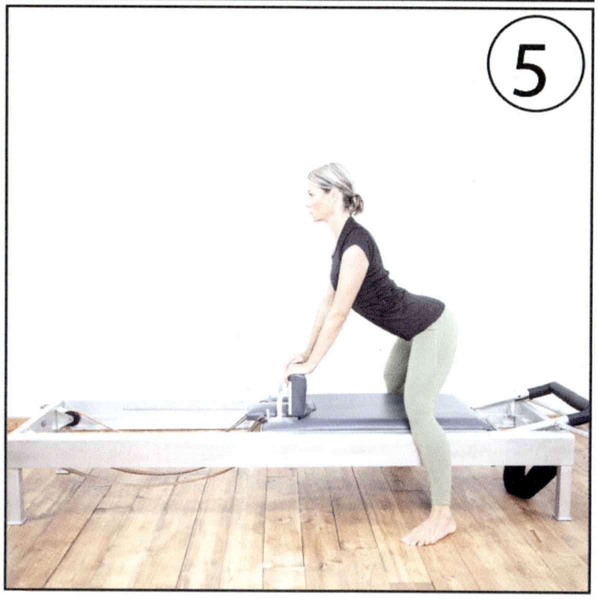

15. 리포머에서 다리 벌리고 척추 웨이브 Spinal Wave Straddling the Reforme

2/3 (코트니 밀러에게서 영감을 받음)

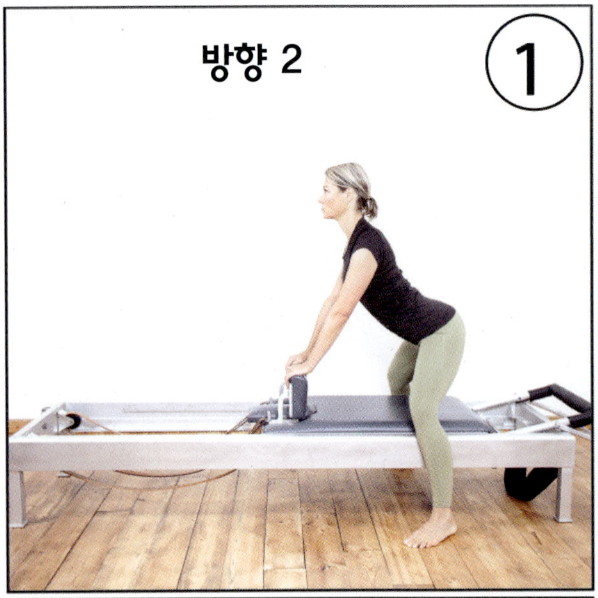

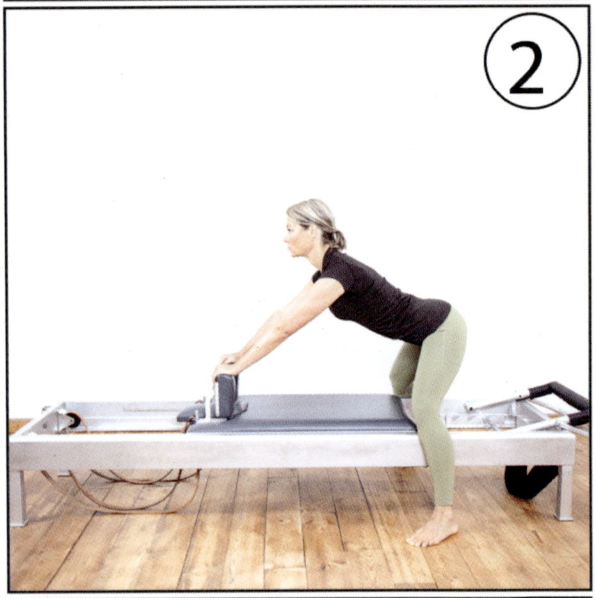

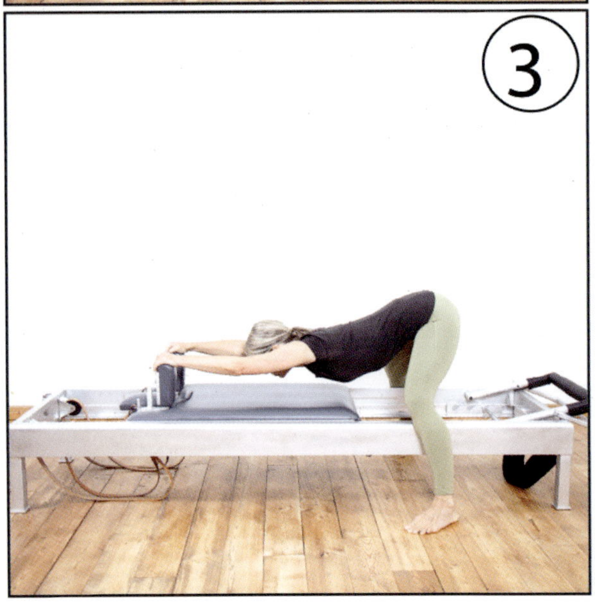

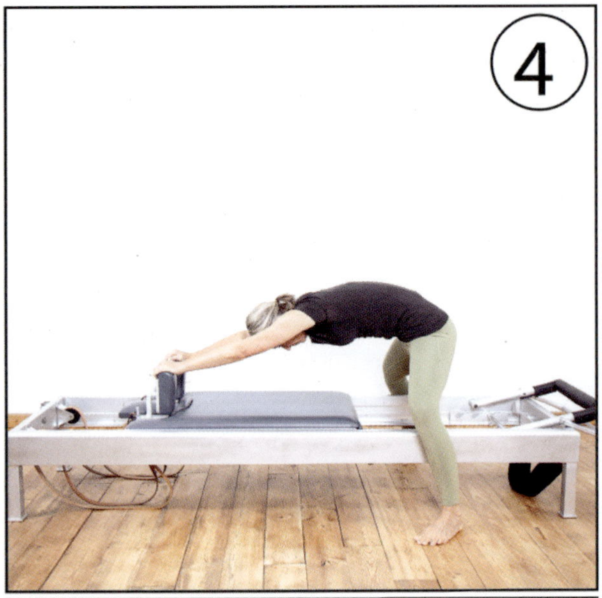

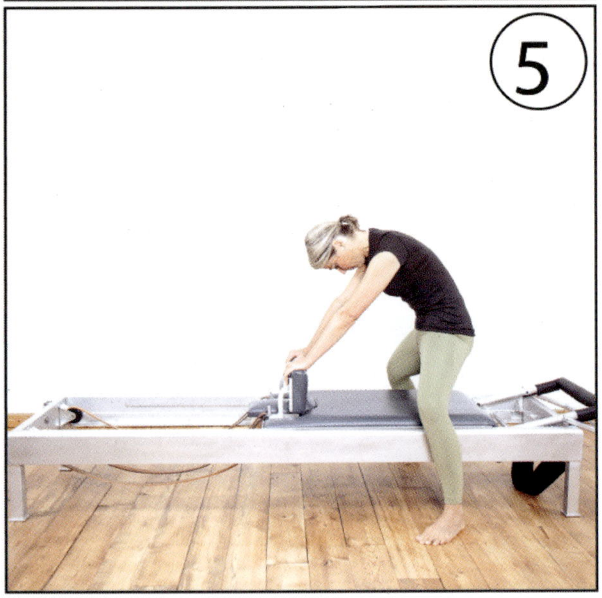

15. 리포머에서 다리 벌리고 척추 웨이브

3/3 (코트니 밀러에게서 영감을 받음) **Spinal Wave Straddling the Reformer**

준비: 0.5-1 스프링

- 리포머 캐리지 중앙에 서서 바닥에 있는 프레임의 좌우로 발을 댄다. 가능하면 종아리와 리포머 프레임 사이에 약간의 공간을 남겨 둔다.
- 발은 바깥쪽으로 향하게 하여 큰 'V' 모양을 만든다.
- 두 번째 발가락 선에 맞춰 무릎을 굽히고 허벅지는 서로 맞댄다.
- 양손을 어깨 받침대에 둔다.
- 등은 골반 위쪽부터 균일하게 둥근 모양으로 굽힌다.
- 안쪽에서는 궁둥뼈 결절을 좁힌다.
- 복부를 안쪽 위로 당긴다.

운동 목적:

- 몸을 굽히고 펴는 동작에서 척추의 가동성을 높인다.
- 네갈래근과 볼기근을 스트레칭한다.

운동 수행: 방향마다 3-5회 반복

다리를 지면과 수직이 되게 하고 캐리지는 둥근 위치로 이동한다. 원하는 경우, 둥근 위치를 유지하면서 캐리지를 앞뒤로 몇 번 움직인다. 이제 캐리지를 밖으로 밀어준다. 등은 편다. 복장뼈(sternum)는 아래로 내린다. 이 자세가 되면 의식적으로 몸통이 아치형으로 전환된다. 머리, 가슴, 엉덩이가 동시에 들어 올려지고 궁둥뼈 결절이 안쪽에서 넓게 벌어진다. 자세가 전환되는 동안 캐리지는 움직이지 않는다. 캐리지를 홈으로 보내면서 아치 모양을 더 크게 한다. 3-5회 반복 후 방향을 반대로 한다.

과도한 스트레칭이 보통 수준의 스트레칭으로 바뀔 때까지 "아치" 상태에서 캐리지를 밖으로 민다. 이제 둥근 위치로 전환하고 복부를 안쪽 위로 당겨준다. 골반 위쪽부터 시작하여 등이 둥글게 되도록 엉덩이는 내리고 골반은 의식적으로 뒤쪽으로 기울인다. 3-5회 반복한다.

일반적인 실수:

- 다리를 굽히거나 너무 곧게 편다.
- 무게 중심이 앞 뒤로 이동한다.
- '방향 1'의 마지막이나 '방향 2'의 시작 부분에서 적절한 확장이 이뤄지지 않는다.
- 골반이 운동 중에 안정성을 잃고 회전한다.
- 몸을 늘린 상태에서 머리 쪽에 스트레칭이 과도해진다.
- 몸을 구부릴 때 머리를 과도하게 숙인다.

수정 또는 변형:

- 리포머가 너무 높으면 양발 아래에 문 박스나 요가 블록을 둔다.

금기 사항/위험 요소:

- 골다공증이 있는 경우, 몸을 굽히거나 펴는 동작을 피하고, 대신 플랫 백 버전을 사용하거나 플랫 백에서 확장으로 다시 플랫 백으로 진행한다.
- 리포머가 엉덩이에 비해 너무 넓은 경우, 이 운동을 피하고, 대신 "척추 웨이브"를 수행하거나 롱 박스 없이 이 동작을 수행한다. 또는 무릎을 꿇고 수행해 본다.

16. 다리 벌리고 리포머를 대각선으로 밀기

1/2 (코트니 밀러에게서 영감을 받음) **Straddling the Reformer Diagonal Push**

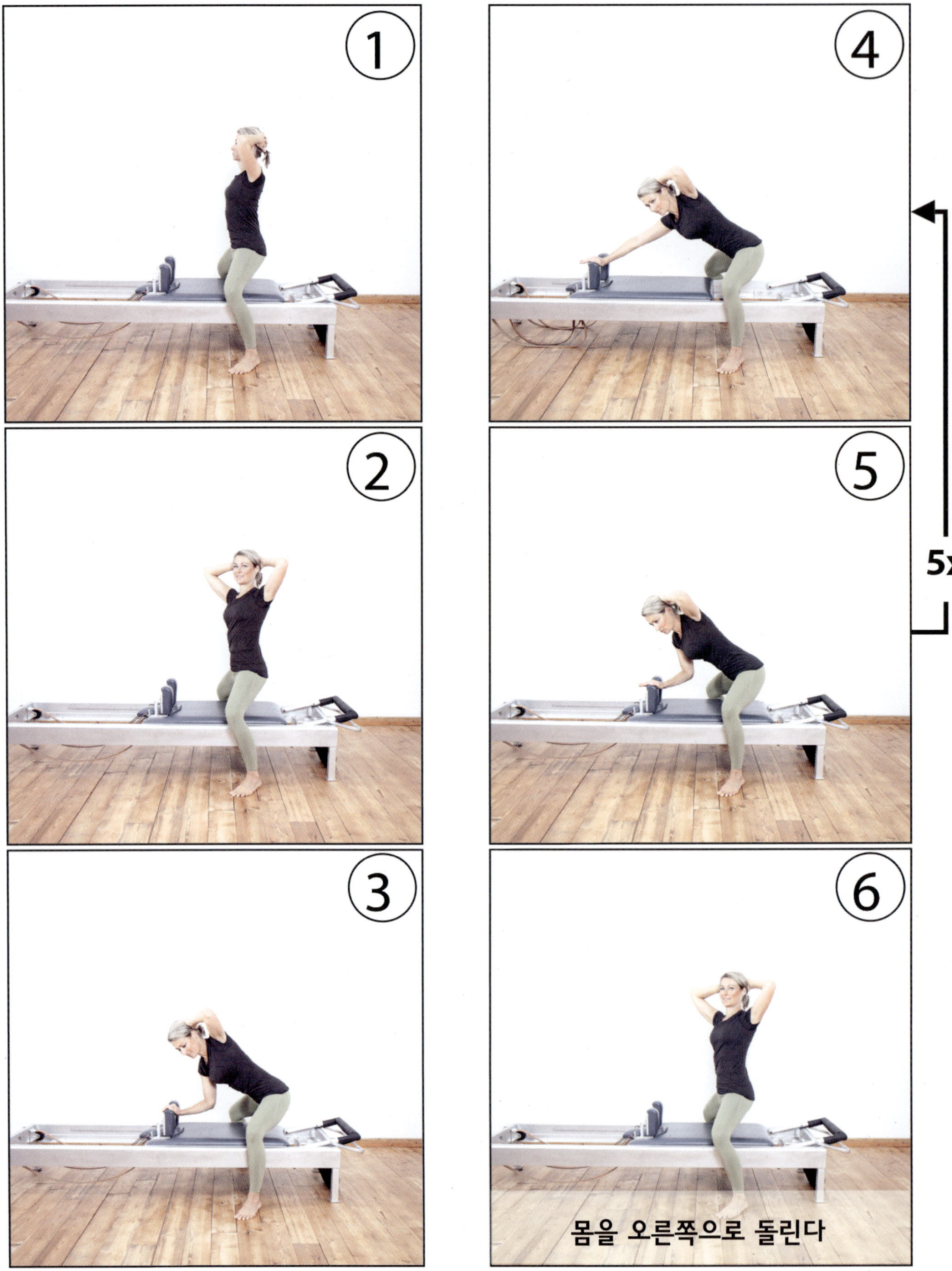

16. 다리 벌리고 리포머를 대각선으로 밀기

2/2 (코트니 밀러에게서 영감을 받음) **Straddling the Reformer Diagonal Push**

준비: 0.5-1.5 스프링

- 리포머 캐리지 중앙에 서서 바닥에 있는 프레임의 좌우에 발을 댄다. 가능하면 종아리와 리포머 프레임 사이에 약간의 공간을 남겨 둔다.
- 발은 바깥쪽으로 향하게 하여 큰 'V' 모양을 만든다.
- 두 번째 발가락 선에 맞춰 무릎을 굽히고 허벅지는 서로 맞댄다.
- 양손을 머리 뒤로한다.
- 몸을 왼쪽으로 돌린다.
- 등을 곧게 펴고 앞으로 기울인다.
- 오른손을 왼쪽 어깨 받침대에 올려놓는다.

운동 목적:

- 척추를 회전하고 굽히고 펴는 동작에서 가동성을 높인다.
- 빗근, 삼두근, 네갈래근, 볼기근을 강화한다.
- 코어 안정성을 높인다.

운동 수행: 왼쪽과 오른쪽 각 3-7회

오른팔을 곧게 펴고 다른 모든 것은 그대로 유지하면서 캐리지를 밖으로 민다.

팔을 굽히고 스프링에 저항하면서 캐리지를 다시 가져온다.

3-5회 반복한다.

일반적인 실수:

- 다리를 움직인다.
- 몸통 또는 골반이 움직일 때 안정성을 잃고 돌아간다.

수정 또는 변형:

- 리포머가 너무 높으면 양쪽 발 아래에 롱 박스나 요가 블록을 놓는다.

금기 사항/위험 요소:

- 리포머가 엉덩이에 비해 너무 넓은 경우, 이 운동을 피하고, 대신 "척추 웨이브"를 수행하거나 롱 박스 없이 이 동작을 수행한다. 또는 무릎을 꿇고 수행해 본다.

17. 스탠딩 푸쉬 Standing Push

1/2 (코트니 밀러에게서 영감을 받음)

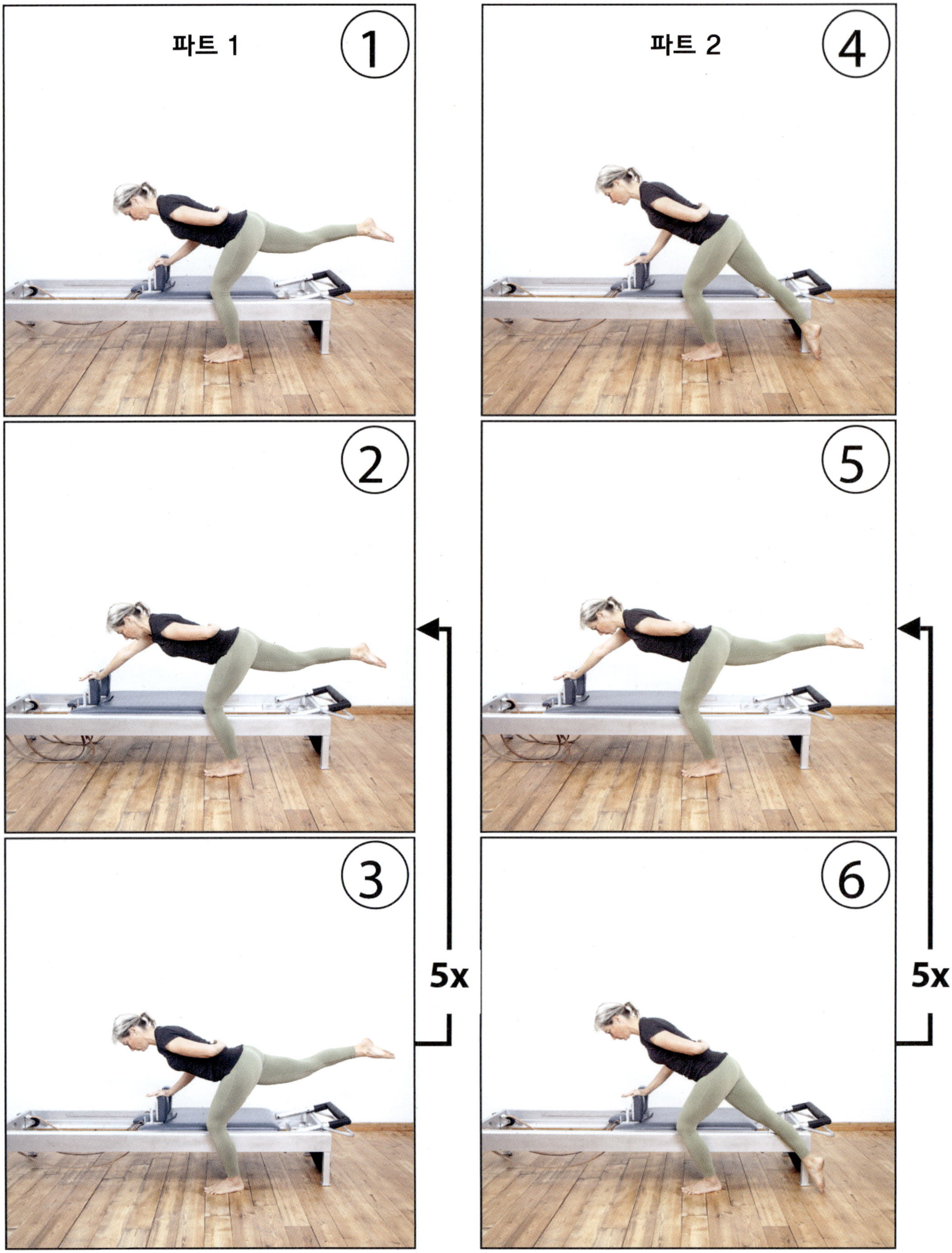

17. 스탠딩 푸쉬 Standing Push

2/2 (코트니 밀러에게서 영감을 받음)

준비: 0.25-1.5 스프링, 풋바 아래로

- 리포머의 왼쪽에 선다(풋바에서 캐리지 쪽을 바라볼 때).
- 리포머 뒤쪽을 바라본다.
- 왼쪽 발을 바닥에 있는 리포머 프레임 바로 옆, 캐리지의 중간 정도에 놓는다.
- 서 있는 왼쪽 다리를 구부린다.
- 오른쪽 다리를 바닥과 평행하게 들어 올리고 동시에 머리, 몸통, 다리가 일직선이 될 때까지 몸통을 기울인다.
- 오른손을 왼쪽 어깨 받침대에 올려 놓는다.
- 왼손을 허리에 얹는다.

운동 목적:

- 어깨 근육, 삼두근, 네갈래근, 큰볼기근을 강화한다.
- 코어 안정성을 높인다.

운동 수행: 왼쪽과 오른쪽 각 3-5회

파트 1

다른 것은 변경하지 않고 오른팔만 곧게 폈다가 굽힌다.
3-7회 반복한다.

발바닥을 굽힌 상태에서 발가락이 바닥에 닿을 때까지 오른쪽 다리를 곧게 내린다.

파트 2

오른팔을 곧게 펴고 동시에 오른쪽 다리를 바닥과 평행이 될 때까지 들어 올린다. 오른팔을 구부리고 곧게 뻗은 오른쪽 다리를 내린다.
3-7회 반복한다.

반대쪽도 동일하게 수행한다.

일반적인 실수:

- 운동 시작 시 어깨나 골반이 틀어지거나 운동 중에 비틀어진다.
- 팔을 곧게 펼 때 어깨뼈의 안정성이 상실되고 어깨뼈가 과도하게 돌출된다.
- 팔을 펴는 동작에서 몸을 앞으로 숙인다.

수정 또는 변형:

- 파트 2가 끝나면 오른쪽 다리를 위로 올리고 팔을 움직이면서 오른쪽 다리를 구부렸다가 곧게 편다.

금기 사항/위험 요소: -

18. 4점 척추 웨이브 Quadruped Spinal Wave
1/3

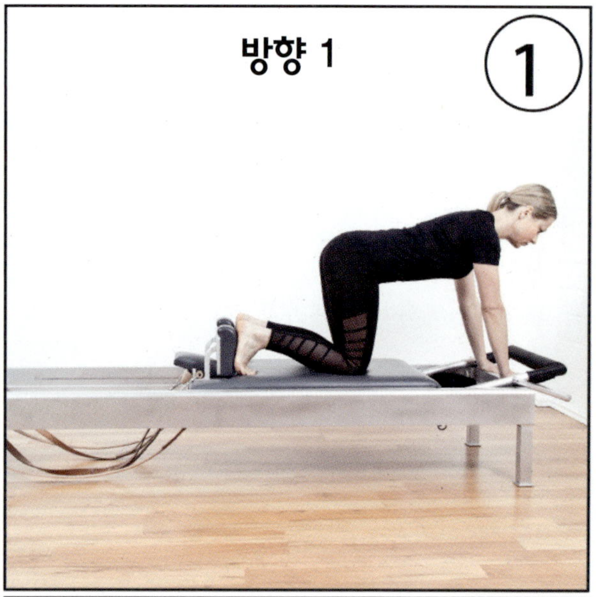

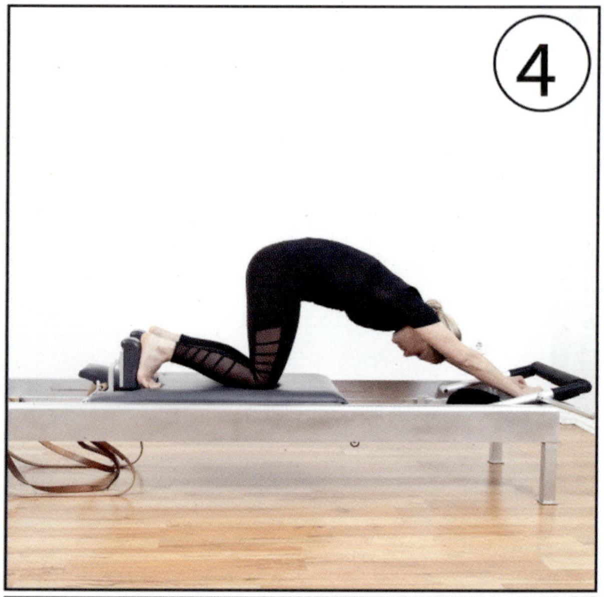

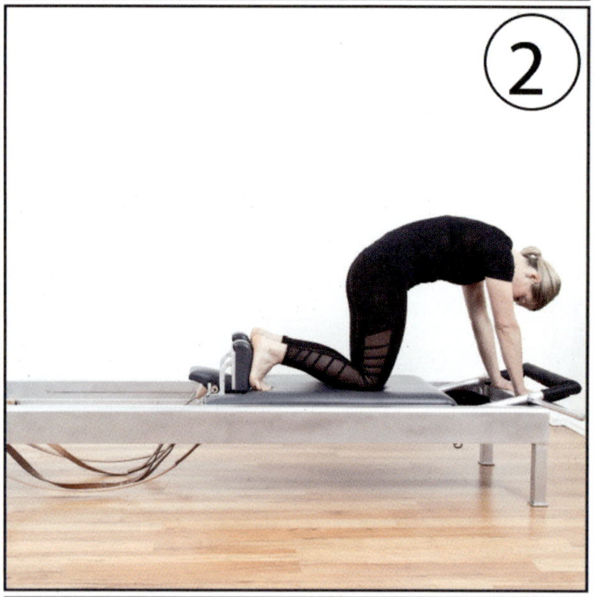

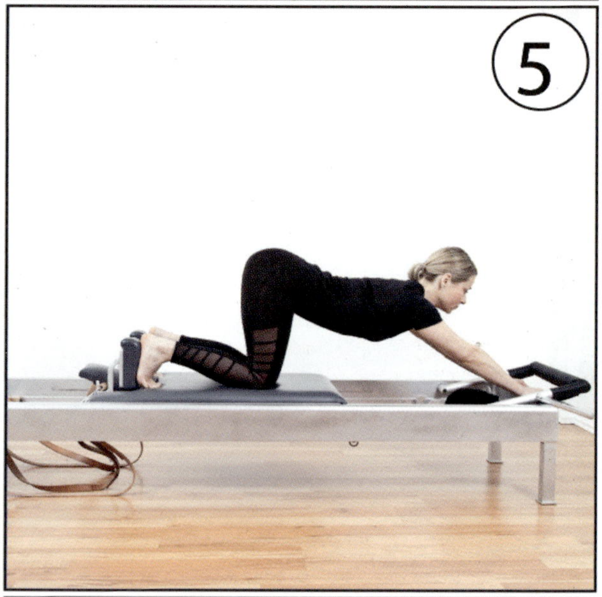

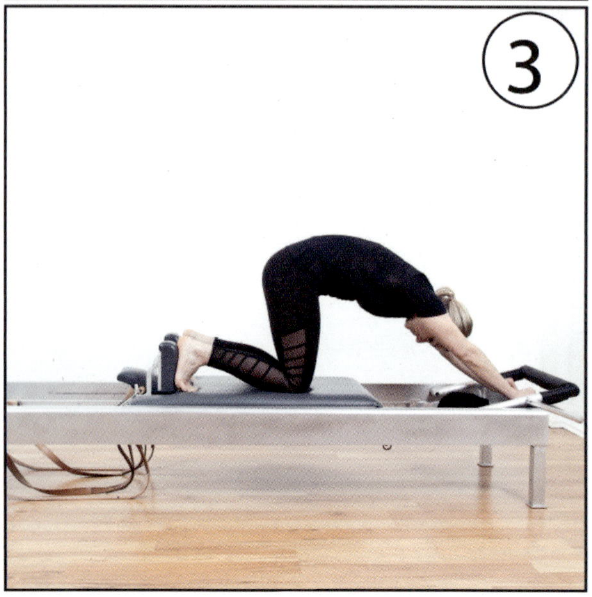

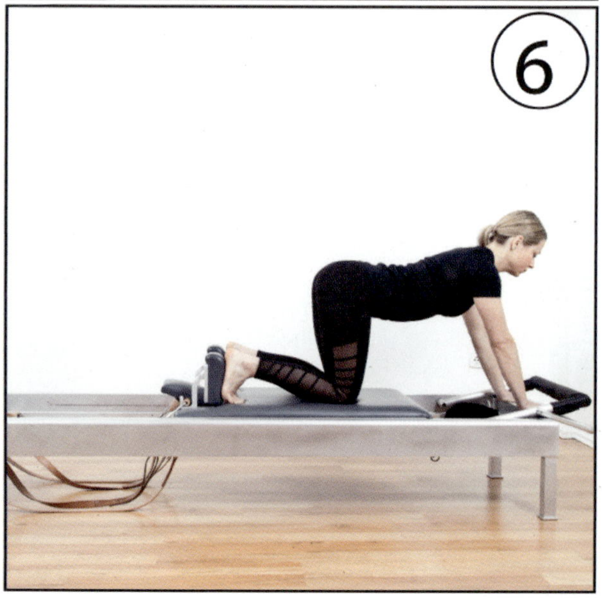

18. 4점 척추 웨이브 Quadruped Spinal Wave

2/3

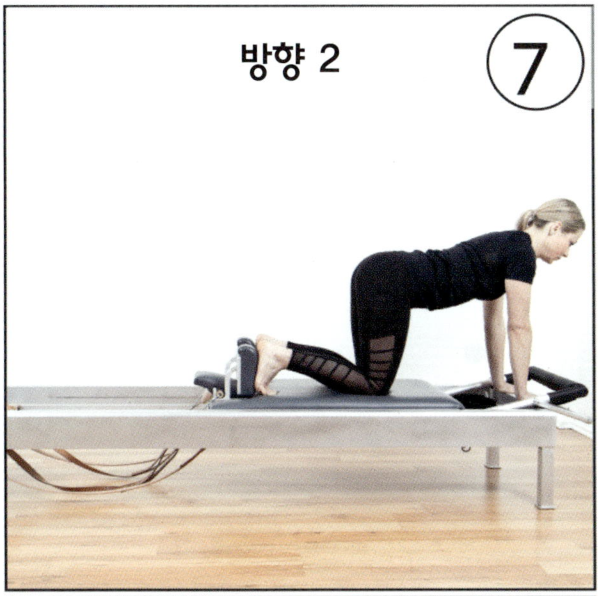

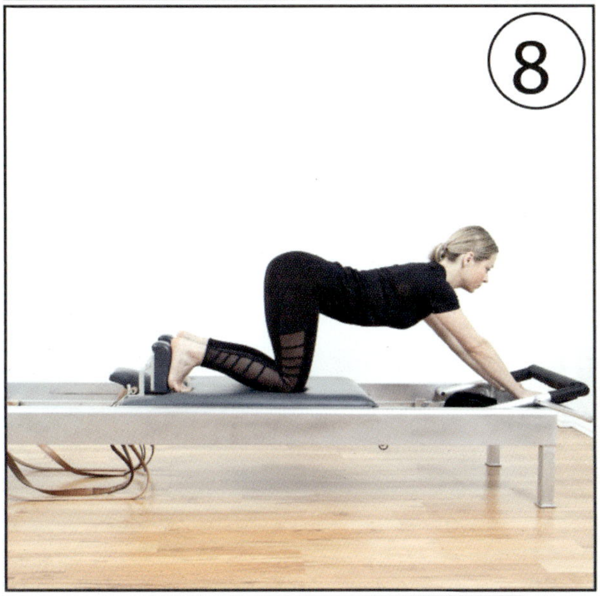

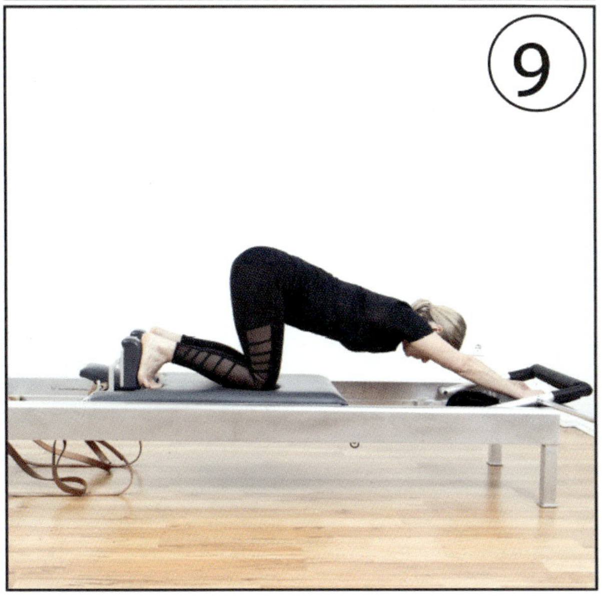

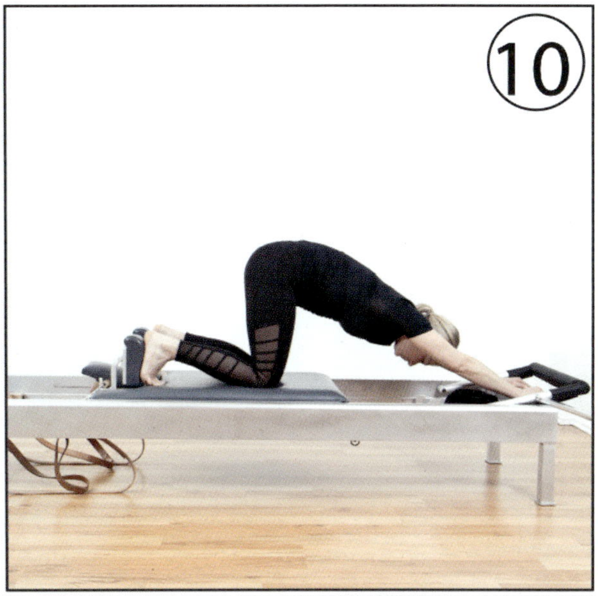

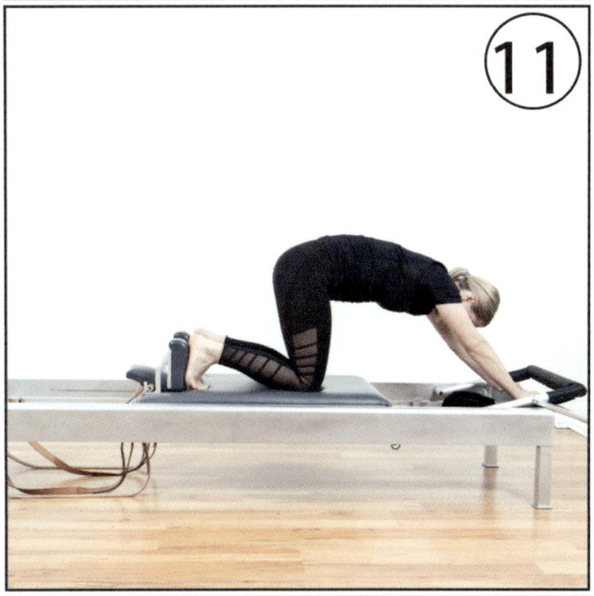

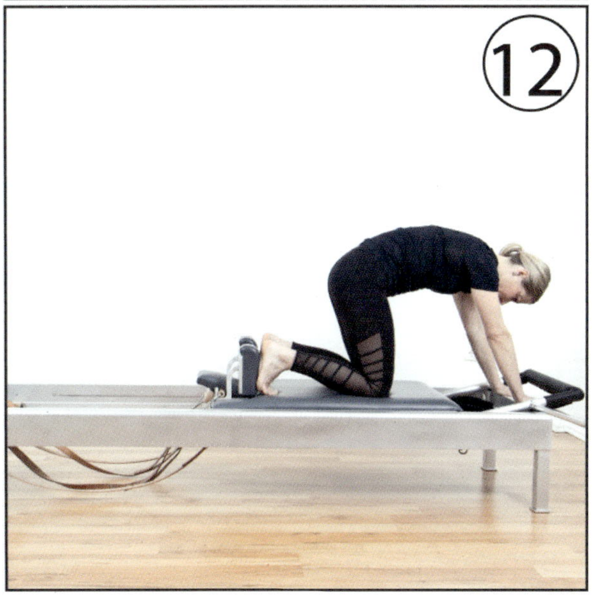

18. 4점 척추 웨이브 Quadruped Spinal Wave
3/3

준비: 0.5-1 스프링, 풋바 아래로

- 리포머에 무릎을 꿇고 네발 자세를 취한다. 발은 어깨 받침대에 대고 발가락은 밑으로 집어 넣는다.
- 골반은 무릎 위에 위치하며 허벅지는 수직이 되게 한다.
- 리포머 프레임에 손을 얹고 모든 손가락이 같은 방향을 향하게 한다. 프레임의 구조에 따라 손을 풋바에 올려놓을 수도 있다.
- 골반은 중립으로 하고 척추는 자연스럽게 늘어난다.

운동 목적:

- 척추를 굽히거나 펼 때 가동성을 높인다.

운동 수행: 방향마다 3-5회 반복

다리는 항상 수직으로 유지하면서 캐리지를 둥근 위치로 이동한다. 원하는 경우, 이 위치에서 캐리지를 앞 뒤로 몇 번 움직인다.
이제 등이 펴질 때까지 캐리지를 밖으로 밀어준다. 이 자세가 되면 의식적으로 확장 자세로 전환된다. 머리, 가슴, 엉덩이가 동시에 들어 올려지고 엉덩이는 벌어진다. 캐리지를 홈으로 보내면서 과도하게 스트레치 된 것을 늘려준다.
3-5회 반복한 후 반대 방향에 대해 수행한다.

과도한 스트레칭이 보통 수준의 스트레칭으로 바뀔 때까지 "아치" 상태로 캐리지를 밖으로 민다. 이제 둥근 자세로 전환하고 복부를 안쪽 위로 다시 당긴다. 골반 위쪽에서 시작하여 등이 둥글게 되도록 엉덩이를 내리고 의식적으로 골반을 뒤로 기울인다.
3-5회 반복한다.

일반적인 실수:

- 다리의 수직 상태가 유지되지 않고 골반이 앞뒤로 움직인다.
- '방향 1'의 마지막이나 '방향 2'의 시작부분에서 적절한 신전이 이뤄지지 않는다.
- 신전 상태에서 머리쪽이 지나치게 스트레칭 된다.
- 몸을 구부릴 때 머리를 과도하게 숙인다.

수정 또는 변형:

- 한쪽 팔을 몸통 옆에 붙인다(조셉 필라테스가 그의 홈 리포머 사진에서 보여준 변형).
- 무릎에 문제가 있는 경우, 무릎 사이에 공을 넣어 허벅지 안쪽이 더 많이 맞닿도록 한다. 이렇게 하면 무릎에 가해지는 압력을 줄일 수 있다.
- 발가락 또는 발에 문제가 있는 경우, 발목 아래에 필라테스 롤러를 놓아 발가락/발에 가해지는 압력을 줄인다.

금기 사항/위험 요소:

- 무릎에 심각한 문제가 있는 경우, 이 운동을 해서는 안된다.
- 골다공증이 있는 경우, 이 운동을 하지 않는다. 또는 플랫 백/아치형 버전으로 운동한다.

19. 4점 바늘 꿰기 동작 Quadruped Threading the Needle

1/3

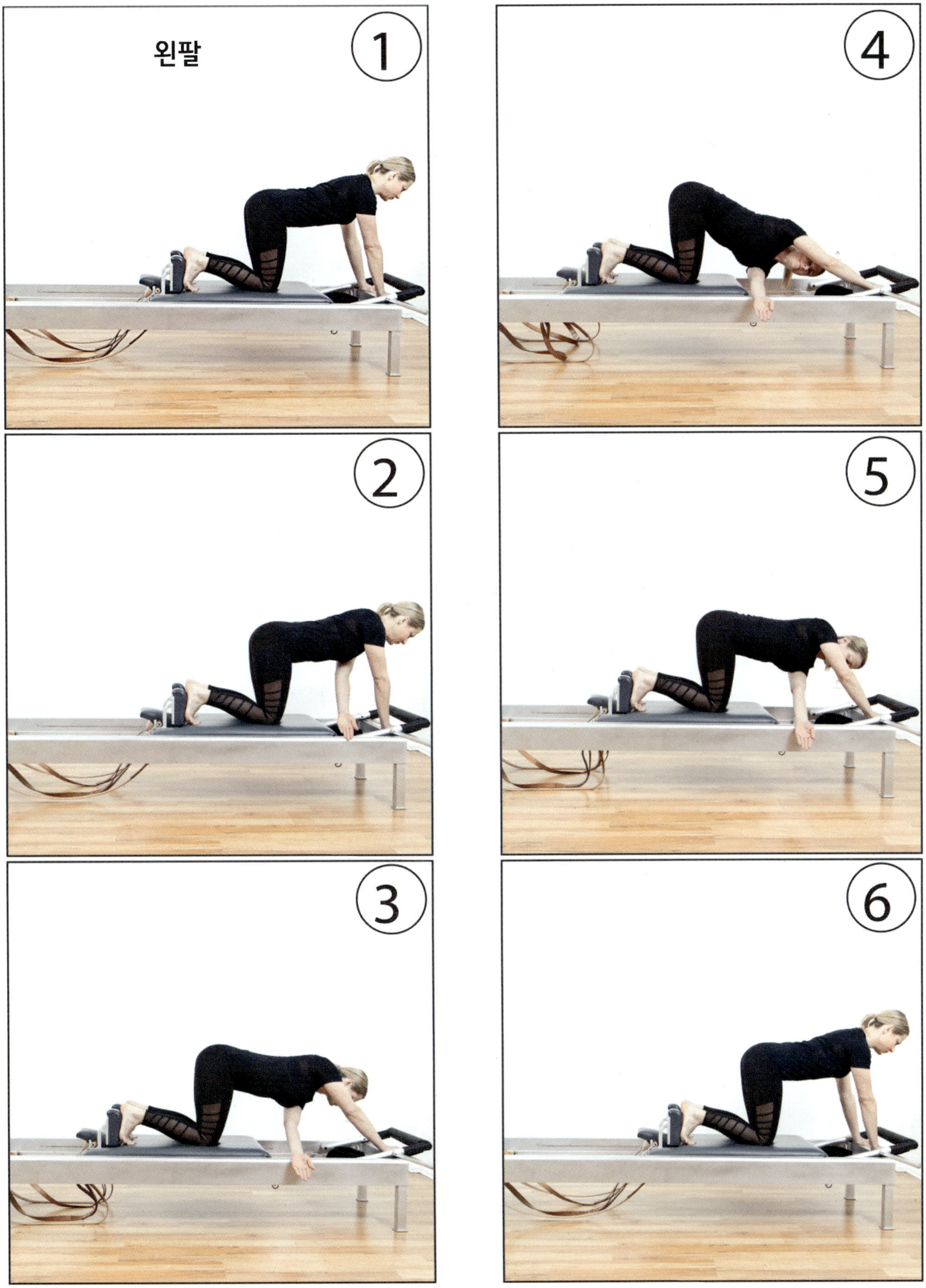

19. 4점 바늘 꿰기 동작 Quadruped Threading the Needle

2/3

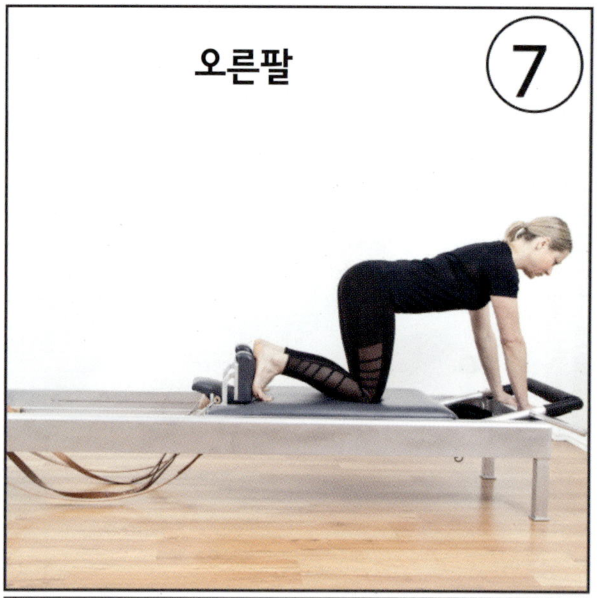

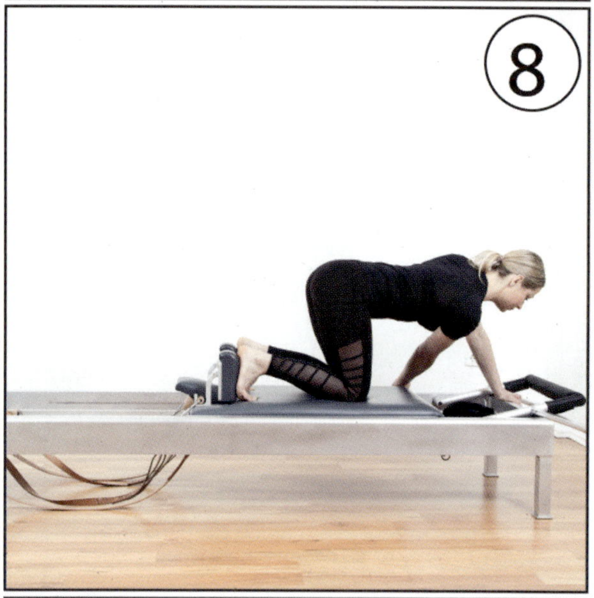

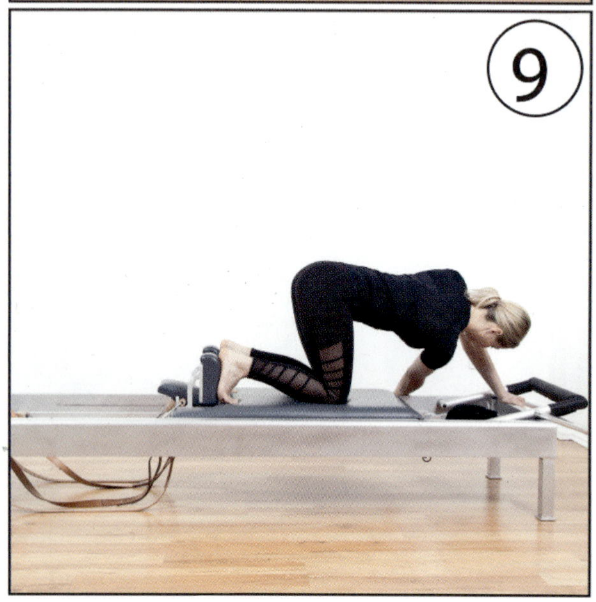

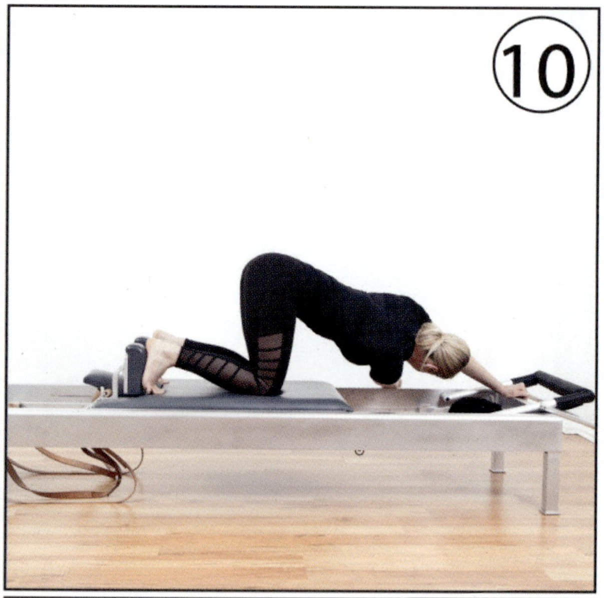

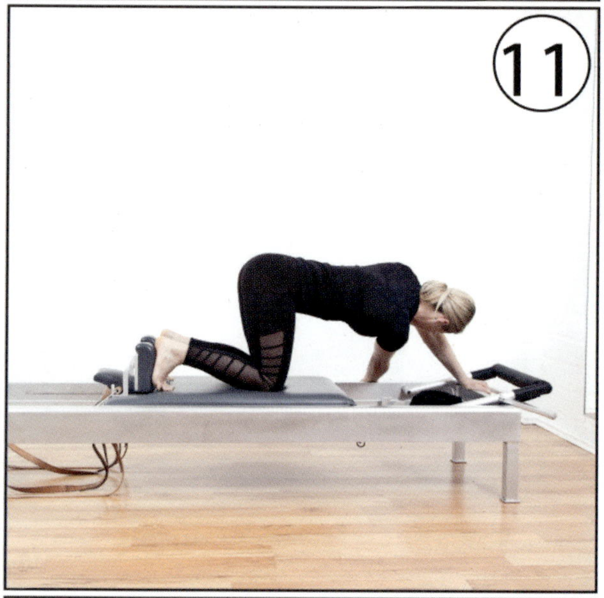

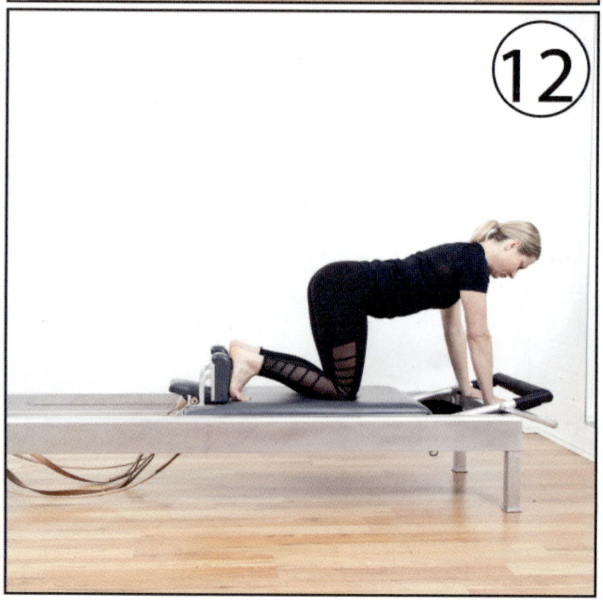

19. 4점 바늘 꿰기 동작 Quadruped Threading the Needle

3/3

준비: 0.5-1 스프링, 풋바는 아래로

- 리포머에 무릎을 꿇고 네발 자세를 취한다. 발은 어깨 받침대에 대고 발가락은 밑으로 집어 넣는다.
- 골반은 무릎 위에 위치하도록 하고 허벅지는 수직이 되게 한다.
- 리포머 프레임에 손을 얹고 모든 손가락이 같은 방향을 향하게 한다. 프레임 구조에 따라 손을 풋바에 올려놓을 수도 있다.
- 골반은 중립 상태로 하고 척추는 자연스럽게 길게 늘린다.

운동 목적:

- 회전 시 척추의 가동성을 높인다.

운동 수행: 왼쪽 및 오른쪽 각 3-5회

프레임에서 왼손을 떼고 왼팔을 오른팔과 오른발 사이 공간으로 밀어 넣는다. 이 과정에서 등을 완전히 펴고 오른팔로 캐리지를 천천히 바깥쪽으로 민다. 최종 위치에 도달하면 왼팔을 캐리지 오른쪽 바깥 가장 자리에 놓을 수 있다.
같은 방법으로 다시 돌아와 천천히 캐리지를 홈으로 보낸다.
반대 방향으로 수행한다.

프레임에서 오른손을 떼고 오른팔을 왼팔과 왼발 사이 공간으로 밀어 넣는다. 이 과정에서 등을 완전히 펴고 왼팔로 캐리지를 천천히 움직인다. 최종 위치에 도달하면 오른팔을 캐리지 바깥 가장자리에 놓을 수 있다. 같은 방법으로 다시 돌아와 천천히 캐리지를 홈으로 보낸다.
다시 반대 방향에 대해 수행한다.
측면 당 3-5회 반복한 후 운동을 마친다.

일반적인 실수:

- 허벅지의 수직 상태를 유지하지 못하고 골반을 앞뒤로 움직인다.
- 상태의 스트레칭이 제대로 유지되지 않아 척추가 전체적으로 회전되지 않는다.

수정 또는 변형:

- 경추와 흉추에서 몸을 둥글게 만든다. 이렇게 하면 캐리지를 거의 움직이지 않아도 된다.
- 무릎에 문제가 있는 경우, 무릎 사이에 공을 넣어 허벅지 안쪽이 더 맞닿도록 한다. 이렇게 하면 무릎에 가해지는 압력을 줄일 수 있다.
- 발가락 또는 발에 문제가 있는 경우, 발목 아래에 필라테스 롤러를 놓아 발가락/발에 가해지는 압력을 줄인다.

금기 사항/위험 요소:

- 무릎에 심각한 문제가 있는 경우, 이 운동을 하지 않는다.
- 골다공증이 있는 경우, 이 운동을 하지 않는다. 또는 플랫 백/아치형 버전을 사용한다.

20. 무릎 꿇고 바늘 꿰기 동작 Kneeling Threading the Needle

1/3 (마이클 프리츠케, 톤 부그트에게서 영감을 받음)

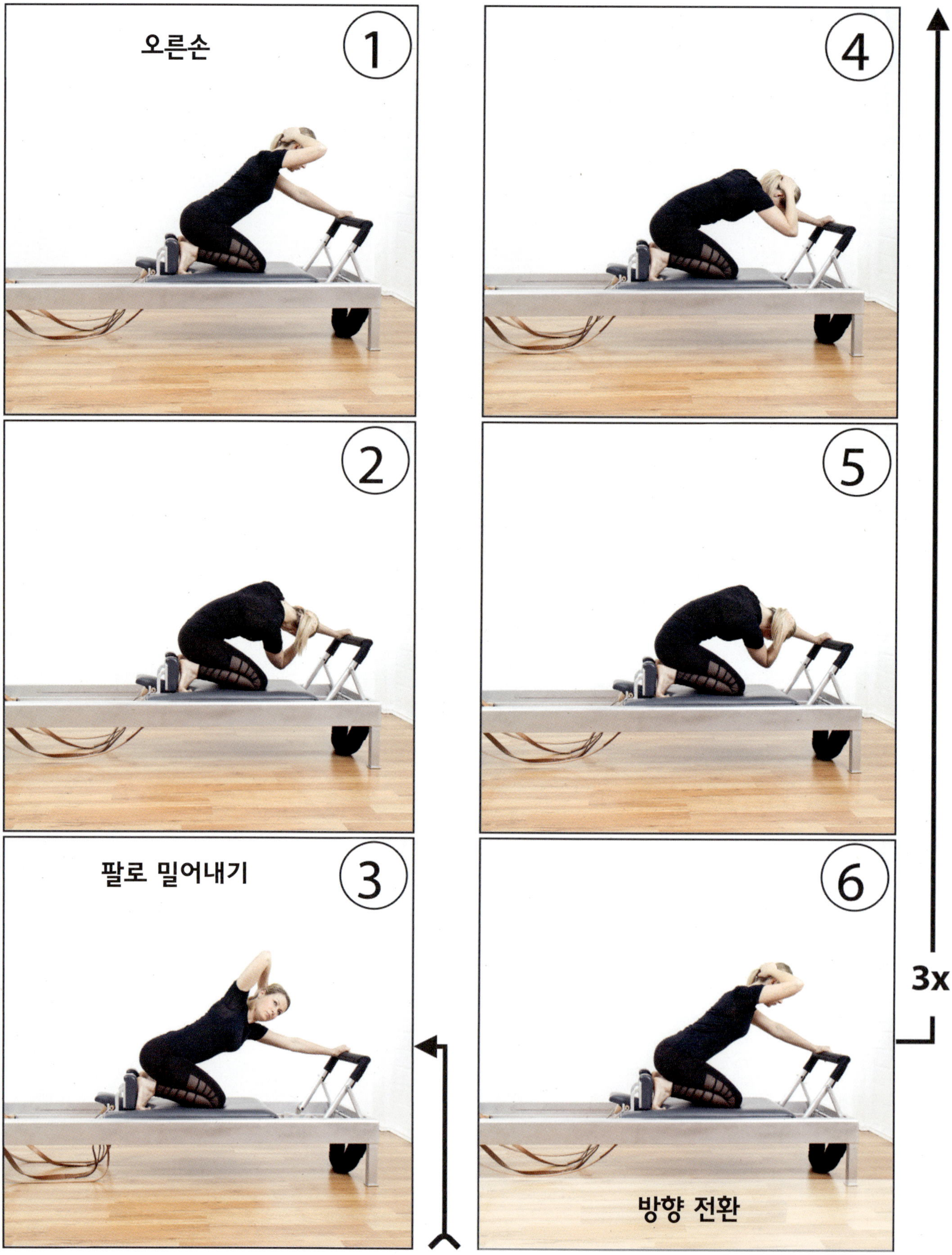

20. 무릎 꿇고 바늘 꿰기 동작 Kneeling Threading the Needle

2/3 (마이클 프리츠케, 톤 부그트에게서 영감을 받음)

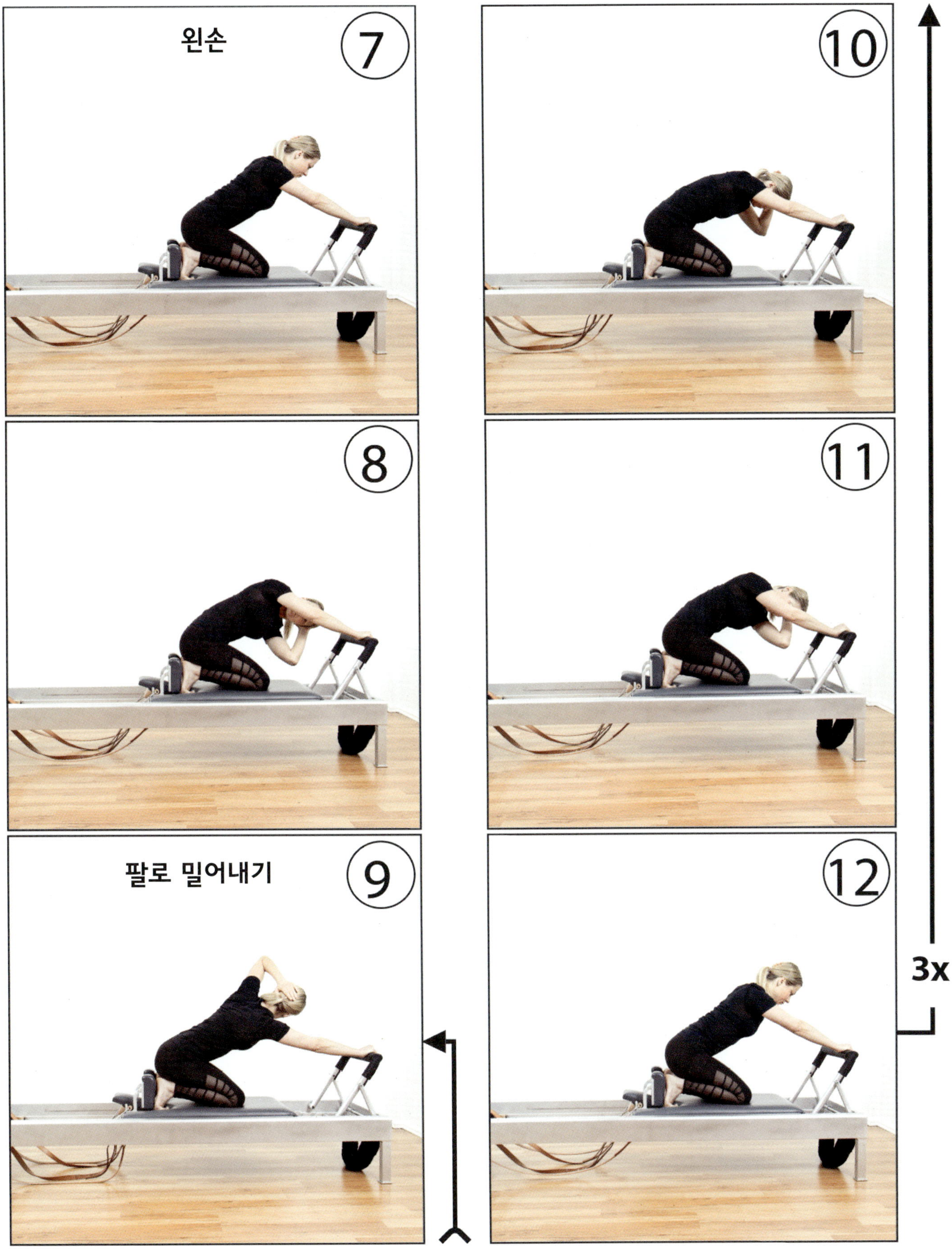

20. 무릎 꿇고 바늘 꿰기 동작 Kneeling Threading the Needle

3/3 (마이클 프리츠케, 톤 부그트에게서 영감을 받음)

준비: 0.5-1 스프링, 풋바는 아래로

- 리포머에 무릎을 꿇고 네발 자세를 취한다. 발은 어깨 받침대에 대고 발가락은 밑으로 집어넣는다.
- 엉덩이를 내려 발뒤꿈치 위로 앉는다.
- 골반은 중립으로 하고 척추는 자연스럽게 길게 늘린다.
- 왼손을 어깨에서 바로 뻗은 상태로 풋바 위에 놓는다. 모든 손가락을 풋바 위에 올려 놓는다.
- 오른손은 머리 뒤에 얹어 눈높이에 위치하도록 한다.

운동 목적:

- 흉추에 초점을 두면서 척추 회전의 가동성을 높인다.
- 어깨 안정성을 강화한다.
- 빗근을 가볍게 강화한다.
- 등근육, 가슴근, 빗근을 스트레칭한다.

운동 수행: 방향마다 3-5회 반복

상체를 둥글게 만들고 왼팔 아래로 "다이빙" 한다. 엉덩이 무게는 양쪽 발뒤꿈치에 고르게 분산되어 있어야 한다. 왼팔로 캐리지를 바깥쪽으로 움직이면서 동시에 오른쪽과 왼쪽으로 회전한다. 몸통이 굴곡에서 신전으로 전환된다. 가능한 많이 회전한다. 그런 다음 캐리지를 홈으로 가져오는 동안 상체를 다시 돌린다.
3-5회 반복한 후 방향을 전환한다.

일반적인 실수:

- 엉덩이가 양 발뒤꿈치에 고르게 놓이지 않는다.
- 상체를 위로 회전할 때 상체가 신전되지 않는다.

수정 또는 변형:

- 무릎에 문제가 있는 경우, 무릎 사이에 공을 넣어 허벅지 안쪽이 더 많이 맞물리도록 한다. 이렇게 하면 무릎에 가해지는 압력을 줄일 수 있다.
- 발가락 또는 발에 문제가 있는 경우, 발목 아래에 필라테스 롤러를 놓아 발가락/발에 가해지는 압력을 줄인다.

금기 사항/위험 요소:

- 무릎에 심각한 문제가 있는 경우, 이 운동을 하지 않는다.
- 골다공증이 있는 경우, 이 운동을 하지 않는다. 또는 플랫 백/아치형 버전을 사용한다.

21. 다리 들기 Lower Legs Lift

1/2

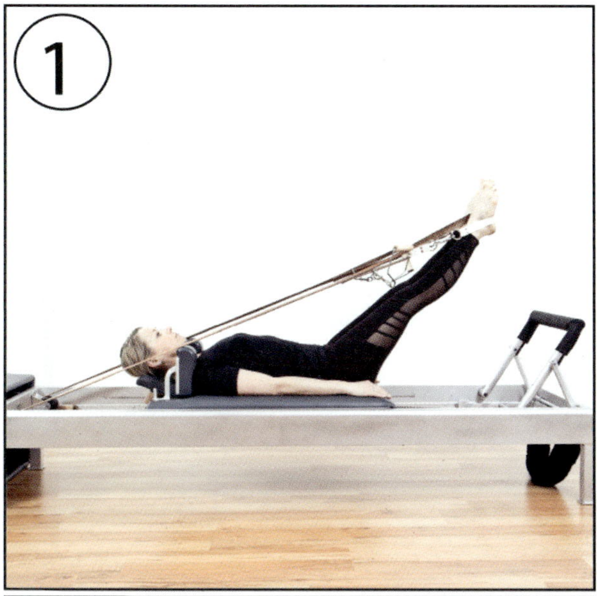

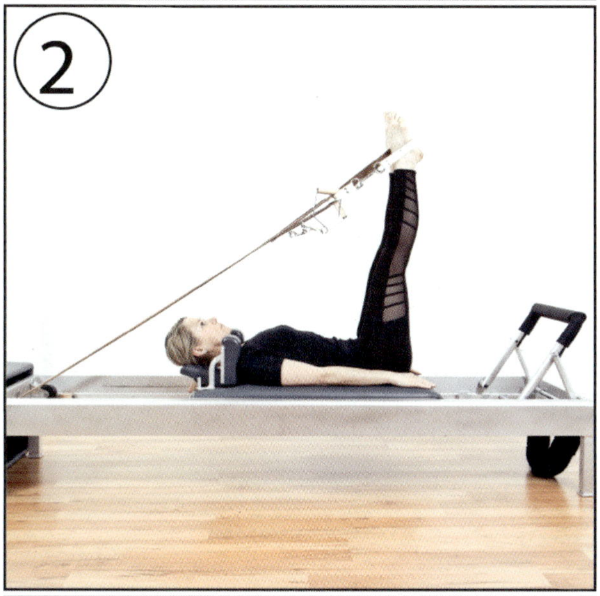

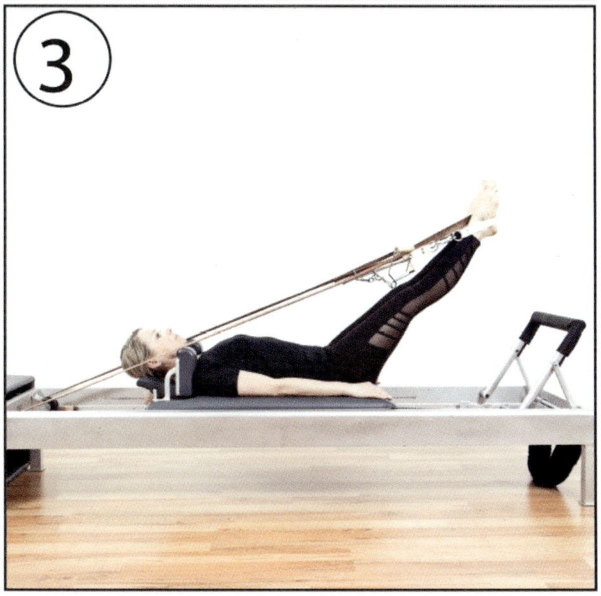

21. 다리 들기 Lower Legs Lift
2/2

준비: 1-2 스프링, 머리 받침대 위로, 롱 스파인 루프

- 캐리지에 똑바로 눕는다. 이때 어깨는 어깨 받침대에 둔다.
- 팔은 몸에 바짝 붙이고 손가락을 쭉 뻗는다.
- 머리 받침대는 들어 올리거나 머리 밑에 작은 쿠션을 둔다. 경추가 들어 올린 머리 받침대/쿠션에 의해 압박되는 경우, 쿠션 사용을 피한다. 이 경우, 턱을 가슴 쪽으로 살짝 당기고 목 뒤를 편다.
- 발을 루프 익스텐션(롱 스파인 루프)에 놓는다. 발의 아치부분과 발뒤꿈치 약간이 루프에 위치하도록 한다.
- 다리는 수직으로 뻗고 바깥쪽으로 약간 돌린다.
- 발은 작은 'V'자 모양(발뒤꿈치를 딛고 발가락은 벌린 상태)으로 한다.
- 다리는 45° 각도로 올린다.
- 스트랩은 어깨 받침대에 닿지 않는다.
- 골반은 중립으로 하고 척추는 자연스러운 위치에 있게 한다.

운동 목적:

- 복부 및 등근육 운동을 통한 골반 안정성을 높인다.
- 무릎 폄근, 다리 뒤쪽 및 엉덩관절 폄근을 강화한다.
- 신체에 따라 다리 뒤쪽을 스트레칭한다.

운동 수행: 5-7회 반복

복부를 안쪽 위로 당긴다. 몸통 전체 근육(뭇갈래근, 배가로근, 골반바닥근, 배속빗근, 배바깥빗근, 배곧은근)을 안정화한다. 골반 자세를 바꾸지 않고 붙인 다리를 수직으로 들어 올린다. 이는 운동 중에 허리뼈의 위치가 변하지 않음을 의미한다.
마지막으로 다리를 다시 시작 위치로 내린다.

일반적인 실수:

- 운동하는 동안 골반이 위쪽으로 기울고 허리뼈가 눌린다.
- 무릎이 지나치게 펴져 있다.

수정 또는 변형:

- 발을 발등쪽으로 굽힌다.

금기 사항/위험 요소: -

22. 돌고래 동작 Dolphin

1/2

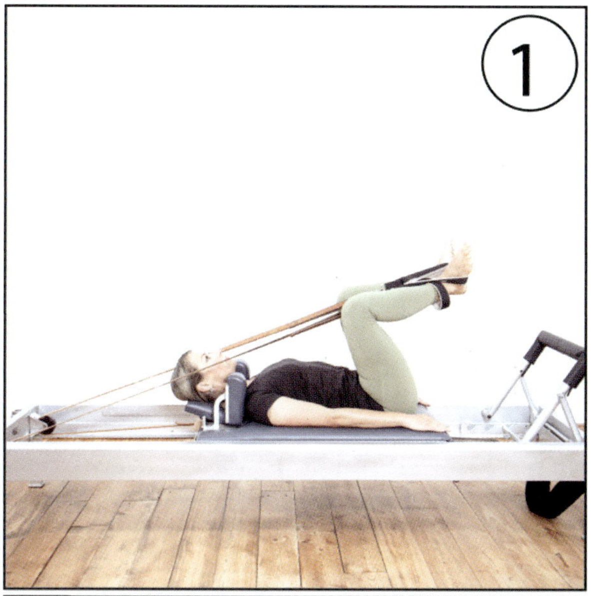

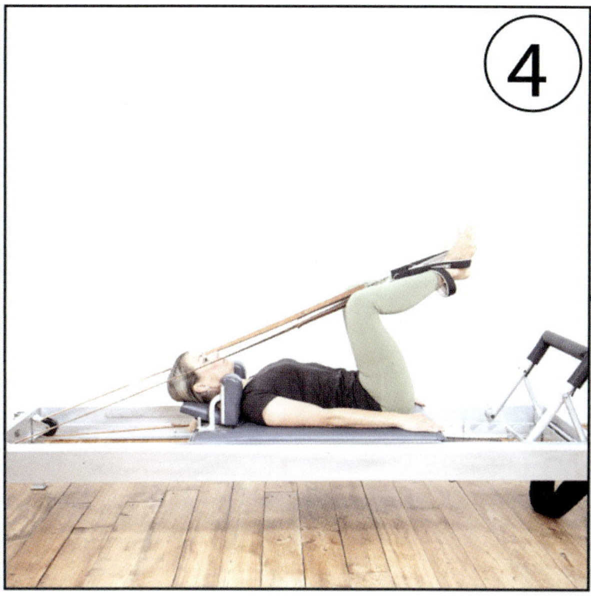

3x

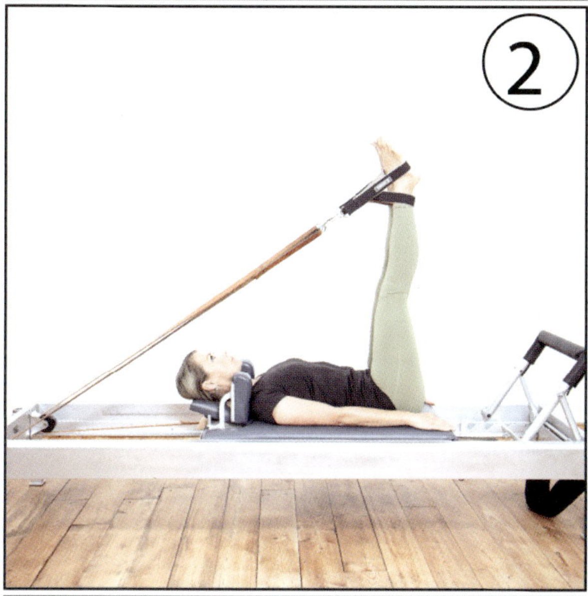

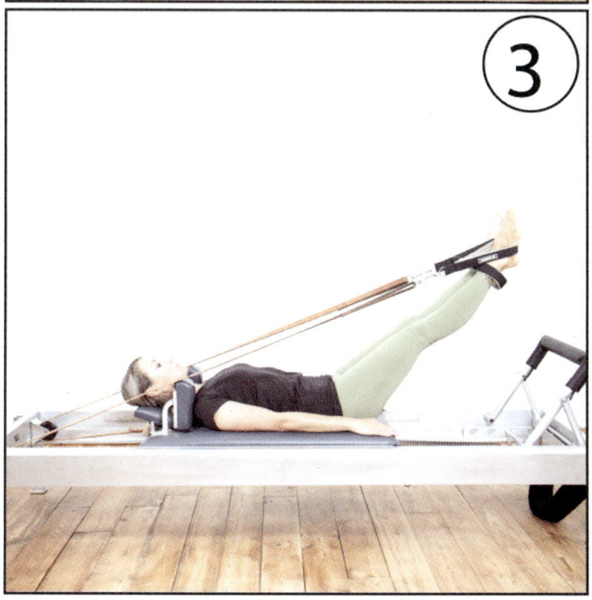

22. 돌고래 동작 Dolphin
2/2

준비: 1-2 스프링, 머리 받침대 위로, 롱 스파인 루프

- 캐리지에 똑바로 눕는다. 이때 어깨는 어깨 받침대에 놓는다.
- 팔은 몸에 바짝 붙이고 손가락은 쭉 뻗는다.
- 머리 받침대는 들어 올리거나 머리 밑에 작은 쿠션을 둔다. 들어 올린 머리 받침대/쿠션에 의해 경추가 압박되는 경우, 쿠션 사용을 피한다. 이 경우, 턱을 가슴 쪽으로 살짝 당기고 목 뒤를 편다.
- 발을 루프 익스텐션(롱 스파인 루프)에 놓는다. 발의 아치부분과 발뒤꿈치 약간이 루프에 위치하도록 한다.
- 다리는 구부리고 무릎은 어깨 너비 정도로 벌린다. 발은 작은 'V'자 모양으로 한다.
- 골반은 중립으로 하고 척추가 자연스러운 위치에 있게 한다.

운동 목적:

- 골반을 안정화한다.
- 무릎 폄근, 다리 뒤쪽, 허벅지 안쪽 및 엉덩이 신전근을 강화한다.
- 엉덩이 가동성을 증진한다.
- 신체에 따라 다리 뒤쪽을 스트레칭한다.

운동 수행: 5-10회 반복

- 다리를 90°로 굽히고 스트레칭한다.
- 다리를 붙이고 가능한 한 다리를 내리거나 스트랩이 어깨 받침대 또는 거의 몸에 닿을 때까지 다리를 내린다.
- 스프링에 저항하면서 무릎을 구부렸다가 펴고 다시 시작 자세로 돌아온다.

5-10회 반복한다. 방향을 바꾼다.

일반적인 실수:

- 무릎이 어깨 너비를 초과하여 허벅지 안쪽 연결이 부족하게 된다.
- 움직임의 시작/지지를 무릎 신전근에 너무 많이 의지한다.
- 운동 중 골반이 기울어지고 허리뼈가 눌리거나 아치형이 된다(코어 근육으로 엉덩이를 안정시키지 못하면 90°일 때 뒤쪽으로 기울어지고 다리를 내릴 때 앞으로 기울어질 위험이 있음).
- 무릎을 지나치게 편다.

수정 또는 변형:

- 발을 발등쪽으로 굽힌다.

금기 사항/위험 요소: -

23. 오프닝 Openings

1/2

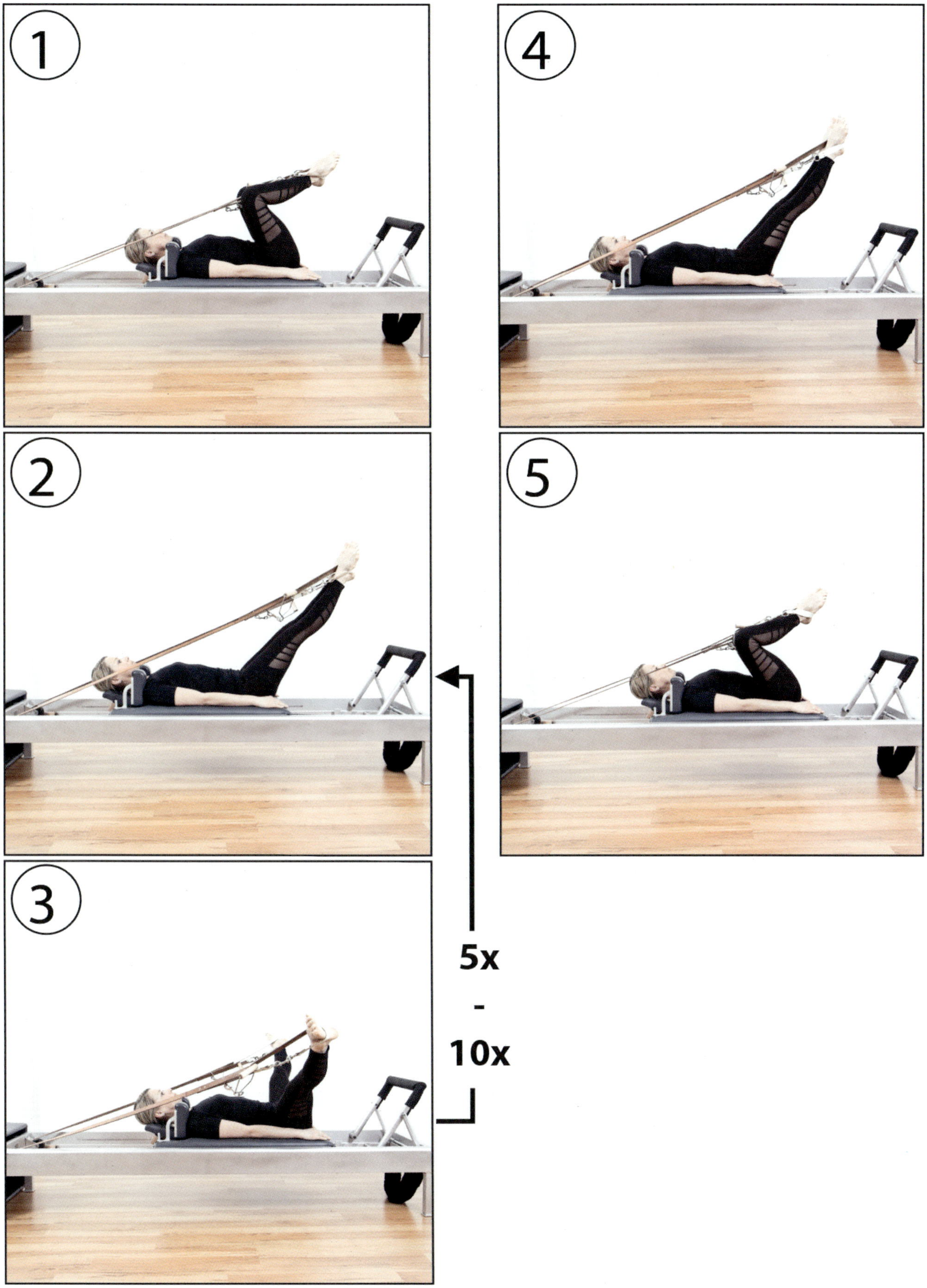

23. 오프닝 Openings
2/2

준비: 스프링 1-2개, 머리 받침대는 위로, 롱 스파인 루프

- 캐리지에 똑바로 눕는다. 이때 어깨는 어깨 받침대에 놓는다.
- 팔은 몸에 바짝 붙이고 손가락은 쭉 뻗는다.
- 머리 받침대는 들어 올리거나 머리 밑에 작은 쿠션을 둔다. 경추가 들어 올린 머리 받침대/쿠션에 의해 압박되는 경우, 쿠션 사용을 피한다. 이 경우, 턱을 가슴 쪽으로 살짝 당기고 목 뒤를 편다.
- 발을 루프 익스텐션(롱 스파인 루프)에 놓는다. 발의 아치부분과 발뒤꿈치 약간이 루프에 위치하도록 한다.
- 다리는 개구리 자세로 하고 바깥쪽으로 약간 돌린다.
- 무릎은 어깨 너비 정도로 벌린다.
- 발은 작은 'V'자 모양으로 한다(뒤꿈치를 딛고 발가락은 벌린다).
- 다리를 45° 각도로 들어 뻗는다.
- 스트랩은 어깨 받침대에 닿지 않게 한다.
- 골반은 중립으로 하고 척추가 자연스러운 위치에 있게 한다.

운동 목적:

- 골반 안정화
- 무릎 신전근과 다리 안쪽 강화 및 스트레칭
- 엉덩이 가동성 향상

운동 수행: 5-10회 반복

복부를 안쪽 위로 당긴다. 몸통 전체 근육(뭇갈래근, 배가로근, 골반바닥근, 배바깥빗근, 배속빗근, 배곧은근)이 안정감 있게 자리하도록 자세를 잡는다. 다리 안쪽 스트레칭을 견딜만한 정도까지만 다리를 바깥쪽으로 펴준다. 다리를 폈던 같은 속도로 다시 다리를 제자리로 한다. 발은 항상 같은 높이를 유지한다.
5-10회 반복 후, 다리를 다시 시작 자세로 한다.

일반적인 실수:

- 스트레칭 자세에서 돌아올 때, 45°를 유지하지 못하고 다리가 거의 수직으로 올라가서 바깥으로 움직인다.
- 다리가 같은 지점에서 만나지 안 커나 발꿈치 높이가 서로 다르다.
- 한 쪽 다리를 다른 쪽 다리보다 더 빠르게 움직이거나 한 쪽 다리에 더 힘을 많이 준다.
- 무릎이 과도하게 신전된다.

수정 또는 변형:

- 캐리지를 한 다리로만 움직여 본다. 다른 다리는 캐리지에 올리지 않고 캐리지에 있는 다리에 맞춰 같이 움직여 준다. 이 동작은 다리를 펴고 접는 두 동작 모두에 적용할 수 있다. 한 쪽 다리에 대해 동작을 익숙하게 하게 되면, 캐리지에 올리는 다리를 바꿔서 수행해 본다. 움직이는 동안 따라 움직이는 다리의 스트랩이 느슨해지면 안된다. 이 운동을 알 수 있으면 "할리우드 다리-핏 인 스트랩스(Hollywood Legs-Feet in Straps)"의 준비운동으로도 사용할 수 있다.

금기 사항/위험 요소:

- 무릎이 약한 사람은 무릎 관절에 문제가 될 수 있으므로 동작 반경 끝까지 동작을 수행하지 않는다.
- 다리를 펴는 동작이 끝날 때 불편한 느낌이 드는 경우, 먼저 무릎을 구부린 다음 모은다.

24. 신전된 개구리 동작 Extended Frog

1/3

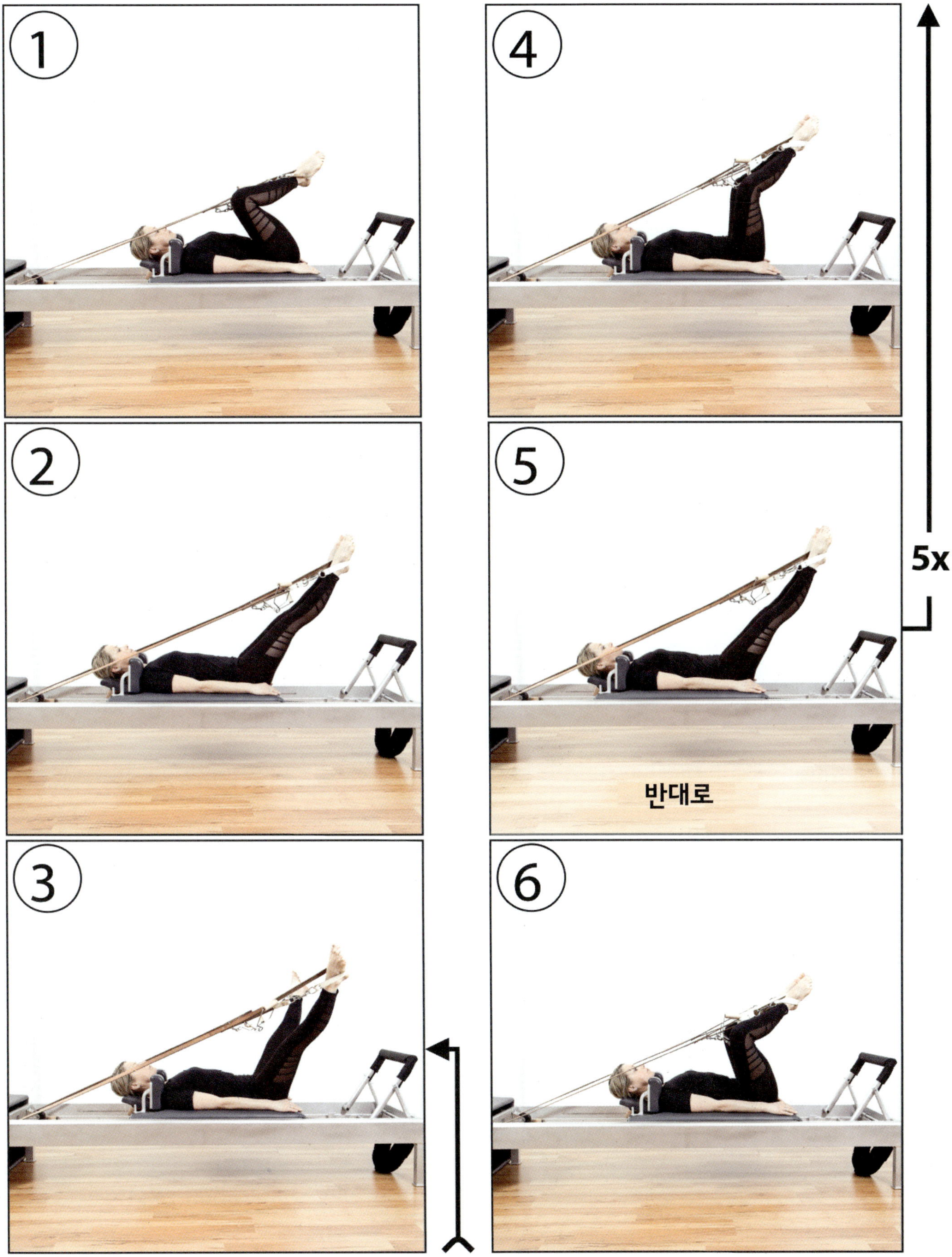

24. 신전된 개구리 동작 Extended Frog
2/3

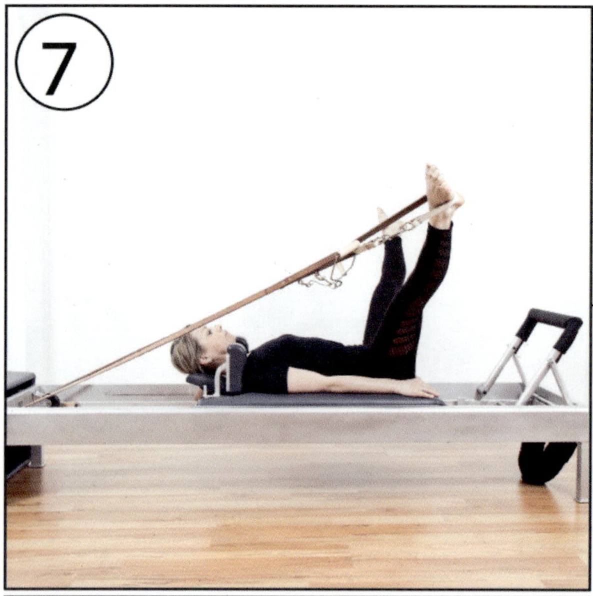

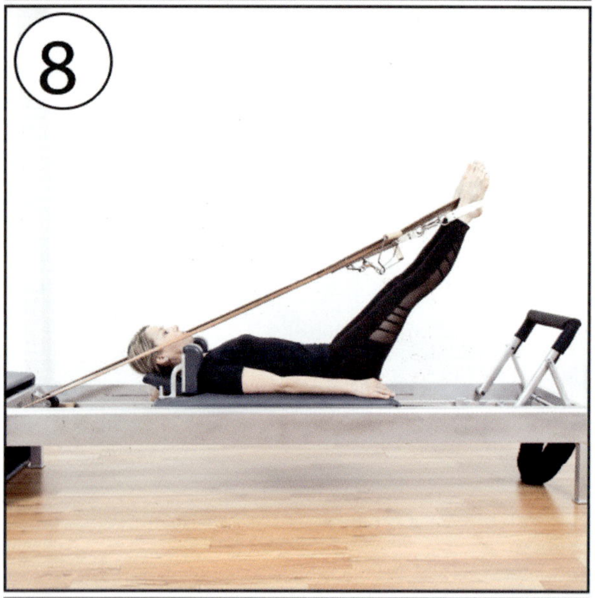

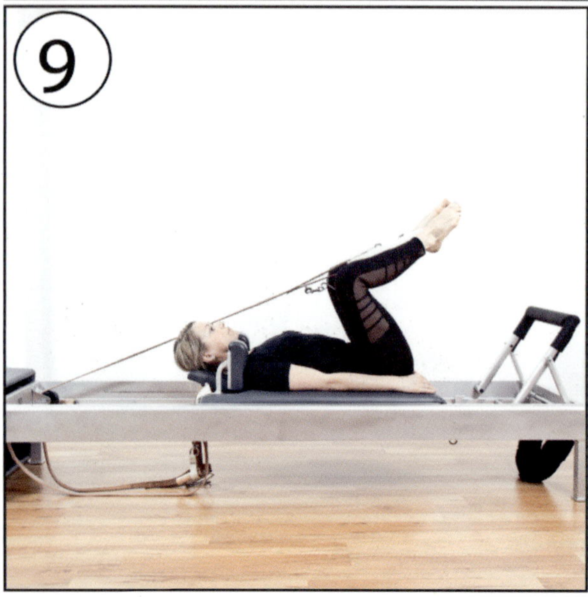

5x

준비: 스프링 1-2개, 머리 받침대는 위로, 롱 스파인 루프

- 캐리지에 똑바로 눕는다. 어깨는 어깨 받침대에 댄다.
- 두 팔은 몸에 붙이고 손가락을 모두 편다.
- 머리 받침대는 들어 올리거나 머리 밑에 작은 쿠션을 둔다. 경추가 들어 올린 머리 받침대/쿠션에 의해 압박되는 경우, 쿠션 사용을 피한다. 이 경우, 턱을 가슴 쪽으로 살짝 당기고 목 뒤를 편다.
- 발은 루프 연장선(롱 스파인 루프)에 놓는다. 루프는 발의 아치에서 약간 발꿈치 쪽에 위치하게 한다.
- 다리는 개구리 뒷다리처럼 구부리고 바깥쪽으로 벌린다.
- 무릎은 어깨 너비 정도로 벌린다.
- 발은 작은 'V'자 모양으로 한다(발꿈치는 붙이고 발가락은 서로 뗀다).
- 척추가 자연스러운 위치에 있는지 확인하면서 골반은 중립자세를 취한다.

운동 목적:

- 골반을 안정화한다.
- 다리 안쪽을 스트레칭하고 다리 안쪽 근육을 강화한다.
- 무릎 신근, 다리 뒤쪽 근육, 엉덩관절 신전근을 강화한다.
- 엉덩이 가동성을 높인다.

24. 신전된 개구리 동작 Extended Frog

3/3

운동 수행: 방향마다 5-7회

복부를 안쪽 위로 당긴다. 몸통 전체 근육(뭇갈래근, 배가로근, 골반바닥근, 배바깥빗근, 배속빗근, 배곧은근)이 안정되게 자세를 잡는다.

그림 2-5: 양 다리가 서로 45° 각도를 이루도록 다리를 편다. 이 동작을 수행하면 캐리지도 움직인다.
스트랩은 어깨 받침대에 닿지 않는다. 안쪽 허벅지에는 약간의 스트레칭이 느껴진다. 잠시동안 다리를 늘려준다.

다리에 느껴지는 스트레칭이 편안하게 느껴질 정도까지 다리를 바깥쪽으로 벌린다. 다리를 벌리는 동작을 할 때도 역시 캐리지가 움직인다.

다리를 굽히고 발꿈치를 서로 모은다. 허벅지는 그대로 유지하되 무릎이 바깥쪽으로 당겨지는 느낌이 들게 한다.
발뒤꿈치를 붙이면 다리가 다이아몬드 모양이 된다. 이 동작에서는 캐리지가 움직이지 않는다.

마음 속으로는 다리를 이용해 큰 공을 만든다는 생각으로 동작을 해 본다.

다시 두 다리가 서로 45° 각도를 이루도록 펴준다. 이 동작을 할 때 캐리지가 같이 움직인다.

5-7회 반복 후 반대 방향에 대해서도 수행한다.

그림 6-9: 발꿈치를 붙이고 다리를 약간 바깥쪽으로 구부려서 개구리 뒷다리처럼 만들어 다리가 다이아몬드 모양을 이루도록 한다.

가능하면 무릎 관절 아래의 다리만 움직여서 다리를 벌려준다. 허벅지를 가급적 그대로 유지한다. 다리를 벌리는 동작을 하는 동안 캐리지는 움직이지 않는다.

캐리지를 움직이면서 다리 사이의 각도가 45° 정도가 될 때까지 다리 사이의 간격을 좁힌다. 이 동작을 수행하는 동안 발은 같은 높이를 유지해야 한다.

다리를 다시 굽히고 발꿈치를 붙여 다이아몬드 모양으로 만든다. 다리를 굽힐 때 캐리지를 움직인다.

5-7회 반복한다.

일반적인 실수:

- 발뒤꿈치를 붙일 때 허벅지 위치가 바뀐다. 반대 방향에서도 무릎 아래 다리를 벌릴 때 같은 실수를 한다.
- 운동 중 캐리지가 움직이지 않아야 하는 부분에서 캐리지가 움직인다.
- 다리를 편 상태에서 벌린 자세로 돌아올 때 (그림 8-그림 9) 45° 각도가 아닌 거의 수직으로 위로 이동한다. 이때 캐리지도 움직여야 하는데 고정되어 있다.
- 골반이 안정적이지 않고 동작을 수행하는 중에 기울어진다.

수정 또는 변형: -

금기 사항/위험 요소:

- 무릎이 약한 사람은 무릎 관절에 문제가 될 수 있으므로 동작 반경 끝까지 동작을 수행하지 않는다.

25. 한 다리–다리를 꼰 개구리 자세 One Leg-Crossed Leg Frog

1/3 (캐시 코리)

스트랩을 하지 않은 다리를 올린다

1

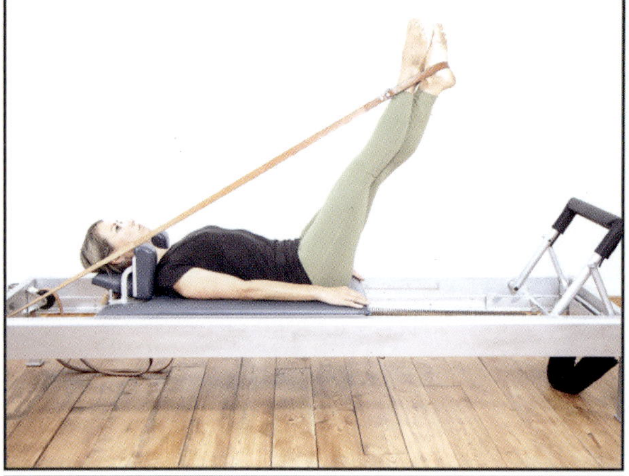

2

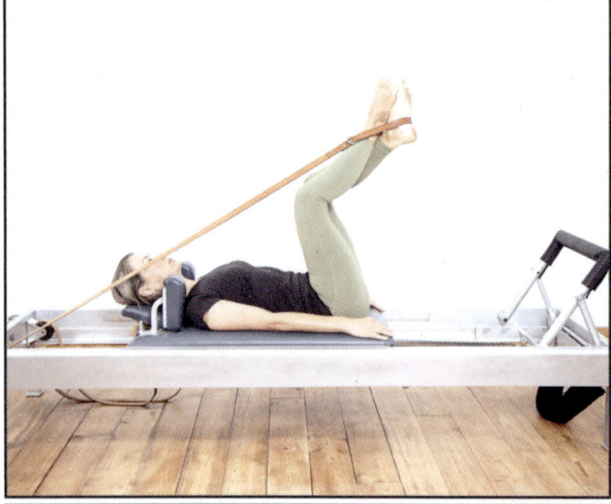

3

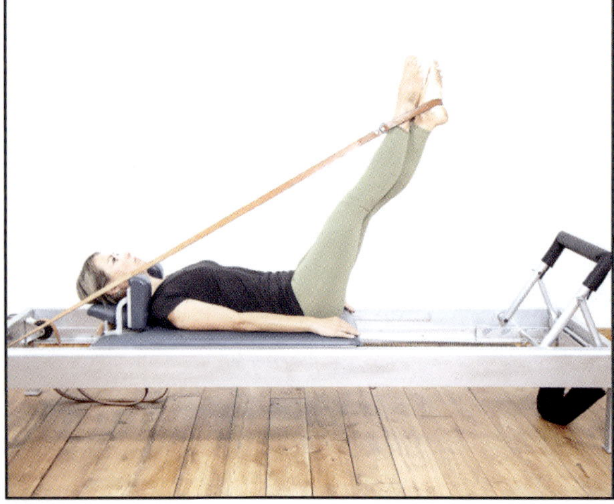

5x

스트랩을 하지 않은 다리를 내린다

4

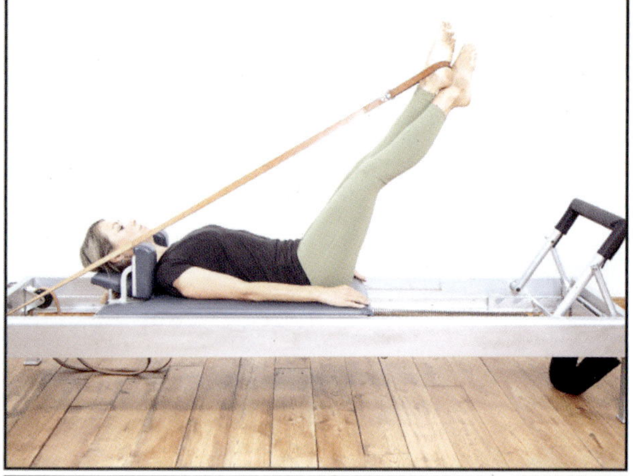

5

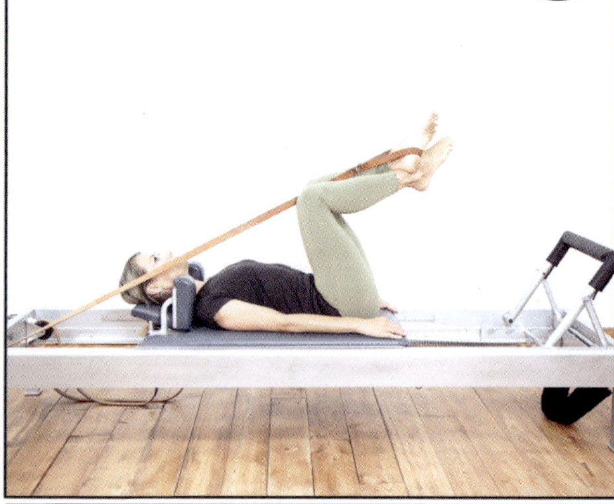

6

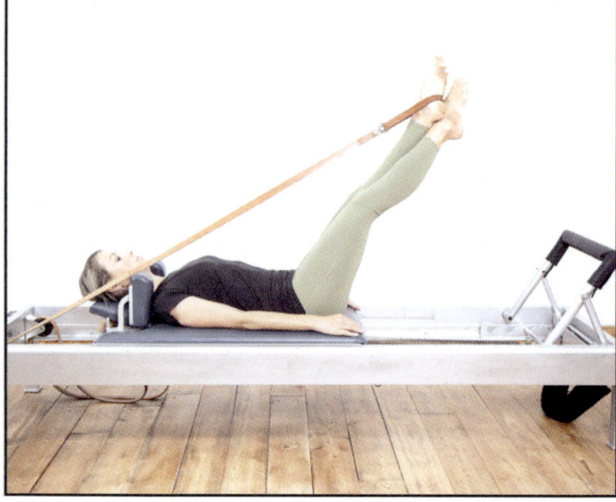

5x

25. 한 다리-다리를 꼰 개구리 자세 One Leg-Crossed Leg Frog

2/2 (캐시 코리)

준비: 스프링 0.5-1.5개, 머리 받침대는 위로

- 캐리지에 똑바로 눕는다. 어깨는 어깨 받침대에 둔다.
- 팔은 몸에 바짝 붙이고 손가락을 쭉 뻗는다.
- 머리 받침대를 들어 올리거나 머리 아래에 작은 쿠션을 놓는다. 들어 올린 머리 받침대/쿠션에 의해 경추가 압박되는 경우, 쿠션을 사용하지 말고 턱을 가슴 쪽으로 살짝 당겨 목 뒤쪽을 늘려준다.
- 왼발은 오른쪽 스트랩 루프(쇼트 스파인 루프)에 대각선으로 교차해 놓는다. 스트랩이 어깨 받침대에 닿지 않도록 한다.
- 루프는 왼발 아치에서 발뒤꿈치 쪽에 가까운 위치에 걸리게 한다.
- 오른쪽 다리는 발목 위에서 부터 교차하게 한다.
- 두 다리를 교차하여 스트레칭한다.
- 두 다리 모두 약간 바깥쪽을 향하게 한다.
- 골반은 중립으로 하고 척추는 자연스러운 위치에 있게 한다.
- 한 다리에만 루프를 했지만, 골반에 체중이 고르게 실리도록 한다.

운동 목적:

- 골반을 고르게 한다.
- 골반 안정성을 높인다.
- 스트랩을 하지 않은 다리가 위쪽으로 눌릴 때 다리 안쪽, 무릎 폄근, 다리 뒤쪽, 엉덩관절폄근, 엉덩관절굽힘근을 스트레칭한다.
- 몸 상태에 따라 넙다리근막긴장근을 스트레칭한다.
- 엉덩이의 가동성을 향상시킨다.

운동 수행: 3-7회 반복

복부를 안쪽 위로 당긴다.
양 무릎을 굽히고 벌린다. 이때 스프링의 장력에 저항하면서 무릎을 어깨 넓이 보다 넓게 벌리지는 않는다. 루프가 없는 위쪽 다리가 아래 왼쪽 다리를 누른 상태를 유지한다. 두 다리를 하나처럼 곧게 펴고 시작 자세로 돌아간다.

3-7회 반복 후 오른쪽 다리를 왼쪽 다리 아래로 바꾸고 다시 발목에서 교차한다.

이번에는 오른쪽 다리 아래에서 오는 압력을 유지하면서 위의 운동을 반복한다.

다음 운동 "한쪽 다리-댄서(One Leg-The Dancer)"를 이어서 계속하거나 운동하는 방향을 바꿔 왼쪽 다리가 위에서 교차하는 오른발에 왼쪽 루프를 사용한다.

일반적인 실수:

- 운동하는 동안 골반에 실리는 무게가 변해 정렬이 흐트러진다.
- 두 다리가 하나로 움직이지 않는다.
- 무릎이 과도하게 펴진다.

수정 또는 변형: -

금기 사항/위험 요소:

- 골반이나 척추가 불안정한 경우, 볼 베어링과 가벼운 스프링이 있는 현대 리포머를 사용한다. 고전 리포머는 플레인 베어링의 마찰이 높아 이를 피하는 동작 없이 운동하기에는 초기 저항이 너무 클 수 있다.

26. 한 다리-댄서 One Leg-The Dancer

1/3 (캐시 코리에게서 영감을 받음)

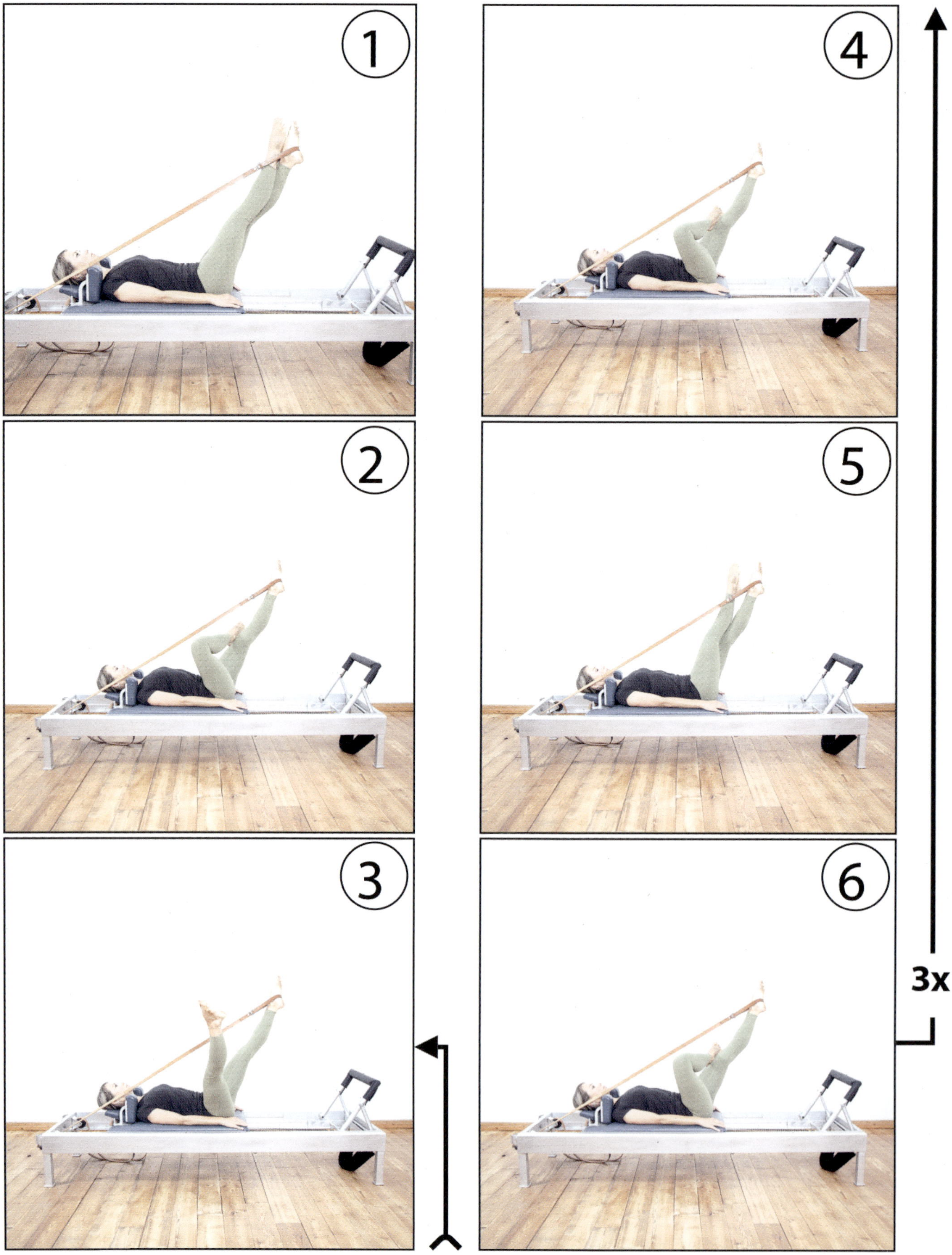

26. 한 다리–댄서 One Leg–The Dancer

2/2 (캐시 코리에게서 영감을 받음)

준비: 0.5–1.5 스프링, 머리 받침대는 위로

- 캐리지에 똑바로 눕는다. 어깨는 어깨 받침대에 둔다.
- 팔은 몸에 바짝 붙이고 손가락을 쭉 뻗는다.
- 머리 받침대를 들어 올리거나 머리 아래에 작은 쿠션을 놓는다. 들어 올린 머리 받침대/쿠션에 의해 경추가 압박되는 경우, 쿠션을 사용하지 말고 턱을 가슴 쪽으로 살짝 당겨 목 뒤쪽을 늘려준다.
- 왼발에 오른쪽 스트랩의 루프(숏 스파인 루프)를 걸어 대각선으로 교차하게 한다. 스트랩이 어깨 받침대에 닿지 않도록 한다.
- 루프는 왼발 아치에서 발뒤꿈치 쪽에 가까운 위치에 걸리게 한다.
- 오른쪽 다리는 발목 위에서 부터 교차하게 한다.
- 두 다리를 교차하여 스트레칭한다.
- 두 다리 모두 약간 바깥쪽을 향하게 한다.
- 골반은 중립으로 하고 척추는 자연스러운 위치에 있게 한다.
- 다리를 교차해 한 다리에만 루프를 했지만, 골반에 체중이 고르게 실리도록 한다.

운동 목적:

- 골반을 고르게 한다.
- 골반 안정성을 높인다.
- 코어 안정성을 높인다.
- 움직이는 다리의 안쪽 근육, 엉덩관절굽힘근, 스트랩을 하지 않은 다리의 뒤쪽과 엉덩관절폄근을 스트레칭한다.
- 몸 상태에 따라 넙다리근막긴장근을 스트레칭한다.
- 엉덩이의 가동성을 향상시킨다.

운동 수행: 3–5회 반복

복부를 안쪽 위로 당긴다.
왼쪽 다리가 가만히 있는 상태에서 오른 발목을 왼 다리 아래 왼쪽 허벅지까지 밀고 오른쪽 무릎을 바깥쪽으로 구부린다.

오른쪽 허벅지의 안정된 위치를 바꾸지 말고 오른쪽 다리를 바깥쪽으로 뻗는다. 골반에 최대한 안정적으로 체중을 싣고 골판이 오른쪽으로 돌아가지 않도록 한다. 오른쪽 다리를 다시 구부린 다음 교차하는 오른쪽 다리를 위에서 왼쪽으로 곧게 편다. 다시 강조하지만 골반의 위치가 바뀌면 안된다.

오른쪽 다리를 구부린다. 3–5회 반복한다.

다음 운동인 "한쪽 다리– 단일 다리 스트레칭"을 이어서 하거나 직접 방향을 바꾸어 왼쪽 다리를 위에서부터 교차시킨 상태에서 오른 발에 왼쪽 루프를 사용한다.

일반적인 실수:

- 운동하는 내내 골반이 움직인다.
- 무릎이 과도하게 펴진다.

수정 또는 변형: –

금기 사항/위험 요소:

- 골반이나 척추가 불안정한 경우, 볼 베어링과 가벼운 스프링이 있는 현대 리포머를 사용한다. 고전 리포머는 플레인 베어링의 마찰이 높아 이를 피하는 동작 없이 운동하기에는 초기 저항이 너무 클 수 있다.

27. 한 다리-단일 다리 스트레칭 One Leg-Single Leg Stretch

1/3 (캐시 코리)

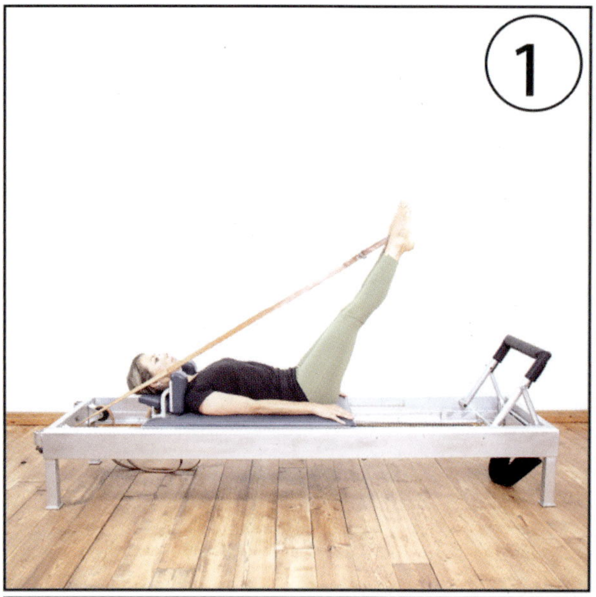

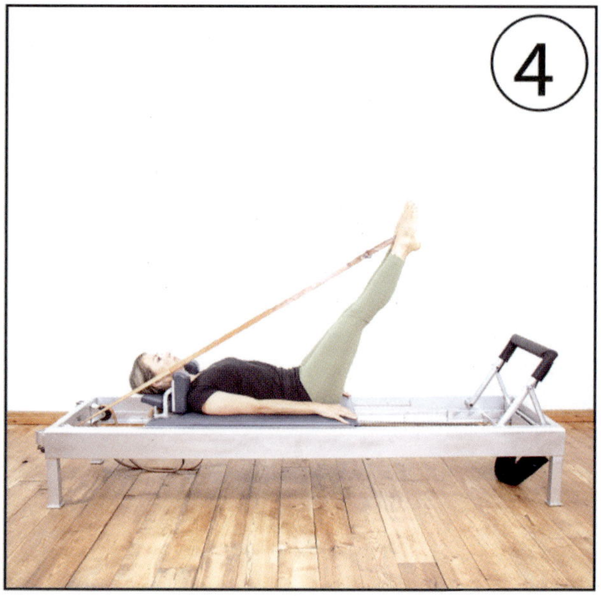

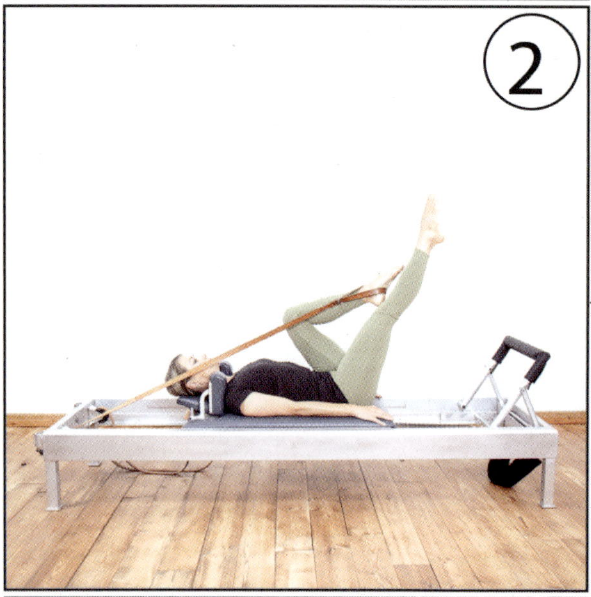

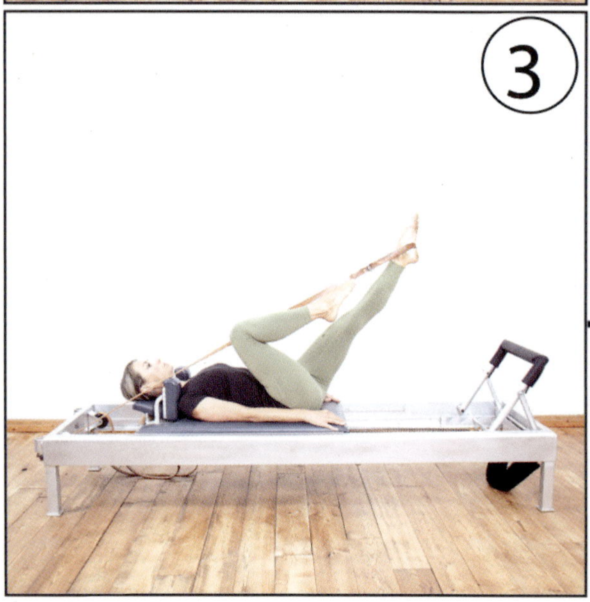

5x

27. 한 다리-단일 다리 스트레칭 One Leg-Single Leg Stretch

2/2 (캐시 코리)

준비: 스프링 0.5-1.5개, 머리 받침대는 위로

- 캐리지에 똑바로 눕는다. 어깨는 어깨 받침대에 둔다.
- 팔은 몸에 바짝 붙이고 손가락을 쭉 뻗는다.
- 머리 받침대를 들어 올리거나 머리 아래에 작은 쿠션을 놓는다. 들어 올린 머리 받침대/쿠션에 의해 경추가 압박되는 경우, 쿠션을 사용하지 말고 턱을 가슴 쪽으로 살짝 당겨 목 뒤쪽을 늘려준다.
- 왼발에 오른쪽 스트랩의 루프(숏 스파인 루프)를 걸어 대각선으로 교차하게 한다. 스트랩이 어깨 받침대에 닿지 않도록 한다.
- 루프는 왼발 아치에서 발뒤꿈치 쪽에 가까운 위치에 걸리게 한다.
- 오른쪽 다리는 왼쪽 다리에 평행하게 한다.
- 두 다리를 대각선으로 뻗는다.
- 골반은 중립으로 하고 척추는 자연스러운 위치에 있게 한다.
- 한 다리에만 루프를 했지만, 골반에 체중이 고르게 실리도록 한다.

운동 목적:

- 골반 안정성을 높인다.
- 코어 안정성을 높인다.
- 모든 다리 근육과 무릎폄근을 스트레칭하고 강화한다.
- 엉덩관절 가동성을 향상시킨다.

운동 수행: 3-7회 반복

복부를 안쪽 위로 당긴다.
오른쪽 다리는 움직이지 않는 상태에서 스프링 장력에 저항하면서 왼쪽 다리를 구부린다.

왼쪽 다리를 강화하는 동안 오른쪽 다리를 굽힌다. 이 동작은 매트에서 하는 "단일 다리 스트레칭"/"한 다리 스트레칭"과 비슷하지만 머리는 들지 않는다. 어느 다리가 리포머 스트랩에 걸려 있고 어느 다리가 오픈 키네틱 체인으로 작동하고 있는지 어떤 순간에도 알 수 없어야 한다.

3-7회 반복한다.

다음 운동 "한쪽 다리-가위 자세"를 계속하거나 방향을 바꿔 오른발에 왼쪽 루프를 사용하면서 위에서 왼쪽다리를 교차한다.

일반적인 실수:

- 운동하는 내내 골반이 움직인다.
- 발이 내려간다.
- 다리가 움직이는 속도가 다르다.
- 무릎이 과도하게 펴져 있다.

수정 또는 변형: -

금기 사항/위험 요소:

- 골반이나 척추가 불안정한 경우, 볼 베어링과 가벼운 스프링이 있는 현대 리포머를 사용한다. 고전 리포머는 플레인 베어링의 마찰이 높아 이를 피하는 동작 없이 운동하기에는 초기 저항이 너무 클 수 있다.

28. 한 다리-가위동작 One Leg-Scissors

1/3 (코트니 밀러에게서 영감을 받음)

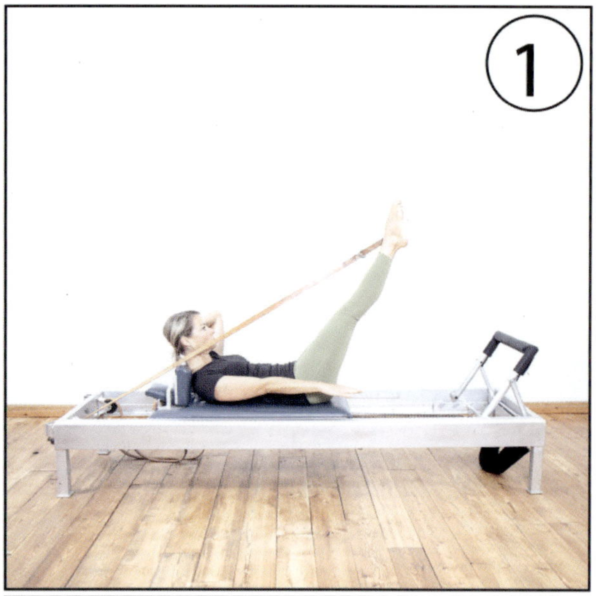

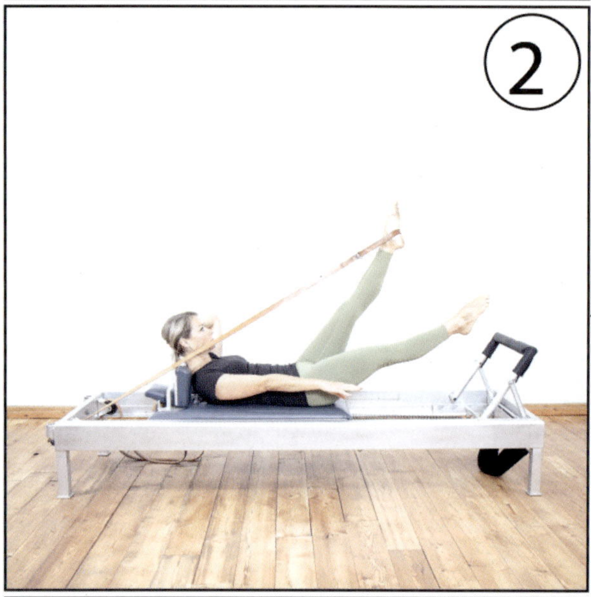

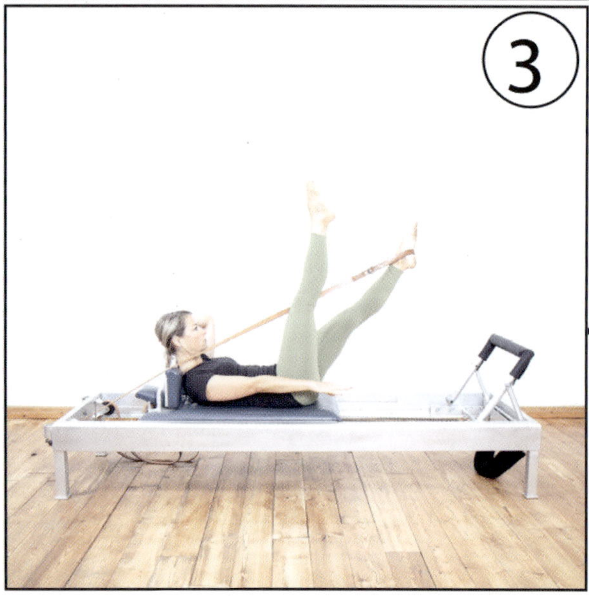

10x

28. 한 다리-가위동작 One Leg-Scissors

2/2 (코트니 밀러에게서 영감을 받음)

준비: 스프링 0.5-1.5개

- 캐리지에 똑바로 눕는다.
- 왼발에 오른쪽 스트랩의 루프(숏 스파인 루프)를 걸어 대각선으로 교차하게 한다. 스트랩은 어깨 받침대에 닿지 않게 한다.
- 루프는 왼발 아치에서 발뒤꿈치 쪽에 가까운 위치에 걸리게 한다.
- 오른쪽 다리는 왼쪽 다리에 평행하게 한다.
- 두 다리를 대각선으로 뻗는다.
- 골반은 중립으로 하고 척추는 자연스러운 위치에 있게 한다.
- 한 다리에만 루프를 했지만, 골반에 체중이 고르게 실리도록 한다.
- 왼손은 머리 뒤, 눈높이에 둔다. 가슴을 들어 올리고 머리를 약간 숙인다.
- 왼손으로 머리를 눌러 목뼈를 풀고 목을 길게 한다.
- 왼팔꿈치를 약간 들고 시야 범위에 있게 한다.
- 오른쪽 팔을 약간 들어 몸에 가까이 하고 손가락은 편다.

운동 목적:

- 골반 안정성을 높인다.
- 코어 안정성을 높인다.
- 배곧은근, 스트랩을 한 다리의 다리폄근, 다른 다리의 엉덩관절굽힘근을 강화한다.
- 엉덩관절 가동성을 향상시킨다.

운동 수행: 3-7회 반복

복부를 안쪽 위로 당긴다.
오른쪽 다리를 내린다.

오른쪽 다리를 들어 올리면서 왼쪽 다리를 내린다. 이 동작은 매트에서 하는 "단일 곧은 다리 스트레칭"과 유사하지만 팔을 사용하지 않는다. 어느 다리가 리포머 스트랩에 걸려 있고 어느 다리가 오픈 키네틱 체인으로 작동하고 있는지 어떤 순간에도 알 수 없어야 한다.
5-10회 반복한다.

다음 운동 "한쪽다리-자전거 타기"를 계속하거나 방향을 바꾸어 오른발에 왼쪽 루프를 사용하고 위에서 왼쪽다리를 교차한다.

일반적인 실수:

- 운동하는 내내 골반이 움직인다.
- 다리를 움직이는 속도가 다르다.
- 무릎이 과도하게 펴져 있다.

수정 또는 변형:

- 리포머 구조상 교차하는 스트랩이 모리에 너무 가깝게 움직인다면 움직이는 다리와 같은 쪽의 스트랩을 사용하여 교차하지 않는다.

금기 사항/위험 요소:

- 골반이나 척추가 불안정한 경우, 볼 베어링과 가벼운 스프링이 있는 현대 리포머를 사용한다. 고전 리포머는 플레인 베어링의 마찰이 높아 이를 피하는 동작 없이 운동하기에는 초기 저항이 너무 클 수 있다.

29. 한 다리-자전거타기 One Leg-Bicycle

1/3 (나기 타카하시에게서 영감을 받음)

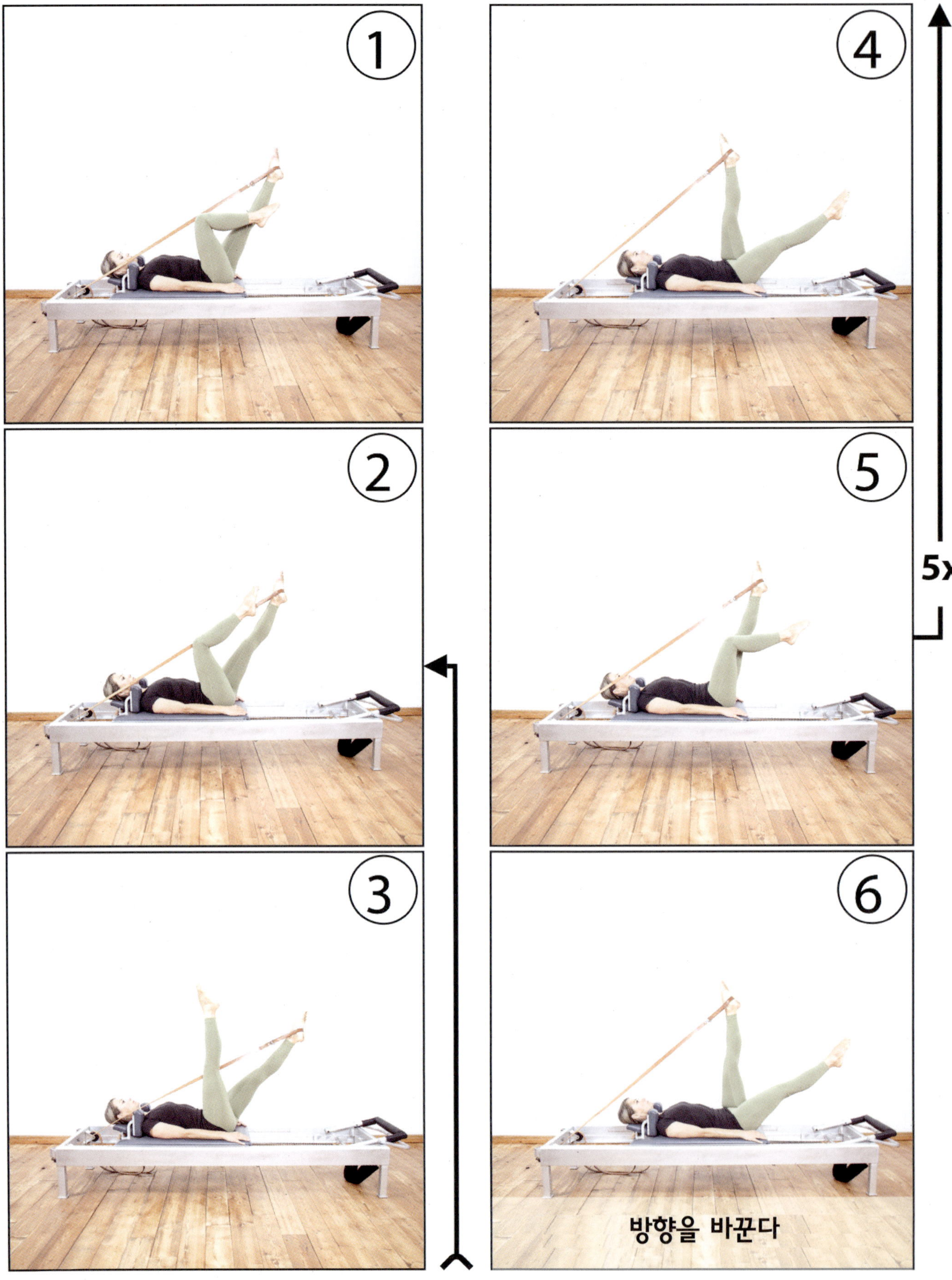

29. 한 다리-자전거타기 One Leg-Bicycle

2/2 (나기 타카하시에게서 영감을 받음)

준비: 0.5-1.5 스프링, 머리 받침대 위로

- 어깨를 어깨 받침대에 대고 캐리지에 똑바로 눕는다.
- 팔은 몸에 바짝 붙이고 손가락을 쭉 뻗는다.
- 머리 받침대를 들어 올리거나 머리 아래에 작은 쿠션을 놓는다. 들어 올린 머리 받침대/쿠션에 의해 경추가 압박되는 경우, 쿠션을 사용하지 말고 턱을 가슴 쪽으로 살짝 당겨 목 뒤쪽을 늘려준다.
- 왼발에 오른쪽 스트랩의 루프(숏 스파인 루프)를 걸어 대각선으로 교차하게 한다. 스트랩이 어깨 받침대에 닿지 않도록 한다.
- 루프는 왼발 아치에서 발뒤꿈치 쪽에 가까운 위치에 걸리게 한다.
- 왼쪽 다리를 대각선으로 쭉 뻗는다.
- 오른쪽 다리는 테이블탑 자세를 한다.
- 골반은 중립으로 하고 척추도 자연스러운 위치에 있게 한다.
- 한 다리에만 루프를 했지만, 골반에 체중이 고르게 실리도록 한다.

운동 목적:

- 골반 안정성을 높인다.
- 코어 안정성을 높인다.
- 스트랩을 한 다리폄근, 스트랩을 하지 않은 다리의 엉덩관절굽힘근을 강화한다.
- 엉덩관절 가동성을 향상시킨다.

운동 수행: 3-7회 반복

복부를 안쪽 위로 당긴다.
다리로 자전거 타는 동작을 취한다. 가능하면 어깨 받침대에 닿지 않도록 주의한다.

어느 다리가 리포머 스트랩에 걸려 있고 어느 다리가 오픈 키네틱 체인으로 작동하고 있는지 확인할 수 있어야 한다.

5-10회 반복한다. 방향을 바꾼다.

다음 운동인 "한쪽 다리-공중 가위 동작(One Leg-Scissors in the Air)"을 이어서 하거나 방향을 바꾸어 오른발에 왼쪽 루프를 사용한다.

일반적인 실수:

- 운동하는 내내 골반이 움직인다.
- 다리를 움직이는 속도나 패턴이 다르다.
- 사이클 동작을 너무 작게 한다.
- 무릎을 과도하게 편다.

수정 또는 변형: -

금기 사항/위험 요소:

- 골반이나 척추가 불안정한 경우, 볼 베어링과 가벼운 스프링이 있는 현대 리포머를 사용한다. 고전 리포머는 플레인 베어링의 마찰이 높아 이를 피하는 동작 없이 운동하기에는 초기 저항이 너무 클 수 있다.

30. 한 다리-공중 가위 동작 One Leg-Scissors in the Air

1/3 (나기 타카하시에게서 영감을 받음)

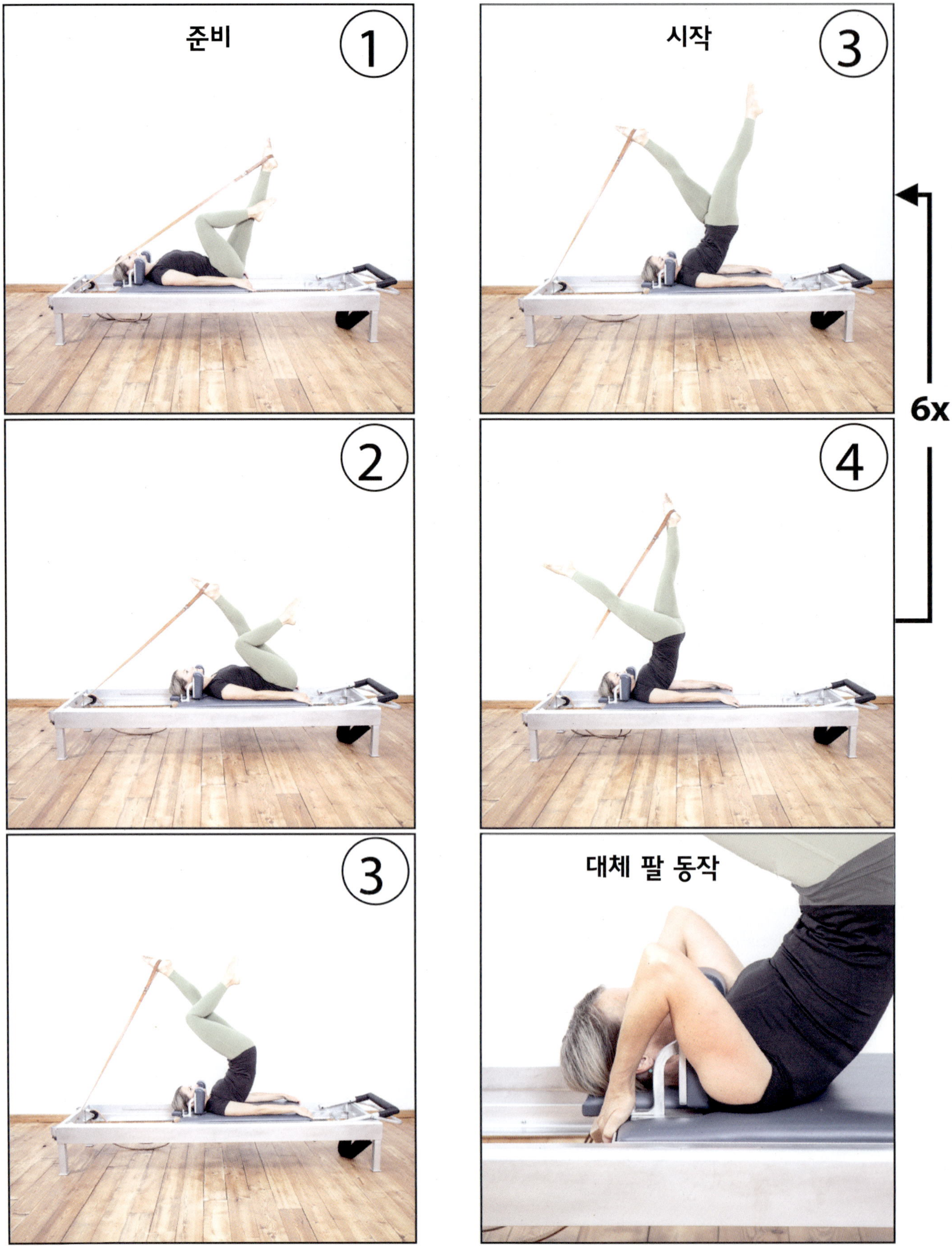

30. 한 다리-공중 가위 동작 One Leg-Scissors in the Air

2/3 (나기 타카하시에게서 영감을 받음)

준비: 0.5-1.5 스프링, 머리 받침대는 아래로

- 머리 받침대를 내렸는지 확인하고 머리 받침대에 쿠션이나 수건을 접어 놓지 않는다.
- 어깨를 어깨 받침대에 대고 캐리지에 똑바로 눕는다.
- 팔은 몸에 바짝 붙이고 손가락을 쭉 뻗는다.
- 왼발에 오른쪽 스트랩의 루프(숏 스파인 루프)를 걸어 대각선으로 교차하게 한다. 스트랩이 어깨 받침대에 닿지 않도록 한다.
- 루프는 왼발 아치에서 발뒤꿈치 쪽에 가까운 위치에 걸리게 한다.
- 왼쪽 다리를 대각선으로 쭉 뻗는다.
- 오른쪽 다리는 테이블 탑 자세를 한다.
- 골반은 중립으로 하고 척추도 자연스러운 위치에 있게 한다.
- 한 다리에만 루프를 했지만, 골반에 체중이 고르게 실리도록 한다.
- 곧게 뻗은 왼쪽 다리를 뒤로 보내 뒤쪽을 향하게 한다. 이때 골반은 뒤로 기울인다.
- 캐리지를 움직이지 않은 상태에서 복부에 힘을 주어 골반을 천천히 말아 캐리지에서 떼어 낸다.
- 목을 길게 유지하고 턱을 세우고 머리는 위를 향하도록 한다. 머리나 목에 압력이 가해지지 않도록 한다.
- 오른쪽 다리를 앞으로 곧게 펴서 양 다리가 몸통을 통과하는 가상의 수직선과 같은 거리만큼 떨어진 가위 모양을 만든다(그림 3).

운동 목적:

- 등 전체 근육과 복부 근육을 강화한다.
- 역 위치에서 힘을 개발한다.
- 골반 안정성을 높인다.
- 스트랩을 한 다리의 다리폄근을 강화한다. 스트랩을 하지 않은 다리의 엉덩관절굽힘근을 강화한다.

운동 수행: 3-7회 반복

복부를 안쪽 위로 당긴다.

곧게 뻗은 왼쪽 다리를 풋바까지 "아래쪽"으로 최대한 움직이면서 오른쪽 다리는 뒤로 움직인다. 이 모든 동작은 몸의 자세를 바꾸지 않고 수행한다. 방향을 바꾼다. 측면에서 봤을 때 다리는 끝 위치에서 큰 "V"자를 만든다.

다리마다 3-7회 반복한다.

다음 운동인 "한쪽 다리-공중 자전거타기(One leg-Bicycle in the Air)"를 이어서 하거나 방향을 바꾸고 오른발에 왼쪽 루프를 사용한다.

일반적인 실수:

- 운동을 시작할 때 몸통이나 골반이 틀어지거나 운동 중에 틀어진다.
- 다리를 움직이는 속도가 다르다.
- 왼쪽 다리와 오른쪽 다리의 가위 동작이 다르다.
- 무릎을 과도하게 편다.

30. 한 다리-공중 가위 동작 One Leg-Scissors in the Air
3/3 (나기 타카하시에게서 영감을 받음)

수정 또는 변형:

- 골반 들어 올리기가 너무 어려운 경우, 캐리지 뒤쪽 프레임 위로 손을 뻗어 팔꿈치가 위를 향하도록 잡는다 (사진: 대체 팔 동작).

금기 사항/위험 요소:

- 이 운동은 척추와 어깨에 가해지는 부하가 증가하므로 척추와 어깨가 건강한 사람만 수행해야 한다.
- 또한 이 운동은 조정이 까다롭기 때문에 필라테스 경험이 많은 사람만 수행해야 한다.
- 오버헤드 자세를 취할 때는 경추가 과도하게 긴장되지 않도록 주의한다.
- 골다공증이 있는 사람은 이 운동을 하지 않는다.
- 녹내장 환자는 주의한다.
- 골반이나 척추가 불안정한 경우, 볼 베어링과 가벼운 스프링이 있는 현대 리포머를 사용한다. 고전 리포머는 플레인 베어링의 마찰이 높아 이를 피하는 동작 없이 운동하기에는 초기 저항이 너무 클 수 있다.

31. 한 다리-공중 자전거 타기 One Leg-Bicycle in the Air

1/4 (나기 타카하시에게서 영감을 받음)

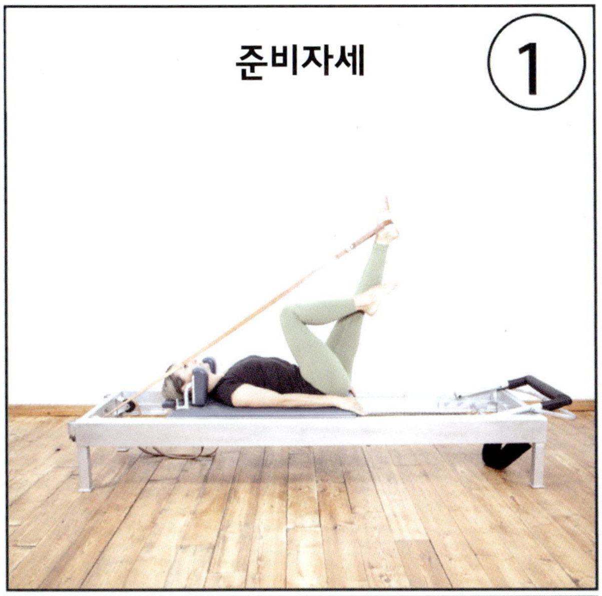

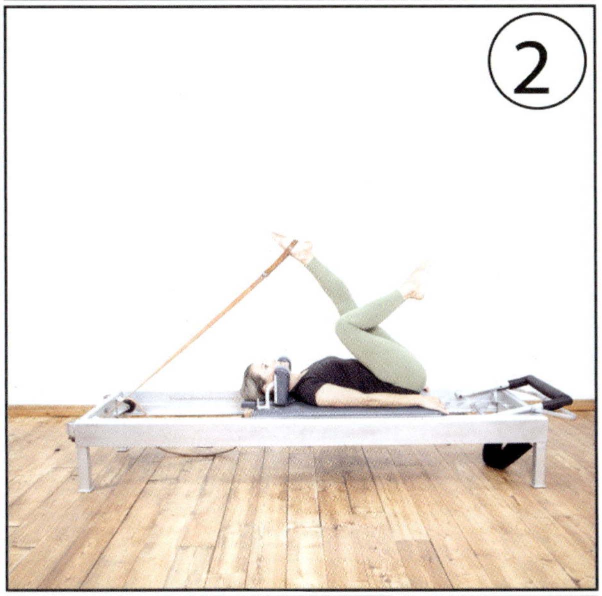

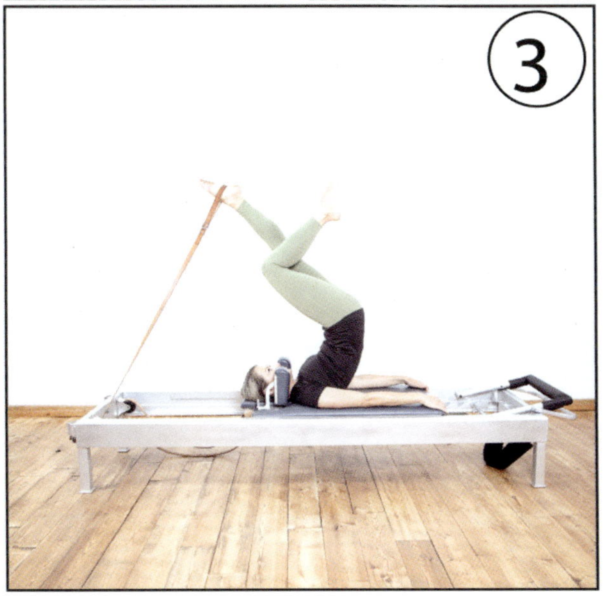

31. 한 다리-공중 자전거 타기 One Leg-Bicycle in the Air

2/4 (나기 타카하시에게서 영감을 받음)

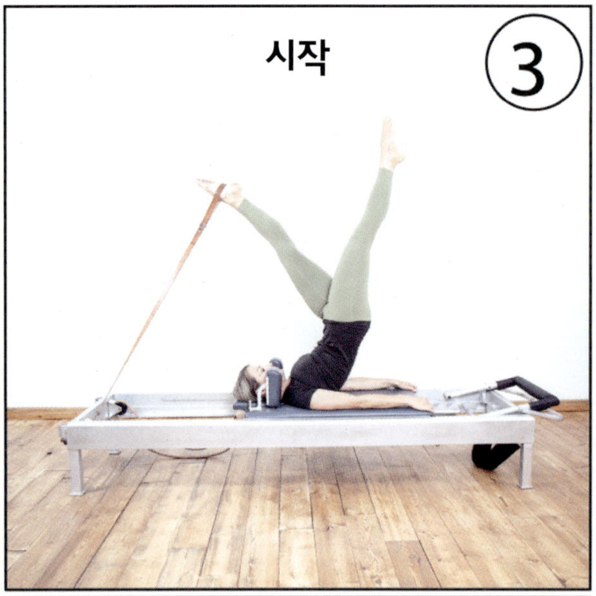

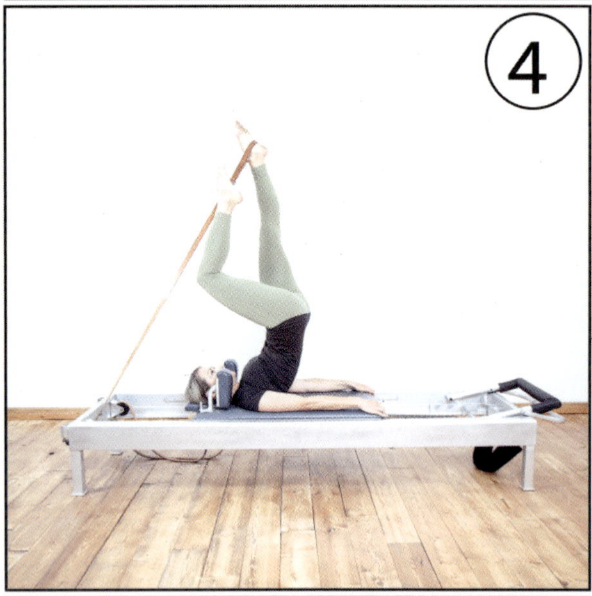

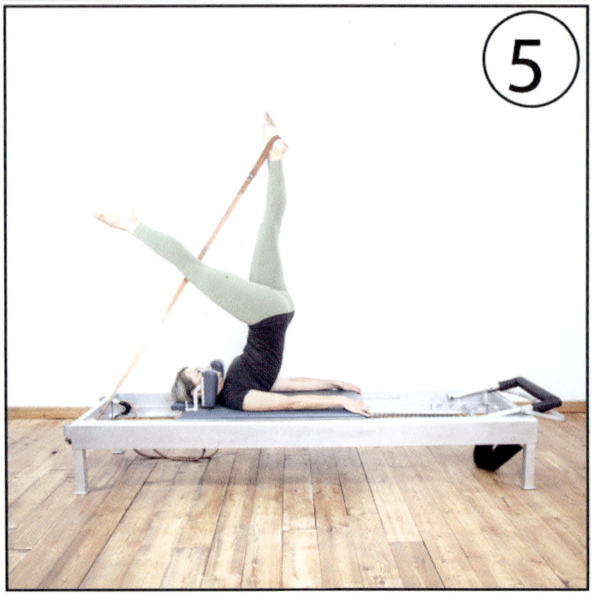

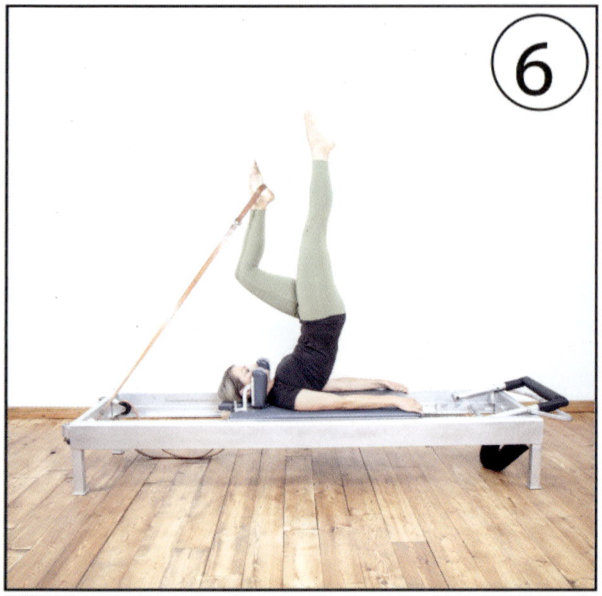

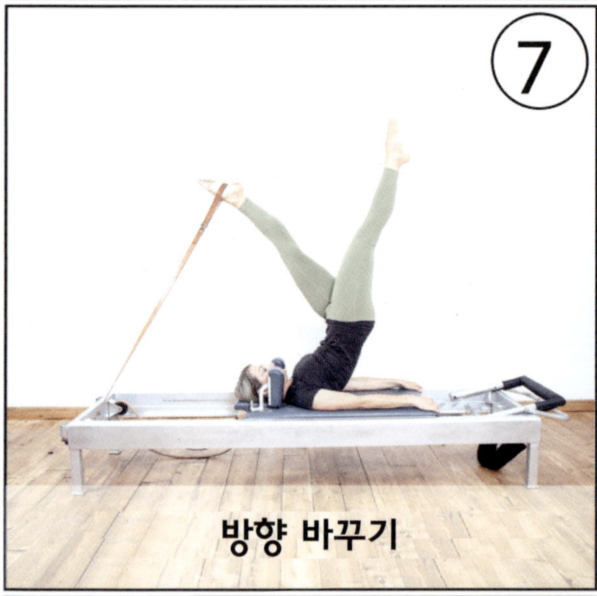

5x

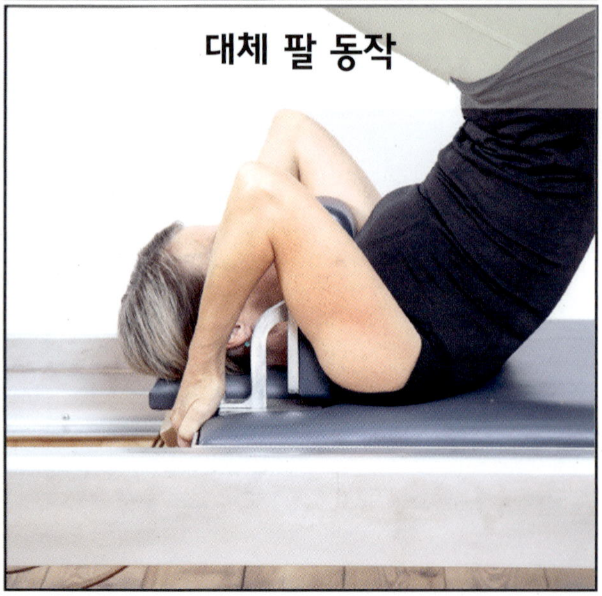

31. 한 다리-공중 자전거 타기 One Leg-Bicycle in the Air

3/4 (나기 타카하시에게서 영감을 받음)

준비: 0.5- 1.5 스프링, 머리 받침대는 아래로

- 머리 받침대를 내렸는지 확인하고 머리 받침대에 쿠션이나 수건을 접어 놓지 않는다.
- 어깨를 어깨 받침대에 대고 캐리지에 똑바로 눕는다.
- 팔은 몸에 바짝 붙이고 손가락을 쭉 뻗는다.
- 왼발에 오른쪽 스트랩의 루프(숏 스파인 루프)를 걸어 대각선으로 교차하게 한다. 스트랩이 어깨 받침대에 닿지 않도록 한다.
- 루프는 왼발 아치에서 발뒤꿈치 쪽에 가까운 위치에 걸리게 한다.
- 왼쪽 다리를 대각선으로 쭉 뻗는다.
- 오른쪽 다리는 테이블탑 자세를 한다.
- 골반은 중립으로 하고 척추도 자연스러운 위치에 있게 한다.
- 한 다리에만 루프를 했지만, 골반에 체중이 고르게 실리도록 한다.
- 곧게 뻗은 왼쪽 다리를 뒤로 보내 뒤쪽을 향하게 한다. 이때 골반은 뒤로 기울인다.
- 캐리지를 움직이지 않은 상태에서 복부에 힘을 주어 골반을 천천히 말아 캐리지에서 떼어 낸다.
- 목을 길게 유지하고 턱을 세우고 머리는 위를 향하도록 한다. 머리나 목에 압력이 가해지지 않도록 한다.
- 오른쪽 다리를 앞으로 곧게 펴서 양 다리가 몸통을 통과하는 가상의 수직선과 같은 거리만큼 떨어진 가위 모양을 만든다(그림 3).

운동 목적:

- 등 전체 근육과 복부 근육을 강화한다.
- 역 위치에서 힘을 개발한다.
- 골반 안정성을 높인다.
- 스트랩을 한 다리의 다리폄근을 강화한다. 스트랩을 하지 않은 다리의 엉덩관절굽힘근을 강화한다.

운동 수행: 3-7회 반복

복부를 몸 안쪽 위로 당긴다.

자전거 타는 다리 모양을 한다.

어떤 순간에도 어느 다리가 스트랩을 통해 리포머에 연결되어 있는지, 어느 다리가 오픈 키네틱 체인 운동 상태인지 보여서는 안된다.

3-7회 반복한다. 방향을 전환한다.

이어서 다음 운동인 "한쪽 다리-둔근 스트레칭(One Leg-Glute Stretch)"을 하거나 바로 방향을 바꾸고 오른쪽 다리에 왼쪽 루프를 사용한다.

일반적인 실수:

- 운동을 시작할 때 또는 운동 중에 몸통이나 골반이 틀어진다.
- 다리를 움직이는 속도가 다르다.
- 왼다리와 오른 다리의 가위 동작이 다르다.
- 무릎을 과도하게 편다.

31. 한 다리-공중 자전거 타기 One Leg-Bicycle in the Air

4/4 (나기 타카하시에게서 영감을 받음)

수정 또는 변형:

- 골반 들어 올리기가 너무 어려운 경우, 캐리지 뒤쪽 프레임 위로 손을 뻗어 팔꿈치가 위를 향하도록 잡는다 (사진: 대체 팔 동작).

금기 사항/위험 요소:

- 이 운동은 척추와 어깨에 가해지는 부하가 증가하므로 척추와 어깨가 건강한 사람만 수행해야 한다.
- 또한 이 운동은 조정이 까다롭기 때문에 필라테스 경험이 많은 사람만 수행해야 한다.
- 오버헤드 자세를 취할 때는 경추가 과도하게 긴장되지 않도록 주의한다.
- 골다공증이 있는 사람은 이 운동을 하지 않는다.
- 녹내장 환자는 주의한다.
- 골반이나 척추가 불안정한 경우, 볼 베어링과 가벼운 스프링이 있는 현대 리포머를 사용한다. 고전 리포머는 플레인 베어링의 마찰이 높아 이를 피하는 동작 없이 운동하기에는 초기 저항이 너무 클 수 있다.

32. 한 다리-둔근 스트레칭 One Leg-Glute Stretch

1/2

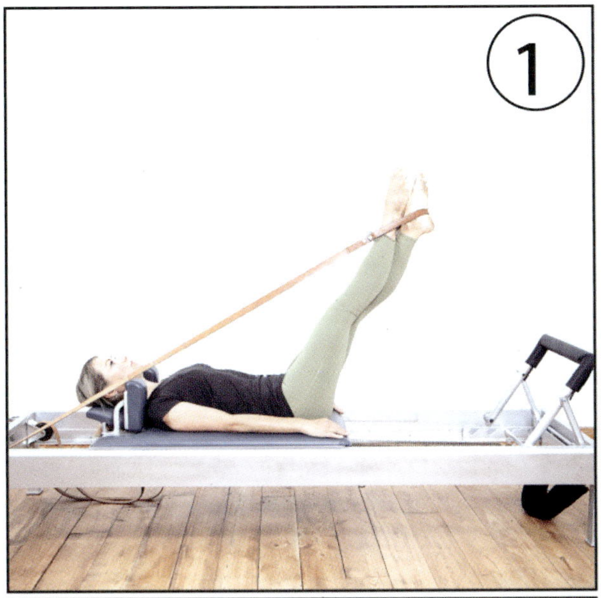

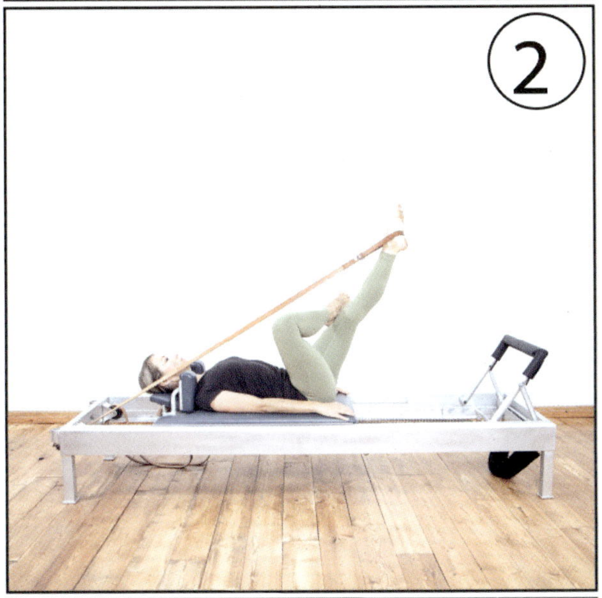

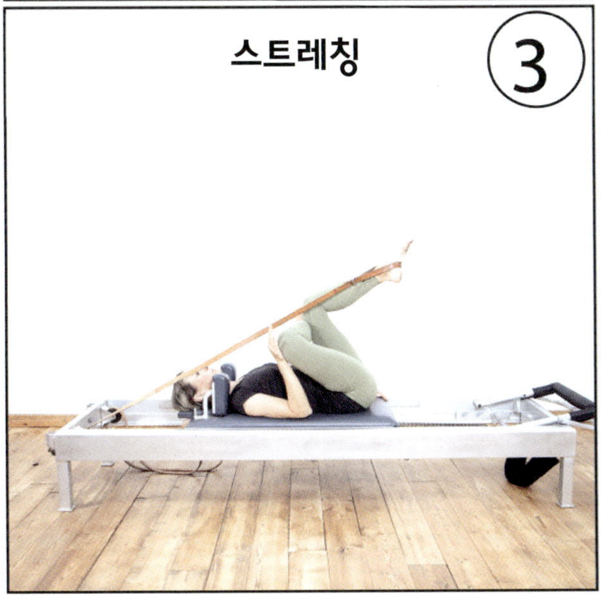

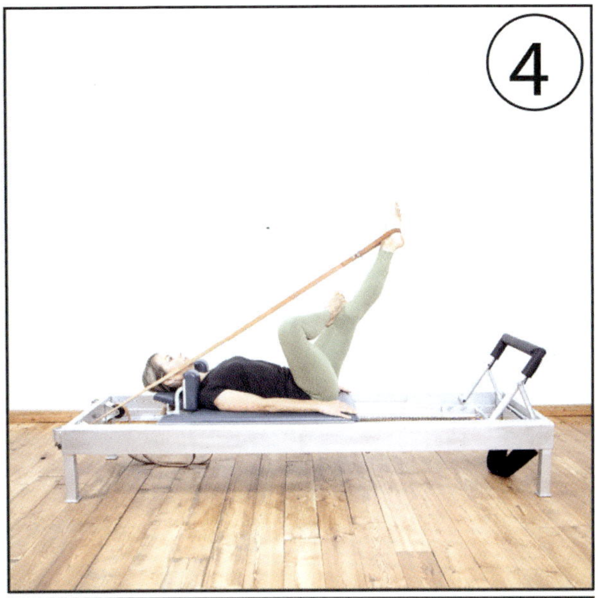

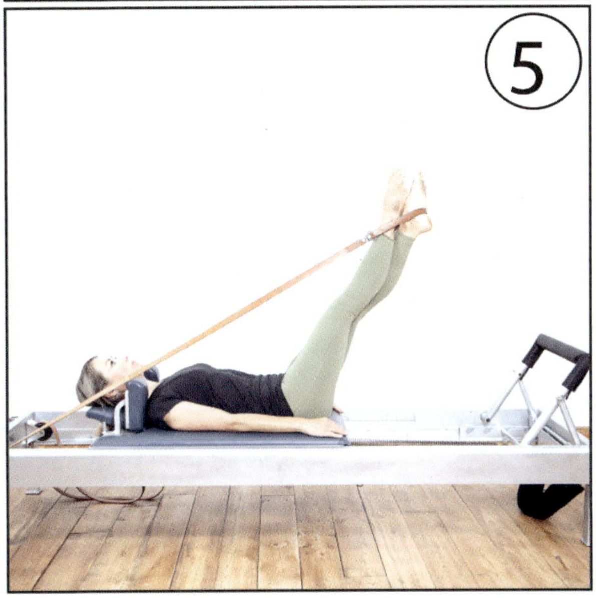

32. 한 다리-둔근 스트레칭 One Leg-Glute Stretch
2/2

준비: 0.5-1.5 스프링, 머리 받침대 위로

- 어깨를 어깨 받침대에 대고 캐리지에 똑바로 눕는다.
- 팔은 몸에 바짝 붙이고 손가락을 쭉 뻗는다.
- 머리 받침대를 들어 올리거나 머리 아래에 작은 쿠션을 놓는다. 들어 올린 머리 받침대/쿠션 때문에 경추가 압박되는 경우, 쿠션을 사용하지 말고 턱을 가슴쪽으로 살짝 당겨 목 뒤쪽을 펴준다.
- 왼발을 오른쪽 스트랩 루프(쇼트 스파인 루프)에 걸어 대각선으로 교차하여 놓는다. 스트랩이 어깨 받침대에 닿지 않도록 한다.
- 루프는 왼발 아치에서 발뒤꿈치 쪽에 가까운 위치에 걸리게 한다.
- 오른쪽 다리는 발목 위에서부터 교차한다.
- 두 다리는 대각선을 이루며 쭉 뻗는다.
- 양쪽 다리는 약간 바깥쪽을 향하게 한다.
- 왼쪽 다리를 움직이지 않은 상태에서 오른쪽 발목을 왼다리 아래로 왼쪽 허벅지까지 밀고 오른쪽 무릎은 바깥쪽으로 구부린다.
- 다리를 교차한 상태에서 한 다리에만 루프를 걸었지만 체중은 골반에 고르게 분산되도록 한다.

운동 목적:

- 둔근과 엉덩관절돌림근을 스트레칭한다. 정확한 스트레칭 자세와 각 근육의 길이에 따라 스트레칭되는 근육이 다르다.

운동 수행: 3-5회 반복

복부를 몸 안쪽 위로 당긴다.

왼쪽 다리를 굽혀 캐리지를 움직이지 않고 오른쪽 다리를 가슴에 더 가깝게 가져온다. 골반이 뒤쪽으로 기울어지게 하거나 말려 올라갈 수 있도록 한다.

0(스트레칭이 전혀 느껴지지 않음)에서 10(본인이 상상할 수 있는 가장 극심한 고통)까지 척도에서 스트레칭 강도를 3-4 정도(통증은 없지만 당겨짐이 느껴지는 정도)로 조정한다. 이 자세를 20-30초간 유지한다. 또는 3-4회 호흡하는 동안 유지한다. 스트레칭 중 근육이 긴장하기 시작해 반작용이 일어나면 스트레칭 강도를 약간 완화하고 다음 스트레칭을 좀 더 부드럽게 시작한다. 스트레칭은 점진적으로 해야 하며 급작스럽게 하면 안된다.

두 다리를 교차해 45° 각도로 뻗은 상태에서 조심스럽게 한 단계씩 시작 위치로 돌아간다(그림 5).

방향을 전환하고, 방향마다 1-3회 반복한다.

이어서 다음 운동인 "한쪽 다리-햄스트링 스트레칭(One Leg-Hamstring Stretch)"을 하거나 방향을 바꿔 왼쪽 다리를 위에서부터 교차시킨 상태에서 오른발에 왼쪽 루프를 사용한다.

일반적인 실수:

- 운동하는 내내 골반이 움직인다.
- 무릎을 과도하게 편다.

수정 또는 변형:

- 골반이 뒤로 기울어지지 않도록 의도적으로 앞으로 기울이려고 노력한다. 이렇게 하면 궁둥구멍근을 스트레칭 할 수 있다.

금기 사항/위험 요소:

- 고관절 인공삽입물을 한 경우, 탈구의 위험이 있다.

33. 한 다리-햄스트링 스트레칭 One Leg-Hamstring Stretch

1/2

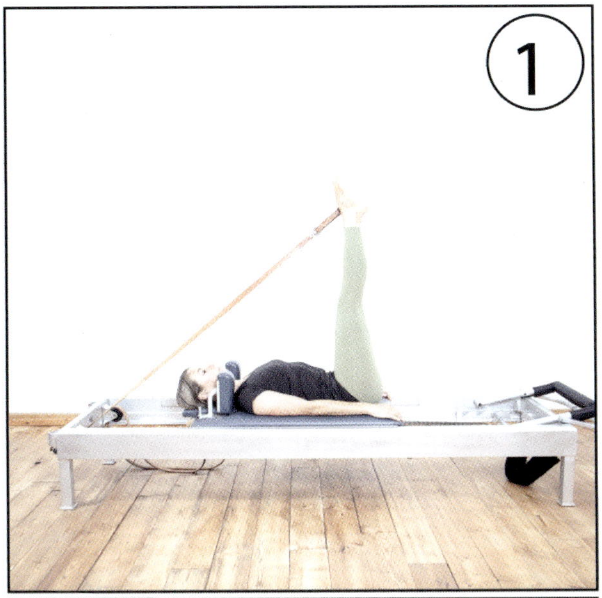

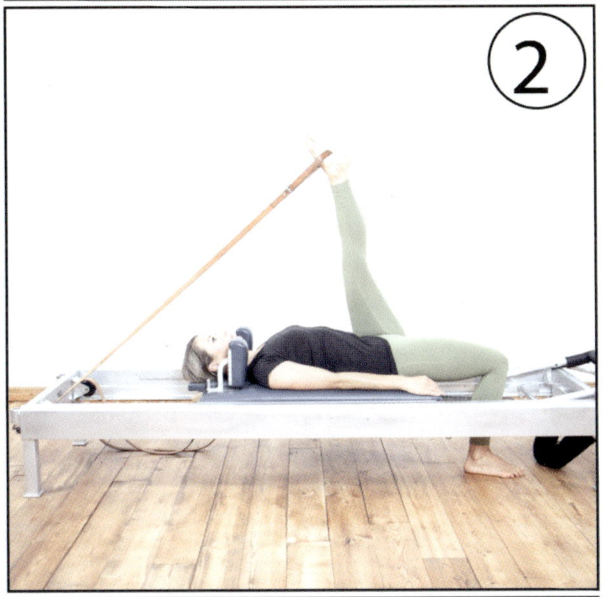

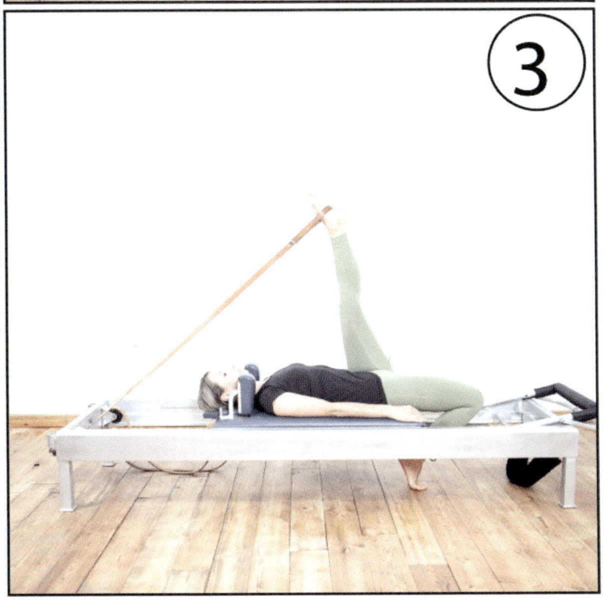

33. 한 다리-햄스트링 스트레칭 One Leg-Hamstring Stretch 2/2

준비: 0.5-1.5 스프링, 머리 받침대 위로

- 어깨는 어깨 받침대에 대고 캐리지에 똑바로 눕는다.
- 팔은 몸에 바짝 붙이고 손가락은 쭉 뻗는다.
- 머리 받침대를 들어 올리거나 머리 아래에 작은 쿠션을 놓는다. 들어 올린 머리 받침대/쿠션 때문에 경추가 압박되는 경우, 쿠션을 사용하지 말고 턱을 가슴쪽으로 살짝 당겨 목 뒤쪽을 펴준다.
- 왼발을 오른쪽 스트랩 루프(쇼트 스파인 루프)에 걸어 대각선으로 교차하여 놓는다. 스트랩이 어깨 받침대에 닿지 않도록 한다.
- 루프는 왼발 아치에서 발뒤꿈치 쪽에 가까운 위치에 걸리게 한다.
- 양 다리를 평행하게 수직으로 들어 올린다.

운동 목적:

- 햄스트링을 스트레칭한다. 넙다리곧은근을 스트레칭 할 수도 있다.
- 정확한 스트레칭 자세와 각 근육의 길이에 따라 스트레칭되는 근육이 다르다.

운동 수행: 3-5회 반복

복부를 몸 안쪽 위로 당긴다.
오른쪽 다리를 굽혀 바닥쪽으로 내린다. 다리는 스프링바 앞에 정강이뼈가 위치한 상태로 리포머 프레임 안에 둔다.
가능하면 오른발을 바닥에 댄 다음 골반을 돌리거나 기울이지 않고 오른발을 최대한 뒤로 젖힌다.

0(스트레칭이 전혀 느껴지지 않음)에서 10(본인이 상상할 수 있는 가장 극심한 고통)까지 척도에서 왼쪽 다리와 오른쪽 다리의 스트레칭 강도를 3-4 정도(통증은 없지만 당겨짐이 느껴지는 정도)로 조정한다. 이 자세를 20-30초간 유지한다. 또는 3-4회 호흡하는 동안 유지한다. 스트레칭 중 근육이 긴장하기 시작해 반작용이 일어나면 스트레칭 강도를 약간 완화하고 다음 스트레칭을 좀 더 부드럽게 시작한다. 스트레칭은 점진적으로 해야 하며 급작스럽게 하면 안된다.

조심스럽게 한 단계씩 시작 위치로 돌아간다. 방향을 전환한다.

방향 당 1-3회 반복한다.

이어서 다음 운동 "허벅지 스트레칭 오프닝(Openings with Thigh Stretch)"을 하거나 방향을 바꿔 오른발에 왼쪽 루프를 사용한다.

일반적인 실수:

- 운동하는 내내 골반이 움직인다.
- 무릎이 과도하게 펴져 있다.

수정 또는 변형:

- 리포머 다리가 없어 바닥과 가까운 경우, 다리 아래를 풋바 아래로 뻗어 프레임에 올려놓는 것이 좋다.

금기 사항/위험 요소: -

34. 허벅지 스트레칭 오프닝 Openings with Thigh Stretch

1/3

① 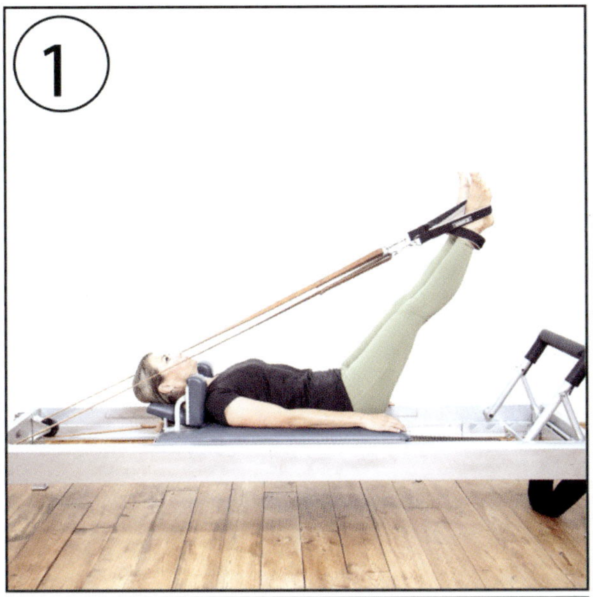

② 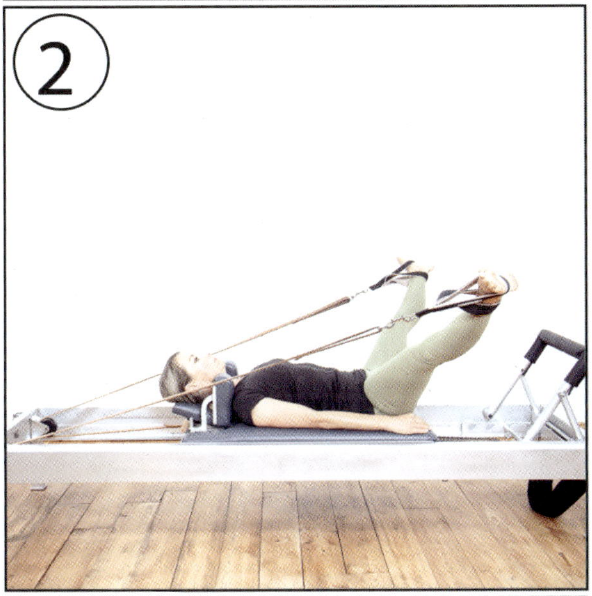

③ 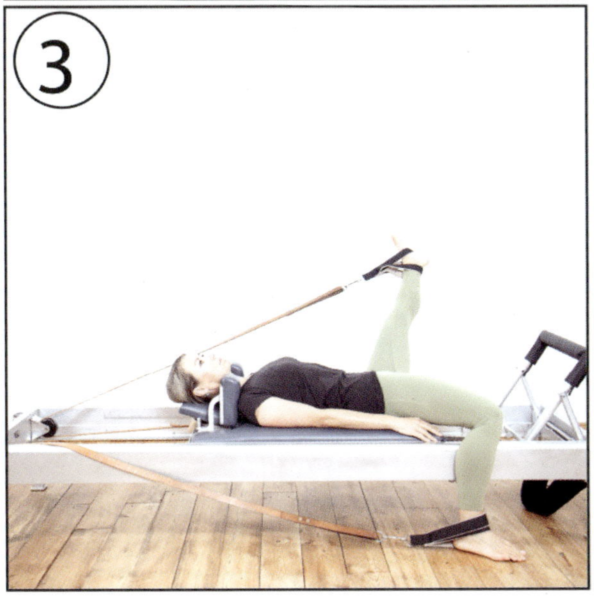

④ 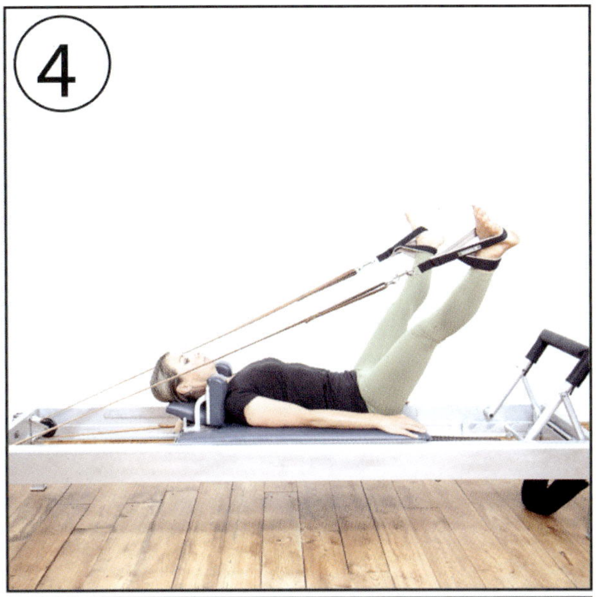

⑤ 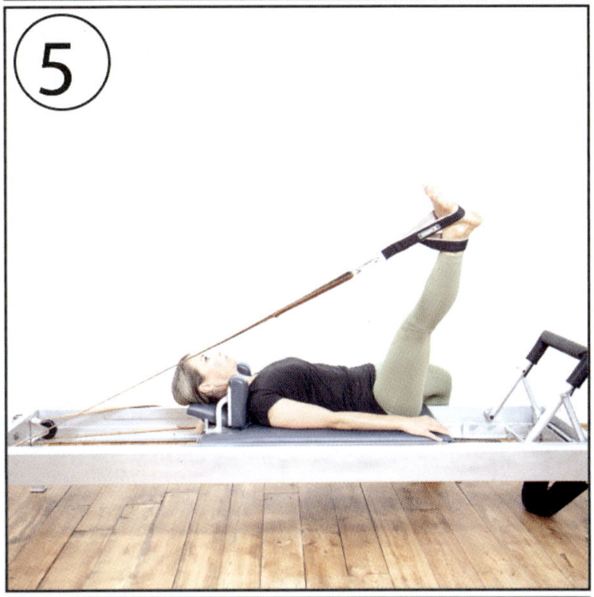

⑥ 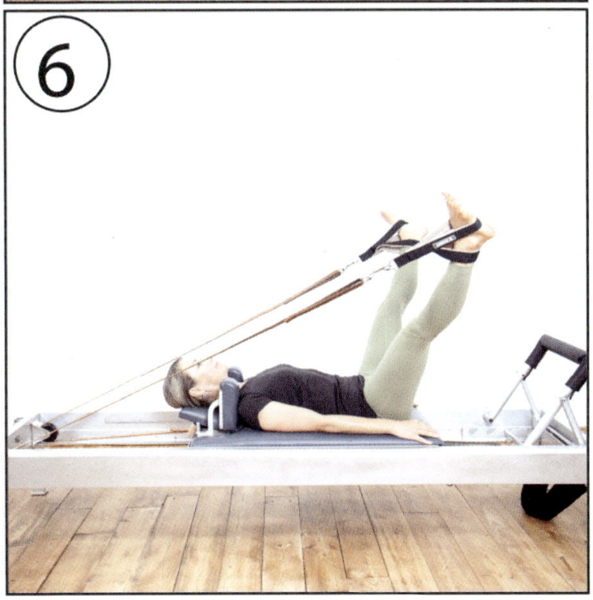

34. 허벅지 스트레칭 오프닝 Openings with Thigh Stretch 2/2

준비: 1-2 스프링, 머리 받침대 위로, 롱 스파인 루프

- 이 운동은 엉덩관절 유연성과 관련해 비교적 까다로운 운동이다. 몸이 준비되었을 때만 이 운동을 시도한다.
- 어깨는 어깨 받침대에 대고 캐리지에 똑바로 눕는다.
- 팔은 몸에 바짝 붙이고 손가락은 쭉 뻗는다.
- 머리 받침대를 들어 올리거나 머리 아래에 작은 쿠션을 놓는다. 들어 올린 머리 받침대/쿠션 때문에 경추가 압박되는 경우, 쿠션을 사용하지 말고 턱을 가슴쪽으로 살짝 당겨 목 뒤쪽을 펴준다.
- 발은 루프 익스텐션(롱 스파인 루프)에 건다. 루프는 왼발 아치에서 발뒤꿈치 쪽에 가까운 위치에 걸리게 한다.
- 발은 작은 'V'자 모양으로 한다(뒤꿈치는 붙이고 발가락은 떨어뜨린다).
- 다리를 45° 각도로 뻗는다.
- 스트랩이 어깨 받침대에 닿지 않게 한다.
- 골반은 중립으로 하고 척추는 자연스러운 위치에 있게 한다.

운동 목적:

- 골반 안정성을 개선한다.
- 무릎 폄근과 다리 안쪽 근육을 강화하고 스트레칭한다.
- 엉덩이 가동성을 향상한다.

운동 수행: 방향 당 1-3회

복부를 몸 안쪽 위로 당긴다. 몸통 전체 근육(뭇갈래근, 배가로근, 골반바닥근, 배속빗근, 배바깥빗근, 배곧은근)을 안정화한다.

다리 안쪽에 편안한 스트레칭이 느껴질 때까지 다리를 바깥쪽으로 벌린다.

오른쪽 다리를 굽혀 바닥 쪽으로 내리면서 안쪽으로 돌린다. 다리는 리포머 프레임 바깥쪽에 둔다. 발로 바닥을 디딘다. 그런 다음 골반을 돌리거나 기울이지 않고 최대한 오른쪽 어깨쪽으로 뒤로 젖힌다.

0(스트레칭이 전혀 느껴지지 않음)에서 10(본인이 상상할 수 있는 가장 극심한 고통)까지 척도에서 왼쪽 다리와 오른쪽 다리의 스트레칭 강도를 3-4 정도(통증은 없지만 당겨짐이 느껴지는 정도)로 조정한다. 이 자세를 20-30초간 유지한다. 또는 3-4회 호흡하는 동안 유지한다. 스트레칭 중 근육이 긴장하기 시작해 반작용이 일어나면 스트레칭 강도를 약간 완화하고 다음 스트레칭을 좀 더 부드럽게 시작한다. 스트레칭은 점진적으로 해야 하며 급작스럽게 하면 안된다.

두 다리를 45° 각도로 뻗은 상태에서 조심스럽게 시작자세로 돌아간다(그림 1).

방향을 바꾸고 방향 당 1-3회 반복한다.

일반적인 실수:

- 스트레칭을 할 때 골반이 돌아가거나 기울어진다.
- 한쪽 다리는 스트레칭 되지만 다른 다리는 능동적으로 사용하지 않는다. 다리 위치는 서로 균형잡혀 있어야 한다.
- 무릎이 바깥쪽으로 스트레칭되고 과도하게 펴진다.

34. 허벅지 스트레칭 오프닝 Openings with Thigh Stretch
3/3

수정 또는 변형: –

금기 사항/위험 요소:

- 무릎 부상(인대, 반월상 연골 등)을 입었거나 무릎 관절을 교체한 이력이 있는 사람은 이 운동을 하지 않는다.
- 무릎이 민감한 경우, 무릎이 "풀릴"수 있으므로 동작 범위 끝까지 움직이는 동작은 하지 않는다.
- 바깥쪽 움직임이 끝날 때 불편한 느낌이 들면, 무릎을 먼저 구부린 다음 양쪽 무릎은 모은다.
- 엉덩관절 치환술 또는 엉덩관절 이형성증이 있는 경우, 이 운동을 하지 않는다.

35. 한 다리 개구리 One Leg Frog

1/2

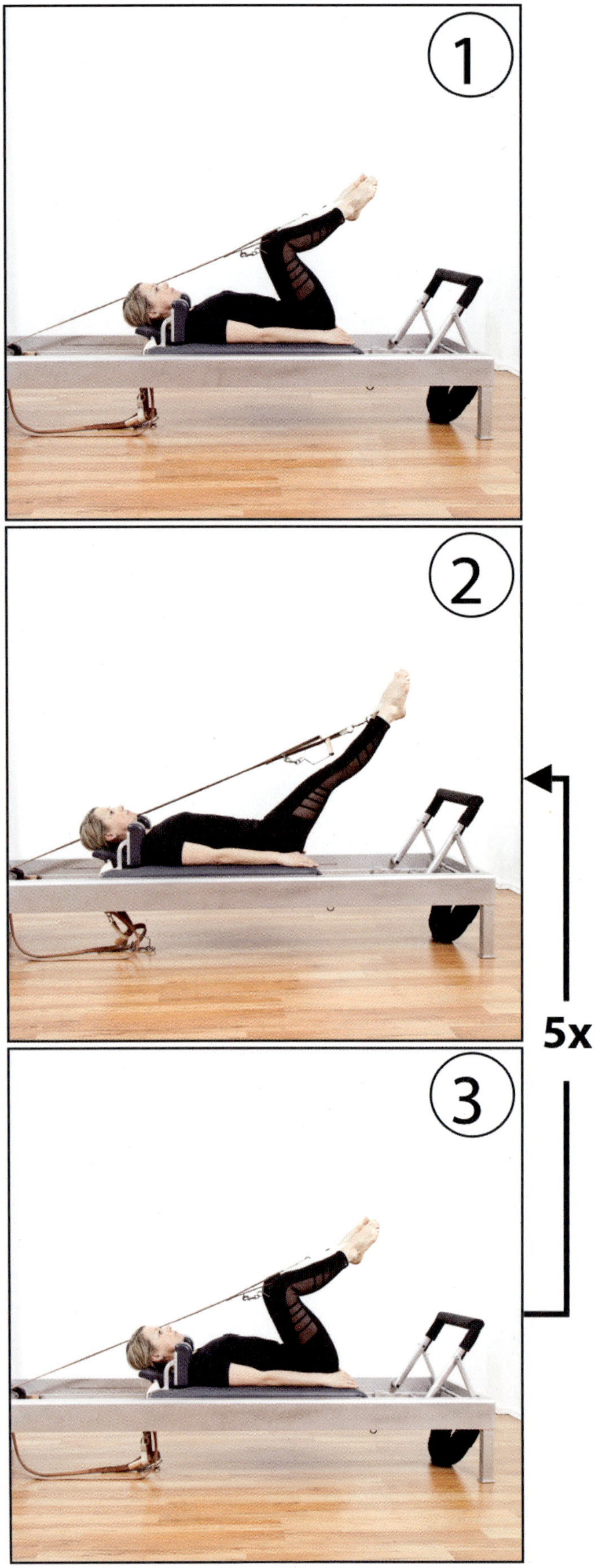

35. 한 다리 개구리 One Leg Frog
2/2

준비: 1-2 스프링, 머리 받침대 위로, 롱 스파인 루프

- 어깨는 어깨 받침대에 대고 캐리지에 똑바로 눕는다.
- 팔은 몸에 바짝 붙이고 손가락을 쭉 뻗는다.
- 머리 받침대를 들어 올리거나 머리 아래에 작은 쿠션을 놓는다. 들어 올린 머리 받침대/쿠션 때문에 경추가 압박되는 경우, 쿠션을 사용하지 말고 턱을 가슴쪽으로 살짝 당겨 목 뒤쪽을 펴준다.
- 왼발은 루프 익스텐션(롱 스파인 루프)에 건다. 루프는 왼발 아치에서 발뒤꿈치 쪽에 가까운 위치에 걸리게 한다.
- 두 다리를 바깥쪽으로 약간 돌려 개구리 자세를 취하고 발은 작은 'V' 모양으로 한다(뒤꿈치를 붙이고 발가락쪽은 떨어뜨린다).
- 무릎은 어깨 너비 정도로 벌린다.
- 오른쪽 다리도 루프에 있는 것처럼 사용한다.
- 골반은 중립으로 하고 척추는 자연스러운 위치에 있게 한다.

운동 목적:

- 골반 안정성을 높인다.
- 코어 안정성을 강화한다.
- 무릎 폄근과 다리 안쪽 근육을 강화한다.
- 엉덩관절 가동성을 높인다.

운동 수행: 운동 섹션당 3-5회 반복

다리를 약 4°도까지 벌리고 스트랩은 어깨 받침대에 닿지 않게 한다. 허벅지 안쪽 스트레칭을 시작한다. 두 다리는 모두 맞물려 있지만, 왼쪽 다리의 움직임을 통해서만 캐리지를 움직인다. 다리를 잠시 뻗은 상태로 유지한 후 뒤로 젖힌다.

이 동작을 3-5회 반복한 후, 한쪽 다리 운동을 계속하거나 다리를 바꾼다.

일반적인 실수:

- 운동하는 내내 골반이 움직인다.
- 무릎을 어깨너비보다 더 많이 벌려 허벅지 안쪽이 너무 떨어져 있다.
- 움직임이 무릎 폄근에 의해 너무 많이 시작되거나 지지된다.
- 다리를 거의 수직으로 위로 뻗는다.
- 실행 정확성이 부족하다.

수정 또는 변형:

- 왼발을 왼쪽 루프에 거는 대신 왼발을 오른쪽 루프에 건다. 이렇게 하면 다리 바깥쪽 근육이 강화된다.

금기 사항/위험 요소:

- 긴장과 관련된 허리 통증이 있는 경우, 이 운동을 하지 않는다.
- 인공고관절의 경우, 다리를 바깥쪽으로 회전하는 과정에서 탈구의 위험이 있다.
- 골반이나 척추가 불안정한 경우, 볼 베어링과 가벼운 스프링이 있는 현대 리포머를 사용한다. 고전 리포머는 플레인 베어링의 마찰이 높아 이를 피하는 동작 없이 운동하기에는 초기 저항이 너무 클 수 있다.

36. 한 다리 원그리기 One Leg Circles

1/4

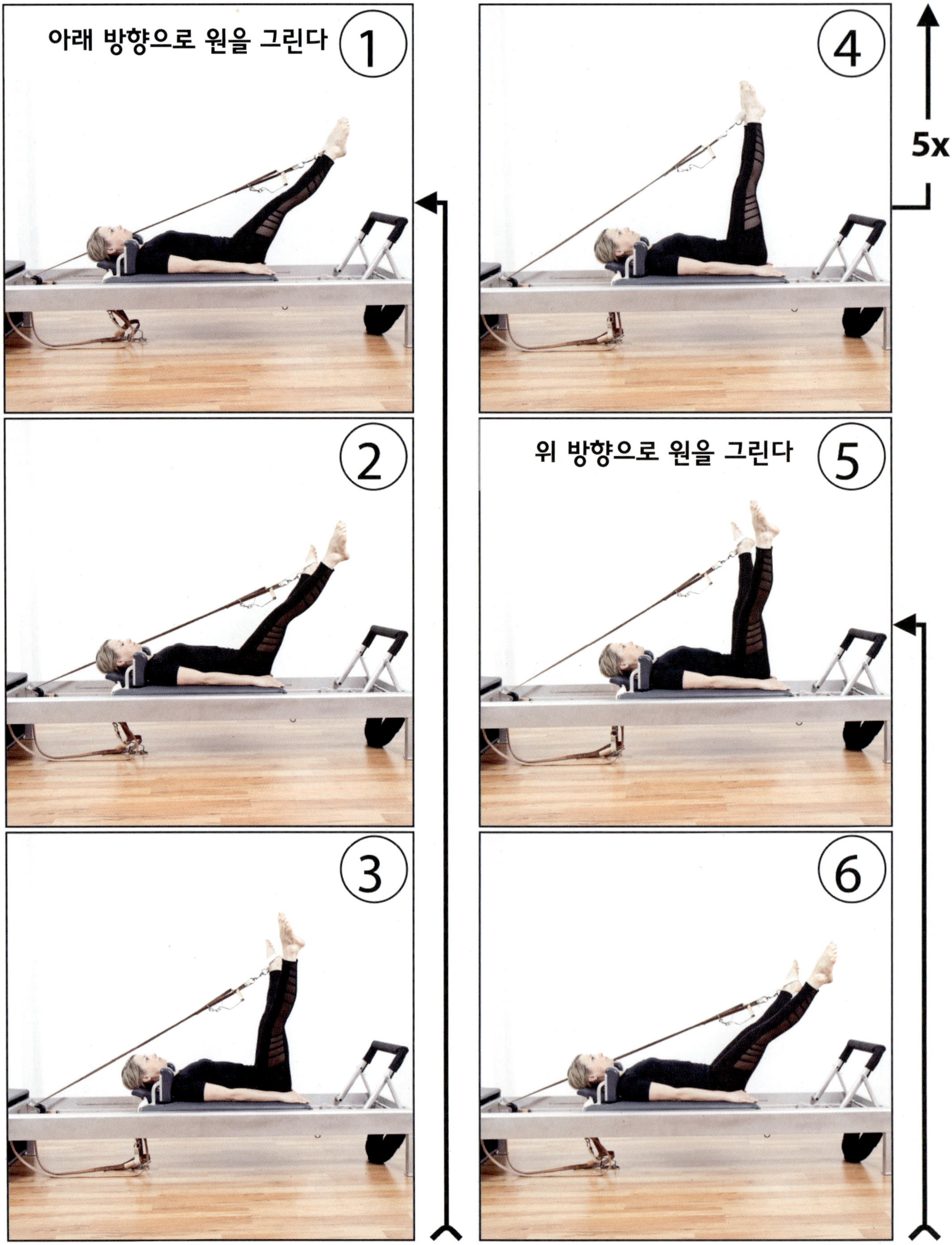

아래 방향으로 원을 그린다
1
2
3
4
5x
위 방향으로 원을 그린다
5
6

36. 한 다리 원그리기 One Leg Circles

2/2

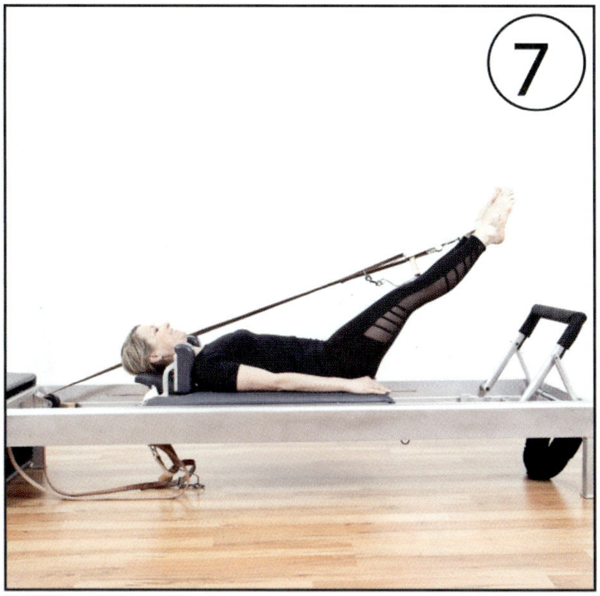

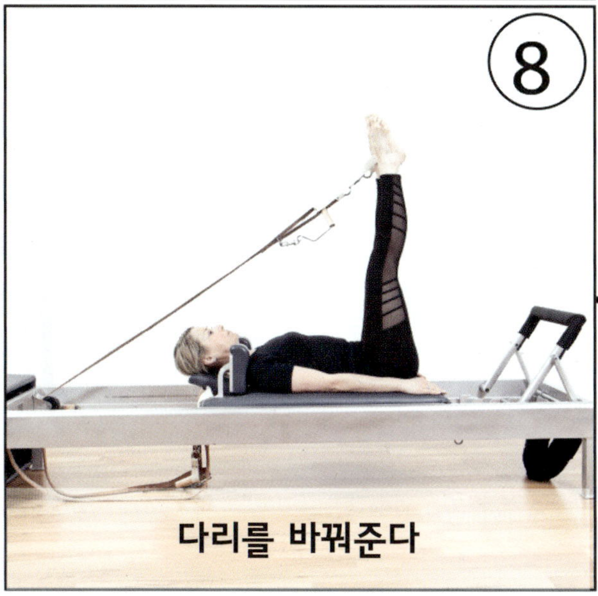

5x

36. 한 다리 원그리기 One Leg Circles
3/4

준비: 1-2 스프링, 머리 받침대 위로, 롱 스파인 루프

- 어깨는 어깨 받침대에 대고 캐리지에 똑바로 눕는다.
- 팔은 몸에 바짝 붙이고 손가락을 쭉 뻗는다.
- 머리 받침대를 들어 올리거나 머리 아래에 작은 쿠션을 놓는다. 들어 올린 머리 받침대/쿠션 때문에 경추가 압박되는 경우, 쿠션을 사용하지 말고 턱을 가슴쪽으로 살짝 당겨 목 뒤쪽을 펴준다.
- 왼발은 루프 익스텐션(롱 스파인 루프)에 건다. 루프는 왼발 아치에서 발뒤꿈치 쪽에 가까운 위치에 걸리게 한다.
- 두 다리를 바깥쪽으로 약간 돌려 개구리 자세를 취하고 발은 작은 'V' 모양으로 한다(뒤꿈치를 붙이고 발가락쪽은 떨어뜨린다).
- 무릎은 어깨 너비 정도로 벌린다.
- 오른쪽 다리도 루프에 있는 것처럼 사용한다.
- 골반은 중립으로 하고 척추는 자연스러운 위치에 있게 한다.

운동 목적:

- 골반 안정성을 높인다.
- 코어 안정성을 강화한다.
- 무릎 폄근과 다리 안쪽 근육을 강화한다.
- 엉덩관절 가동성을 높인다.

운동 수행: 아래, 위 각 3-5회

아래로 원 그리기

(발을 건) 왼쪽 스트랩이 어깨 받침대에 가볍게 닿도록 다리를 붙여 내린다(리포머 구조상 허용되는 경우). 그런 다음 리포머 너비보다 조금 더 넓게 다리를 벌리고 어깨 받침대를 쓸어내리듯 반원을 그린다. 이 상태에서 다리를 수직 위치로 가져오고 발끝에서 작은 "V" 모양이 되도록 다리를 붙인다. 3-5회 반복한 후 "위로 원 그리기"로 방향을 바꾼다.

위로 원 그리기

다리가 수직인 상태에서 리포머 너비보다 약간 더 넓게 다리를 벌린다.
"어깨받침을 쓸어내듯이" 반원을 그리며 다리를 내린다(리포머 구조상 허용되는 경우).
그런 다음 다리를 붙여 작은 "V" 모양이 되게 한다. 다시 다리를 수직 위치로 가져온다.
3-5회 반복한 후 다리를 바꿔 운동한다.

일반적인 실수:

- 다리를 들어 올리자마자 골반이 뒤쪽으로 움직인다.
- 운동하는 내내 골반이 움직인다.
- 다리를 바깥쪽으로 너무 많이 움직인다.
- 실행의 정확성이 부족하다.
- 다리를 움직이는 속도가 다르고 동작을 동일하게 수행하지 않는다.
- 무릎을 과도하게 편다.

36. 한 다리 원그리기 One Leg Circles

4/4

수정 또는 변형:

- 왼발을 왼쪽 루프에 거는 대신 오른쪽 루프에 건다. 이렇게 하면 다리 바깥쪽 근육이 강화된다.

금기 사항/위험 요소:

- 긴장과 관련된 허리 통증이 있는 경우, 이 운동을 하지 않는다.
- 인공고관절의 경우, 다리를 바깥쪽으로 회전하는 과정에서 탈구의 위험이 있다.
- 골반이나 척추가 불안정한 경우, 볼 베어링과 가벼운 스프링이 있는 현대 리포머를 사용한다. 고전 리포머는 플레인 베어링의 마찰이 높아 이를 피하는 동작 없이 운동하기에는 초기 저항이 너무 클 수 있다.

37. 옆으로 누워 한쪽 다리 스트레칭하기

1/3

One Leg Side Lying-Single Leg Stretch

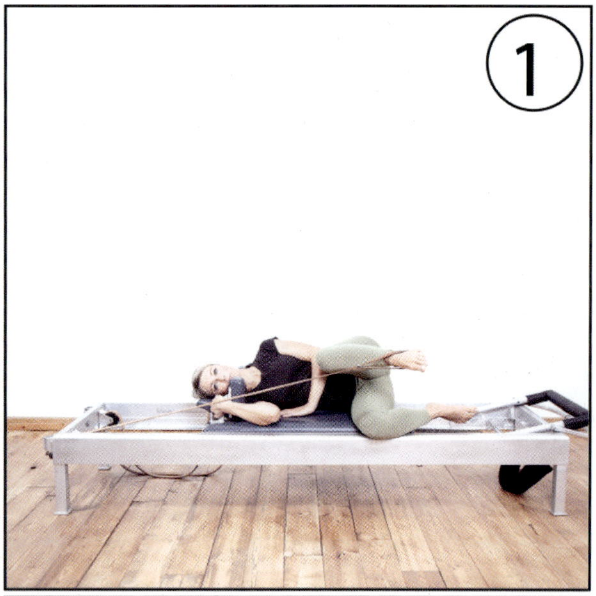

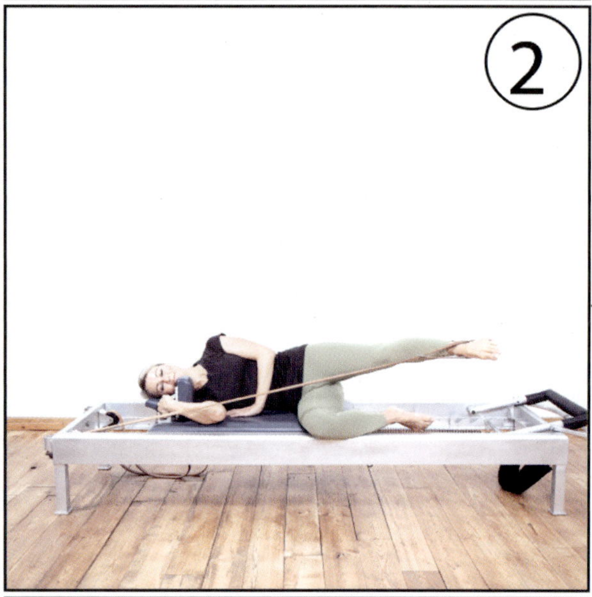

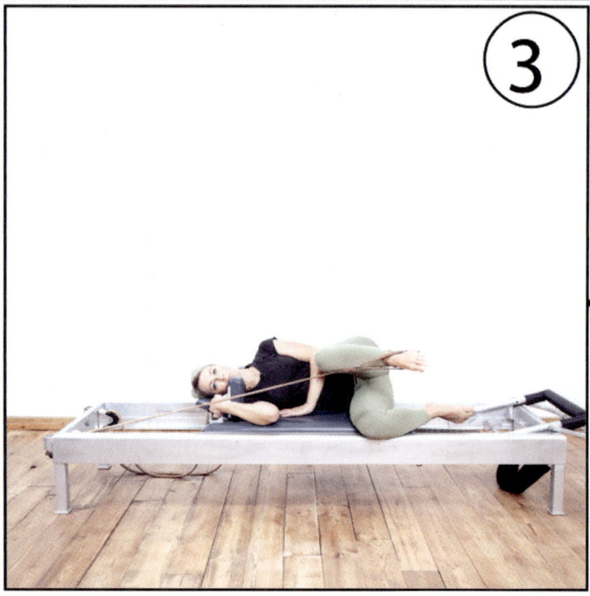

5x

37. 옆으로 누워 한쪽 다리 스트레칭하기

2/2 One Leg Side Lying-Single Leg Stretch

준비: 0.5-2 스프링, 머리 받침대 위로

- 리포머에서 옆으로 눕는다.
- 머리, 몸통, 골반이 일직선상에 위치하도록 몸을 정렬한다.
- 골반은 중립으로 하고 척추는 자연스러운 위치에 둔다.
- 머리는 머리 받침대에 둔다.
- 팔로 어깨 받침대를 잡는다.
- 팔 위쪽을 구부려 손가락이 머리 받침대를 향하도록 배꼽 앞(가능한 경우)에 손을 놓는다. 손은 가급적 하체에 가깝게 낮게 둔다. 하지만 여전히 손 전체가 캐리지에 닿아 있어야 한다. 위쪽 어깨는 낮추는 것이 목적이다.
- 아래 다리는 몸통 쪽으로 90° 각도로 굽혀져 캐리지에 부분적으로 올린다.
- 위쪽 발을 루프에 건다(숏 스파인 루프). 루프는 발 아치에서 발뒤꿈치 쪽에 가까운 위치에 걸리게 한다.
- 위쪽 다리를 굽혀 몸통 쪽으로 당긴다.
- 스트랩이 어깨 받침대에 닿지 않도록 한다.

운동 목적:

- 골반 안정성을 강화한다.
- 코어 안정성을 높인다.
- 무릎 폄근과 다리 안쪽 근육을 스트레칭하고 강화한다.
- 엉덩관절의 가동성을 높인다.

운동 수행: 3-7회 반복

복부를 안쪽 위로 당긴다. 몸통 전체 근육(뭇갈래근, 배가로근, 골반바닥근, 배속빗근, 배바깥빗근, 배곧은근)을 안정화한다. 루프에서 위쪽 다리를 가능한 한 바닥과 평행하게 한 줄로 늘린다. 발은 무릎과 일직선을 유지하고 바닥과 같은 거리를 유지한다.

몸통과 골반을 일직선으로 유지하고 스프링에 저항하면서 위쪽 다리를 천천히 구부린다. 3-7회 반복한다.

이어서 다음 운동인 "옆으로 누워서 한쪽 다리 차기(One Leg Side Lying - One Leg Kick)"를 하거나 방향을 바꾼다.

일반적인 실수:

- 위에서 봤을 때 머리에서 몸통, 골반까지 일직선이 아니다.
- 다리를 곧게 펴는 동안 몸통이 앞으로 약간 흔들린다.
- 다리를 가슴쪽으로 굽히는 동안 등이 둥글게 된다.
- 엉덩뼈(위앞엉덩뼈가시)가 서로 겹쳐져 있지 않고, 골반 위쪽 가장가리가 가장 아래쪽 갈비뼈에 더 가깝게 위치하고 있다.
- 위쪽 다리가 바깥쪽으로 돌아가 있다.

수정 또는 변형: -

금기 사항/위험 요소:

- 인공고관절의 경우, 탈구의 위험이 있다.
- 골반이나 척추가 불안정한 경우, 볼 베어링과 가벼운 스프링이 있는 현대 리포머를 사용한다. 고전 리포머는 플레인 베어링의 마찰이 높아 이를 피하는 동작 없이 운동하기에는 초기 저항이 너무 클 수 있다.

38. 옆으로 누워 한쪽 다리 차기 One Leg Side Lying-One Leg Kick

1/3

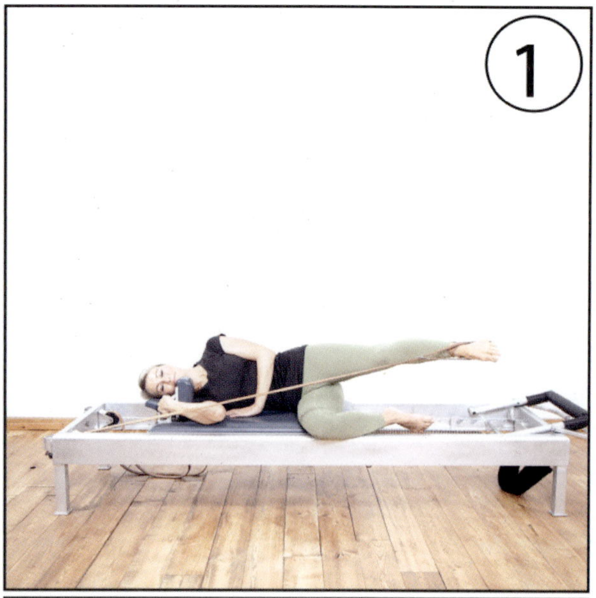

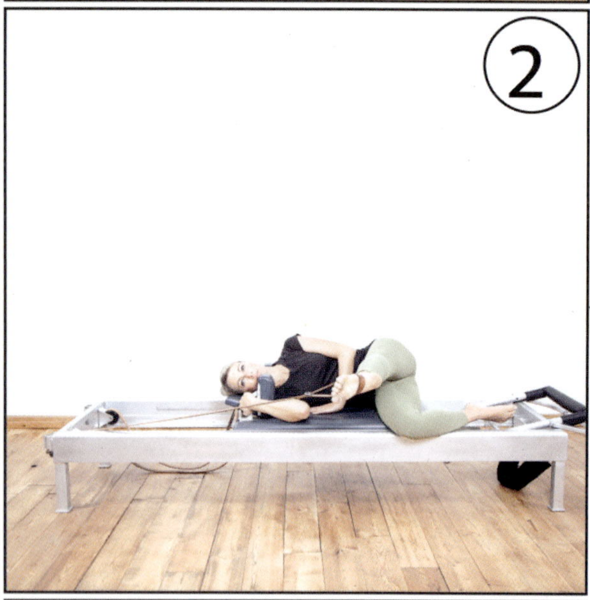

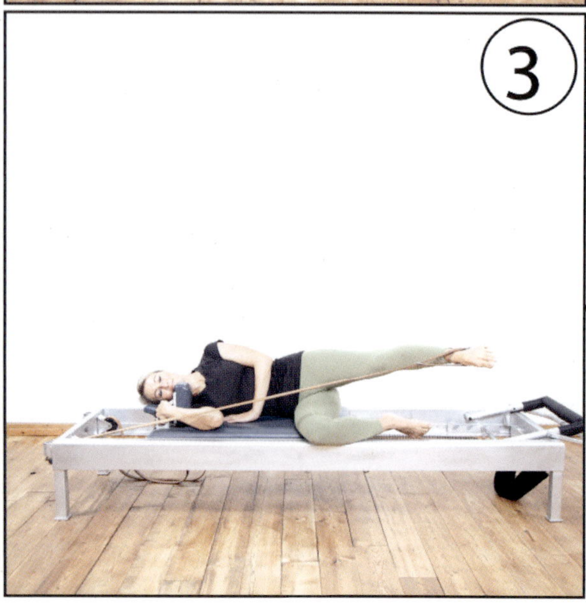

5x

38. 옆으로 누워 한쪽 다리 차기 One Leg Side Lying-One Leg Kick 2/2

준비: 0.5-2 스프링, 머리 받침대는 위로

- 리포머에 옆으로 눕는다.
- 머리, 몸통, 골반이 일직선상에 위치하도록 몸을 정렬한다.
- 골반은 중립으로 하고 척추는 자연스러운 위치에 둔다.
- 머리는 머리 받침대에 둔다.
- 팔로 어깨 받침대를 잡는다.
- 팔 위쪽을 구부려 손가락이 머리 받침대를 향하도록 배꼽 앞(가능한 경우)에 손을 놓는다. 손은 가급적 하체에 가깝게 낮게 둔다. 하지만 여전히 손 전체가 캐리지에 닿아 있어야 한다. 위쪽 어깨는 낮추는 것이 목적이다.
- 아래 다리는 몸통 쪽으로 90° 각도로 굽혀져 캐리지에 부분적으로 올린다.
- 위쪽 발을 루프에 건다(숏 스파인 루프). 루프는 발 아치에서 발뒤꿈치 쪽에 가까운 위치에 걸리게 한다.
- 루프에 건 위쪽 다리를 가능한 바닥과 평행하게 일직선으로 쭉 뻗는다. 발은 무릎과 일직선을 유지하고 바닥과 같은 거리를 유지한다.
- 스트랩이 어깨 받침대에 닿지 않게 한다.

운동 목적:

- 골반 안정성을 높인다.
- 코어 안정성을 높인다.
- 무릎 폄근과 다리 안쪽 근육을 스트레칭하고 강화한다
- 엉덩관절의 가동성을 높인다.

운동 수행: 3-7회 반복

복부를 안쪽 위로 당긴다. 몸통 전체 근육(뭇갈래근, 배가로근, 골반바닥근, 배속빗근, 배바깥빗근, 배곧은근)을 안정화한다. 몸은 그대로인 상태에서 위쪽 다리를 최대한 앞으로 쭉 뻗는다.

다리를 다시 시작 위치로 가져온다.
3-7회 반복

이어서 다음 운동인 "옆으로 누워서 한쪽 다리 원그리기(One Leg Side Lying - One Leg Kick)"를 하거나 방향을 바꾼다.

일반적인 실수:

- 위에서 봤을 때 머리에서 몸통, 골반까지 일직선이 아니다.
- 다리를 곧게 펴는 동안 몸통이 앞으로 약간 흔들린다.
- 다리를 가슴쪽으로 굽히는 동안 등이 둥글게 된다.
- 엉덩뼈(위앞엉덩뼈가시)가 서로 겹쳐져 있지 않고, 골반 위쪽 가장가리가 가장 아래쪽 갈비뼈에 더 가깝게 위치하고 있다.
- 위쪽 다리가 바깥쪽으로 돌아가 있다.

수정 또는 변형: -

금기 사항/위험 요소:

- 인공고관절의 경우, 탈구의 위험이 있다.
- 골반이나 척추가 불안정한 경우, 볼 베어링과 가벼운 스프링이 있는 현대 리포머를 사용한다. 고전 리포머는 플레인 베어링의 마찰이 높아 이를 피하는 동작 없이 운동하기에는 초기 저항이 너무 클 수 있다.

39. 옆으로 누워 한쪽 다리 원그리기 One Leg Side Lying-One Leg Circle

1/3

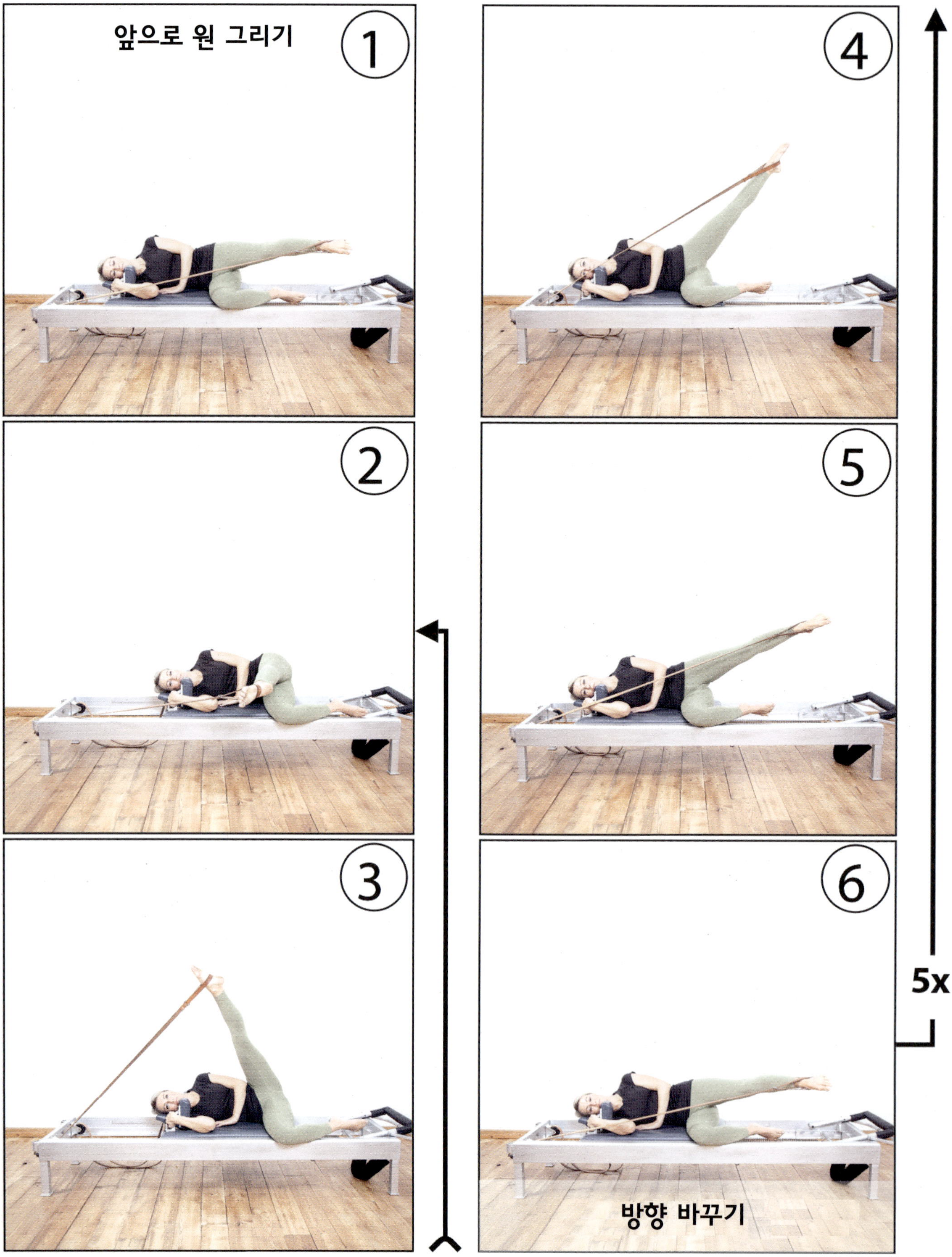

39. 옆으로 누워 한쪽 다리 원그리기 One Leg Side Lying-One Leg Circle 2/3

준비: 0.5-2 스프링, 머리 받침대는 위로

- 리포머에 옆으로 눕는다.
- 머리, 몸통, 골반이 일직선상에 위치하도록 몸을 정렬한다.
- 골반은 중립으로 하고 척추는 자연스러운 위치에 둔다.
- 머리는 머리 받침대에 둔다.
- 팔로 어깨 받침대를 잡는다.
- 팔 위쪽을 구부려 손가락이 머리 받침대를 향하도록 배꼽 앞(가능한 경우)에 손을 놓는다. 손은 가급적 하체에 가깝게 낮게 둔다. 하지만 여전히 손 전체가 캐리지에 닿아 있어야 한다. 위쪽 어깨는 낮추는 것이 목적이다.
- 아래 다리는 몸통 쪽으로 90° 각도로 굽혀져 캐리지에 부분적으로 올린다.
- 위쪽 발을 루프에 건다(숏 스파인 루프). 루프는 발 아치에서 발뒤꿈치 쪽에 가까운 위치에 걸리게 한다.
- 루프에 건 위쪽 다리를 가능한 바닥과 평행하게 일직선으로 쭉 뻗는다. 발은 무릎과 일직선을 유지하고 바닥과 같은 거리를 유지한다.
- 스트랩이 어깨 받침대에 닿지 않게 한다.

운동 목적:

- 골반 안정성을 높인다.
- 코어 안정성을 높인다.
- 무릎 폄근과 엉덩관절 폄근, 다리 바깥 근육을 강화한다
- 깊은엉덩관절굴근을 스트레칭하고 다리 뒤쪽 및 허벅지 안쪽을 가볍게 스트레칭한다.
- 엉덩관절의 가동성을 높인다.

운동 수행: 3-7회 반복

복부를 안쪽 위로 당긴다. 몸통 전체 근육(뭇갈래근, 배가로근, 골반바닥근, 배속빗근, 배바깥빗근, 배곧은근)을 안정화한다.

사진 2: 몸의 자세는 바꾸지 말고 위쪽 다리를 최대한 앞으로 쭉 뻗는다.

사진 3: 다리를 수직으로 위로 쭉 뻗는다. 이렇게 하면 다리가 바깥쪽으로 회전한다.

사진 4-5: 이제 몸의 자세를 그대로 유지하면서 위쪽 다리를 가능한 뒤쪽 아래로 보내 허리가 움푹 들어간 상태로 만든다.

사진 6: 다리를 다시 시작 위치로 가져온다.

3-7회 반복한다. 이 운동에서 방향을 바꾸거나 "옆으로 누워서 한쪽 다리 스트레칭 하기(One Leg Side Lying - Single Leg Stretch)"로 돌아가 이 운동까지 다시 수행한다.

39. 옆으로 누워 한쪽 다리 원그리기 One Leg Side Lying-One Leg Circle 3/3

일반적인 실수:

- 위에서 봤을 때 머리에서 몸통, 골반까지 일직선이 아니다.
- 위쪽 다리를 가슴쪽으로 굽히는 동안 등이 둥글게 된다.
- 다리를 뒤로 움직일 때 몸통이 앞으로 약간 흔들린다.
- 엉덩뼈(위앞엉덩뼈가시)가 서로 겹쳐져 있지 않고, 골반 위쪽 가장가리가 가장 아래쪽 갈비뼈에 더 가깝게 위치하고 있다.
- 위쪽 다리가 바깥쪽으로 돌아가 있다.
- 동작이 이어지는 과정에서 움직임이 적은 위치를 건너뛴다.

수정 또는 변형: -

금기 사항/위험 요소:

- 인공고관절의 경우, 탈구의 위험이 있다.
- 골반이나 척추가 불안정한 경우, 볼 베어링과 가벼운 스프링이 있는 현대 리포머를 사용한다. 고전 리포머는 플레인 베어링의 마찰이 높아 이를 피하는 동작 없이 운동하기에는 초기 저항이 너무 클 수 있다.

40. 스태그 Stag

1/2 (다른 이름: 할리우드 다리-피트 인 스트랩 또는 파 드 샤)

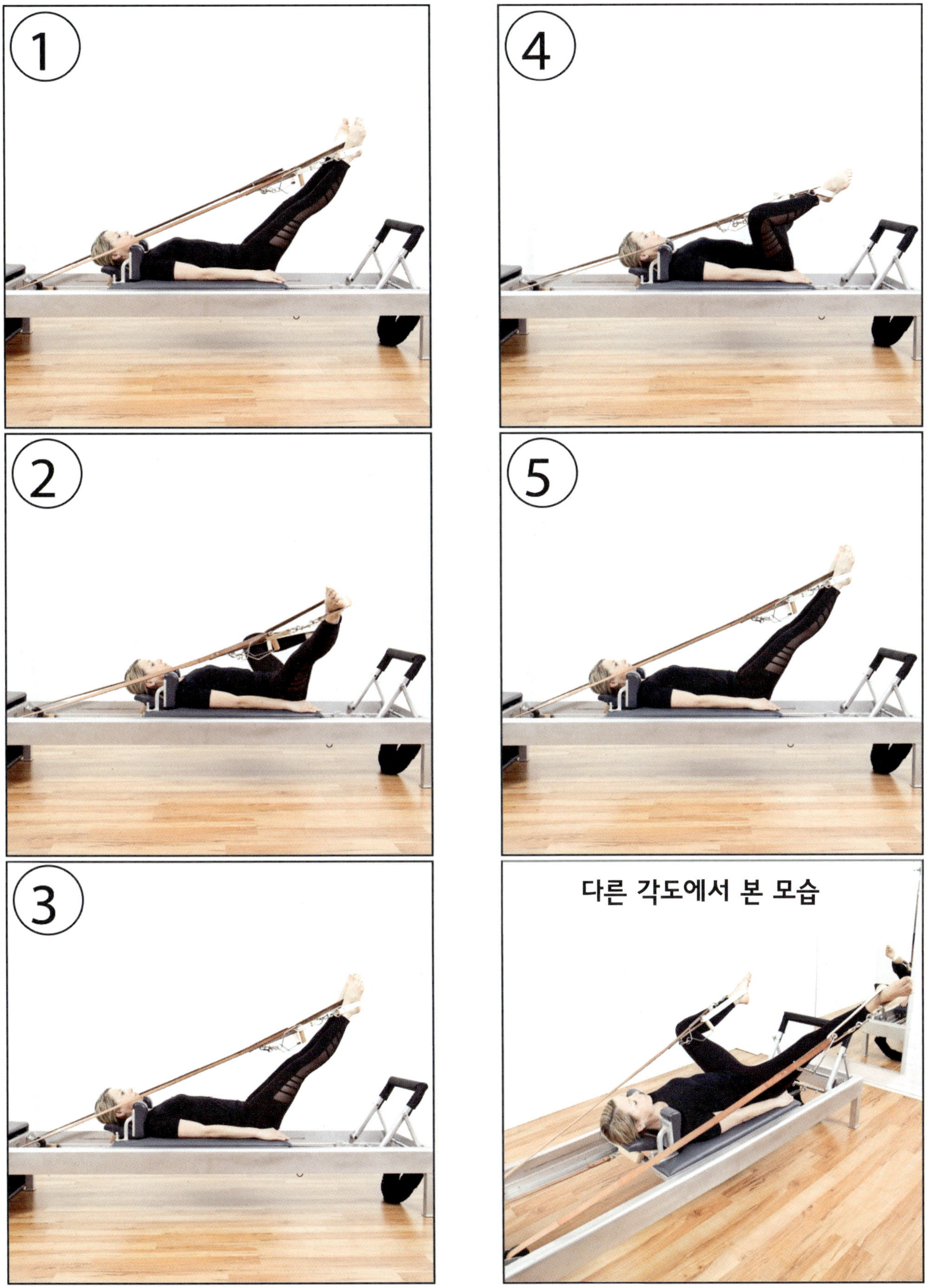

40. 스태그 Stag

2/2 (다른 이름: 할리우드 다리-피트 인 스트랩 또는 파 드 샤)

준비: 3-4 스프링, 풋바 위로, 머리 받침대 위로

- 어깨는 어깨 받침대에 대고 캐리지에 똑바로 눕는다.
- 팔은 몸에 바짝 붙이고 손가락을 쭉 뻗는다.
- 머리 받침대를 들어 올리거나 머리 아래에 작은 쿠션을 놓는다. 들어 올린 머리 받침대/쿠션 때문에 경추가 압박되는 경우, 쿠션을 사용하지 말고 턱을 가슴쪽으로 살짝 당겨 목 뒤쪽을 펴준다.
- 발은 루프 익스텐션(롱 스파인 루프)에 건다. 루프는 왼발 아치에서 발뒤꿈치 쪽에 가까운 위치에 걸리게 한다.
- 다리를 45° 각도로 펴고 스트랩은 어깨 받침대에 닿지 않도록 한다.
- 다리는 약간 바깥쪽을 향하게 하고 발은 작은 "V"자(뒷꿈치는 붙이고 발가락 쪽은 벌린 상태)를 이루어 뾰족하게 한다.
- 골반은 중립으로 하고 척추가 자연스러운 위치에 있게 한다.

운동 목적:

- 엉덩관절을 가동 및 스트레칭한다.
- 다리 안쪽을 스트레칭한다.
- 다리의 움직임을 엉덩이와 몸통에서 분리한다.
- 골반 안정성을 높인다.

운동 수행: 방향 당 5-7회

오른쪽으로 뻗은 다리를 바깥쪽으로 벌린다. 왼쪽 다리는 오른쪽 다리의 움직임에 따라 바깥쪽으로 구부린다.
왼쪽 정강이뼈는 리포머 측면과 평행하게 한다.
두 발을 같이 높이에 두고 양 다리 안쪽이 가볍게 스트레칭 되는 느낌이 들 때까지 다리를 벌린다. 그런 다음 두 다리를 다시 모아 시작 자세로 가져온다. 이때 양 나리가 똑같이 맞물려야 한다.

왼쪽으로 뻗은 다리를 바깥쪽으로 벌린다. 오른쪽 다리는 왼쪽 다리의 움직임에 따라 바깥쪽으로 구부린다.
오른쪽 정강이뼈는 리포머 측면과 평행하게 한다.
두 발을 같이 높이에 두고 양 다리 안쪽이 가볍게 스트레칭 되는 느낌이 들 때까지 다리를 벌린다. 그런 다음 두 다리를 다시 모아 시작 자세로 가져온다. 이때 양 다리가 똑같이 맞물려야 한다.
양쪽을 번갈아 가며 5-7회 반복한다.

일반적인 실수:

- 다리를 뻗을 때 골반이 옆으로 흔들린다.
- 발이 다른 위치에서 움직인다.
- 구부린 다리 쪽 스트랩이 느슨하게 된다.
- 운동 중에 다리를 가운데로 되돌리는 동작을 잊어버린다.

수정 또는 변형:

- 뻗은 다리만으로 캐리지를 움직이며 운동하고 굽힌 다리로는 캐리지를 거의 움직이지 않는다.
  스트랩이 느슨하지 않은 동안에는 시작위치로 돌아갈 때도 고리에 가해지는 장력이 없다.
- 난이도를 높여본다. 쭉 뻗은 다리의 발은 오므리고, 굽힌 다리의 발은 펴준다.

금기 사항/위험 요소:

- 인공고관절의 경우, 다리를 바깥쪽으로 회전하는 과정에서 탈구의 위험이 있다.

41. 롱 박스 위에서 하는 쿼드러플 Quadruped on Long Box

1/3 (캐시 그랜트에게서 영감을 받음)

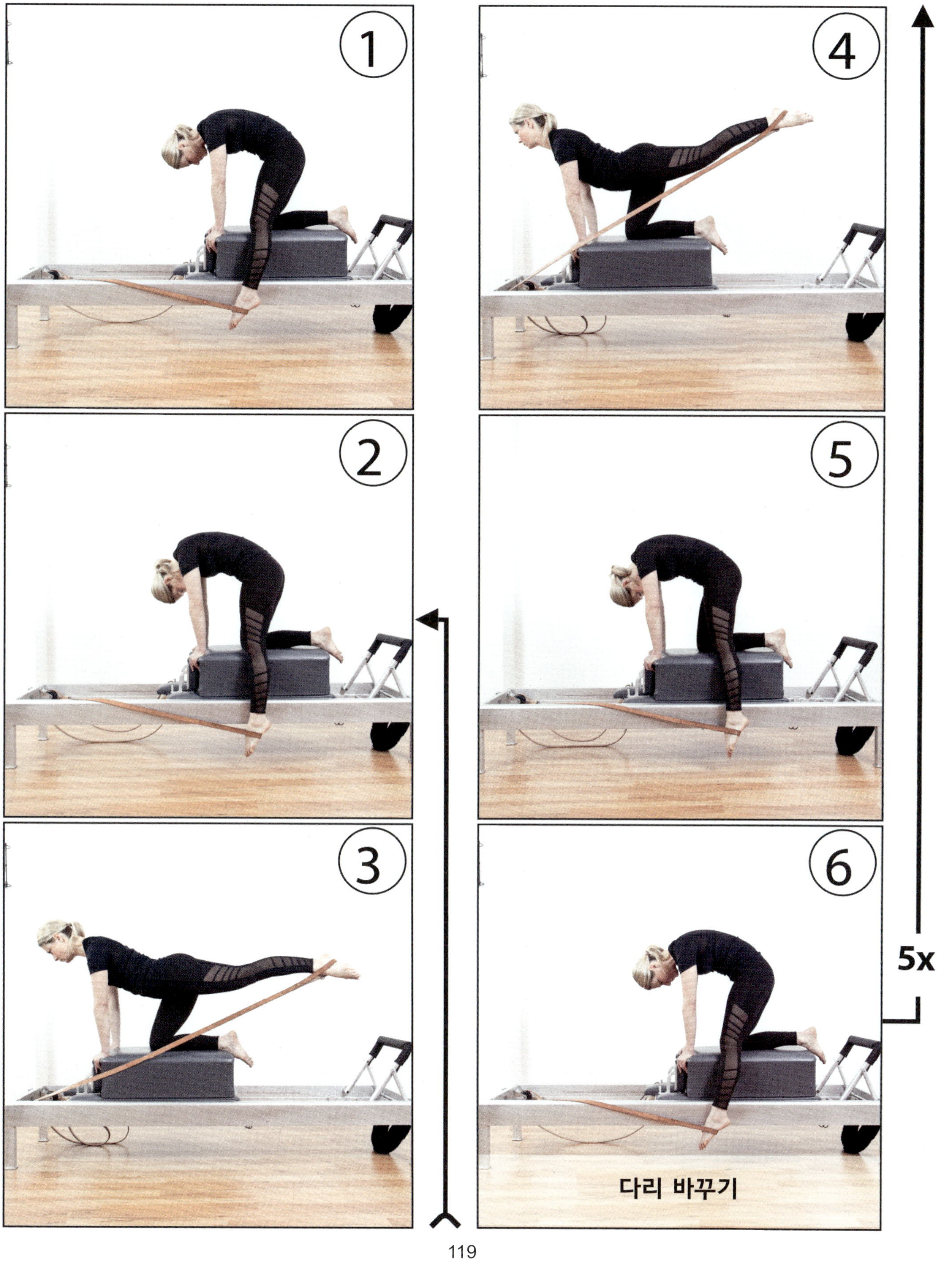

41. 롱 박스 위에서 하는 쿼드러플 Quadruped on Long Box

2/3 (캐시 그랜트에게서 영감을 받음)

준비: 0.25-1,5 스프링

- 리포머 박스는 어깨 받침대 맞은편, 캐리지의 롱 박스 위치에 놓는다.
- 리포머 박스를 캐리지 옆으로 살짝 당긴다. 사진에서는 왼쪽(뒤쪽을 바라보는 방향)이다. 따라서 리포머 박스는 캐리지 가장자리와 일직선을 이룬다.
- 리포머 위에 뒤쪽을 향해 무릎을 꿇고 네 발로 걷는 자세를 취한다.
- 손은 리포머 상자 뒤쪽 모서리를 잡는다.
- 오른쪽 무릎은 상자 중앙에 위치하며, 오른발은 상자 위로 약간 튀어나오게 자세를 잡는다.
- 바깥쪽(이 경우, 왼쪽) 다리를 숏 스파인 루프에 건다. 루프는 왼발 아치에서 발뒤꿈치 쪽에 가까운 위치에 걸리게 한다.
- 바깥쪽 다리를 쭉 펴고 스트랩을 약간의 긴장도 상태로 하고 스프링은 아직 열지 않는다.
- 머리와 몸통, 골반이 큰 C 커브를 이루도록 한다.

운동 목적:

- 다리 폄근을 강화한다.
- 어깨와 몸통의 근육을 안정화한다.
- 전체 척추의 가동성을 높인다.

운동 수행: 방향 당 3-5회 반복

뻗은 왼쪽 다리를 앞뒤로 움직인다. 동시에 척추를 구부린 자세(화난 고양이 자세)에서 척추를 편 자세(행복한 고양이)로 전환한다. 몸통이나 골반이 회전하지 않고 하부 척추에 너무 많은 압박이 가해지지 않을 정도로만 왼쪽 다리를 뒤로 움직인다.

그런 다음 캐리지가 완전히 홈으로 돌아올 때까지 편 다리를 앞뒤로 움직인다. 동시에 척추를 편 상태에서 둥글게
뒤로 움직인다.
3-5회 반복한 후 방향을 바꾼다.

일반적인 실수:

- 골반이 초반부터 강하게 이동한다(왼쪽 다리가 루프에 있으면 골반이 오른쪽으로 이동한다).
- 골반이나 몸통이 회전한다.
- 팔꿈치가 과하게 펴진다.
- 목이 척추 움직임을 '따르지' 않고 과도한 긴장상태이거나 숙여진다.

수정 또는 변형:

- 난이도를 낮춰서 해본다. 숏 스파인 루프 대신 롱 스파인 루프를 사용한다.
- 허리에 문제가 있는 경우, 움직임의 범위를 줄이고 척추를 중립으로 유지한다.
- 양방향으로 다리로 원그리기를 3회 수행한다. 또한 캐리지가 '홈'에 있고 다리를 구부린 상태에서 다리로 원그리기를 하기 보다는 캐리지가 밀려나 있고 다리를 편 상태에서 바깥쪽 다리로 원그리기를 하는 것이 훨씬 쉽다.

41. 롱 박스 위에서 하는 쿼드러플 Quadruped on Long Box

3/3 (캐시 그랜트에게서 영감을 받음)

금기 사항/위험 요소:

- 골다공증이 있는 경우, 척추를 커브형으로 하거나 굽히는 동작을 피하고 플랫 백 버전을 사용하거나 플랫 백에서 폈다가 다시 플랫 백으로 진행한다.
- 위에서 언급했듯이 허리에 문제가 있는 경우, 이 운동에서 척추 관절을 사용하지 않도록 주의한다.
- 골반이나 척추가 불안정한 경우, 볼 베어링과 가벼운 스프링이 있는 현대 리포머를 사용한다. 고전 리포머는 플레인 베어링의 마찰이 높아 이를 피하는 동작 없이 운동하기에는 초기 저항이 너무 클 수 있다.

42. 앙와위-팔을 위아래로 곧게 펴기 Supine-Arms Straight Up & Down

1/2

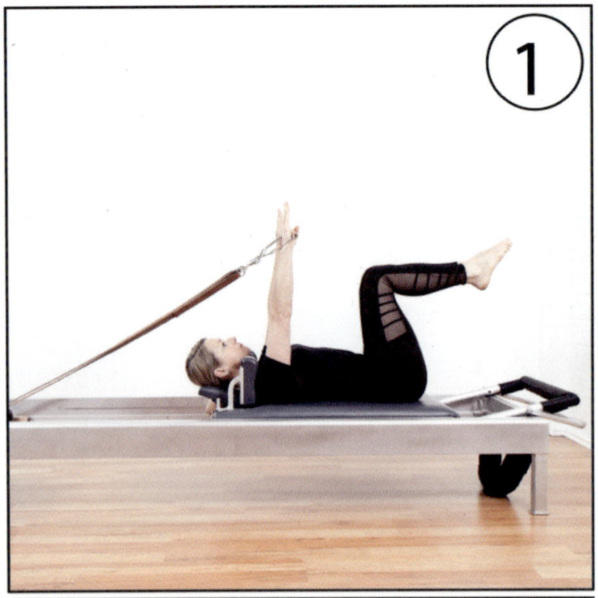

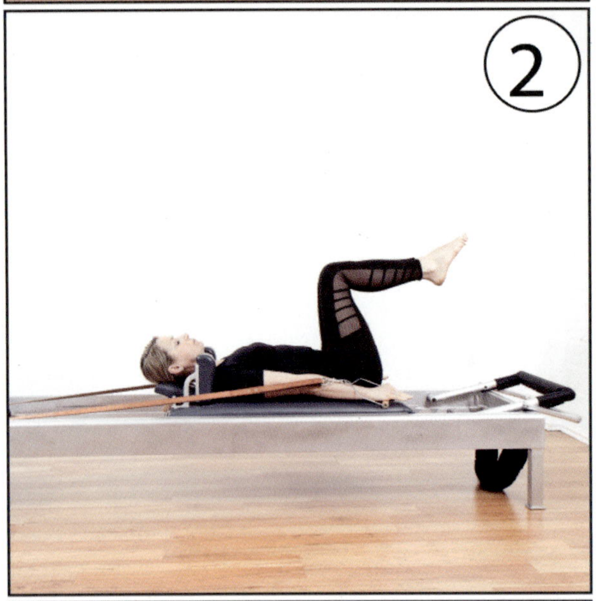

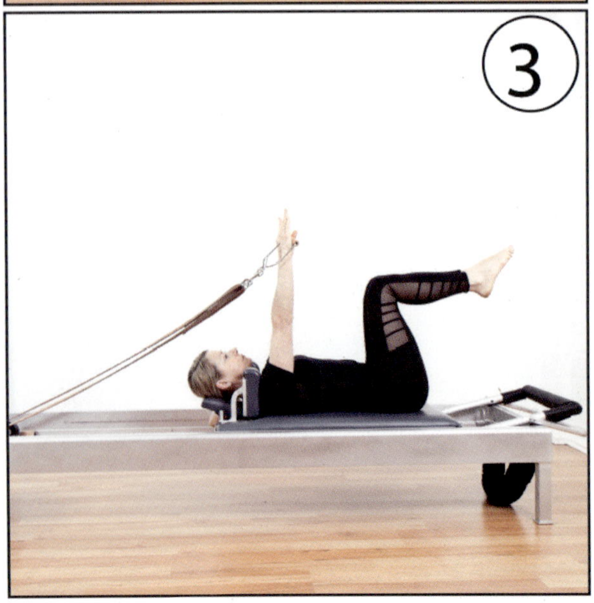

42. 앙와위-팔을 위아래로 곧게 펴기 Supine-Arms Straight Up & Down 2/2

준비: 2-4 스프링, 풋바 위로, 머리 받침대 위로

- 어깨는 어깨 받침대에 대고 캐리지에 똑바로 눕는다.
- 머리 받침대를 들어 올리거나 머리 아래에 작은 쿠션을 놓는다. 들어 올린 머리 받침대/쿠션 때문에 경추가 압박되는 경우, 쿠션을 사용하지 말고 턱을 가슴쪽으로 살짝 당겨 목 뒤쪽을 펴준다.
- 다리를 테이블탑 자세로 하거나 무릎을 가슴쪽으로 더 가까이 당긴다.
- 손으로 손잡이를 잡고 손가락을 쭉 뻗는다.
- 스트랩은 약간 팽팽한 상태이지만, 스프링은 아직 열리지 않은 상태로 준비한다.

운동 목적:

- 넓은등근, 삼두근, 어깨세모근 뒤쪽을 강화한다.
- 코어 안정성을 높인다.

운동 수행: 5-10회 반복

쭉 뻗은 팔을 몸 가까이에서 내린다. 이 자세를 1-3초간 유지한 후 팔을 다시 시작 위치로 올린다. 캐리지가 스토퍼에 아주 가볍게 닿는다(리포머 구조에 따라 다름). 기존 리포머에서는 스프링과 스토퍼 사이에 간격이 있어 이런 현상이 발생하지 않는다.

일반적인 실수:

- 팔을 아래로 내릴 때 어깨가 앞으로 굽는다.
- 팔이 안쪽으로 회전한다.
- 팔이 구부러지고 팔꿈치가 바깥쪽으로 휜다.
- 손목 안정성이 떨어지고 안쪽이나 바깥쪽으로 '꺾여' 있다.
- 캐리지가 스토퍼에 부딪힌다.
- 과도하게 힘을 주면서 동작을 시작하여 캐리지가 튕기기 때문에 아래쪽 움직임이 부드럽지 않다.
- 시작 위치로 돌아올 때 긴장을 완전히 풀어져 시작 위치 너머로 팔이 지나간다.
- 몸이 피로해지면서 척추 중립이 상실되고 코어 결합력이 떨어진다.

수정 또는 변형:

- 발목에서 다리를 교차한다.
- 어깨에 문제가 있어가 스프링의 힘 때문에 목에 긴장이 쌓이는 경향이 있다면 어깨 받침대에서 약간 밀어낸다.
- 몸 앞쪽에서 너무 많은 근육을 사용하는 경우(예: 가슴근육) 주먹을 쥐고 새끼손가락에 더 힘을 준다.
- 먼저 팔을 무릎까지 내렸다가 돌아오고, 다음으로는 허벅지 옆까지 내렸다가 돌아오고, 다음으로 엉덩이까지 내렸다가 돌아온다. 이 세 동작 후에 전체 동작을 수행한다.

금기 사항/위험 요소: -

43. 앙와위 – 삼두근 Supine – Triceps

1/2

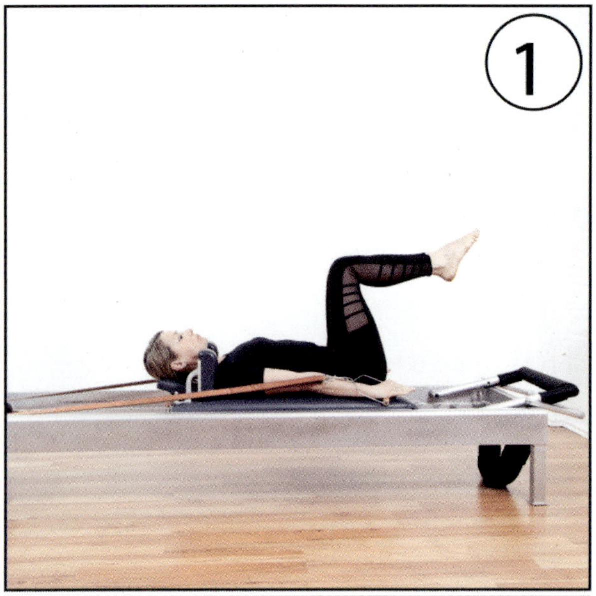

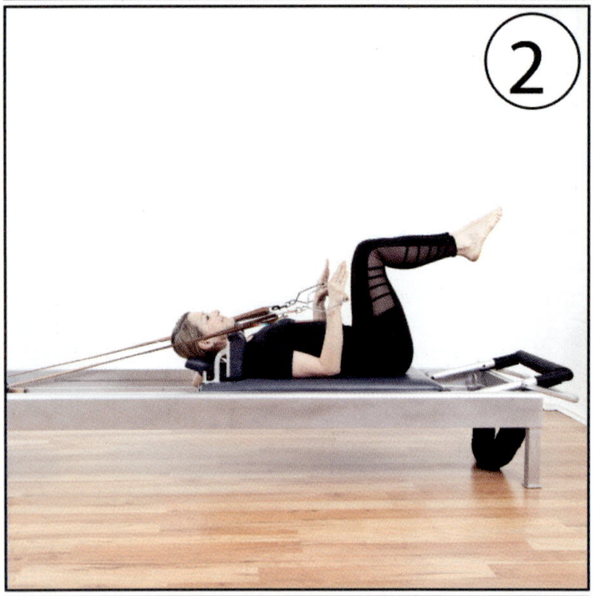

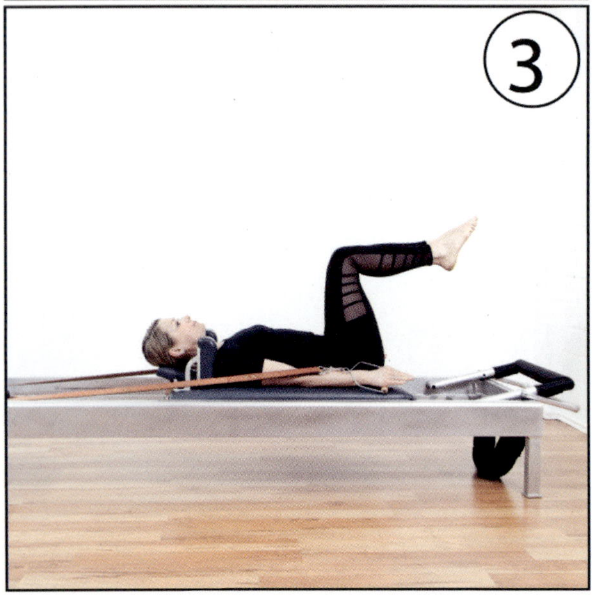

43. 앙와위 – 삼두근 Supine – Triceps
2/2

준비: 2–4 스프링, 풋바 위로, 머리 받침대 위로

- 어깨는 어깨 받침대에 대고 캐리지에 똑바로 눕는다.
- 머리 받침대를 들어 올리거나 머리 아래에 작은 쿠션을 놓는다. 들어 올린 머리 받침대/쿠션 때문에 경추가 압박되는 경우, 쿠션을 사용하지 말고 턱을 가슴쪽으로 살짝 당겨 목 뒤쪽을 펴준다.
- 다리를 테이블 자세로 하거나 무릎을 가슴쪽으로 더 가까이 당긴다.
- 손으로 손잡이를 잡고 손가락을 쭉 뻗는다.
- 이 운동은 "팔을 곧게 펴 위아래로(Arms Stright Up & Down)"의 후속 운동으로 볼 수 있다. 마지막으로 팔을 쭉 뻗은 후 굽히기 시작한다. 이는 팔이 이미 몸 가까이에 붙어 있음을 의미한다.

운동 목적:

- 팔모음근(위팔세갈래근(긴갈래근), 넓은등근, 큰가슴근, 큰원근, 작은원근, 부리위팔근)의 제어하에 삼두근을 강화한다.
- 코어 안정성을 높인다.

운동 수행: 5–10회 반복

아래 팔을 구부렸다가 다시 쭉 뻗는다.

일반적인 실수:

- 어깨가 앞으로 굽는다.
- 팔꿈치가 옆으로 움직여 움직임이 생략된다.
- 손목이 충분히 안정화되지 않아 안쪽이나 바깥쪽으로 구부러진다.
- 너무 많은 힘을 주면서 팔을 펴는 동작을 하게 되면 캐리지가 튕기는 현상이 발생한다.
- 몸이 피로해지면서 척추 중립이 상실되고 코어 결합력이 저하된다.

수정 또는 변형:

- 발목에서 다리를 교차한다.
- 어깨에 문제가 있거나 스프링 힘 때문에 몸에 긴장이 더해지는 경우, 어깨 받침대에서 약간 밀어낸다.
- 팔꿈치가 매트에 닿은 상태에서 팔을 완전히 뻗을 수 없는 경우, 팔꿈치를 살짝 들어 올린다.
- 팔을 뻗을 때 어깨가 앞으로 움직이면 팔꿈치를 약간 들어 올린다.

금기 사항/위험 요소: –

44. 앙와위-팔 돌리기 Supine-Arms Circles

1/3

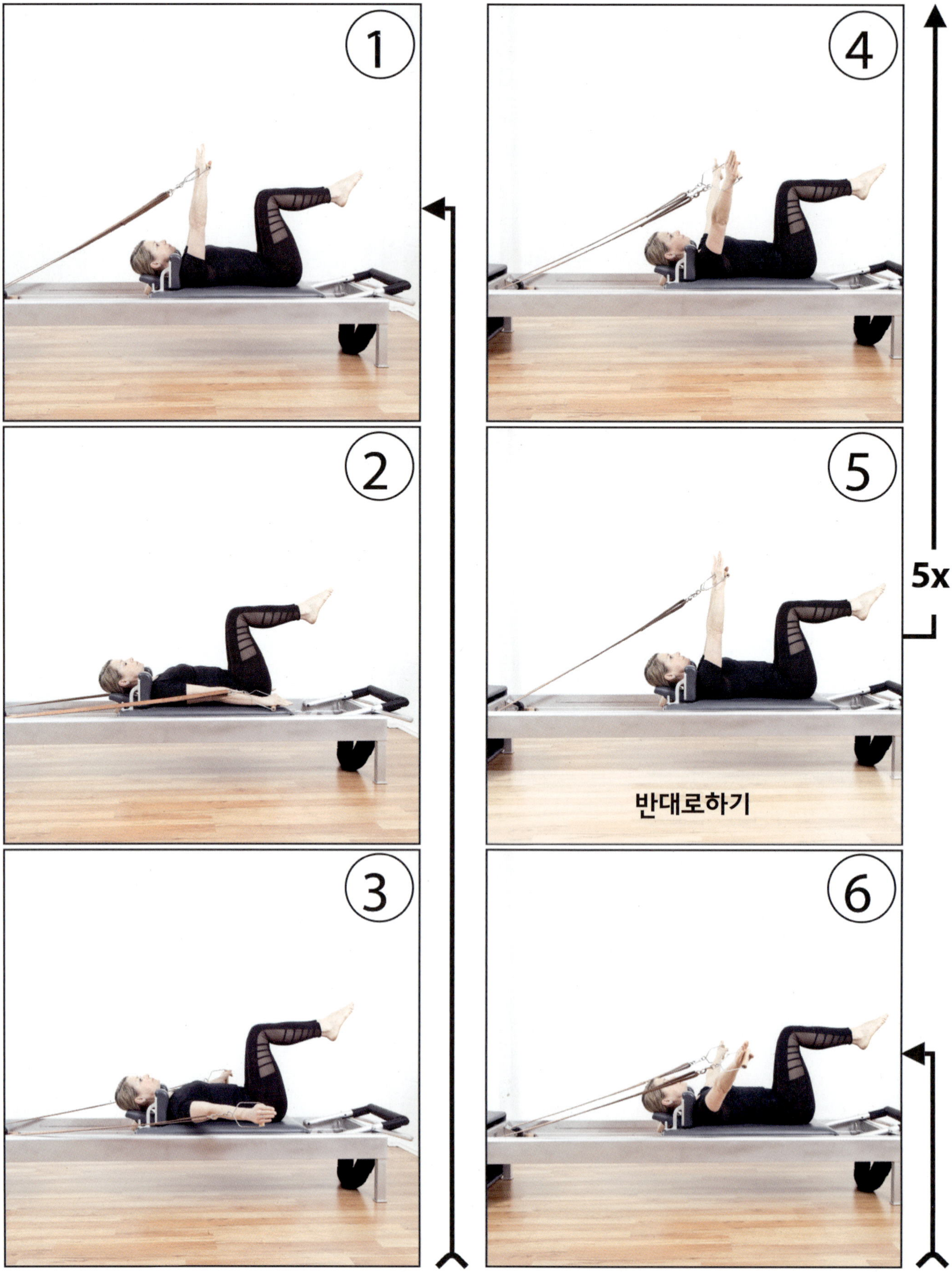

44. 앙와위-팔 돌리기 Supine-Arms Circles

2/3

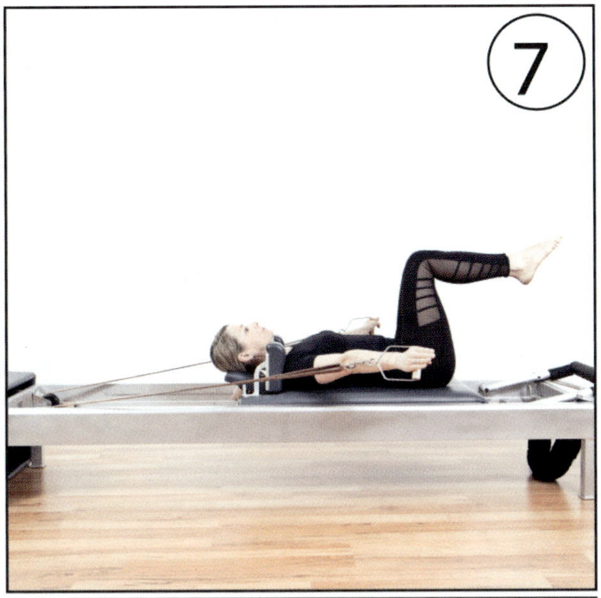

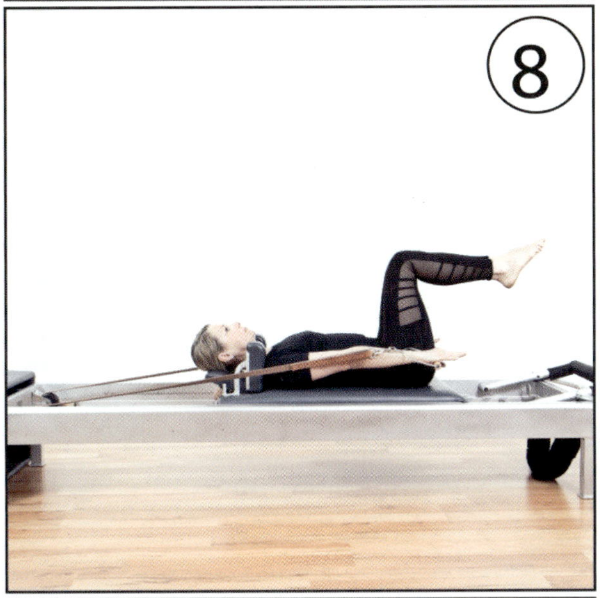

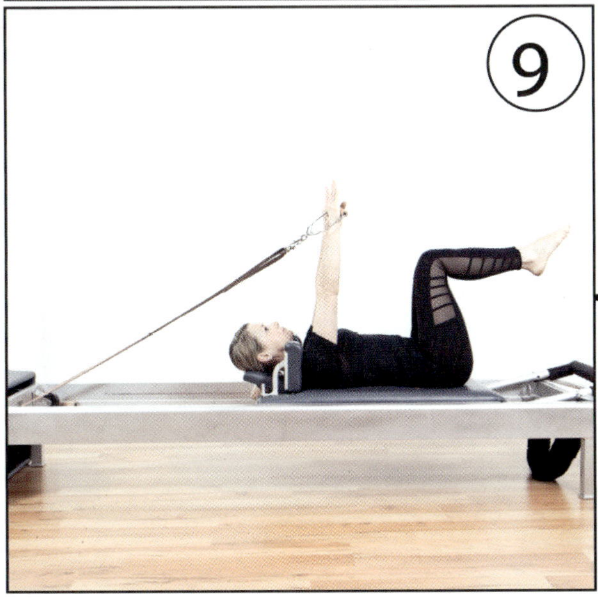

5x

44. 앙와위–팔 돌리기 Supine–Arms Circles
3/3

준비: 2-4 스프링, 풋바 위로, 머리 받침대 위로

- 어깨는 어깨 받침대에 대고 캐리지에 똑바로 눕는다.
- 머리 받침대를 들어 올리거나 머리 아래에 작은 쿠션을 놓는다. 들어 올린 머리 받침대/쿠션 때문에 경추가 압박되는 경우, 쿠션을 사용하지 말고 턱을 가슴쪽으로 살짝 당겨 목 뒤쪽을 펴준다.
- 다리를 테이블 자세로 하거나 무릎을 가슴쪽으로 더 가까이 당긴다.
- 손으로 손잡이를 잡고 손가락을 쭉 뻗는다.
- 스트랩이 약간 팽팽하게 조여져 있지만 스프링은 아직 열리지 않은 상태이다.
- 이 운동은 "삼두근(Triceps)" 운동의 후속 운동으로 볼 수 있다. 마지막으로 팔을 쭉 뻗은 후 바깥쪽으로 움직이기 시작한다.

운동 목적:

- 어깨를 안정화한다.
- 넓은등근, 어깨세모근, 큰가슴근, 가시아래근, 두갈래근을 강화한다.
- 코어 안정성을 높인다.

운동 수행: 5-10회 반복

쭉 뻗은 팔을 몸에 가깝게 유지하면서 내린다. 이 상태에서 팔을 옆으로 움직인 다음 시작 위치로 위로 올린다. 전체 동작은 반원을 그리는 것과 비슷하다. 약 5회 반복한 후 반대 방향에 대해 운동한다. 움직임은 모든 방향으로 고르게 수행되어야 한다.

일반적인 실수:

- 팔을 내릴 때 어깨가 앞으로 굽는다.
- 팔을 내릴 때 팔이 안쪽으로 돌아간다.
- 팔이 구부러지고 팔꿈치가 바깥쪽으로 휘어진다.
- 손목이 충분히 안정화되지 않아 안쪽이나 바깥쪽으로 구부러진다.
- 팔을 스프링 힘에 저항해 아래로 움직일 때 보다 위로 움직일 때 더 빨리 움직인다.
- 움직임이 끝날 때 스프링 제어가 되지 않아 스프링이 가장 높은 지점에서 '쾅'하는 소리를 낸다.
- 캐리지가 스토퍼에 부딪힌다.
- 너무 많은 힘을 주면서 동작을 시작하면 캐리지가 튕겨 아래쪽 움직임이 부드럽지 않다.
- 제 자리로 돌아올 때 긴장을 완전히 풀면 팔이 시작 지점 아래로 움직이게 된다.
- 몸이 피로해지면 척추 중립이 풀어지고 코어 결합력이 상실된다.

수정 또는 변형:

- 발목에서 다리를 교차한다.
- 어깨에 문제가 있거나 스프링 힘 때문에 몸에 긴장이 더해지는 경우, 어깨 받침대에서 약간 밀어낸다.
- 몸 앞쪽에서 너무 많은 근육을 사용하는 경우(예: 가슴근육), 주먹을 쥐고 새끼손가락에 더 힘을 준다.
- 먼저 팔을 무릎까지 내렸다가 돌아오고, 다음으로는 허벅지 옆까지 내렸다가 돌아오고, 다음으로 엉덩이까지 내렸다가 돌아온다. 이 세 동작 후에 전체 동작을 수행한다.

금기 사항/위험 요소: -

45. 앙와위 – 천사 날개 Supine – Arm Angels

1/2

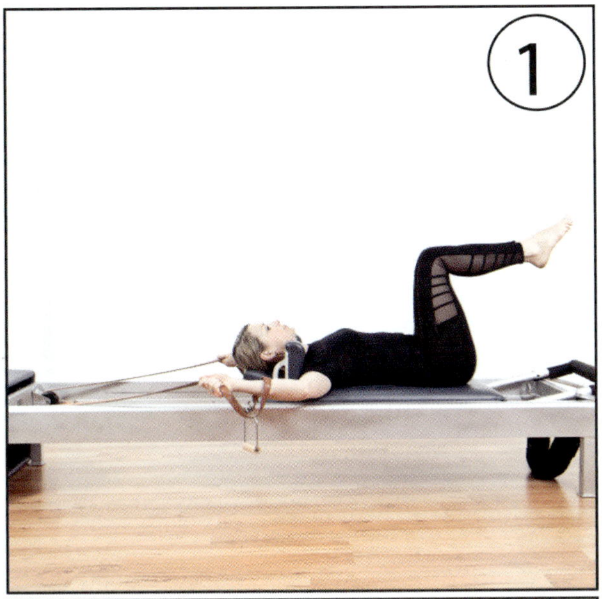

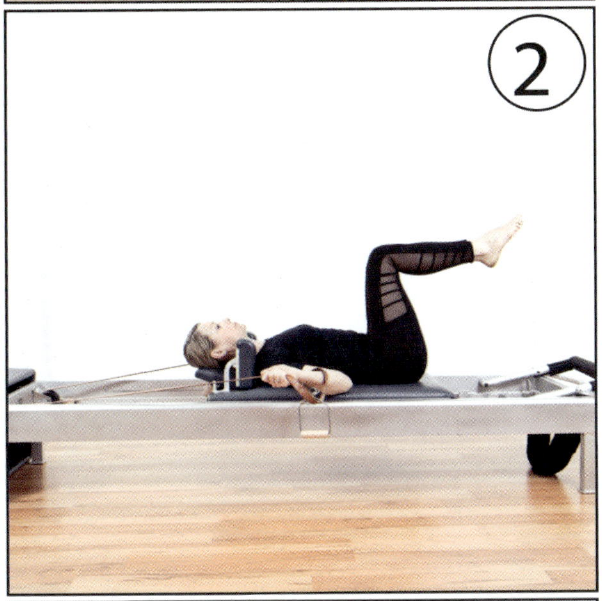

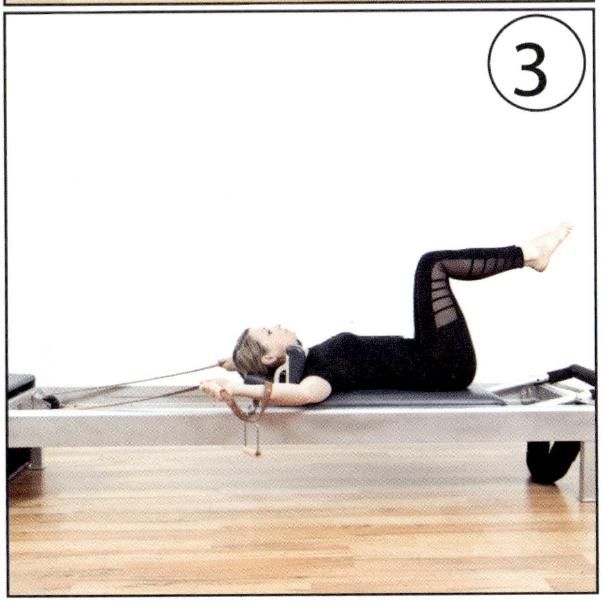

45. 앙와위 – 천사 날개 Supine – Arm Angels
2/2

준비: 1–3 스프링, 풋바 위로, 머리 받침대 위로

- 어깨는 어깨 받침대에 대고 캐리지에 똑바로 눕는다.
- 머리 받침대를 들어 올리거나 머리 아래에 작은 쿠션을 놓는다. 들어 올린 머리 받침대/쿠션 때문에 경추가 압박되는 경우, 쿠션을 사용하지 말고 턱을 가슴쪽으로 살짝 당겨 목 뒤쪽을 펴준다.
- 다리를 테이블탑 자세로 하거나 무릎을 가슴쪽으로 더 가까이 당긴다.
- 숏 스파인 루프를 통해 손을 뻗어 스트랩을 잡는다.
- 위팔은 어깨 높이 또는 약간 위에 둔다. 팔뚝은 구부려서 리포머와 평행이 되게 한다.
- 위팔, 아래팔, 손은 바닥과 평행을 하게 한다.
- 손바닥이 위를 향하게 한다.
- 스프링이 움직이지 않고 스트랩이 가볍게 조여질 때까지 스트랩을 따라 손을 위로 밀어 올린다.

운동 목적:

- 넓은등근, 큰가슴근, 큰원근, 부리위팔근, 삼두근을 강화한다.
- 코어 안정성을 높인다.

운동 수행: 5–10회 반복

팔꿈치를 갈비뼈 방향으로 아래로 당긴다. 동시에 팔뚝은 리포머 바깥 프레임과 평행하게 유지하고 팔과 손은 바닥과 평행을 유지한다. 그런 다음 팔꿈치를 다시 위로 올려 시작 위치로 돌아온다.

일반적인 실수:

- 어깨가 앞으로 굽는다.
- 팔뚝이 바깥쪽으로 밀려나 리포머와 팔의 평행이 흐트러진다.
- 손목을 굽혀 팔뚝 근육에서 힘을 가져와 쓴다.
- 몸이 피로해지면서 척추 중립이 상실되고 코어 결합력이 저하된다.

수정 또는 변형:

- 발목에서 다리를 교차한다.
- 어깨에 문제가 있거나 스프링 힘 때문에 몸에 긴장이 더해지는 경우, 어깨 받침대에서 약간 밀어낸다.

금기 사항/위험 요소: –

46. 옆으로 누워 가슴 펴기 Side Lying Chest Expansion

1/2

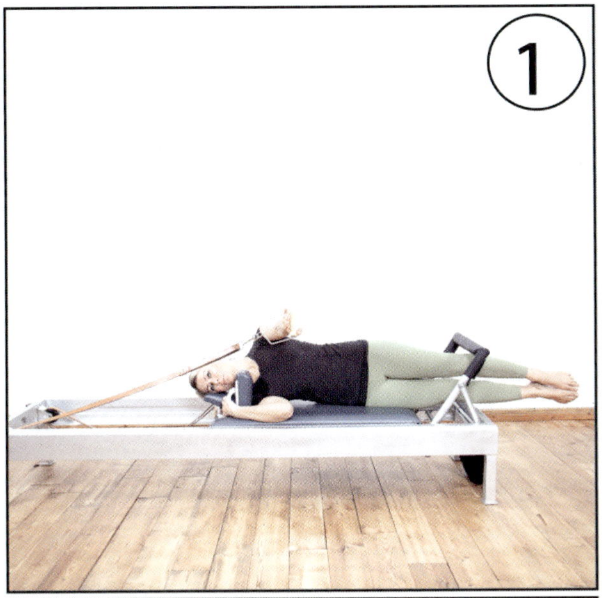

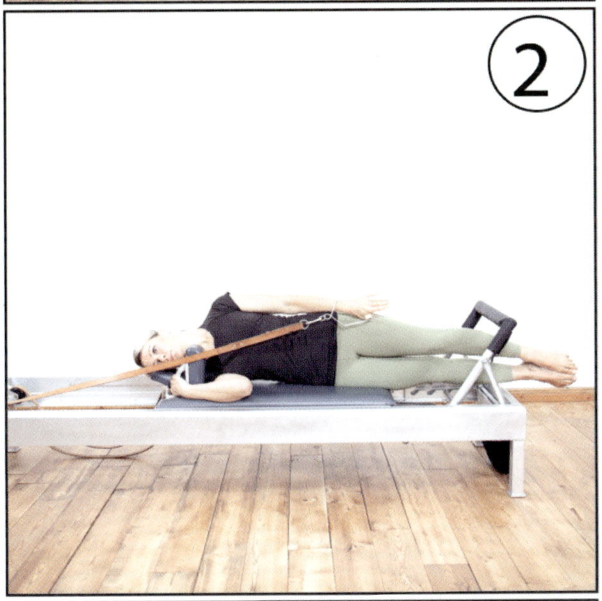

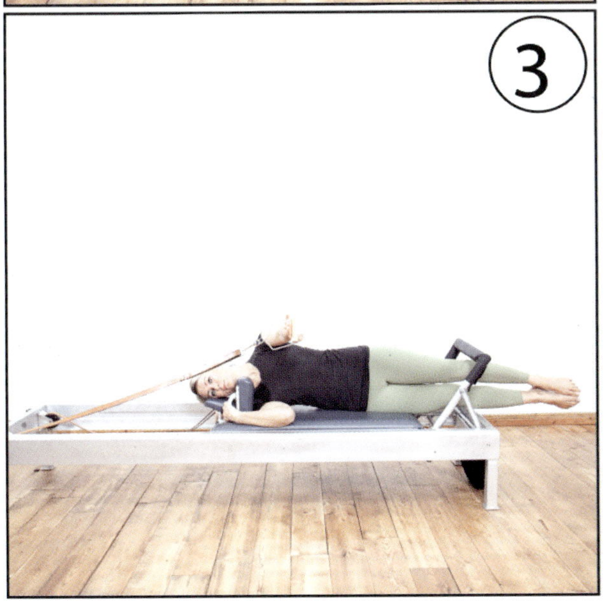

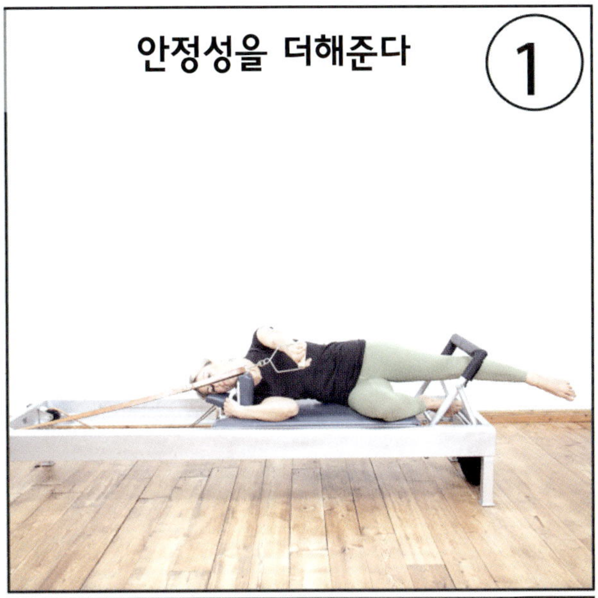

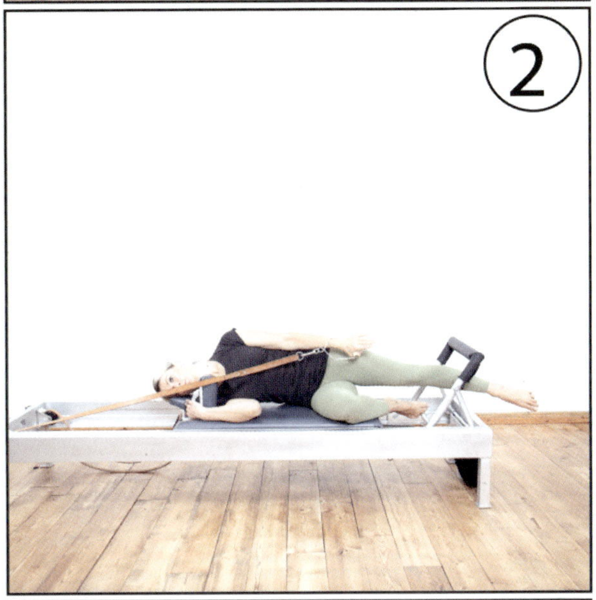

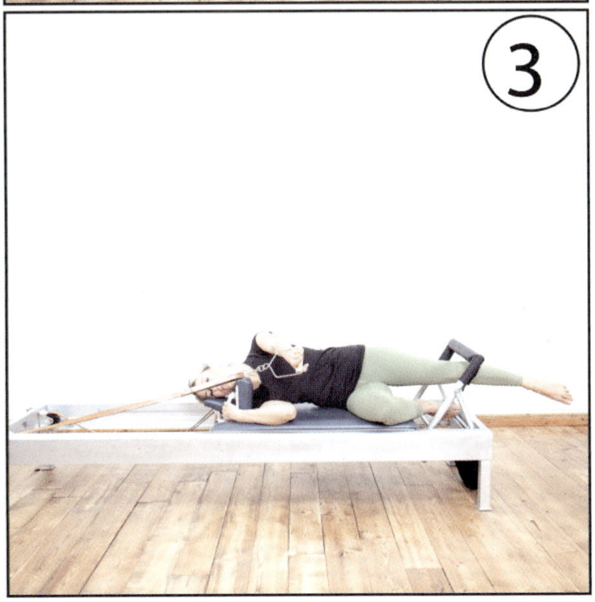

46. 옆으로 누워 가슴 펴기 Side Lying Chest Expansion
2/2

준비: 0.5-2 스프링, 머리 받침대 위로

- 캐리지에 옆으로 눕는다.
- 머리, 몸통, 골반, 다리를 일직선으로 한다.
- 골반을 중립으로 하고 척추도 자연스러운 위치에 있게 한다.
- 머리는 머리 받침대에 둔다.
- 하부 팔걸이로 허리를 받쳐준다.
- 팔을 앞으로 쭉 뻗어 위에서 손잡이를 잡는다.
- 스트랩에 장력이 가해졌지만 스프링은 움직이지 않은 상태이다.

운동 목적:

- 넓은등근, 삼두근, 어깨세모근 위쪽을 강화한다.
- 몸통과 골반의 안정성을 높인다.

운동 수행: 3-7회 반복

복부를 안쪽 위로 당긴다. 몸통 전체 근육(뭇갈래근, 배가로근, 골반바닥근, 배속빗근, 배바깥빗근, 배곧은근)을 안정화한다.

팔/손이 몸 앞에 위치할 때까지 팔을 골반/허벅지 앞으로 당겨서 바닥과 평행하게 한다.
같은 방식으로 팔을 뒤로 움직여 시작 위치로 돌아간다.

3-7회 반복

이 운동의 다른 쪽을 계속하거나 "옆으로 누워 몸 돌리기(Side Lying Addction)"를 시작한다.

일반적인 실수:

- 위에서 봤을 때 머리부터 몸통, 골반, 다리가 일직선이 아니다.
- 상체를 숙이고 어깨를 앞으로 당기면서 팔이 안쪽으로 돌아간다.
- 팔뚝이 구부러지고 팔꿈치가 바깥쪽으로 휘어진다.
- 몸을 앞뒤로 흔들거나 구부린다.
- 엉덩뼈가시(위앞엉덩뼈가시)가 서로 겹쳐져 있지 않고 골반 위쪽 가장자리가 가장 아래쪽 갈비뼈에 가까이 가 있다.
- 팔이 움직일 때 바닥과 평행을 이루지 않아 동작의 정확성이 떨어진다.
- 손목이 정렬되어 있지 않다.

수정 또는 변형:

- 아래팔로 어깨 받침대를 잡는다.
- 아래쪽 다리를 굽혀 균형을 잡는다.

금기 사항/위험 요소:

- 리포머에서 굴러 떨어질 수 있다.

47. 옆으로 누워 몸 돌리기 Side Lying Adduction

1/2

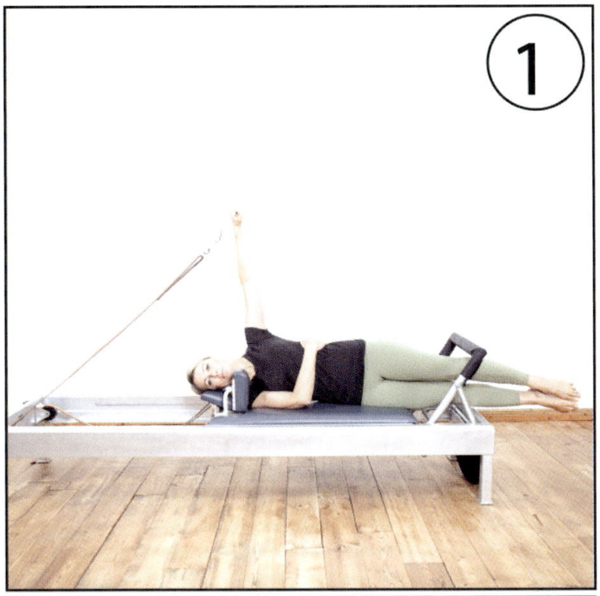

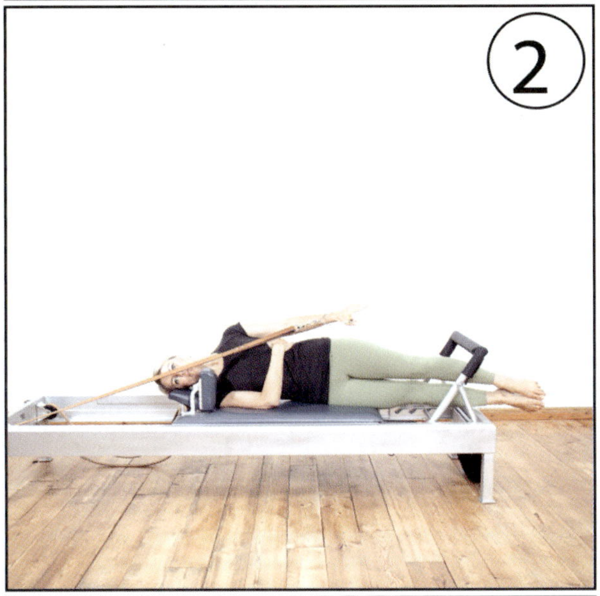

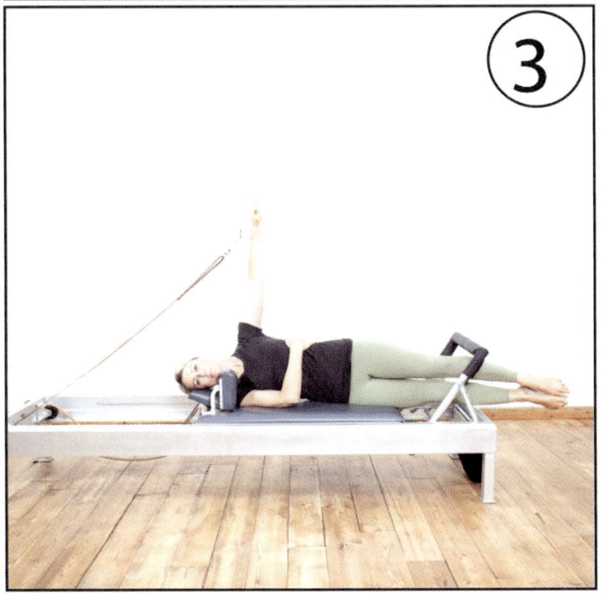

47. 옆으로 누워 몸 돌리기 Side Lying Adduction
2/2

준비: 0.5-2 스프링, 머리 받침대 위로

- 캐리지에 옆으로 눕는다.
- 머리, 몸통, 골반, 다리를 일직선으로 한다.
- 골반을 중립으로 하고 척추도 자연스러운 위치에 있게 한다.
- 머리는 머리 받침대에 둔다.
- 하부 팔걸이로 허리를 받쳐준다.
- 팔을 앞으로 쭉 뻗어 위에서 손잡이를 잡는다.
- 스트랩은 머리보다 약간 앞쪽에 둔다.
- 스트랩에 장력이 가해졌지만, 스프링은 움직이지 않은 상태이다.

운동 목적:

- 넓은등근, 큰가슴근, 큰원근을 강화한다.
- 몸통과 골반을 안정화한다.

운동 수행: 3-7회 반복

복부를 안쪽 위로 당긴다. 몸통 전체 근육(뭇갈래근, 배가로근, 골반바닥근, 배속빗근, 배바깥빗근, 배곧은근)을 안정화한다.

팔을 쭉 뻗은 상태에서 팔을 다리 옆으로 당긴다. 어깨 받침대 위로 스트랩이 구부러지지 않도록 주의한다.

같은 방법으로 팔을 다시 시작 위치로 들어 올린다.

3-7회 반복

이어서 "옆으로 누워 가슴 펴기(Side Lying Chest Expansion)"를 계속하거나 방향을 바꾼다.

일반적인 실수:

- 위에서 봤을 때 머리부터 몸통, 골반, 다리가 일직선이 아니다.
- 위쪽 어깨는 앞으로 굽어 있고 주로 앞쪽 체인에 의해 움직임이 수행된다.
- 어깨가 올라간다.
- 몸을 앞뒤로 흔들거나 구부린다.
- 엉덩뼈가시(위앞엉덩뼈가시)가 서로 겹쳐져 있지 않고 골반 위쪽 가장자리가 가장 아래쪽 갈비뼈에 가까이 가 있다.
- 손목이 정렬되어 있지 않다.

수정 또는 변형:

- 아래팔로 어깨 받침대를 잡는다.
- 아래쪽 다리를 굽혀 균형을 잡는다.

금기 사항/위험 요소:

- 리포머에서 굴러 떨어질 수 있다.
- 어깨에 문제가 있는 경우, 주의한다.
- 골반이나 척추가 불안정한 경우, 볼 베어링과 가벼운 스프링이 있는 현대 리포머를 사용한다. 고전 리포머는 플레인 베어링의 마찰이 높아 이를 피하는 동작 없이 운동하기에는 초기 저항이 너무 클 수 있다.

48. 앉아서 가슴 펴기 Seated Chest Expansion

1/4

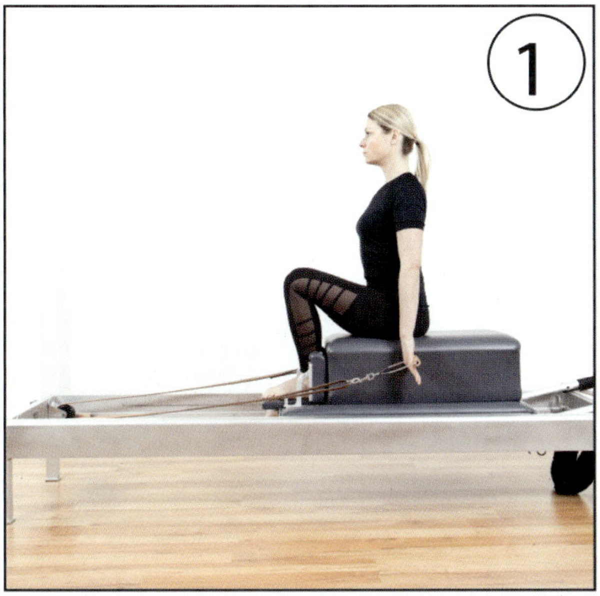

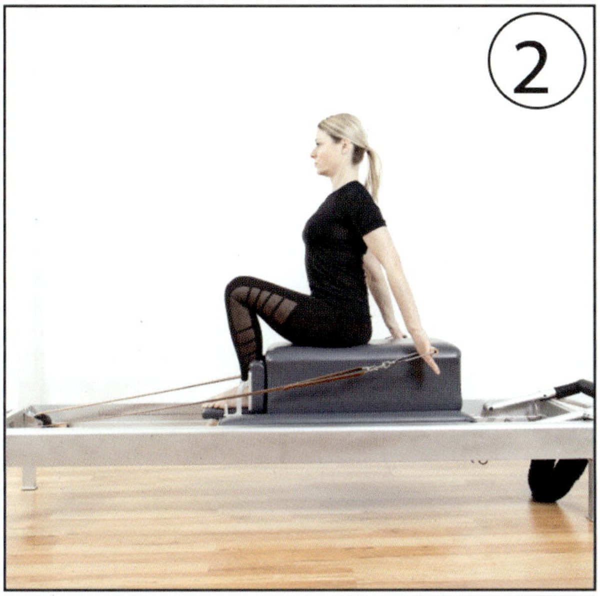

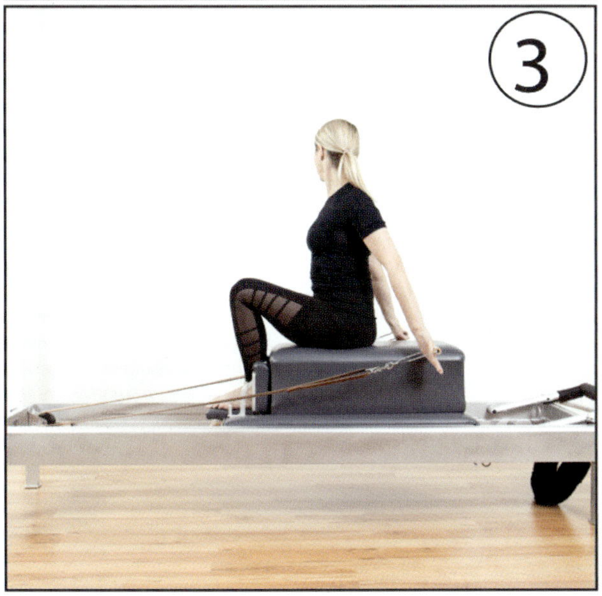

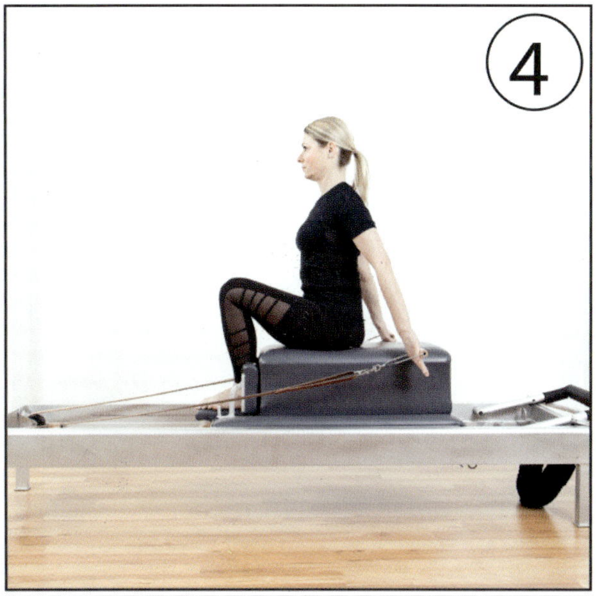

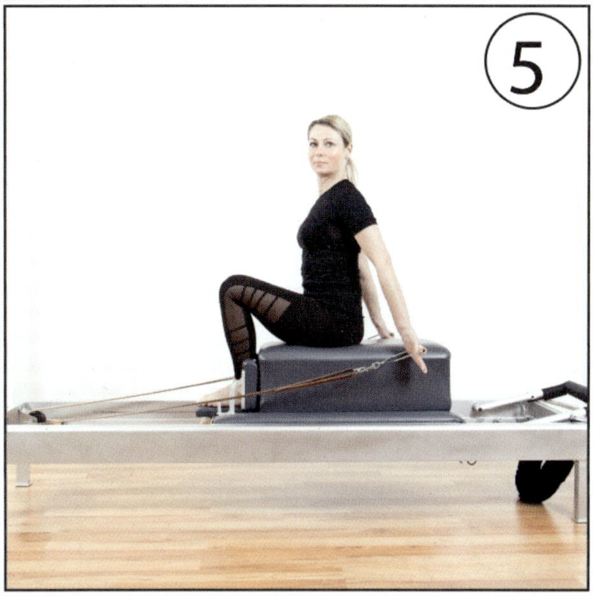

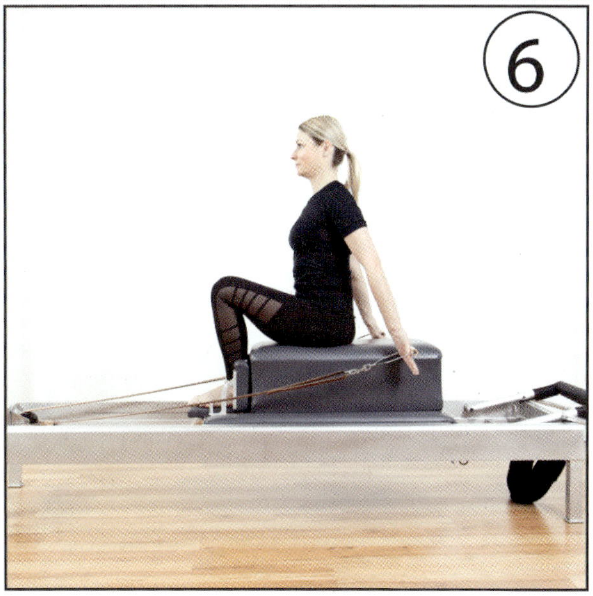

48. 앉아서 가슴 펴기 Seated Chest Expansion

2/4

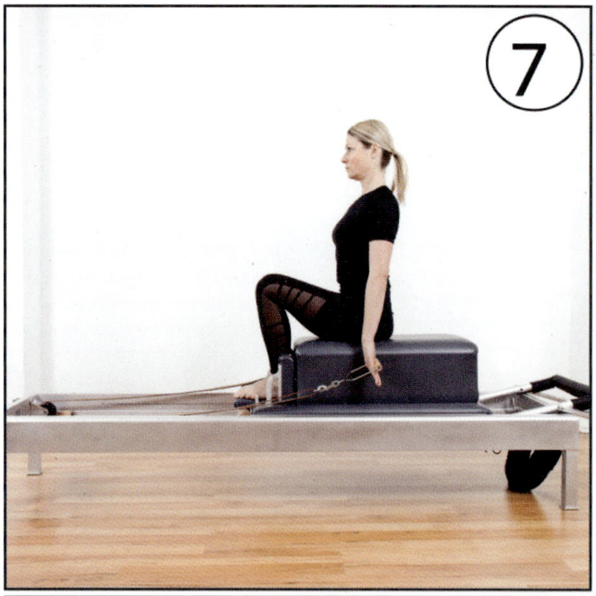

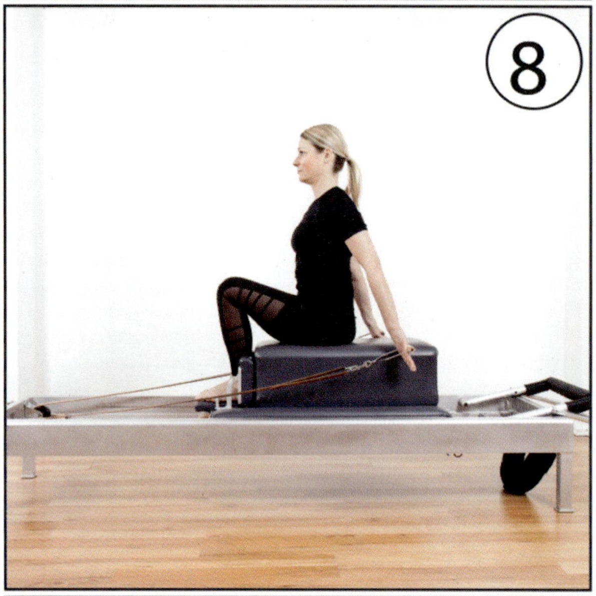

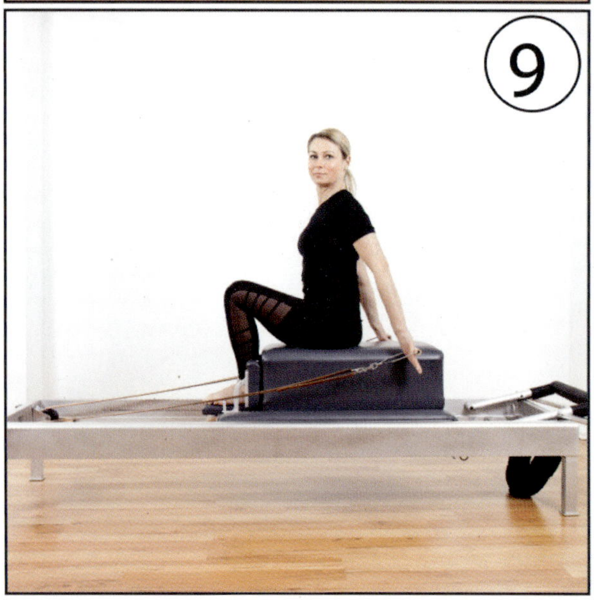

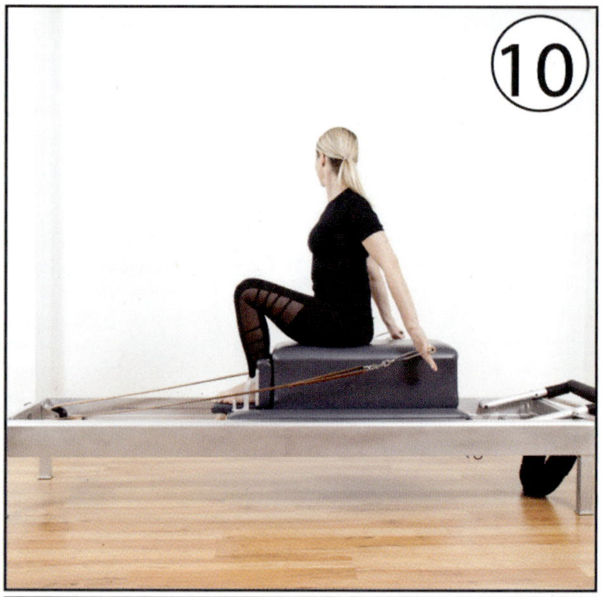

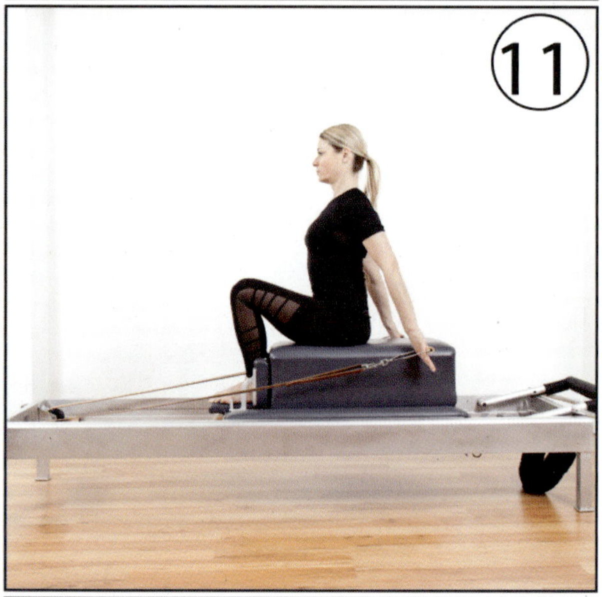

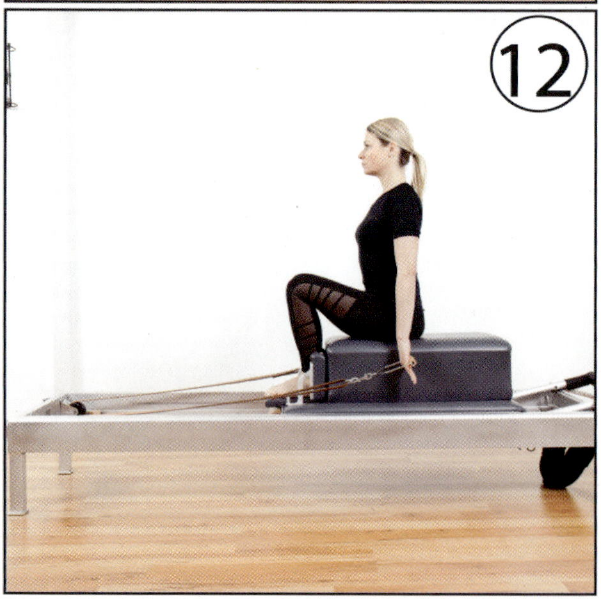

48. 앉아서 가슴 펴기 Seated Chest Expansion

3/4

준비: 스프링 1-2, 박스는 롱 박스 위치에, 머리 받침대는 아래로

- 리포머 롱 박스 중앙에 리포머 뒷면(풋바에서 떨어진 쪽)을 바라보고 앉는다.
- 발을 머리 받침대에 놓는다.
- 손잡이를 손으로 잡고 손바닥이 뒤쪽을 향하게 한다.
- 몸 양 옆에 팔을 두고 스트랩은 약간 팽팽해져 있지만, 스프링은 움직이지 않는 상태에서 앉아 있는다.

운동 목적:

- 넓은등근, 삼두근, 어깨세모근 위쪽 근육을 강화한다.
- 어깨세모근 앞쪽을 가볍게 스트레칭한다.
- 골반과 몸통의 안정성을 높인다.
- 경추 및 상부 흉추의 가동성 훈련

운동 수행: 세트당 3회 = 6회 당기기

(준비 = 팔을 뒤로 당기고 머리를 오른쪽으로 돌린 다음 왼쪽으로 돌렸다가 다시 중앙으로 돌아와 팔을 뒤로 가져온다. 다시 팔을 뒤로 당기고 머리를 왼쪽으로 돌린 다음 오른쪽으로 돌린다.)

앉은 뼈(궁둥뼈)를 움직여 활성화하고 복부를 안쪽 위로 당겨 앉는다.

숨을 들이마시면서 동시에 팔을 몸 옆에서 뒤로 가져간다. 팔/스트랩을 몸에 가까이 유지한다. 팔을 비틀지 말고 몸에 가까이 하면서 가슴이 내려가거나 머리가 앞으로 이동하지 않도록 어깨를 펼 수 있는 만큼만 뒤로 당긴다. 숨을 참으면서 머리를 오른쪽으로 돌린 다음 왼쪽으로 돌리고 마지막으로 다시 중앙으로 돌린다. 숨을 내쉴 때 스프링이 이완될 때까지 팔을 다시 앞쪽으로 움직인다. 전체 동작을 수행하는 동안 어깨는 쫙 펴고 몸통은 똑바로 세워야 한다. 머리 회전을 최적화하려면 어깨 내전근이 작동해야 하고 어깨 외전근은 가능한 한 이완되어 있어야 한다.

다음 반복은 머리를 왼쪽으로 돌리면서 시작한다. 3세트를 수행한다.

일반적인 실수:

- 상체가 똑바로 세워지지 않고 머리가 앞으로 나오며 어깨가 앞으로 당겨지고 팔은 안쪽으로 돌아간다. 이 경우, 머리를 돌리는 것은 오히려 좋지 않다. 머리 회전은 기본적으로 지금까지 운동이 바르게 수행되었는지 테스트하는 것이다. 움직임에 제한이 있다면 가슴 근육 앞쪽 체인을 너무 많이 사용했을 가능성이 높다.
- 머리를 끝까지 회전하지 못하고 회전하는 동안 턱이 내려간다.
- 코어 운동이 함께 수행되지 않고 허리가 둥글게 굽는다.

48. 앉아서 가슴 펴기 Seated Chest Expansion

4/4

수정 또는 변형:

- 손잡이 대신 스트랩을 잡고 운동하면 움직임이 더 커지고 강도가 높아진다.
- 손으로 주먹을 쥔다. 새끼손가락에 힘을 주어 집중하면 등 근육을 활성화하는데 도움이 된다.
- 호흡 패턴 변형: 팔을 뒤로 가져올 때 숨을 들이마시고, 고개를 돌릴 때 숨을 내쉬기 시작해 팔이 앞으로 돌아올 때까지 계속한다.
- 호흡 패턴 변형: 팔을 뒤로 가져올 때 숨을 들이마시고, 고개를 돌릴 때마다 숨을 짧게 내쉬고, 다시 시작 자세로 돌아올 때는 숨을 길게 내쉰다.
- 고개 돌리기를 생략한다.
- 팔을 몸 뒤로 움직인다. 박자를 세면서 '하나'를 셀 때 팔을 완전히 뒤로 움직인 다음 '하나, 둘'로 팔을 뒤로 움직이고, '하나, 둘, 셋'을 세면서 팔을 뒤로 움직인 다음, '하나, 둘, 셋, 넷'을 세면서 팔을 뒤로 움직이는 식으로 최대 10에 도달할 때까지 반복한다. 그 반대도 마찬가지이다. 1, 2, 3, 4, 5, 6, 7, 8, 9 – 그리고 뒤로 1, 2, 3, 4, 5, 6, 7, 8, 9 – 그리고 다시 1, 2, 3, 4, 5, 6, 7, 8 이런 식으로 반복한다.
- 다리는 뒤로 구부리고 발은 캐리지 상자 옆 발등에 올려 놓는다.
- 발을 쉬지 않고 앞이나 옆에 붙이고 있으면 코어 안정의 난이도가 더 올라간다.

금기 사항/위험 요소: –

49. 교차 스트랩으로 팔을 뒤로 젖히기

1/2 **Bend Arm Pull Back with crossed straps**

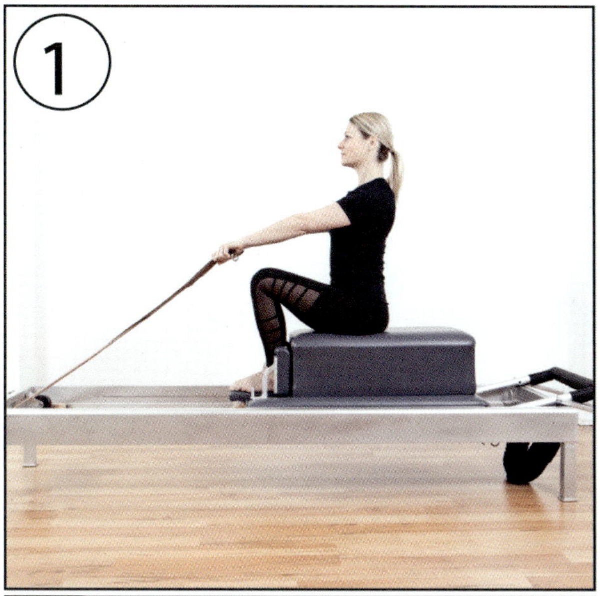

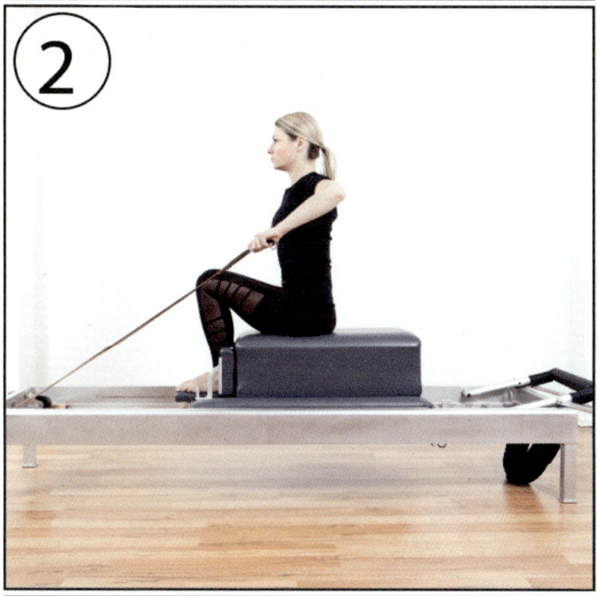

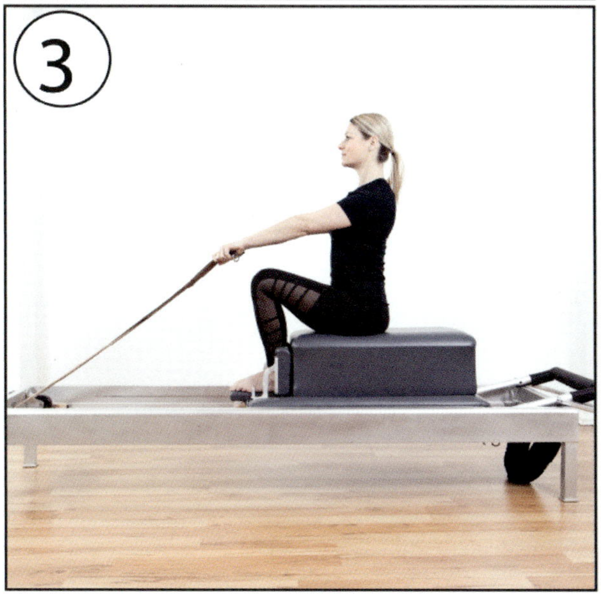

49. 교차 스트랩으로 팔을 뒤로 젖히기

2/2 **Bend Arm Pull Back with crossed straps**

준비: 0.5-2 스프링, 박스는 롱 박스 위치에, 머리 받침대는 아래로

- 리포머 롱 박스 중앙에 리포머 뒷면(풋바에서 떨어진 쪽)을 바라보고 앉는다.
- 발을 머리 받침대에 놓는다.
- 팔을 앞으로 뻗고 손바닥이 아래를 향하게 한다.
- 스트랩을 교차한다.
- 손은 숏 스파인 루프 또는 스트랩을 잡는다.
- 스트랩이 약간 팽팽해지는 정도로 잡아준다.

운동 목적:

- 어깨세모근 뒤쪽과 중간, 마름근, 등세모근을 강화한다.
- 앞톱니근을 강화한다.
- 골반과 몸통의 안정성을 높인다.

운동 수행: 5-7회 반복

앉은 뼈(궁둥뼈)를 움직여 활성화하고 복부를 안쪽 위로 당겨 앉는다.
팔꿈치를 어깨 높이까지 당긴다. 팔뚝과 어깨가 긴 선을 이루거나 팔꿈치를 어깨 뒤로 당긴다. 위팔과 아래팔이 직각이 되게 한다. 옆에서 봤을 때 팔꿈치 쪽으로 스트랩 선을 따라 아래팔은 서로 평행을 이룬다.

일반적인 실수:

- 팔을 90° 보다 많이 굽힌다.
- 팔이 과도하게 바깥쪽으로 밀려나 서로 평행을 이루지 않는다.
- 가슴이 내려간다.
- 머리가 앞으로 나온다.
- 척추가 아치형으로 굽거나 상체가 뒤로 젖혀진다.
- 손목 정렬이 흐트러진다.

수정 또는 변형:

- 스트랩을 교차하지 않으면 더 쉽게 운동할 수 있다.
- 다리를 뒤로 구부리고 팔은 캐리지 상자 옆 발등에 올린다.
- 발을 쉬지 않고 앞이나 옆에 붙이고 있으면 코어 안정의 난이도가 더 올라간다.

금기 사항/위험 요소: -

50. 팔꿈치를 몸 옆에 붙이고 앉아 손바닥 위로 향하기

Seated Elbows on Side, hands facing up

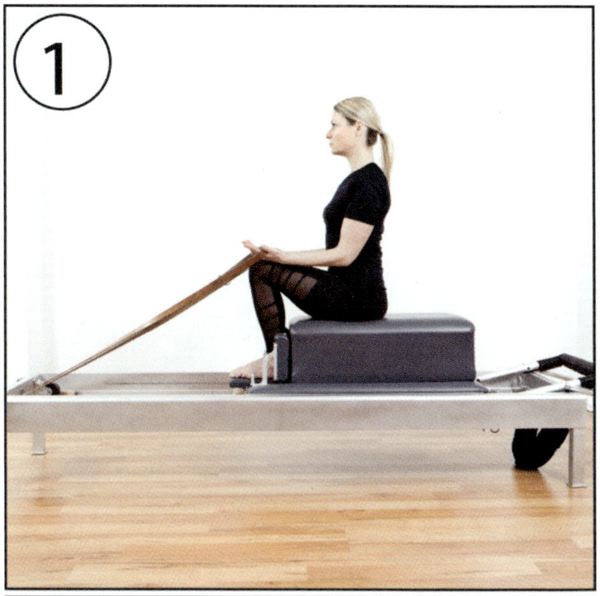

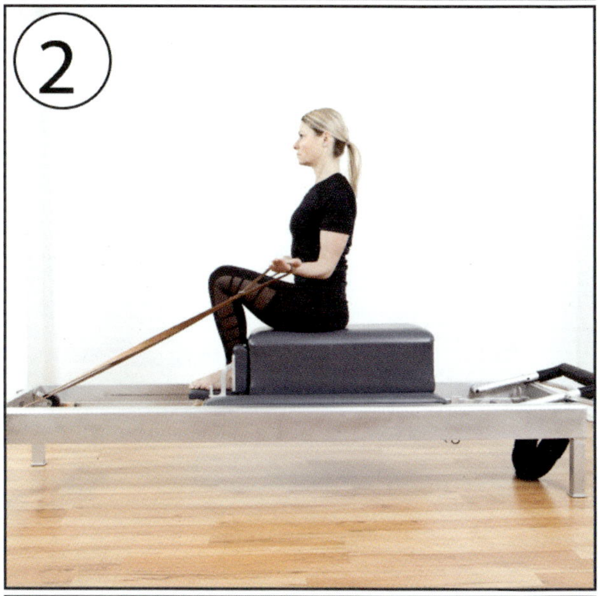

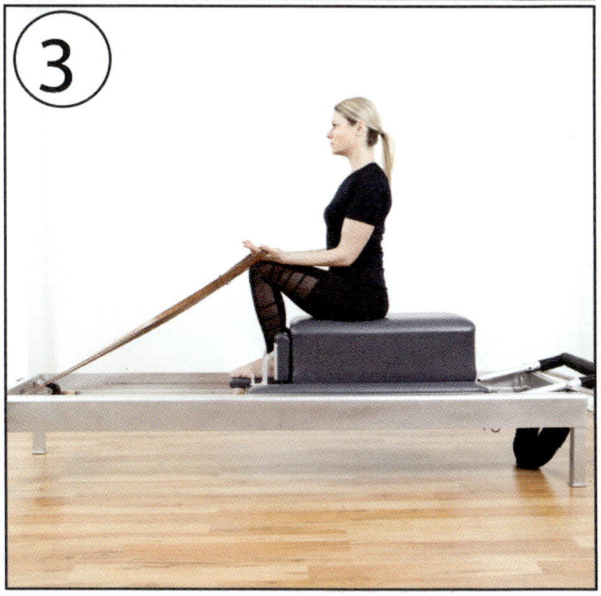

준비: 0.5-2 스프링, 박스는 롱 박스 위치에, 머리 받침대는 아래로

- 리포머 롱 박스 중앙에 리포머 뒷면(풋바에서 떨어진 쪽)을 바라보고 앉는다.
- 발을 머리 받침대에 놓는다.
- 팔을 굽히고 팔꿈치는 몸에 가깝게, 아래 팔은 바닥과 평행하게 한다.
- 스트랩을 교차한다.
- 양손을 손바닥이 위를 향하도록 펴서 안쪽에서 숏 스파인 루프를 잡는다.
- 엄지손가락은 바깥을 향한다.
- 스트랩이 약간 팽팽하게 조여져 있지만 스프링은 아직 움직이지 않은 상태이다.

운동 목적:

- 가시아래근, 작은원근, 뒤어깨세모근을 강화한다.
- 두갈래근 안정성을 높인다.
- 골반과 몸통의 안정성을 높인다.

운동 수행: 5-7회 반복

앉은 뼈를 움직여 활성화하고 복부를 안쪽 위로 당겨 앉는다. 아래 팔을 바닥과 평행하게 하고 팔꿈치를 몸에 밀착시키면서 위팔을 바깥쪽으로 돌린다. 그런 다음 이전과 같은 속도로 돌아온다.

일반적인 실수:

- 아래팔이 바닥과 평행하지 않고 이두근에서 추가적인 힘을 얻으려고 몸쪽으로 더 구부러진다.
- 팔꿈치가 뒤나 바깥쪽으로 움직인다.

수정 또는 변형:

- 손바닥이 위를 향하게 하여 루프를 밧줄처럼 잡는다.
- 스트랩을 교차하지 않으면 운동이 더 쉬워진다.
- 다리는 뒤로 구부리고 발은 캐리지 상자 옆 발등에 올려놓는다.
- 발을 쉬지 않고 앞이나 옆에 붙이고 있으면 코어 안정의 난이도가 더 올라간다.

금기 사항/위험 요소: -

51. 교차 스트랩으로 팔 돌리기 Cross Arm Rotation with crossed straps

1/2

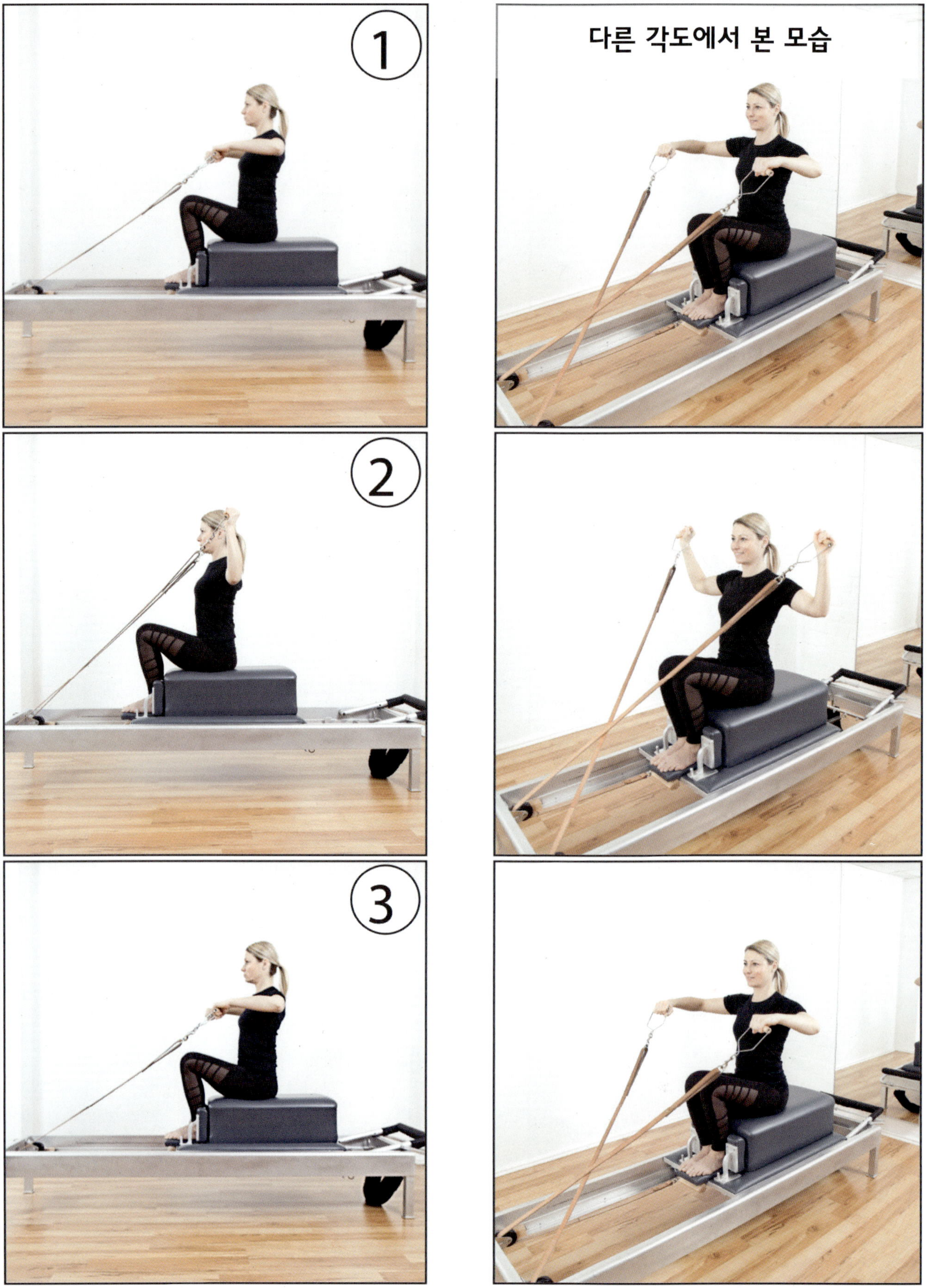

51. 교차 스트랩으로 팔 돌리기 Cross Arm Rotation with crossed straps
2/2

준비: 0.5-2 스프링, 박스는 롱 박스 위치에, 머리 받침대는 아래로

- 리포머 롱 박스 중앙에 리포머 뒷면(풋바에서 떨어진 쪽)을 바라보고 앉는다.
- 발을 머리 받침대에 놓는다.
- 손바닥이 아래를 향하도록 손잡이를 잡는다.
- 스트랩을 교차한다.
- 어깨부터 팔까지 일직선을 이루도록 한다. 팔꿈치에서 팔꿈치까지 이어진 막대라고 생각해본다.
- 아래 팔과 위 팔이 직각을 이루도록 한다.
- 옆에서 봤을 때, 아래팔은 바닥과 평행을 이루어야 한다.
- 스프링은 움직이지 않고 스트랩이 가볍게 조여지는 자세를 선택한다.

운동 목적:

- 가시아래근, 소원근, 뒤어깨세모근을 강화한다.
- 앞톱니근, 중간어깨세모근의 안정성을 높인다.
- 골반과 몸통의 안정성을 높인다.

운동 수행: 3-7회 반복

앉은 뼈를 움직이면서 복부를 안쪽 위로 당기며 자세를 잡는다.

팔은 가상의 축을 중심으로 팔꿈치에서 팔꿈치까지 위쪽으로 회전한다. 그런 다음 팔을 다시 시작 위치로 가져온다.

일반적인 실수:

- 아래 팔이 안쪽으로 휘어져 90°보다 작은 각도가 된다.
- 어깨가 위로 당겨진다.

수정 또는 변형:

- 스트랩을 교차하지 않으면 더 쉽게 운동할 수 있다.
- 다리를 뒤로 구부리고 발은 캐리지 상자 측면 발등에 올려 놓는다.
- 발을 쉬지 않고 앞이나 옆에 붙이고 있으면 코어 안정의 난이도가 더 올라간다.

금기 사항/위험 요소: -

52. 앉아서 팔 들기 Seated Arm Lifts

1/2

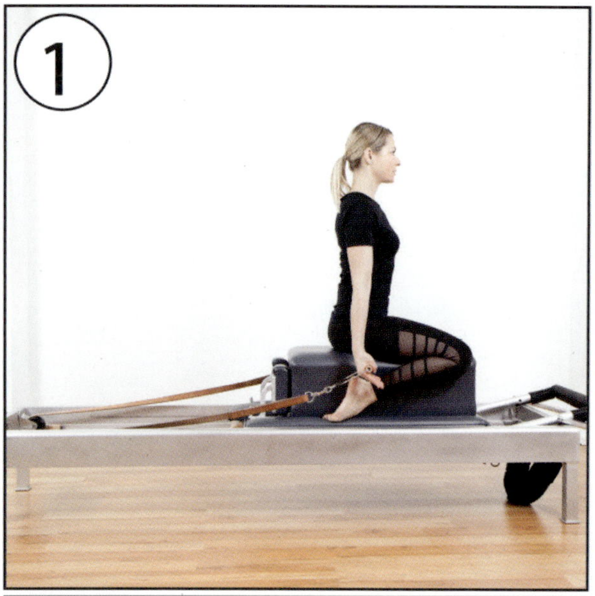

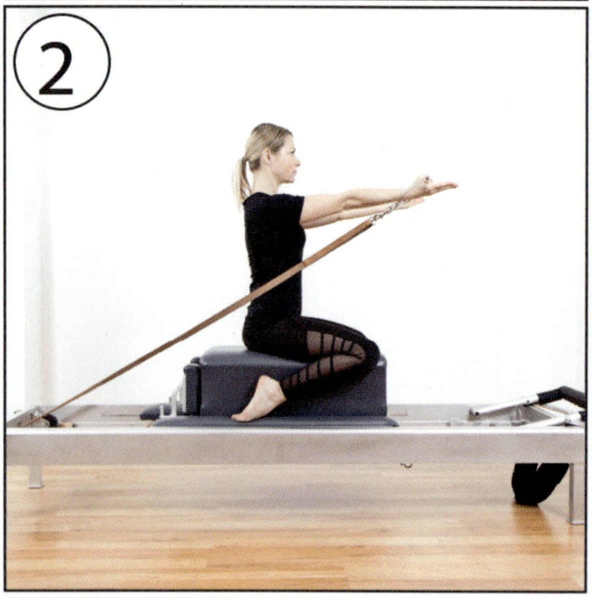

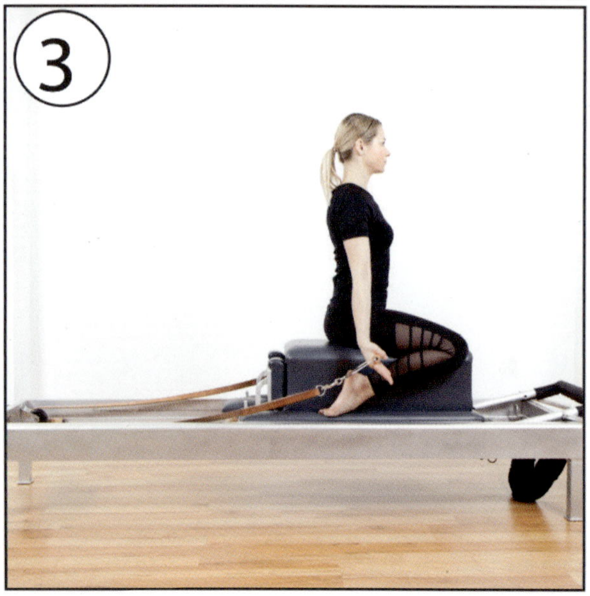

52. 앉아서 팔 들기 Seated Arm Lifts
2/2

준비: 1–2 스프링, 박스는 롱 박스 위치에

- 리포머 롱 박스 위에 등을 곧게 펴고 풋바를 바라보며 앉는다.
- 무릎은 굽히고 발은 박스 옆에 둔다.
- 발끝은 가능하면 바깥쪽을 향하도록 한다.
- 손바닥이 앞을 향하도록 손잡이를 잡는다.
- 손가락은 쫙 편다.
- 팔을 몸 옆에 붙이고 스트랩은 약간 조인 상태이지만, 스프링은 움직이지 않도록 자세를 잡는다.

운동 목적:

- 어깨, 골반 및 몸통을 안정화한다.
- 어깨세모근, 큰가슴근, 가시아래근, 두갈래근을 강화한다.
- 코어 안정성을 높인다.

운동 수행: 5–7회 반복

앉은 뼈를 움직이면서 복부를 안쪽 위로 당기며 자세를 잡는다.
팔을 바닥과 평행하게 어깨 높이까지 위로 올린다. 마지막 자세에서 양 손바닥은 위를 향하게 한다. 그런 다음 몸 옆으로 팔을 내리고 일정한 속도로 다시 시작 위치로 돌아온다.

일반적인 실수:

- 이미 시작 단계에서부터 어깨가 앞으로 굽는다.
- 팔을 위로 들어 올릴 때 어깨도 같이 올라간다.
- 머리, 척추 및 골반의 정렬이 흐트러진다.
- 가슴 근육에서 힘을 주면 캐리지가 튀어 유동성과 제어력이 부족해질 수 있다.

수정 또는 변형:

- 손가락을 쭉 펴는 대신 손으로 주먹을 쥐어본다.
- 캐리지 리포머 박스 옆에 다리를 붙이고 일어선다.
- 발을 쉬지 않고 앞이나 옆에 붙이고 있으면 코어 안정의 난이도가 더 올라간다.

금기 사항/위험 요소: –

53. 앉아서 안기 Seated Hug

1/2

①

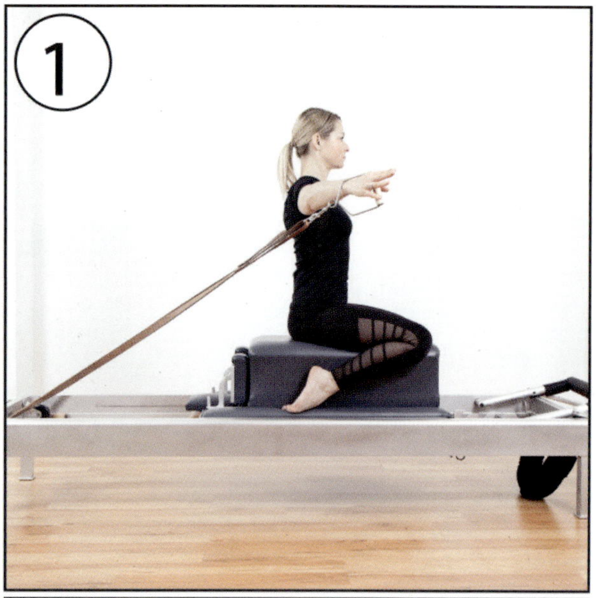

②

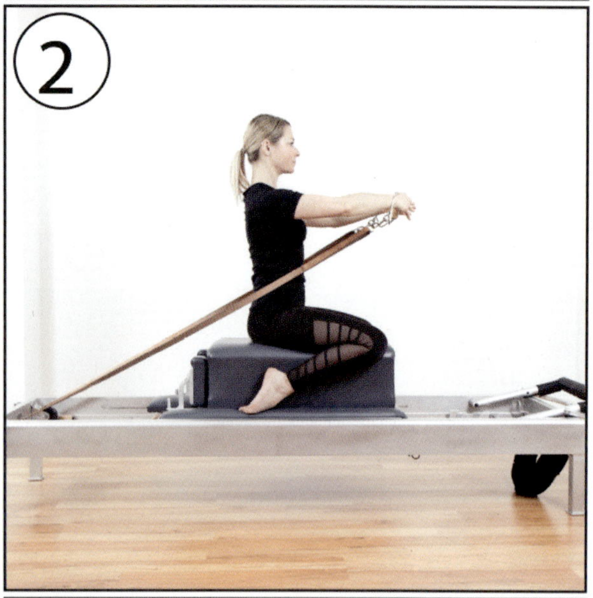

③

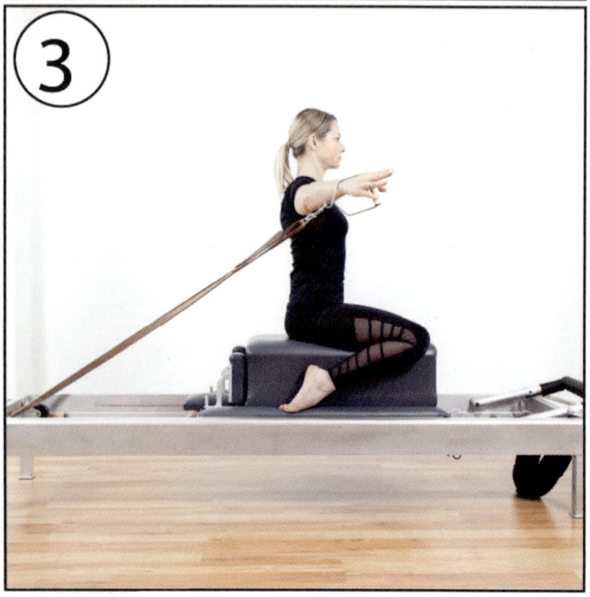

준비: 0.5-2 스프링, 박스는 롱 박스 위치에

- 리포머 롱 박스 위에 등을 곧게 펴고 풋바를 바라보며 앉는다.
- 무릎은 굽히고 발은 박스 옆에 둔다.
- 발끝은 가능하면 바깥쪽을 향하도록 한다.
- 손바닥이 앞을 향하도록 손잡이를 잡는다.
- 손가락은 쫙 편다.
- 팔을 옆으로 벌리고 어깨 높이를 살짝 내린다.
- 팔꿈치에 힘을 빼고 스트레칭이 되지 않게 한다.
- 옆에서 봤을 때 손은 어깨 앞에 있어야 한다.
- 손바닥이 앞을 향하도록 손잡이를 잡고 아주 약간 아래로 향하게(내부 회전이 최소화되도록) 한다.

운동 목적:

- 어깨, 골반, 몸통을 안정화한다.
- 큰가슴근을 강화한다.
- 어깨뼈를 움직이는 근육을 훈련한다.
- 코어 안정성을 높인다.

운동 수행: 5회 반복

앉은 뼈를 움직이면서 복부를 안쪽 위로 당기며 자세를 잡는다. 그런 다음 팔을 앞으로 모은다. 팔꿈치는 아주 약간 구부린다. 손바닥은 약간 아래를 향한다. 양 손가락 끝이 닿으면 다시 팔을 바깥으로 벌린다. 마지막으로 팔을 바깥쪽으로 돌려 시작 자세로 간다.

53. 앉아서 안기 Seated Hug
2/2

일반적인 실수:

- 팔을 앞으로 움직일 때 어깨가 앞으로 굽고 가슴이 내려가고 어깨뼈의 안전성이 사라진다.
- 팔을 바깥쪽으로 돌리면 복부 근육을 통한 갈비뼈와의 연결이 끊어진다.
- 머리, 척추 및 골반의 정렬이 흐트러진다.
- 가슴 근육에서 힘을 주면 캐리지가 튀어 유동성과 제어력이 부족해질 수 있다.

수정 또는 변형:

- 어깨가 앞으로 굽으면 팔을 어깨 너비만큼만 움직여준다. 손가락을 펴는 대신 손으로 주먹을 쥔다.
- 다리를 캐리지 리포머 박스 옆에 붙이고 선다.
- 이 운동을 호흡 운동으로 활용한다: 팔을 모을 때 숨을 들이마시고 팔을 바깥으로 움직일 때 숨을 내 쉰다. 이 동작을 3번 반복한다. 그런 다음 팔을 모으면서 숨을 내쉬고 폐의 공기를 모두 짜내려고 노력한다. 그런 다음 팔을 바깥쪽으로 움직이면서 다시 숨을 들이마신다. 이 동작을 3번 반복한다.
- 집중력과 협응력을 키우는 운동으로 활용한다: 손을 맞댈 때 양손의 새끼손가락이 닿는다. 두 번째로 팔을 모으면 약지가 닿은 다음 중지가 닿고 엄지손가락을 맞닿을 때까지 이어진다. 새끼손가락이 만나면 손바닥이 위를 향한다. 엄지손가락이 서로 멀어질 때 손바닥은 아래를 향하게 된다.
- 큰 가슴근의 다른 부위를 훈련하기 위한 변형: 손이 약간 아래쪽을 향하도록 한다. 손을 모을 때 처음에는 엄지손가락만 만난다. 두 번째는 검지손가락이 닿고 새끼손가락이 만날 때까지 계속한다. 엄지손가락에서 새끼손가락으로 이동할 때 손과 팔뚝은 손이 약간 위쪽을 향할 때까지 반복할 때마다 회전한다. 그런 다음 방향을 반대로 하여 다시 엄지손가락으로 돌아간다.
- 집중력과 신체 인식 훈련을 위한 변형 동작: 위에서 제안한 동작을 눈을 감고 반복한다.
- 발을 쉬지 않고 앞이나 옆에 붙이고 있으면 코어 안정의 난이도가 더 올라간다.

금기 사항/위험 요소: –

54. 앉아서 팔 작게 돌리기 Seated Small Arm Circles

1/3

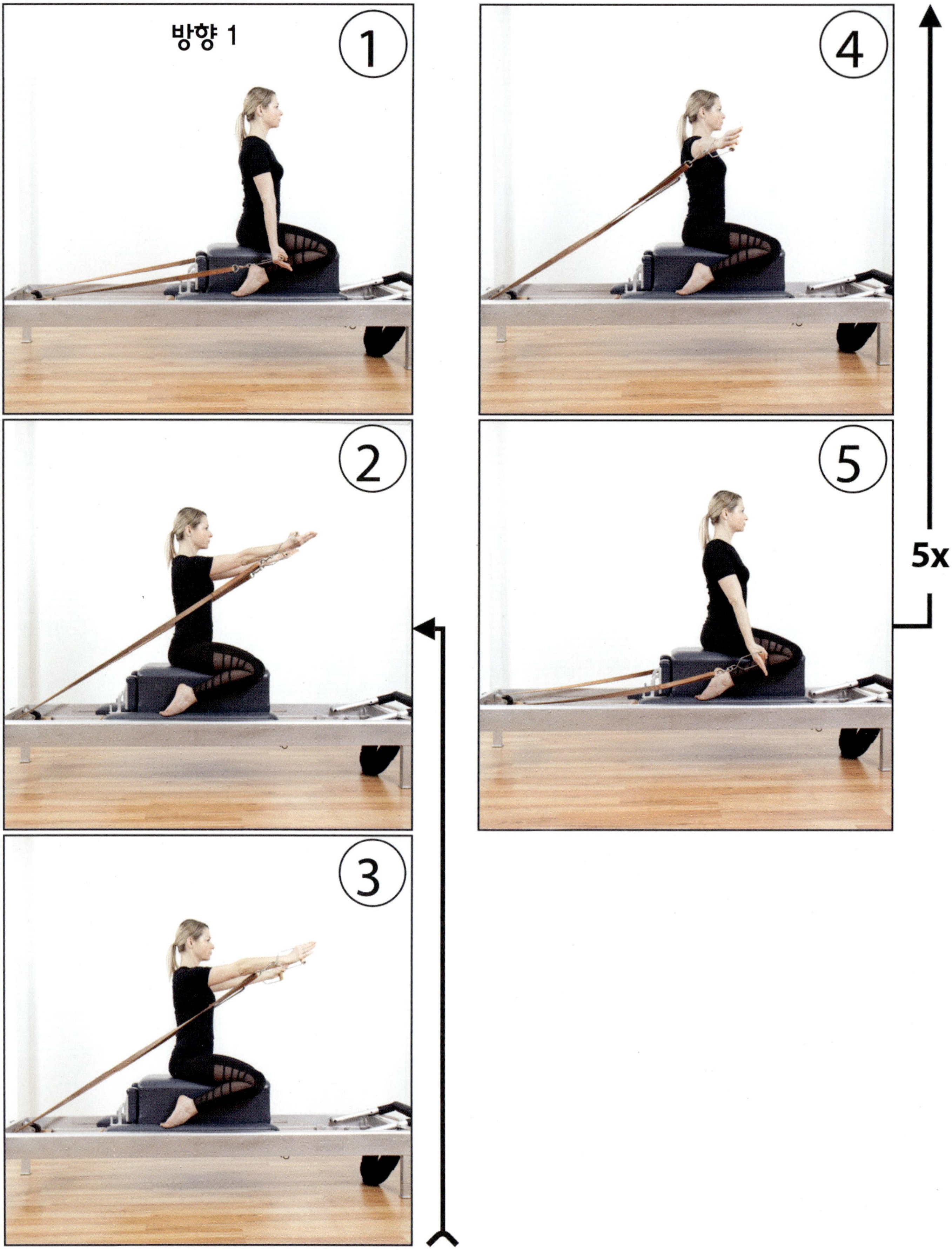

54. 앉아서 팔 작게 돌리기 Seated Small Arm Circles

2/3

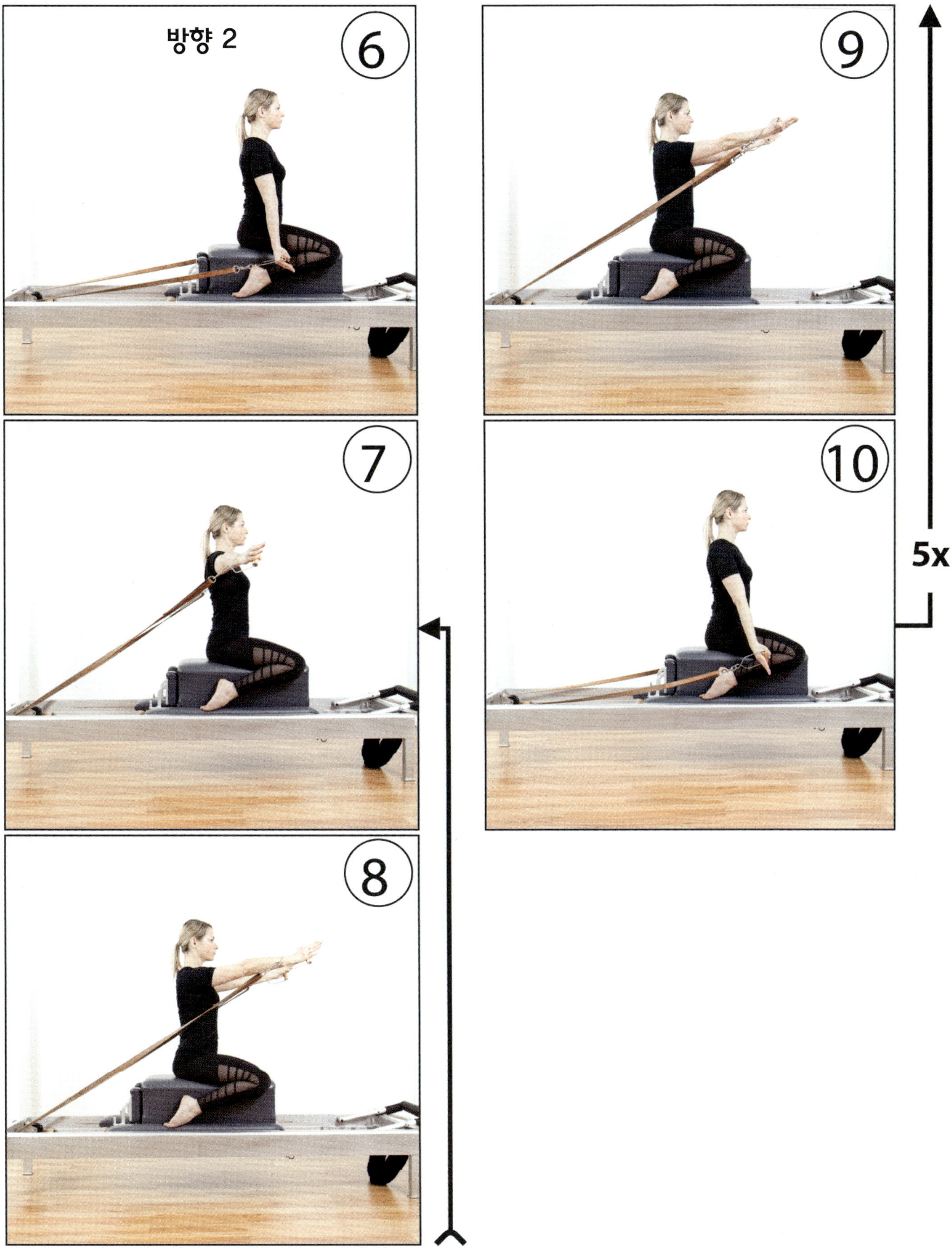

54. 앉아서 팔 작게 돌리기 Seated Small Arm Circles
3/3

준비: 0.5-2 스프링, 박스는 롱 박스 위치에

- 리포머 롱 박스 위에 등을 곧게 펴고 풋바를 바라보며 앉는다.
- 무릎은 굽히고 발은 박스 옆에 둔다.
- 발끝은 가능하면 바깥쪽을 향하도록 한다.
- 손바닥이 앞을 향하도록 손잡이를 잡는다.
- 손가락은 쫙 편다.
- 팔을 몸 옆에 붙이고 스트랩은 약간 조인 상태이지만 스프링은 움직이지 않도록 자세를 잡는다.

운동 목적:

- 어깨, 골반 및 몸통을 안정화한다.
- 어깨를 안정시키는 근육의 협응 훈련
- 큰가슴근, 아래팔의 뒤침근육, 가시아래근, 앞어깨세모근, 두갈래근을 강화한다.
- 코어의 안정성을 높인다.

운동 수행: 3-7회 반복

앉은 뼈를 움직이면서 복부를 안쪽 위로 당기며 자세를 잡는다.
방향 1: 몸과 일직선을 유지하면서 팔을 어깨 높이까지 앞쪽으로 들어 올린다. 이제 손바닥이 위를 향하도록 한다.
어깨 높이에서 손바닥이 서로 마주 볼 때까지 팔을 안쪽으로 돌린다. 그런 다음 팔을 옆으로 뻗어 옆에서 봤을 때 손이 어깨보다 약간 앞쪽에 오도록 한다. 팔을 내린다. 팔을 시작 위치로 돌아올 때까지 옆으로 내린다.
이 동작을 3회~7회 반복한 다음 근육이 피로하지 않는 한 방향을 반대로 한다(역방향이 더 어렵다는 것을 알기 때문에 마스터). 필요한 경우, 스프링의 저항을 줄이기 위해 스프링 설정을 수정한다.

방향 2: 시작 자세에서 양손이 어깨 높이가 될 때까지 팔을 바깥쪽과 위쪽으로 움직여 옆에서 봤을 때 어깨보다 약간 앞쪽에 위치하게 한다. 그런 다음 팔을 어깨 너비까지 몸 앞쪽으로 모은다. 팔꿈치는 아주 약간 구부리고 손바닥은 서로 마주보게 한다.
손바닥이 위를 향할 때까지 팔을 바깥쪽으로 돌린다. 그런 다음 팔을 몸 가까이에서 내린다. 이 동작을 3-7회 반복한다.

일반적인 실수:

- 팔을 앞으로 움직일 때 어깨가 앞으로 굽고 가슴이 내려가며 어깨뼈의 안정성이 사라진다.
- 팔을 바깥쪽으로 돌릴 때 복부 근육을 통한 갈비뼈와의 연결이 끊어진다.
- 팔을 돌리는 것을 잊어버린다.

수정 또는 변형:

- 손가락을 펴는 대신 손으로 주먹을 쥔다.
- 다리는 캐리지의 리포머 박스 측면에 붙이고 선다.
- 발을 쉬지 않고 앞이나 옆에 붙이고 있으면 코어 안정의 난이도가 더 올라간다.

금기 사항/위험 요소: -

55. 앉아서 팔 크게 돌리기 Seated Big Arm Circles

1/4

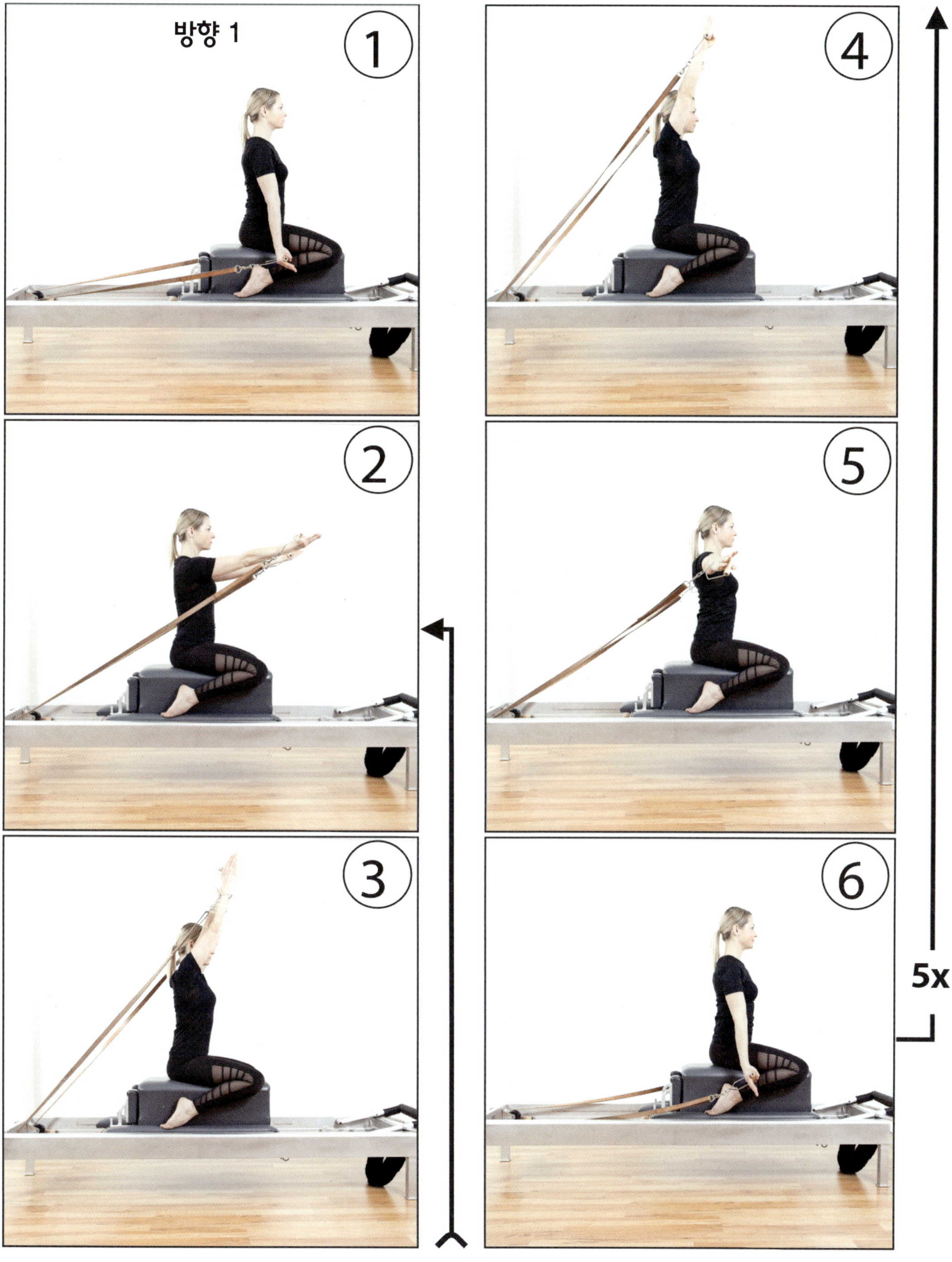

55. 앉아서 팔 크게 돌리기 Seated Big Arm Circles

2/4

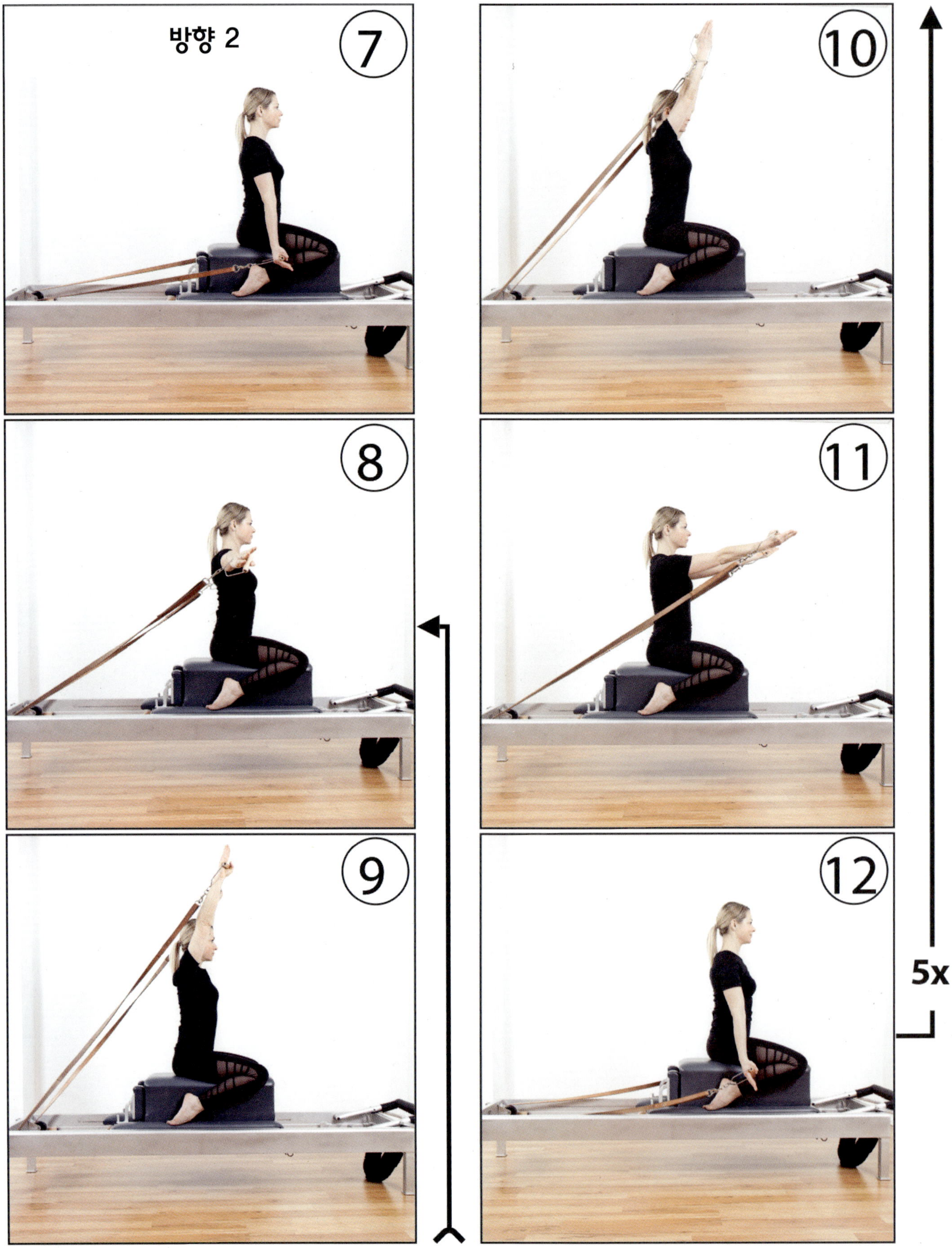

55. 앉아서 팔 크게 돌리기 Seated Big Arm Circles

3/4

준비:

- 리포머 롱 박스 위에 등을 곧게 펴고 풋바를 바라보며 앉는다.
- 무릎은 굽히고 발은 박스 옆에 둔다.
- 발끝은 가능하면 바깥쪽을 향하도록 한다.
- 손바닥이 앞을 향하도록 손잡이를 잡는다.
- 손가락은 쫙 편다.
- 팔을 몸 옆에 붙이고 스트랩은 약간 조인 상태이지만, 스프링은 움직이지 않도록 자세를 잡는다.

운동 목적:

- 어깨의 운동 범위를 개선한다.
- 어깨, 골반 및 몸통을 안정화한다.
- 어깨세모근, 큰가슴근, 작은원근 및 두갈래근을 강화한다.
- 코어 안정성을 높인다.

운동 수행: 3-7회 반복

앉은 뼈를 움직이면서 복부를 안쪽 위로 당기며 자세를 잡는다.

방향 1: 팔을 바깥쪽으로 돌리고(엄지손가락이 바깥쪽을 향하도록) 팔을 평행하게 위로 움직인다. 가급적이면 귀까지 올리면서 팔을 곧게 펴고 몸에 최대한 밀착한다. 처음에는 손바닥이 위쪽을 가리키지만 팔이 위로 올라가면 뒤쪽을 가리킨다. 가장 높은 지점에서 아래 팔을 안쪽으로 돌린다. (내전)하여 엄지손가락이 안쪽을 향하도록 손바닥을 다시 앞쪽으로 가져온다. 그런 다음 팔을 시작 위치로 돌아올 때까지 팔을 옆과 아래쪽으로 움직인다. 근육이 피로하지 않는 한도 내에서 3회~7회 반복한다. 필요한 경우, 스프링의 저항을 줄이기 위해 스프링 설정을 수정한다.

방향 2: 시작 위치에서 팔이 귀 옆에 올 때까지 옆으로 그리고 나서 위로 움직인다.
팔을 몸의 앞이나 옆으로 움직이되(주변 시야 내에서) 뒤로는 움직이지 않도록 주의한다. 손바닥은 항상 앞을 향한다. 가장 높은 지점에서 아래 팔을 돌려 손바닥이 뒤쪽을 향하도록 하고 엄지손가락이 바깥쪽을 가리키도록 아래 팔을 돌린다. 팔을 앞으로 움직인 다음 아래로 움직인다. 어깨 높이에서 손바닥이 위쪽을 향하게 하거나 몸 옆에 위치할 경우, 앞쪽을 향하게 한다. 엉덩이 옆이나 약간 앞에서 멈춘다.
3회~7회 반복한다.

일반적인 실수:

- 방향 1, 2 모두에서 어깨뼈의 안정성이 상실된다.
- 복부를 통한 갈비뼈의 연결이 끊어진다.
- 팔 돌리기를 생략한다.
- 팔이 위쪽을 향할 때 어깨가 필요 이상으로 들어 올려진다.
- 방향 1: 팔을 앞으로 움직일 때 어깨가 굽어지고 가슴이 내려가며 머리가 앞으로 나온다.
- 방향 2: 팔을 몸 뒤쪽으로 끌어올려 가슴 근육과 이두근이 늘어나게 된다. 따라서 동작 중에 어깨가 앞으로 나와 어깨가 불안정해질 수 있다.

55. 앉아서 팔 크게 돌리기 Seated Big Arm Circles

4/4

수정 또는 변형:

- 손가락을 펴는 대신 주먹을 쥔다.
- 다리를 캐리지 리포머 박스 옆에 붙이고 일어선다.
- 발을 쉬지 않고 앞이나 옆에 붙이고 있으면 코어 안정의 난이도가 더 올라간다.
- 예를 들어, 팔을 몸 뒤로 하는 동작은 던지는 기술을 제어하고자 하는 프로 운동선수에게 적합하다.

금기 사항/위험 요소:

- 최근 어깨 부상이나 기타 불안정한 사유(탈구)가 있는 경우, 너무 무거운 스프링을 사용하지 않는다.

56. 앉아서 등을 둥글게 쓸어내리기 Seated Shaving Round Back

1/2

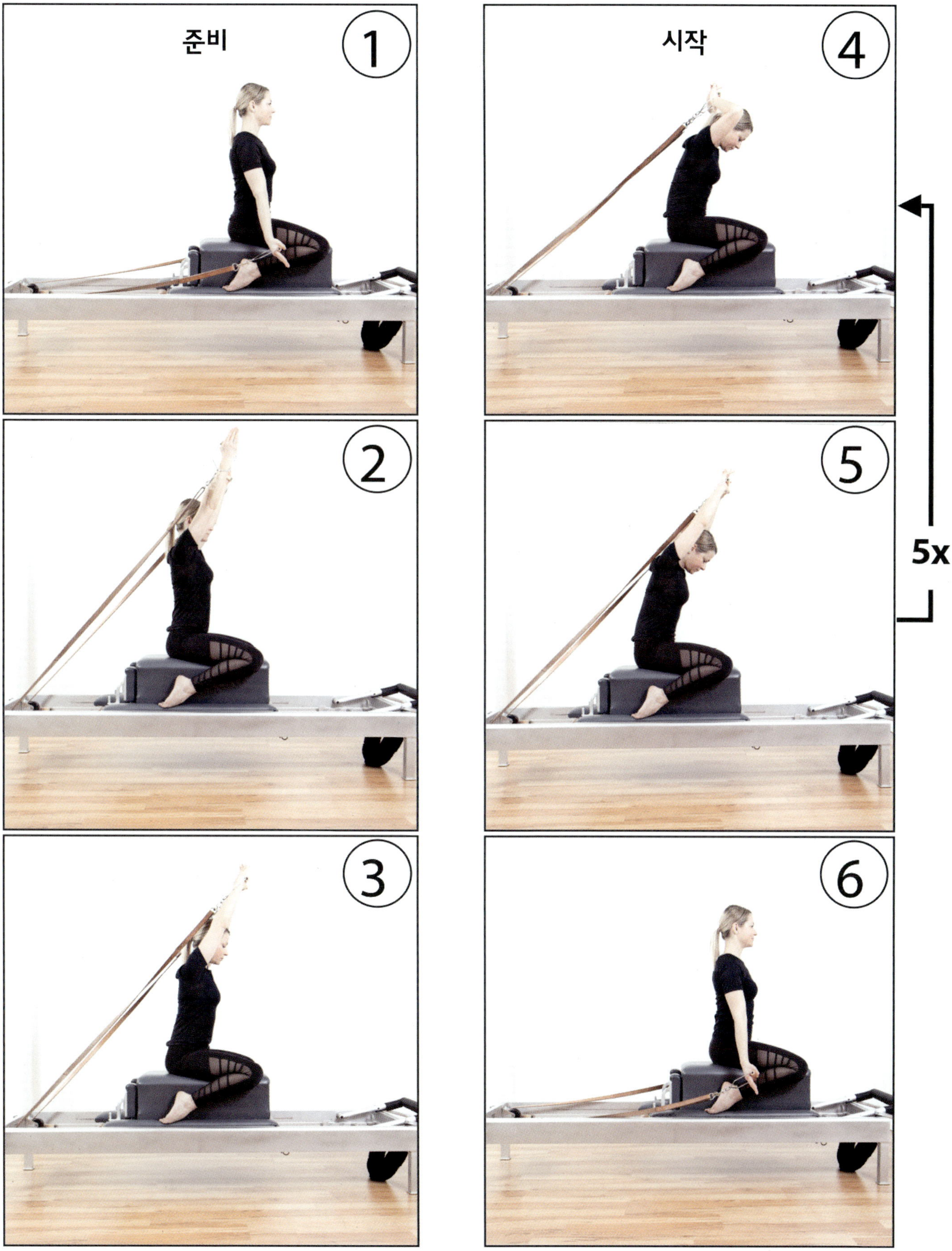

56. 앉아서 등을 둥글게 쓸어내리기 Seated Shaving Round Back 2/2

준비: 0.5-2 스프링, 박스는 롱 박스 위치에

- 리포머 롱 박스 위에 등을 곧게 펴고 풋바를 바라보며 앉는다.
- 무릎은 굽히고 발은 박스 옆에 둔다.
- 발끝은 가능하면 바깥쪽을 향하도록 한다.
- 손바닥이 앞을 향하도록 손잡이를 잡는다.
- 손가락은 쫙 편다.
- 팔을 몸 옆에 붙이고 스트랩은 약간 조인 상태이지만 스프링은 움직이지 않도록 자세를 잡는다.
- 앉은 뼈를 움직이면서 복부를 안쪽 위로 당기며 자세를 잡는다.
- 팔을 바깥쪽으로 돌리고(엄지손가락이 바깥을 향하도록) 팔을 똑바로 편 상태로 몸통과 정렬을 유지하면서 귀 있는 곳까지 올린다.
- 팔을 들어 올리는 동안, 아래 팔을 안쪽으로 돌려서(내전) 엄지손가락이 닿도록 한다.
- 등 위쪽 부분은 앞으로 둥글게 만들어준다.
- 검지와 마찬가지로 양손의 엄지손가락을 서로 단단히 누른다.
- 팔꿈치를 구부려 손을 머리나 목 뒤로 하면서 팔꿈치를 활짝 벌린다.

운동 목적:

- 어깨, 골반 및 몸통을 안정화한다.
- 앞톱니근과 모든 복부근육을 안정화하여 삼두근과 어깨세모근을 강화한다.
- 코어 안정성을 높인다.

운동 수행: 3-7회 반복

가상의 선을 따라 손가락을 모아 대각선으로 손을 위로 움직인다. 그런 다음 다시 머리 뒤로 내린다. 이 동작을 여러 번 반복한 후 손이 시작 위치로 돌아올 때까지 팔을 옆으로, 아래로 움직인다.

일반적인 실수:

- 어깨의 안정성이 상실되고 어깨가 귀쪽으로 올라간다.
- 머리를 숙이거나 몸에 과도한 긴장이 가해지고 경추가 눌리기도 한다.
- 척추의 둥근 모양이 흐트러진다.
- 손가락이 느슨해진다.

수정 또는 변형:

- 다리를 캐리지 리포머 박스 옆에 붙이고 일어선다.
- 발을 쉬지 않고 앞이나 옆에 붙이고 있으면 코어 안정의 난이도가 더 올라간다.

금기 사항/위험 요소:

- 팔을 머리 뒤로 하는 동작에서 어깨에 문제가 생기지 않도록 주의한다.

57. 역 무릎 스트레칭 Reverse Knee Stretch

1/2

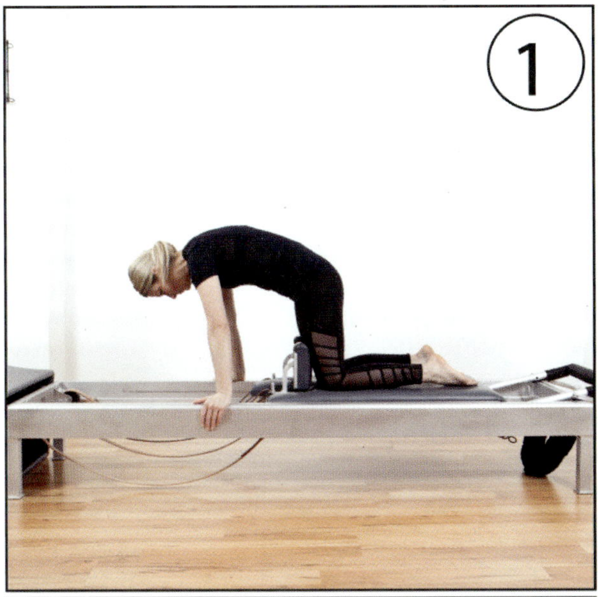

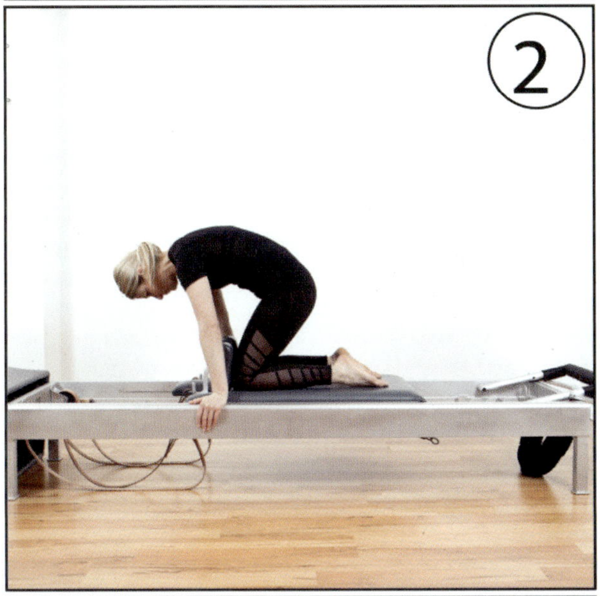

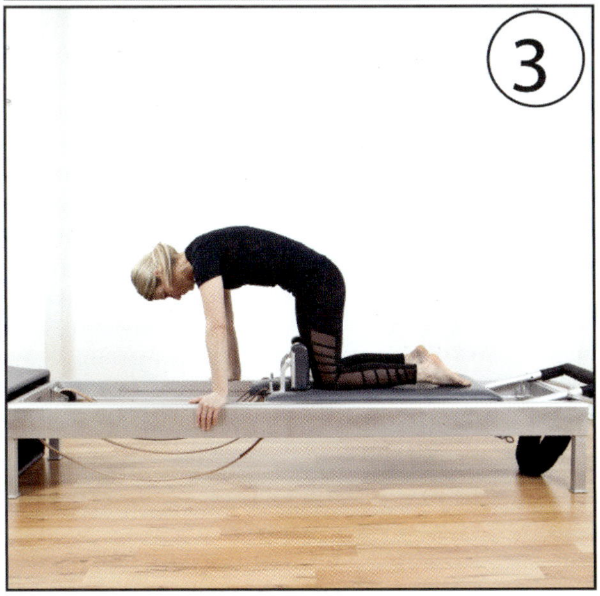

57. 역 무릎 스트레칭 Reverse Knee Stretch
2/2

준비: 0.5–2 스프링

- 리포머 캐리지 뒤쪽을 향해 무릎을 꿇고 양 무릎을 어깨 받침대에 대고 앉는다.
- 모든 손가락이 바깥쪽을 향하도록 손을 프레임에 올려놓는다.
- 골반과 등은 큰 “C”자 곡선 모양이 되게 한다.
- 옆에서 봤을 때 무릎이 골반 앞쪽에 위치하도록 골반을 리포머 뒤쪽으로 약간 밀어 무릎이 골반 앞쪽에 위치하도록 한다.
- 손은 어깨 바로 아래에 두지 않고 무릎에 약간 앞으로 두어 상체가 약간 앞으로 튀어나오도록 한다.
- 팔을 쭉 뻗는다.
- 스프링은 아직 움직이지 않은 상태이다.

운동 목적:

- 하복부근육(배가로근, 배바깥빗근, 배속빗근)과 엉덩관절굽힘근을 강화한다.

운동 수행: 3–7회 반복

팔과 어깨는 움직이지 말고 복부를 안쪽 위로 당긴다. 무릎을 앞으로 당기면서 C자 커브를 유지한다. 동작의 범위는 동작을 정확하게 수행할 수 있는 능력에 따라 달라진다. 캐리지가 프레임 안에 있는 리포머인 경우, 무릎을 양손 사이에 위치시킬 수 있다. 그러나 밸런스드 바디 알레그로®의 경우처럼 리포머 캐리지가 프레임 위로 이동하는 경우, 무릎을 손 까지만 당길 수 있다. 위에서 언급한 모든 사항을 염두에 두고 캐리지를 홈으로 되돌린다. 5–7회 반복한다.

일반적인 실수:

- 복부 근육(배곧은근)을 과도하게 사용하여 복부를 아래쪽과 바깥쪽으로 누른다.
- 캐리지가 돌아올 때 허리가 스트레칭 된다.
- 운동은 어깨를 통해 시작되고 수행되어 전체 어깨 부위가 운동하는 동안 지속적으로 옆으로 움직인다.
- 엄지손가락이 안쪽으로 움직여 캐리지에 걸릴 수 있다.
- 엉덩이가 너무 내려온다.

수정 또는 변형:

- 아치형 등으로 동일한 운동을 수행한다.
- 아치형 등 버전에서는 한쪽 다리 또는 한쪽 팔을 들어 올리거나 한쪽 팔과 한쪽 다리를 대각선으로 들어 올린다.
- 운동의 강도를 높이려면 캐리지를 약간 바깥쪽으로 이동하고 손을 뒤쪽으로 더 멀리 위치시켜 시작 위치를 변경한다.

금기 사항/위험 요소: –

58. 역 사선 무릎 스트레칭 Reverse Knee Stretch Obliques

1/2

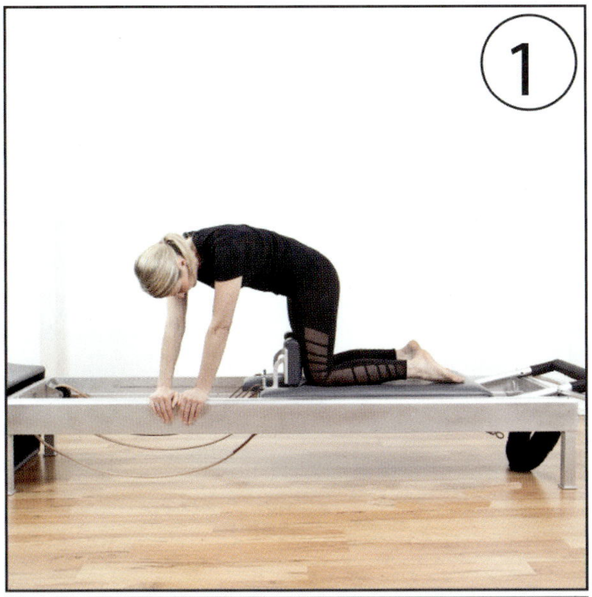

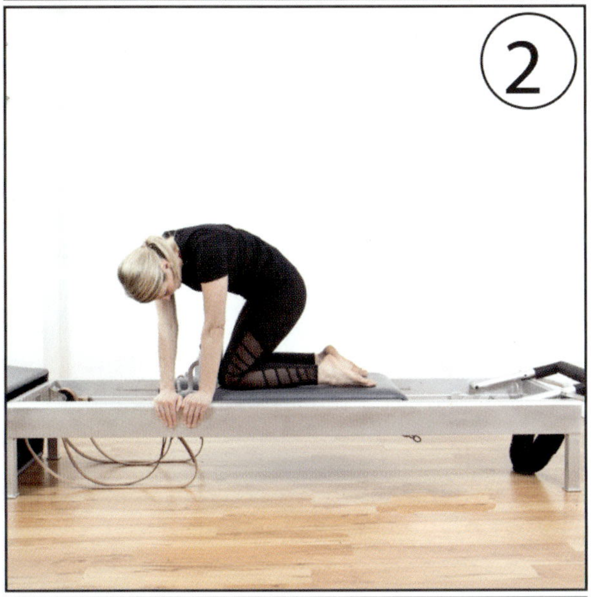

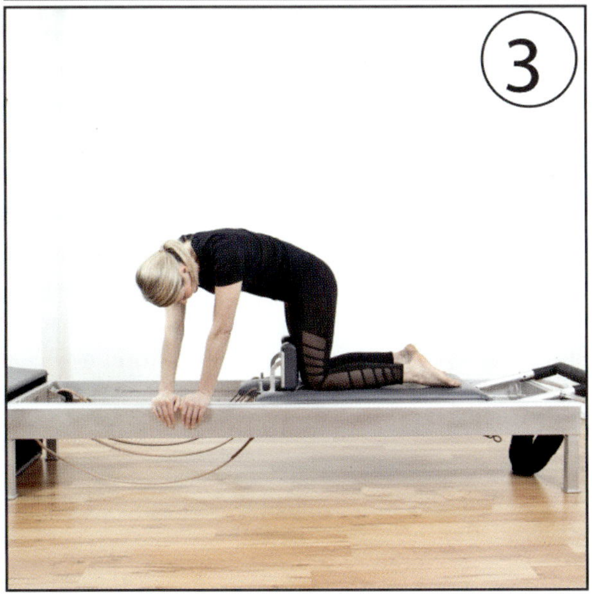

58. 역 사선 무릎 스트레칭 Reverse Knee Stretch Obliques 2/2

준비: 0.5-2 스프링

- 리포머 캐리지 뒤쪽을 향해 무릎을 꿇고, 양 무릎을 어깨 받침대에 대고 앉는다.
- 모든 손가락이 바깥쪽을 향하도록 손을 프레임에 올려놓는다.
- 골반과 등은 큰 "C"자 곡선 모양이 되게 한다. 옆에서 봤을 때 무릎이 골반 앞쪽에 위치하도록 골반을 리포머 뒤쪽으로 약간 밀어 무릎이 골반 앞쪽에 위치하도록 한다.
- 손은 어깨 바로 아래에 두지 않고 무릎에 약간 앞에 둔다.
- 팔을 쭉 뻗는다.
- 스프링은 아직 움직이지 않은 상태이다.

운동 목적:

- 하복부 근육(배가로근, 배바깥빗근, 배속빗근)과 엉덩관절굽힘근을 강화한다.

운동 수행: 3-7회 반복

팔과 어깨는 움직이지 말고 복부를 안쪽 위로 당긴다. 무릎을 앞으로 당기면서 C자 커브를 유지한다. 동작의 범위는 동작을 정확하게 수행할 수 있는 능력에 따라 달라진다. 캐리지가 프레임 안에 있는 리포머인 경우, 무릎을 양손 사이에 위치시킬 수 있다. 그러나 밸런스드 바디 알레그로®의 경우처럼 리포머 캐리지가 프레임 위로 이동하는 경우, 무릎을 손 까지만 당길 수 있다.
위에서 언급한 모든 사항을 염두에 두고 캐리지를 홈으로 되돌린다.
5회-7회 반복한 다음 양쪽을 바꾼다.

일반적인 실수:

- 복부 근육(배곧은근)을 과도하게 사용하여 복부를 아래쪽과 바깥쪽으로 누른다.
- 캐리지가 돌아올 때 허리가 스트레칭 된다.
- 운동은 어깨를 통해 시작되고 수행되어 전체 어깨 부위가 운동하는 동안 지속적으로 옆으로 움직인다.
- 엄지손가락이 안쪽으로 움직여 캐리지에 걸릴 수 있다.
- 엉덩이가 너무 내려온다.

수정 또는 변형:

- 운동의 강도를 높이려면 캐리지를 약간 바깥쪽으로 이동하고, 손을 뒤쪽으로 더 멀리 위치시켜 시작 위치를 변경한다.

금기 사항/위험 요소: -

59. 무릎 꿇고 스트랩 당기기 & 삼두근 운동

1/2 **Kneeling Pulling Strap & Triceps**

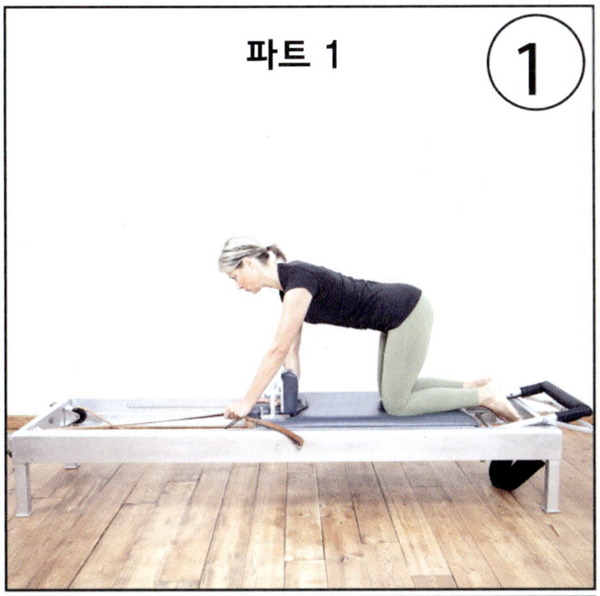

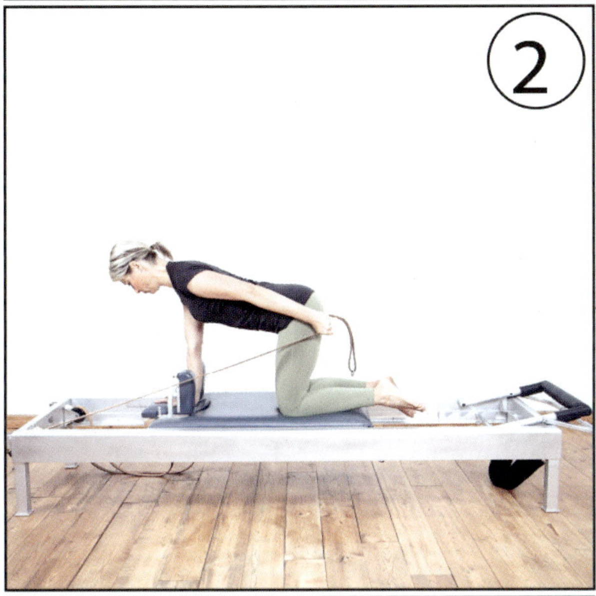

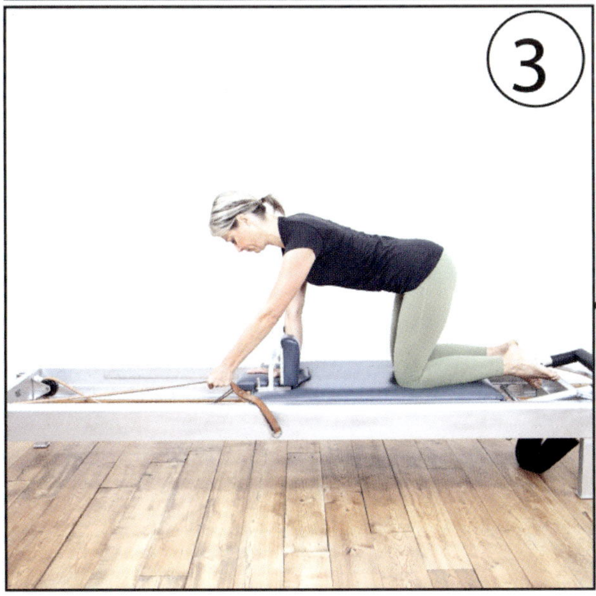

5x

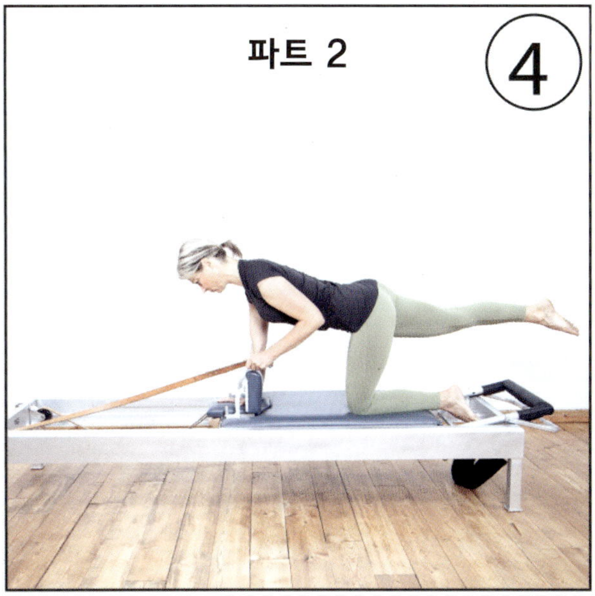

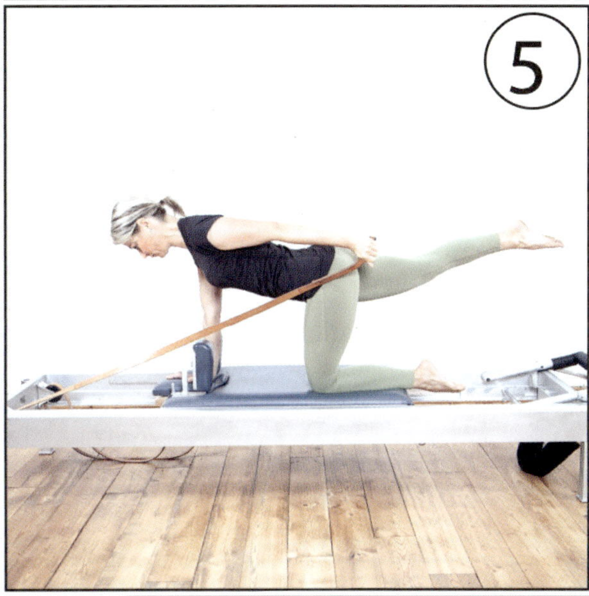

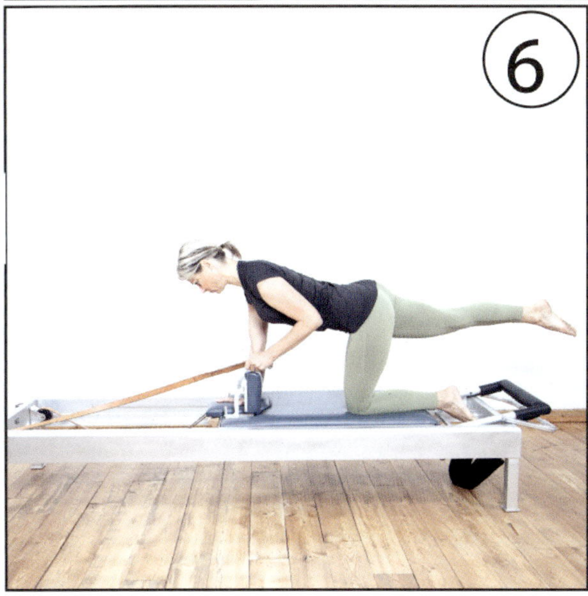

5x

59. 무릎 꿇고 스트랩 당기기 & 삼두근 운동
2/2　　Kneeling Pulling Strap & Triceps

준비: 0.5-2 스프링, 풋바 아래로, 머리 받침대 아래로

- 리포머에 무릎을 꿇고 리포머의 뒤쪽을 바라보며 네발자세 자세를 취한다.
- 오른손을 머리 받침대 위에 올려놓고 손을 오른쪽 어깨 아래에 놓는다.
- 무릎을 엉덩이 아래에 위치시키고 허벅지는 수직이 되도록 한다.
- 골반은 중립을 유지하고 척추를 자연스럽게 늘린다.
- 왼손은 왼쪽 스트랩을 잡고 팔이 앞으로 뻗어 나가도록 한다.
- 스프링은 아직 움직이지 않은 상태이다.

운동 목적:

- 넓은등근, 삼두근, 뒤어깨세모근, 손목 근육을 강화한다.
- 등의 폄근, 복부, 둔근육을 안정화한다.

운동 수행: 5-7회 반복

파트 1

복부를 안쪽 위로 당긴다. 숨을 들이마시면서 동시에 곧게 뻗은 왼팔을 몸의 왼쪽을 따라 뒤로 움직인다. 팔을 몸 가까이에 붙인다. 팔을 비틀지 않고 팔을 몸에 밀착시킬 수 있는 만큼만 뒤로 당긴다. 양쪽 어깨를 활짝 펴고 가슴이 가라앉거나 고개가 앞으로 밀리지 않도록 한다. 숨을 내쉴 때 왼팔을 다시 앞으로 움직이면서 스프링에 저항한다. 전체 동작을 수행하는 동안 어깨는 쫙 펴고 몸통은 길게 유지해야 한다.
3회-7회 반복한 후 파트 2를 계속하거나 방향을 바꾼다.

파트 2

오른쪽 다리를 곧게 펴고 들어 올린다. 머리, 상체, 골반, 다리가 일직선을 이루도록 한다.
왼팔은 구부리고 윗팔은 몸통에 가까이 붙인다. 복부를 안쪽 위로 당긴다. 숨을 들이마시면서 동시에 왼팔을 몸의 왼쪽을 따라 뒤로 곧게 편다. 팔을 곧게 펴는 동안 팔꿈치는 움직이지 않는다. 팔을 몸에 가까이 붙인다. 팔을 비틀지 않고 팔을 몸에 가깝게 유지할 수 있는 만큼만 팔을 곧게 편다. 양쪽 어깨를 활짝 펴고 가슴을 움츠리거나 고개를 앞으로 내밀지 않는다. 숨을 내쉴 때 왼팔을 구부려 스프링에 저항한다. 전체 동작을 수행하는 동안 어깨는 활짝 펴고 몸통은 길게 유지해야 한다.
3회-7회 반복한 후 반대쪽도 계속하여 파트 1 또는 파트 2를 진행한다.

일반적인 실수:

- 모든 파트:
  - 상체의 균형이 흐트러지고 머리가 아래로 처지거나 과도하게 숙여지며 어깨가 앞으로 당겨진다.
  - 움직이는 팔이 안쪽으로 회전하거나 움직이는 동안 바깥쪽으로 벌어진다.
  - 손목이 불안정하다.
- 파트 2:
  - 뒤에서 보면 몸이 한쪽으로 기울어져 있다.
  - 운동 중에 들어 올린 다리가 내려온다.
  - 움직이는 팔의 팔꿈치가 바깥으로 움직인다.

수정 또는 변형: -

금기 사항/위험 요소:

- 스프링을 너무 많이 사용하면 떨어질 위험이 있다.

60. 굽힘 > 허벅지 스트레칭 > 폄 Flexion into Thigh Stretch into Extension

1/2 (마이클 프리츠케, 톤 부그트에게서 영감을 받음)

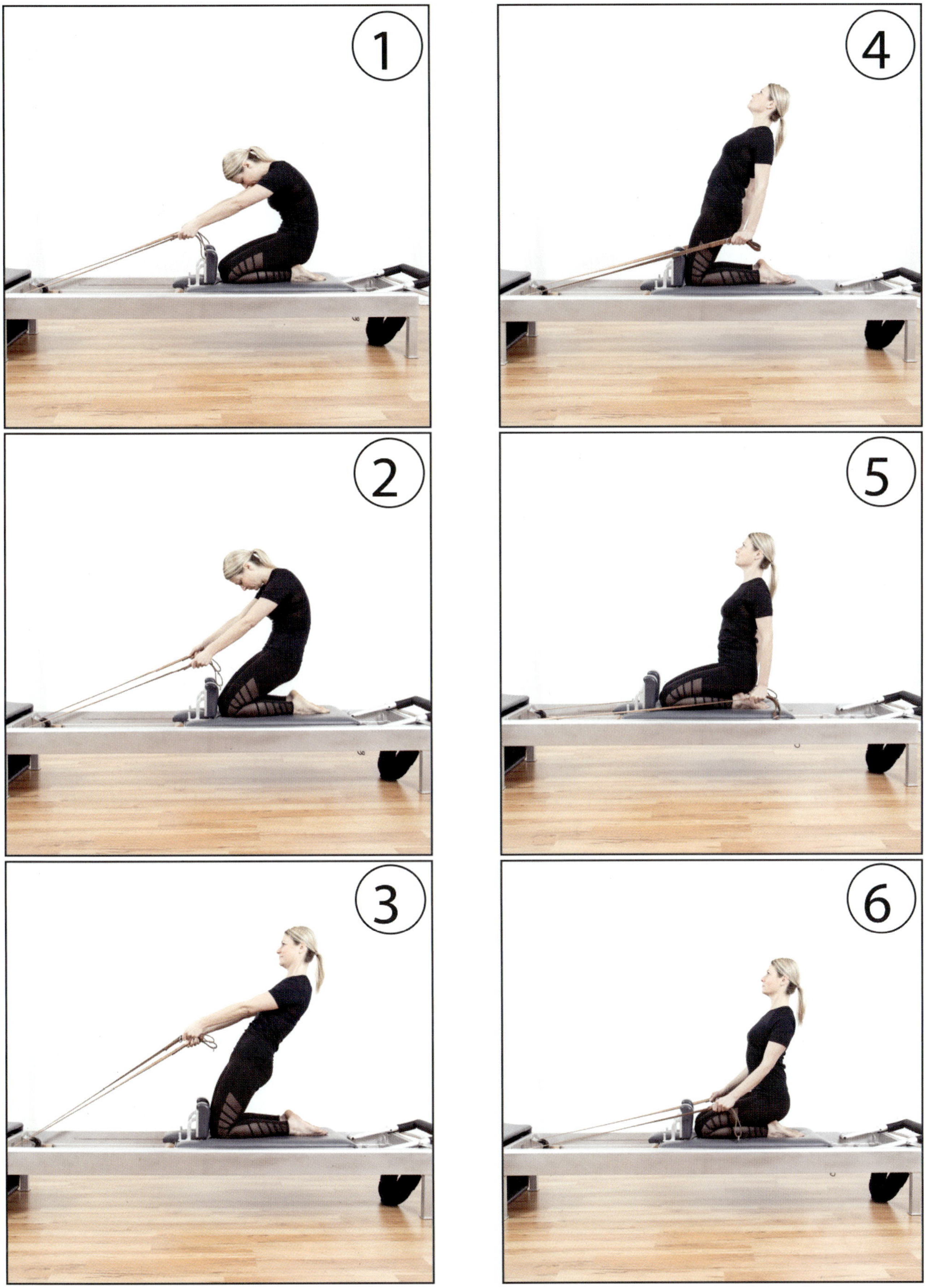

60. 굽힘 > 허벅지 스트레칭 > 폄 Flexion into Thigh Stretch into Extension 2/2 (마이클 프리츠케, 톤 부그트에게서 영감을 받음)

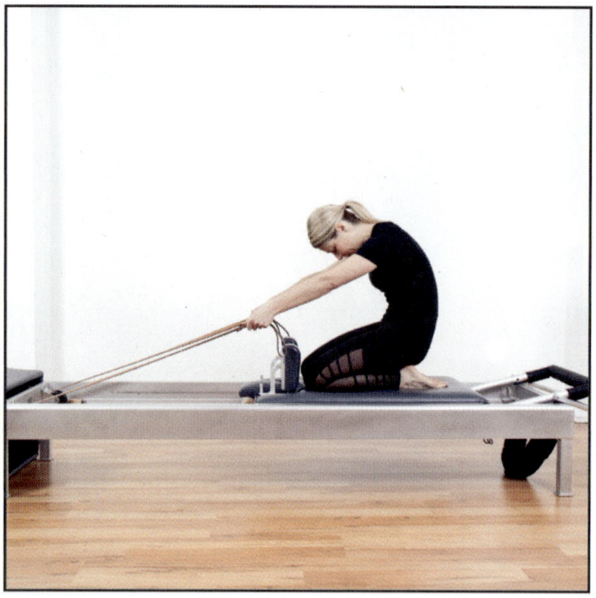

준비: 1, 2 또는 3 스프링

- 엉덩이는 뒤꿈치에 대고 무릎은 어깨 받침대에 대고 캐리지에 무릎을 꿇는다. 리포머의 뒤쪽을 본다.
- 발을 쭉 뻗는다. 몸통은 골반에서 머리까지 큰 C커브를 형성한다. 팔은 앞쪽으로 뻗는다.
- 손은 스트랩/로프를 잡는다. 손가락 끝을 스트랩에 대고 손가락을 손바닥에 대고 누른다. 엄지손가락을 스트랩 위에 올려놓으면 손목 위치를 더 잘 조절할 수 있다. 시각적 이미지: 페이스북 좋아요 아이콘과 비슷하다.
- 숏 스파인 루프 또는 스트랩에서 손의 위치를 스트랩이 가볍게 조여지지만, 스프링이 움직이지 않는 방향으로 선택한다.

운동 목적:

- 넓은등근, 삼두근, 어깨세모근 뒤쪽, 네갈래근을 강화한다.
- 긴장된 근육의 경우, 네갈래근과 앞정강근을 스트레칭한다.
- 긴등폄근, 둔근 강화를 통해 몸통을 안정화한다.
- 척추 가동성을 높인다.

운동 수행: 3-5회 반복

그림 2-3: C 커브의 상태에서 허벅지 스트레칭에 들어간다. 무릎에서 어깨까지 일직선으로 하고 뒤로 몸을 젖힌다. 정강이를 매트에 대고 누른다. 팔은 뻗은 상태로 유지하고 스프링은 필요한 만큼 사용한다.

그림 4-5: 몸의 측면을 따라 팔을 뒤로 당긴다. 동시에 가슴을 위쪽으로 편다. 팔이나 스트랩을 몸에 아주 가깝게 유지한다. 팔을 비틀지 않고 몸에 밀착시킬 수 있는 만큼만 뒤로 당긴다. 가슴이 가라앉거나 머리가 앞으로 밀리지 않도록 어깨를 계속 편다. 엉덩이를 구부리고 뻗은 상태에서 손을 몸 뒤로하고 발에 앉는다.

그림 6-7: 몸 옆으로 쭉 뻗은 팔을 천천히 풀어주면서 캐리지를 제자리로 되돌리고 다시 C자 커브로 돌아온다.

일반적인 실수:

- 사진 4와 5의 스트레칭은 주로 가슴이 아닌 머리에서 시작되고 지지된다.
- 팔을 뒤로 당길 때 팔이 안쪽으로 굽거나 옆으로 벌어진다.
- 팔이 구부러지고 팔꿈치가 바깥쪽으로 휘어진다.
- 앉은 상태에서 허리를 너무 빨리 돌리거나 허벅지 스트레칭을 할 때 너무 빨리 뻗는 경우, 척추를 움직일 때 정확성과 조정력이 부족할 수 있다.

수정 또는 변형: –

금기 사항/위험 요소: –

61. 다운 스트레칭 변형 Down Stretch Variation

1/3 (다른 이름: 롤러 코스터)

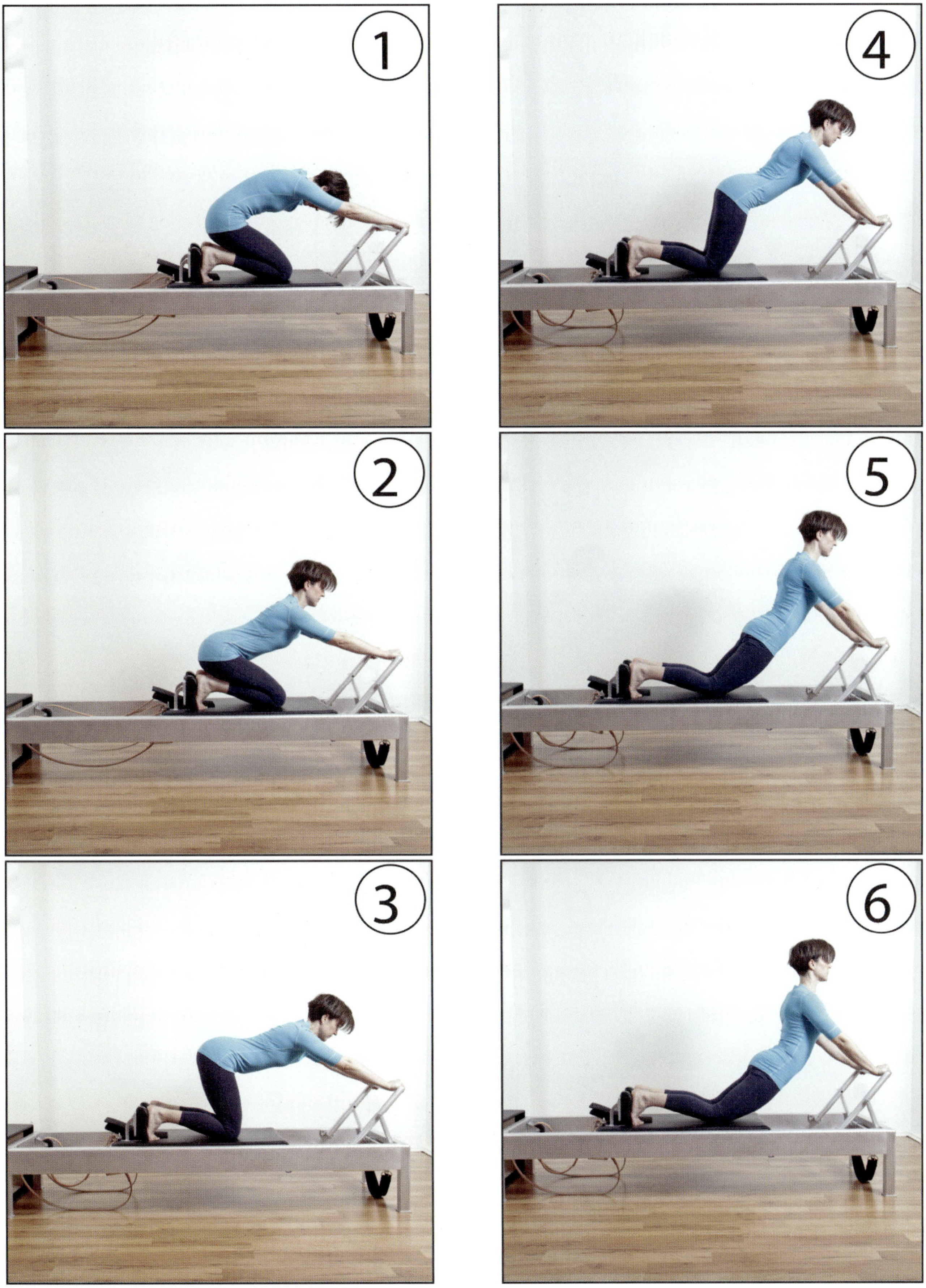

61. 다운 스트레칭 변형 Down Stretch Variation

2/3 (다른 이름: 롤러 코스터)

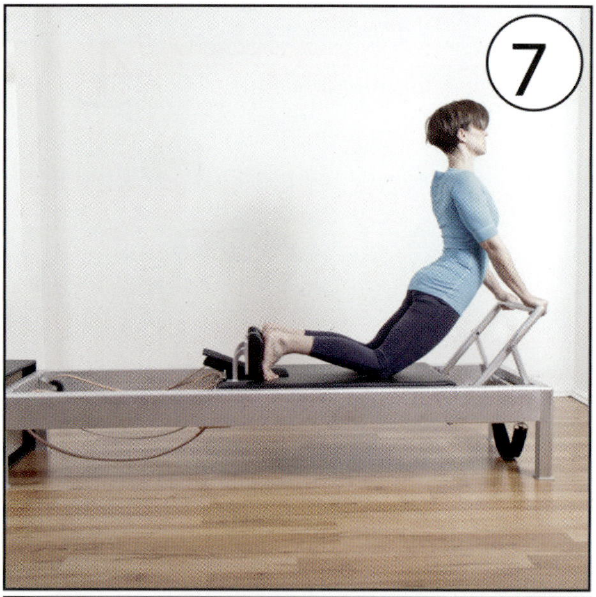

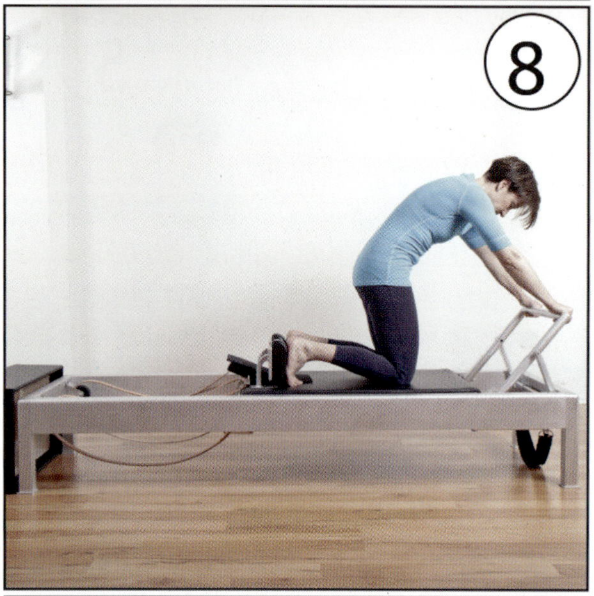

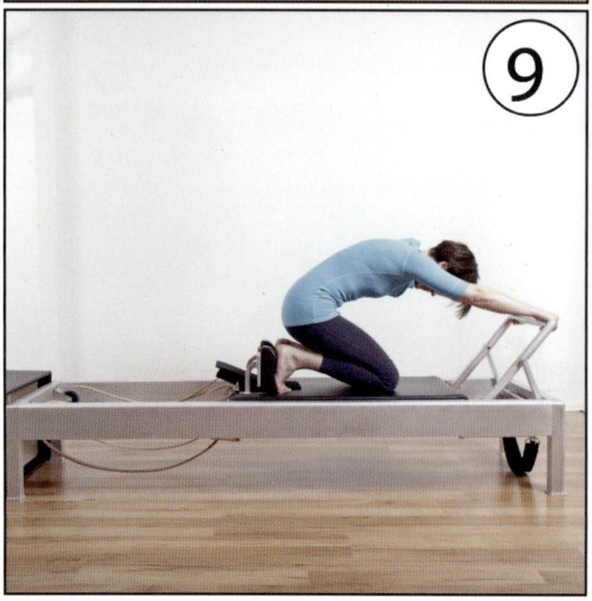

준비: 0-2 스프링, 풋바 위로

- 리포머 캐리지에 풋바를 향해 무릎을 꿇는다. 발은 어깨 받침대에 둔다.
- 가능하면 발가락을 접촉면에 닿게 하여 구부러지게 한다 (사진 참조).
- 몸통은 골반에서 머리까지 크게 활성화된 C자 커브 형태로 만든다("성난 고양이" 자세)
- 양손은 어깨 너비 또는 약간 넓게 벌려 풋바에 올려 놓는다.
- 손바닥은 풋바에 얹고 모든 손가락이 풋바 위에 위치하도록 풋바를 잡는다.
- 손목을 최대한 덜 구부리도록 손바닥을 풋바의 가능한 가장 높은 지점에 두어야 한다.
- 팔꿈치가 뒤쪽을 향하도록 팔을 약간 바깥쪽으로 돌려 가슴과 어깨를 펴준다.
- 엉덩이가 아래로 내려가 거의 발뒤꿈치에 닿게 앉는다. 캐리지는 스토퍼에 있다.

운동 목적:

- 전통적 운동 "롱 스트레치 시리즈 - 다운 스트레칭"과 "리포머 매뉴얼 파트 1"을 배우기 위해 준비한다.
- 복부와 함께 수축하면서 등 근육 전체를 강화한다.
- 척추 확장 능력을 향상시킨다.
- 엉덩관절 굽힘근을 살짝 스트레칭한다.
- 전신 움직임에 유동성, 흐름, 조정력을 통합하는 연습을 수행한다.

61. 다운 스트레칭 변형 Down Stretch Variation

3/3 (다른 이름: 롤러 코스터)

운동 수행: 3-5회 반복

그림 2: C커브에서 등을 펴고 가슴을 들어 올려 확장한다. 엉덩이는 발뒤꿈치에 가깝게 유지한다.

그림 3-4: 척추는 움직이지 않고 무릎이 골반 뒤에 위치할 때까지 캐리지를 밖으로 밀어낸다. 이렇게 하면 엉덩이가 자동으로 들어 올려진다. 복부에 힘을 주는 등 스트레칭에 적절히 반응해야 한다. 캐리지 이동을 멈춘다.

그림 5-6: 캐리지를 움직이지 않고 골반을 스프링 쪽으로 움직인다. 이렇게 하면 등이 아치형인 무릎 꿇은 플랭크 자세가 된다. 복부에 힘을 주어 안정성을 높인다. 요추를 압박하지 않고 골반을 스프링 쪽으로 아래로 밀어내는 것이 목표이다.

그림 7: 캐리지를 다시 스토퍼로 옮기고 가슴이 천장을 향해 위로 당겨지듯이 올린다. 골반을 풋바 쪽으로 밀어 엉덩이와 엉덩이 굽힘근을 열고 동시에 등이 패이지 않게 하면서 척추를 길게 늘린다. 머리가 뒤로 젖혀지지 않고 척추와 일직선이 되도록 한다. 가능하면 목 뒤쪽에 주름이 없어야 한다. 몸 전체가 복부에 의해 지지되는 확장 상태로 유지된다.
이 자세에서 등이 불편하지 않아야 한다. 캐리지는 스토퍼에 있다.

그림 8-9: 캐리지를 홈에 두고 등을 둥글게 하고 엉덩이를 뒤꿈치에 다시 놓는다.
3~5회 반복한다.

일반적인 실수:

- 허리를 펴면 등이 움푹 들어갈 위험이 있으므로 복부 근육을 활성화해야 한다.
- 목이 과도하게 펴져 있다.
- 그림 4에서 캐리지가 너무 멀리 움직인다.
- 그림 5와 6의 다운 스트레치 자세를 취할 때 캐리지가 움직인다.
- 어깨가 앞으로 굽거나 상체가 어깨 사이로 가라앉는다. 운동 중에 어깨뼈가 느슨해져 더 이상 연결되지 않는다.

수정 또는 변형:

- 무지외반증 등의 통증으로 인해 발가락을 말아 올릴 수 없는 경우, 발가락을 어깨 받침대 아래로 밀어 넣는다. 어깨 받침대의 구조상 이것이 불가능할 경우, 발을 약간 들어 올려 발가락이 캐리지에 닿지 않도록 한다. 또는 발목 아래에 롤러를 놓아 발가락에 압력이 가해지지 않도록 한다. 발가락과 발이 여전히 어깨 받침대에 닿을 수 있게 한다.
- 그림 6의 연장선에서 캐리지를 홈으로 되돌리지 말고 다시 한 바퀴 돌린 다음 캐리지를 홈으로 가져온다.
- 반대 방향에 대해 운동한다.

금기 사항/위험 요소: -

62. 풋바로 하는 박스 위 백조 Swan on Box with footbar

1/3 (캐시 코리에게서 영감을 받음)

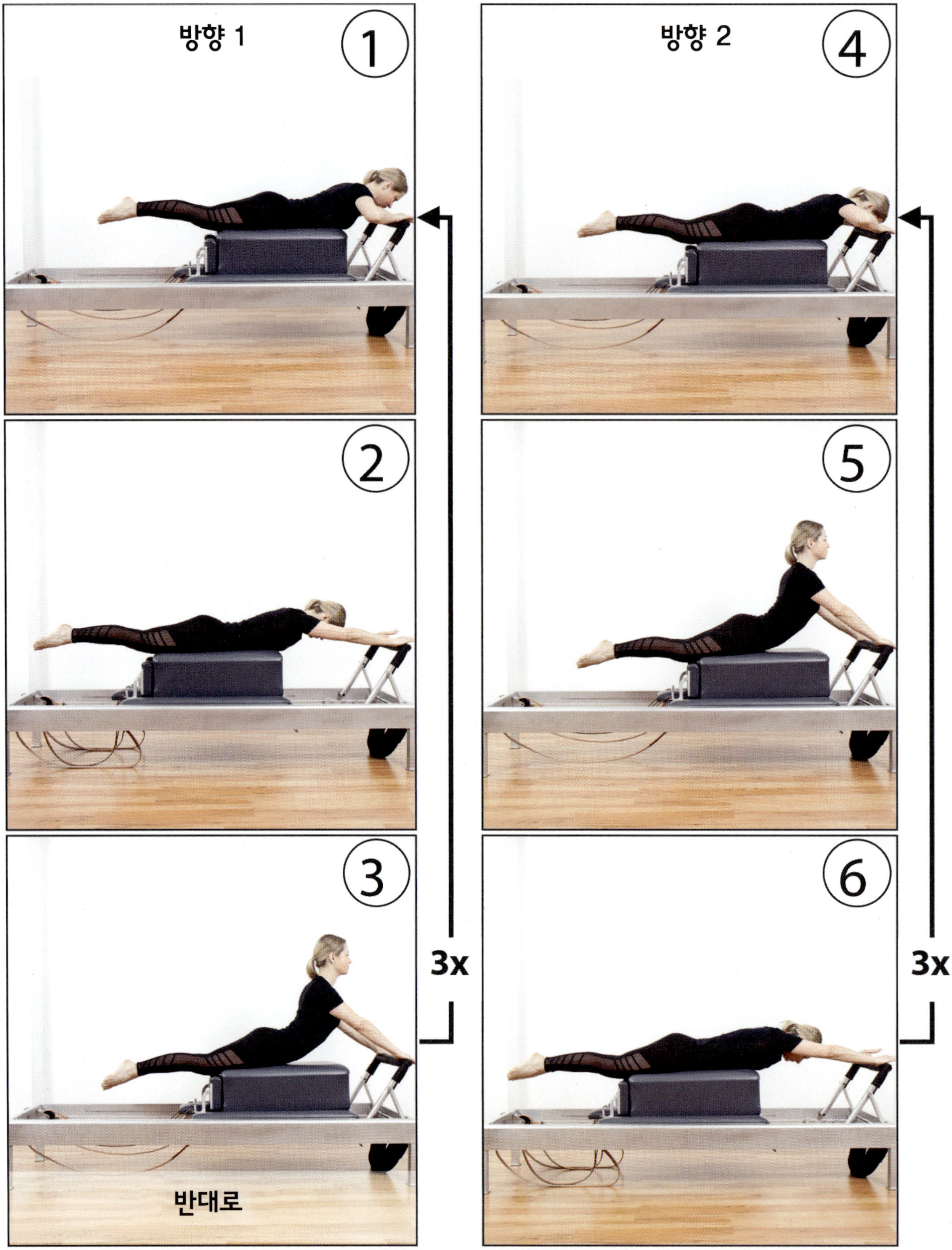

62. 풋바로 하는 박스 위 백조 Swan on Box with footbar
2/3 (캐시 코리에게서 영감을 받음)

준비: 0.5–2 스프링, 풋바 위로, 박스는 롱 박스 위치에

- 리포머 박스 위에 엎드린 자세로 누워 몸 전체가 박스를 통해 지지되도록 한다.
- 양손은 어깨 너비 또는 약간 넓게 벌려 풋바에 올려놓는다. 손바닥은 풋바에 올려놓고 모든 손가락을 이용해 위에서 풋바를 잡는다.
- 손목을 최대한 덜 구부리려면 손바닥을 풋바의 가장 높은 지점에 위치시켜야 한다.
- 팔꿈치를 넓게 벌린다.
- 다리는 몸의 나머지 부분과 일직선이 되도록 한다.
- 머리가 몸과 일직선이 되도록 한다.
- 캐리지는 스토퍼에 있다.

운동 목적:

- 척추를 늘려 가동성을 높인다.
- 등 폄근을 강화한다. 1.5–2개의 스프링으로 삼두근과 어깨세모근도 강화된다.
- 어깨와 복부 근육을 안정화한다.

운동 수행: 방향 당 3–5회

방향 1:

그림 2: 팔을 쭉 뻗어 캐리지를 밖으로 밀어준다. 몸의 자세는 변하지 않는다.

그림 3: 복부를 안쪽 위로 당긴다. 팔을 최대한 유지한 채로 몸통을 위로 들어 올리고 팔을 똑바로 유지하면서 캐리지를 가능한 한 많이 되돌린다. 허리에 불편한 느낌이 들지 않을 정도로만 캐리지를 홈으로 되돌린다. 편리한 지점에 캐리지를 정차한다. 팔을 약간 돌린다. 팔꿈치가 약간 뒤쪽을 향하도록 하여 가슴과 어깨를 더 쉽게 펼 수 있도록 팔을 바깥쪽으로 돌린다. 캐리지가 앞으로 움직일 때 다리를 가능한 조금만 내린다.

그림 1: 캐리지가 아직 스토퍼에 완전히 도달하지 않았더라도 캐리지를 움직이지 않고 상체를 낮춘다.
이 위치가 이제 방향 1과 방향 2의 새로운 시작 위치가 된다.
3회–5회 반복한 다음 반대 방향에 대해서도 동일하게 운동한다.

방향 2:

그림 4: '방향 1'("새 시작 위치")에서 취한 시작 자세.

그림 5: 복부를 안쪽 위로 당긴다. 캐리지를 움직이지 않고 팔을 쭉 뻗어 몸통을 제어할 수 있을 정도로 들어 올린다. 허리에 불편한 느낌이 없는지 확인한다. 팔은 약간 바깥쪽으로 돌리고 팔꿈치는 약간 뒤쪽으로 향하게 하여 가슴과 어깨를 더 쉽게 펼 수 있도록 한다. 상체를 들어 올릴 때 다리를 가능한 조금만 내린다.

그림 6: 캐리지를 밖으로 이동하여 상체를 내리고 몸 전체가 리포머 박스에 다시 놓일 때까지 상체를 낮춘다.

그림 4: 팔을 바깥쪽으로 구부려 캐리지를 '방향 1'("새 시작 위치")의 시작 위치로 다시 가져온다.

62. 풋바로 하는 박스 위 백조 Swan on Box with footbar

3/3 (캐시 코리에게서 영감을 받음)

일반적인 실수:

- 동작을 너무 빨리 수행해 허리에 불편한 느낌이 있는지 "확인하고" 긴장을 평가할 시간이 없다.
- 허리를 통해서만 확장이 시작되고 지지된다.
- 경추가 과도하게 펴져 목에 너무 많은 긴장이 가해진다.
- 2개의 스프링을 사용하여 캐리지가 밖으로 이동하면 어깨뼈가 느슨해져 더 이상 연결되지 않는다.
- 백조 자세에서 상체가 어깨 사이로 가라앉아 어깨가 충분히 펴지지 않는다.

수정 또는 변형:

- 어깨나 허리에 문제가 있는 경우, 풋바를 한 단계 낮춘다.
- 운동을 시작할 때 먼저 팔을 여러 번 쭉 뻗었다가 다시 구부린다.
- 팔을 펴고 구부릴 때는 한쪽 팔을 바깥쪽으로 쭉 뻗는다.
- 한쪽 팔만 사용하여 전체 운동을 수행한다.

금기 사항/위험 요소:

63. 백조 프렙 Swan prep

1/2 (블러썸 레일라니 크로포드에게서 영감을 받음)

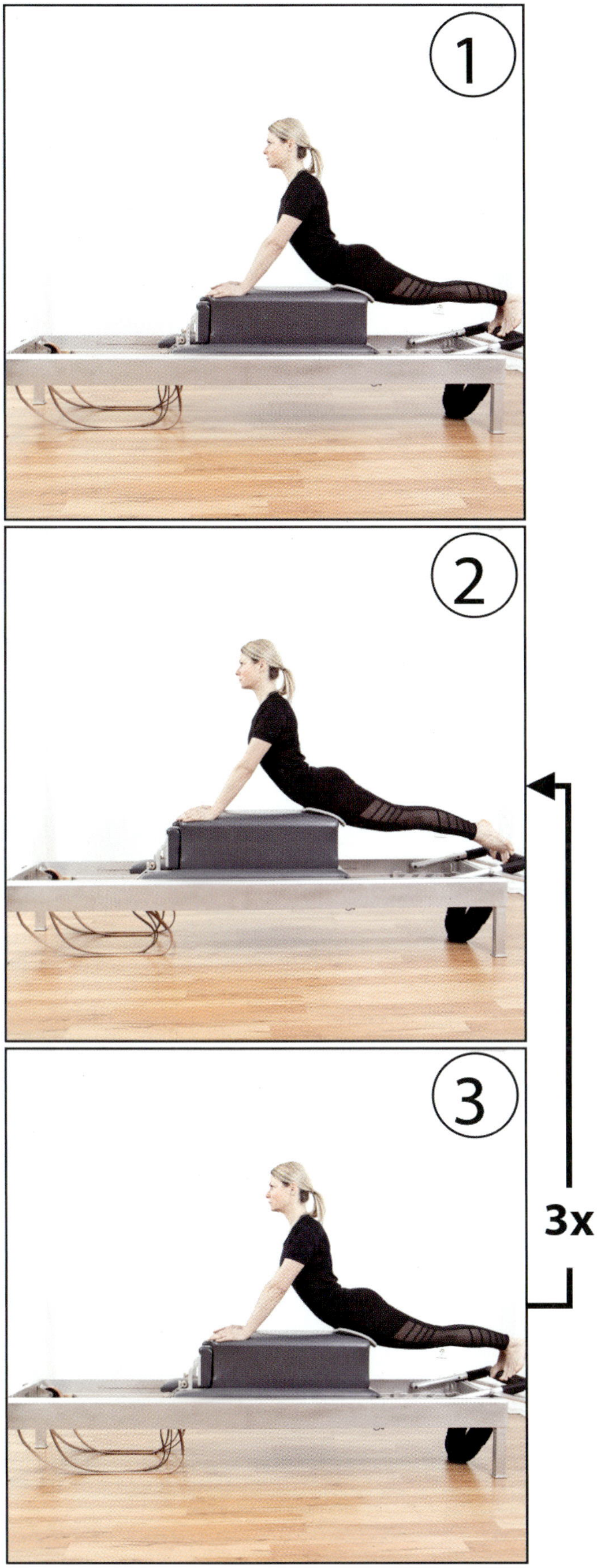

63. 백조 프렙 Swan prep

2/2 (블러썸 레일라니 크로포드에게서 영감을 받음)

준비: 2-3 스프링, 풋바 아래로, 박스는 롱 박스 위치에, 필요한 경우 앞쪽 가장자리에 패드 부착

- 허벅지를 상자 가장자리에 놓고 치골은 상자 가장자리 바로 위에 둔다.
- 다리를 쭉 뻗고 발을 등쪽으로 구부려 작은 'V'자 모양으로 만든다.
- 다음 중 발 위치를 선택한다: 1. 풋바에 올려놓거나, 2. 리포머의 앞쪽 가장자리 안쪽에 풋스트랩 없이 올려놓는다. (알레그로 1의 경우, 뚜껑이 열릴 수 있으므로 뚜껑을 사용하지 말고, 대신 풋바를 내려서 사용한다).
- 리포머 상자의 뒤쪽 가장자리에 손을 올려놓는다. 팔은 쭉 뻗고 몸통을 쭉 늘린다.
- 복부를 안쪽 위로 당겨 허리를 지탱한다.

운동 목적:

- "롱 박스 시리즈-백조", "리포머 매뉴얼 파트 1"의 준비 운동으로 끝 자세를 연습한다.
- 몸 앞쪽을 스트레칭한다

운동 수행: 3-5회 반복

발로 지지한 후 구부린 자세로 돌아간다.

일반적인 실수:

- 움직임이 통제되지 않고 갑작스럽게 수행된다.
- 허리를 통해서만 몸을 펴기 시작하고 몸을 지지한다.
- 어깨뼈가 느슨해져 더 이상 연결되지 않는다.
- 백조 자세에서 상체가 어깨 사이로 내려앉아 어깨가 충분히 펴지지 않는다.

수정 또는 변형:

- 허리에 문제가 있는 경우, 팔을 완전히 쭉 뻗지 말고 좀 더 편안한 높이를 선택한다.
- 한쪽 팔만 사용해 전체 운동을 수행한다.

금기 사항/위험 요소: -

64. 보조 하프 롤 다운 Assisted Half Roll Down

1/2 (캐시 코리)

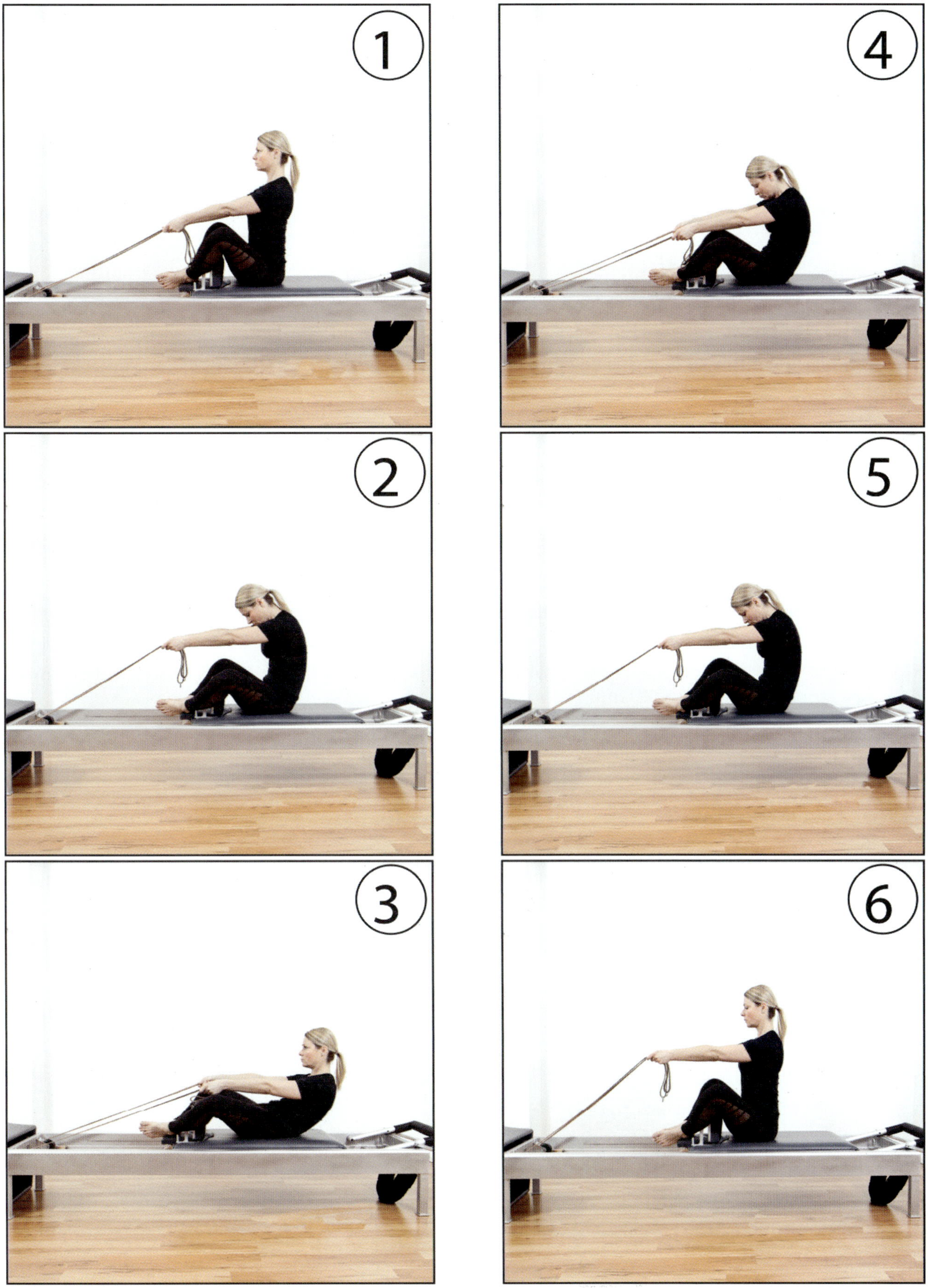

64. 보조 하프 롤 다운 Assisted Half Roll Down

2/2 (캐시 코리)

준비: 0.5-2.5 스프링, 풋바 아래로, 머리 받침대 아래로

- 리포머의 뒷면을 바라보면서 캐리어의 어깨 받침대에 아주 가깝게 앉는다.
- 다리는 다이아몬드 모양으로 만든다. 다리를 어깨 받침대 주위에 놓고 무릎은 옆을 향하게 하고 발은 서로를 향하게 한다.
- 리포머의 구조에 따라 발이 서로 닿을 수 있다.
- 팔은 앞쪽으로 쭉 뻗는다.
- 손은 스트랩/로프를 잡는다. 손가락을 스트랩에 대고 손가락을 손바닥에 대고 누른다. 엄지손가락을 스트랩 위에 올려놓으면 손목의 위치를 더 잘 조절할 수 있다.
- 숏 스파인 루프 또는 스트랩에서 손의 위치를 조정해 스트랩이 약간 팽팽하게 당겨지지만, 스프링이 열리지 않게 한다.
- 골반은 중립을 유지하고, 몸통은 곧게 펴고 척추를 자연스러운 자세로 세운다.

운동 목적:

- 복부 근육 및 엉덩굽힘근을 강화한다.
- 척추를 C 커브 모양으로 만드는 가동성을 높인다.
- '리포머 매뉴얼 파트 1 – 전통 운동들'에서 "숏 박스 시리즈 – 라운드"를 준비한다.

운동 수행: 5-7회 반복

복부를 안쪽 위로 당기고 등을 둥글게 말아 큰 "C"자 곡선이 될 때까지 골반을 뒤쪽으로 기울인다. 그런 다음 요추 전체가 캐리지에 평평하게 놓일 때까지 척추를 한 척추씩 아래로 굴리기 시작한다. 이제 팔을 쭉 뻗은 상태로 다시 롤 업한다. 골반이 다시 엉덩이 위에 오자마자 몸통을 곧게 편다.
5회~7회 반복한다.

일반적인 실수:

- 동작 초기에 활성화된 "C"커브를 만들기 위해 몸통이 길게 유지되지 않고 가라앉는다.
- 상체가 둥글게 유지되지 않고 스트랩 안으로 기울어진다.
- 머리를 과하게 숙여서 등부터 경추까지 연속적인 선이 없다.
- 롤 업할 때 팔이 구부러진다.
- 롤 업할 때 팔이 위로 올라간다.

수정 또는 변형:

- 양쪽 스트랩을 한 손에 쥐고 다른 한 손은 배 위에 올려놓고 동일한 순서로 동작을 수행한다.
- 큰 "C"자 커브에서 시작하는 대신 골반을 기울이고 머리를 똑바로 세운 상태에서 요추 척추를 한 척추씩 아래로 굴린다.
- 스프링이 추가해 더 쉽게 운동하거나, 스프링을 줄여 복부 운동의 난이도를 높여본다.

금기 사항/위험 요소: –

65. 한쪽 다리를 들어 올리고 하는 보조 하프 롤 다운

1/2 (캐시 코리) Assisted Half Roll Down One Leg Lifted

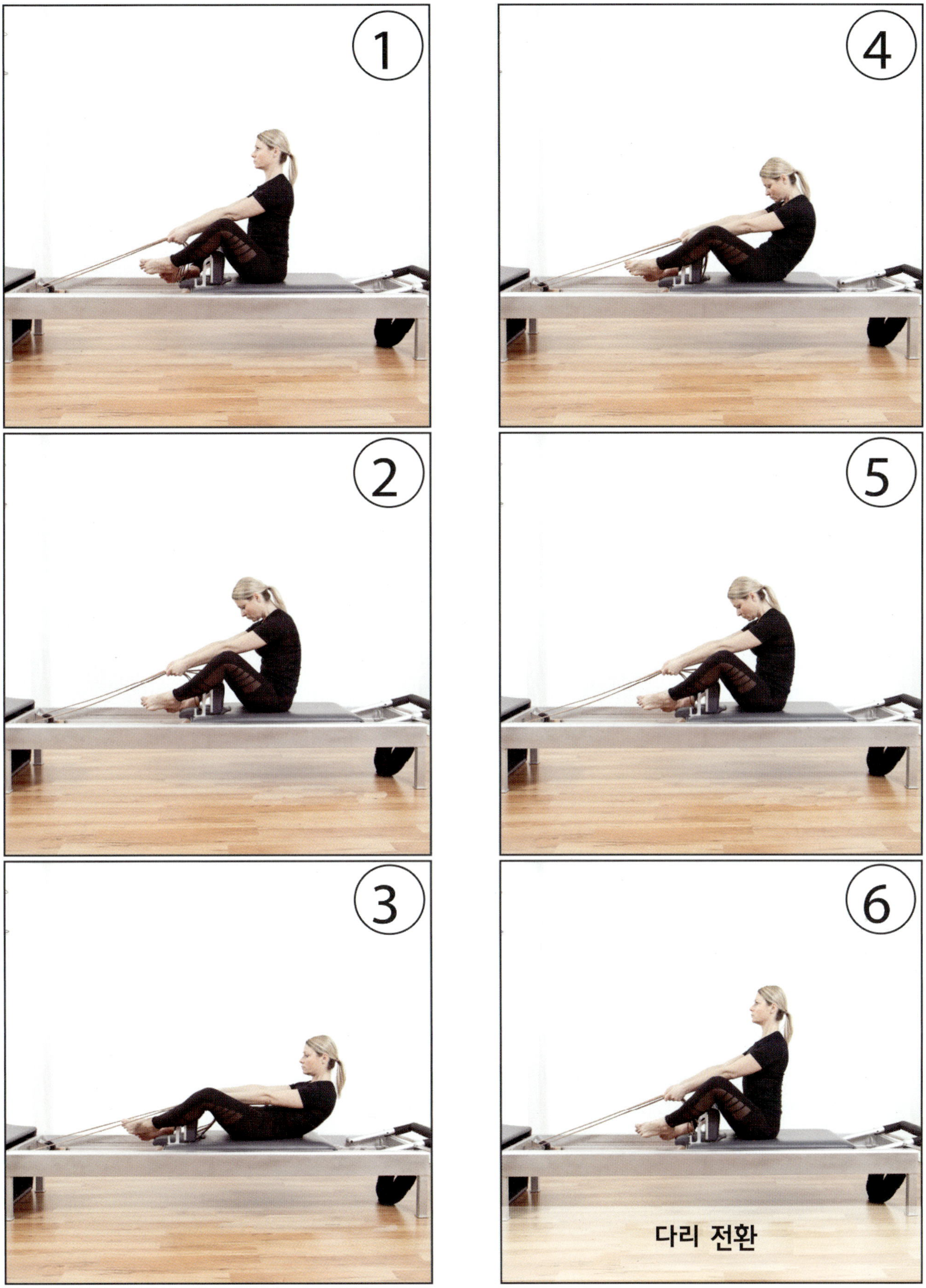

65. 한쪽 다리를 들어 올리고 하는 보조 하프 롤 다운 2/2 (캐시 코리)

Assisted Half Roll Down One Leg Lifted

준비: 1-2 스프링, 풋바 아래로, 머리 받침대 아래로

- 리포머의 뒷면을 바라보면서 캐리어의 어깨 받침대에 아주 가깝게 앉는다.
- 다리는 다이아몬드 모양으로 만든다. 다리를 어깨 받침대 주위에 놓고 무릎은 옆을 향하게 하고 발은 서로를 향하게 한다.
- 왼발을 몇 센티미터 더 들어 올린다.
- 팔은 앞쪽으로 쭉 뻗는다. 손은 스트랩/로프를 잡는다. 손가락을 스트랩에 대고 손가락을 손바닥에 대고 누른다. 엄지손가락을 스트랩 위에 올려놓으면 손목의 위치를 더 잘 조절할 수 있다. 손바닥이 아래를 향하도록 한다.
- 숏 스파인 루프 또는 스트랩에서 손의 위치를 조정해 스트랩이 약간 팽팽하게 당겨지지만 스프링이 열리지 않게 한다.
- 골반은 중립을 유지하고, 몸통은 곧게 펴고 척추를 자연스러운 자세로 세운다.

운동 목적:

- 복부 근육 및 엉덩굽힘근을 강화한다.
- '리포머 매뉴얼 파트 1 – 전통 운동들'에서 "숏 박스 시리즈 – 라운드"를 준비한다.

운동 수행: 5-7회 반복

복부를 안쪽 위로 당기고 등을 둥글게 말아 큰 "C"자 곡선이 될 때까지 골반을 뒤쪽으로 기울인다.
그런 다음 요추 전체가 캐리지에 평평하게 놓일 때까지 척추를 한 척추씩 아래로 굴리기 시작한다. 이제 팔을 쭉 뻗은 상태로 다시 롤 업한다. 골반이 다시 엉덩이 위로 올라오면 곧바로 몸통을 곧게 편다.
5회~7회 반복한 다음 발을 바꾼다.

일반적인 실수:

- 동작 초기에 활성화된 "C"커브를 만들기 위해 몸통이 길게 유지되지 않고 가라앉는다.
- 상체가 둥글게 유지되지 않고 스트랩 안으로 기울어진다.
- 머리를 과하게 숙여서 등부터 경추까지 연속적인 선이 없다.

수정 또는 변형:

- 양쪽 스트랩을 한 손에 쥐고 다른 한 손은 배 위에 올려놓고 동일한 순서로 동작을 수행한다.
- 큰 "C"자 커브에서 시작하는 대신 골반을 기울이고 머리를 똑바로 세운 상태에서 요추 척추를 한 척추씩 아래로 굴린다.
- 스프링이 추가해 더 쉽게 운동하거나, 스프링을 줄여 복부 운동의 난이도를 높여본다.

금기 사항/위험 요소: -

66. 막대 들기 Pole Lift

1/2

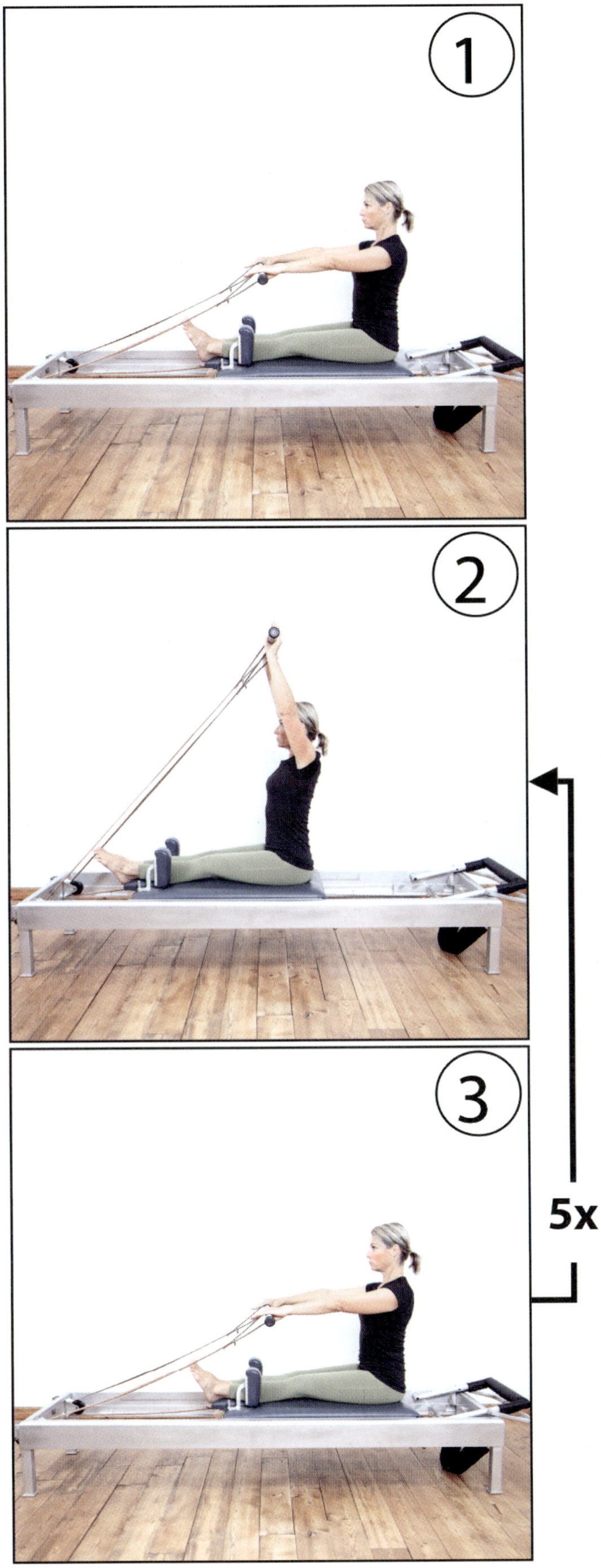

66. 막대 들기 Pole Lift
2/2

준비: 스프링 0.5-1, 5, 풋바 아래로, 머리 받침대 아래로

- 리포머의 뒤쪽을 바라보면서 가장자리에 가깝게 캐리지 맨 뒤쪽에 앉는다.
- 어깨 받침대 사이에 다리를 놓는다. 다리 사이에 긴장을 유지한다. 필요한 경우에만 다리를 교차한다. 다음 운동에서 다른 방향으로 교차하는 것을 잊지 않는다.
- 발은 부드럽게 발바닥을 구부린다.
- 작은 루프 사이로 나무 막대를 넣는다.
- 막대를 어깨 너비보다 약간 넓게 루프 바깥쪽으로 잡는다.
- 손가락은 쭉 뻗는다.
- 손바닥은 아래로 향하게 한다.
- 팔은 앞으로 뻗는다.
- 똑바로 앉는다.

운동 목적:

- 엉덩관절 굽힘근, 등근육 및 복부근육과의 등척성 수축(isometric contraction)으로 몸통과 골반을 안정화한다.
- 어깨세모근, 돌림근띠, 앞톱니근, 승모근 전체, 마름근을 강화한다.

운동 수행: 3-7회 반복

복부를 안쪽 위로 당긴다.

팔을 머리 위로 곧게 뻗어 막대를 들어 올린다.

시작 위치로 돌아가 팔을 내리고 스프링 장력에 저항한다.

이 세트를 3-7회 반복한다.

일반적인 실수:

- 팔을 들어 올릴 때 머리를 앞으로 내민다.
- 어깨의 안정성이 상실되어 어깨가 귀 앞쪽으로 움직인다.
- 몸통이 똑바로 세워지지 않는다.
- 양 다리의 긴장이 상실된다.

수정 또는 변형:

- 손가락을 펴는 대신 주먹을 쥐어 본다.
- 가중치 막대를 사용해 난이도를 높인다.

금기 사항/위험 요소:

- 팔을 머리 위로 올리는 자세는 어깨에 많은 부담을 주므로 어깨에 문제가 있는 경우, 이 운동은 하지 않는 것이 좋다.

67. 하프 롤 다운 막대 들기 Half Roll Down pole lift

1/2

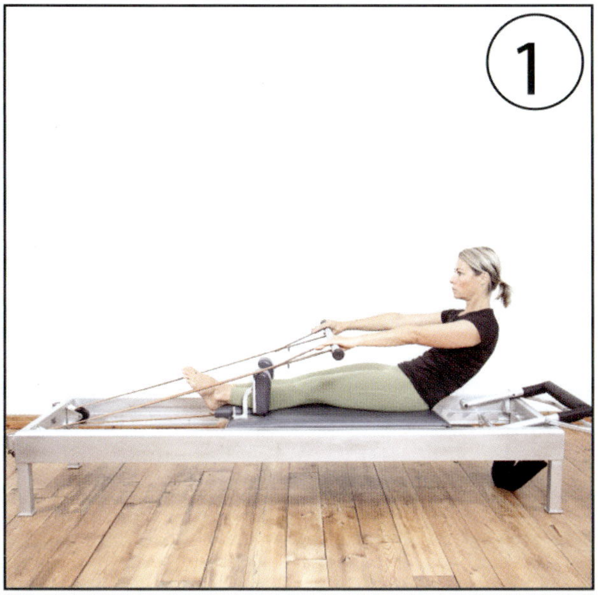

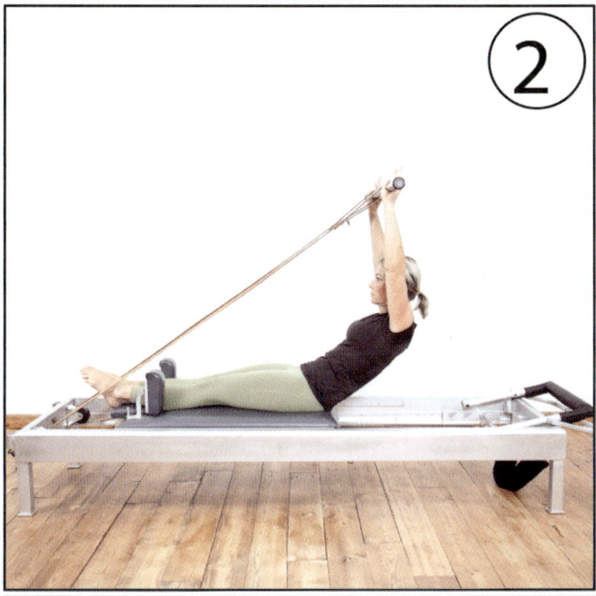

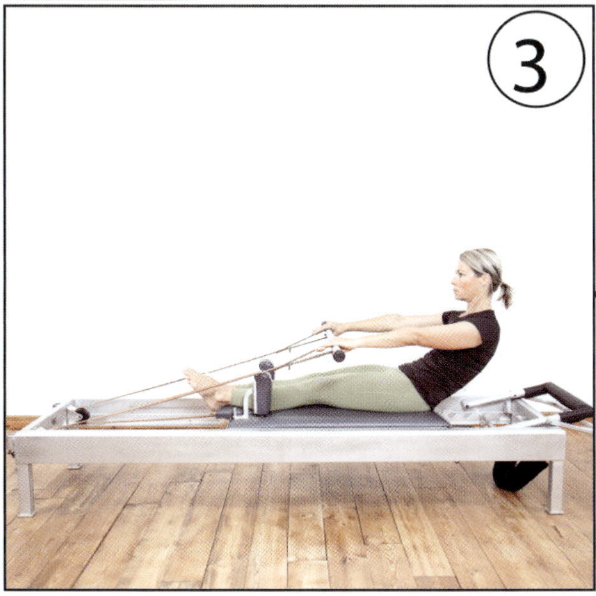

5x

67. 하프 롤 다운 막대 들기 Half Roll Down pole lift
2/2

준비: 0.5-1.5 스프링, 풋바 아래로, 머리 받침대 아래로

- 리포머의 뒤쪽을 바라보면서 가장자리에 가깝게 캐리지 맨 뒤쪽에 앉는다.
- 어깨 받침대 사이에 다리를 놓는다. 다리 사이에 긴장을 유지한다. 필요한 경우에만 다리를 교차한다. 다음 운동에서 다른 방향으로 교차하는 것을 잊지 않는다.
- 발은 부드럽게 발바닥을 구부린다.
- 작은 루프 사이로 나무 막대를 넣는다.
- 막대를 어깨 너비보다 약간 넓게 루프 바깥쪽으로 잡는다.
- 손가락은 쭉 뻗는다.
- 손바닥은 아래로 향하게 한다.
- 팔은 앞으로 뻗는다.
- 똑바로 앉는다.
- 복부를 안쪽 위로 당긴다.
- 골반에서 시작해 팔의 초기 위치를 유지하면서 반쯤 뒤로 굴린다. 동시에 발은 같은 위치를 유지한다. 발을 고정할 수 있는 만큼만 아래로 내린다.
- 가슴 위쪽과 머리는 전체적으로 곧게 세운다.

운동 목적:

- 엉덩관절 굽힘근의 등척성 수축으로 몸통과 골반을 안정화한다. 상호 수축(co-contraction)으로 복부근육 특히, 배곧은근을 안정화한다.
- 어깨세모근, 돌림근띠, 앞톱니근, 승모근 전체, 마름근을 강화한다.

운동 수행: 3-7회 반복

척추 자세를 유지하면서 팔을 머리 위로 곧게 뻗어 막대를 들어 올린다.

팔을 내리고 스프링 장력에 저항하면서 시작위치로 돌아간다.

이 세트를 3-7회 반복한다.

일반적인 실수:

- 팔을 들어 올릴 때 머리를 앞으로 내민다.
- 어깨의 안정성이 상실되어 어깨가 귀 앞쪽으로 움직인다.
- 특히 팔을 들어 올릴 때 몸통이 구부러지지 않고 허리가 펴진다.
- 양 다리의 긴장이 상실된다.

수정 또는 변형:

- 손가락을 펴는 대신 주먹을 쥐어 본다.
- 가중치 막대를 사용해 난이도를 높인다.

금기 사항/위험 요소:

- 팔을 머리 위로 올리는 자세는 어깨에 많은 부담을 주므로 어깨에 문제가 있는 경우, 이 운동은 하지 않는 것이 좋다.

68. 막대로 하는 두갈래근 운동 Biceps with pole

1/2

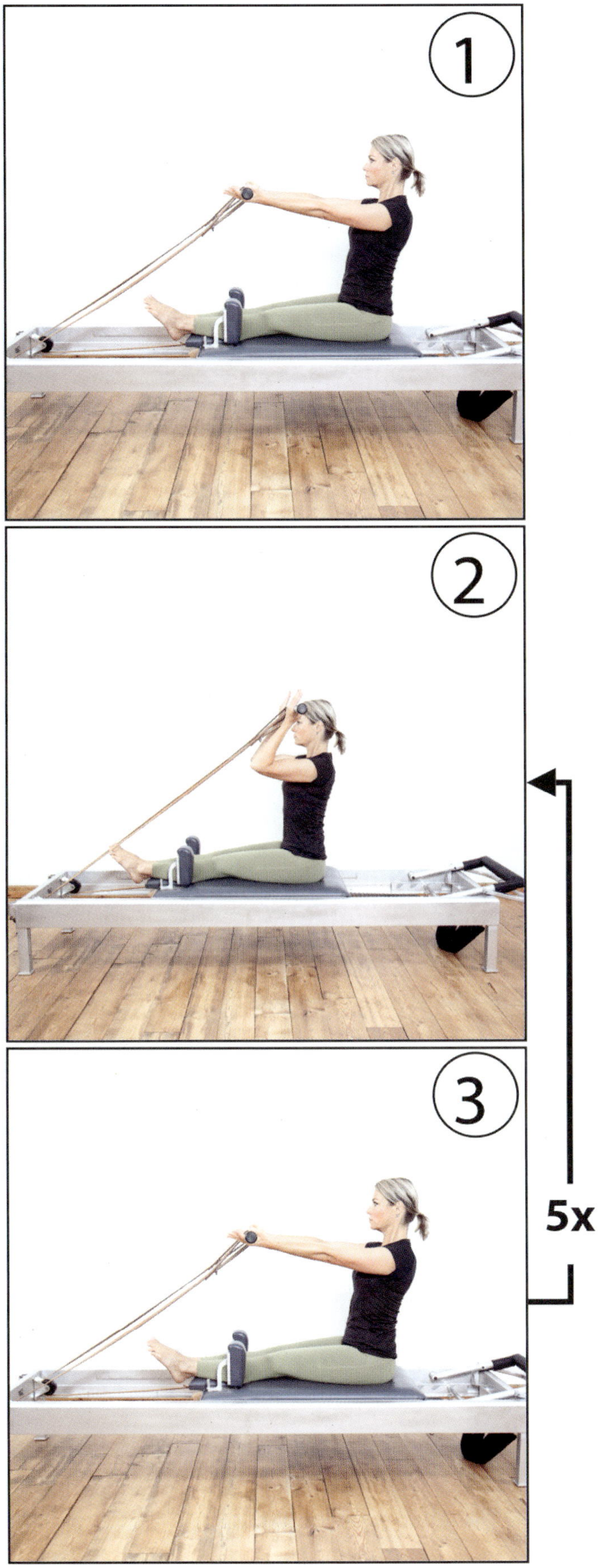

68. 막대로 하는 두갈래근 운동 Biceps with pole
2/2

준비: 0.5-1,5스프링, 풋바 아래로, 머리 받침대 아래로

- 리포머의 뒤쪽을 바라보면서 가장자리에 가깝게 캐리지 맨 뒤쪽에 앉는다.
- 어깨 받침대 사이에 다리를 놓는다. 다리 사이에 긴장을 유지한다. 필요한 경우에만 다리를 교차한다. 다음 운동에서 다른 방향으로 교차하는 것을 잊지 않는다.
- 발은 부드럽게 발바닥을 구부린다.
- 작은 루프 사이로 나무 막대를 넣는다.
- 막대를 어깨 너비보다 약간 넓게 루프 바깥쪽으로 잡는다.
- 손가락은 쭉 뻗는다.
- 손바닥이 위로 향하게 한다.
- 팔을 앞으로 쭉 뻗는다.
- 똑바로 앉는다.

운동 목적:

- 엉덩관절 굽힘근, 등근육, 복부 근육의 등척성 수축, 상호 수축(co-contraction)에서 몸통과 골반을 안정화한다.
- 두갈래근, 어깨세모근, 넓은 등근을 강화한다.

운동 수행: 3-7회 반복

복부를 안쪽 위로 당긴다.

팔꿈치를 어깨 높이로 유지하면서 팔을 구부린다. 막대를 눈썹에 최대한 가깝게 가져온다.

시작 위치로 돌아가서 스프링 장력에 저항하며 팔을 곧게 편다.

이 세트를 3-7회 반복한다.

일반적인 실수:

- 머리가 앞으로 나오거나 위로 올라간다.
- 어깨가 앞으로 나오고 척추와의 연결이 끊어진다.
- 몸통이 곧게 세워지지 않는다.
- 다리의 긴장감이 상실된다.

수정 또는 변형:

- 손가락을 펴는 대신 주먹을 쥐어본다.
- 가중치 막대를 사용해 난이도를 높인다.

금기 사항/위험 요소: -

69. 하프 롤 다운 두갈래근 운동 Half Roll Down Biceps

1/2

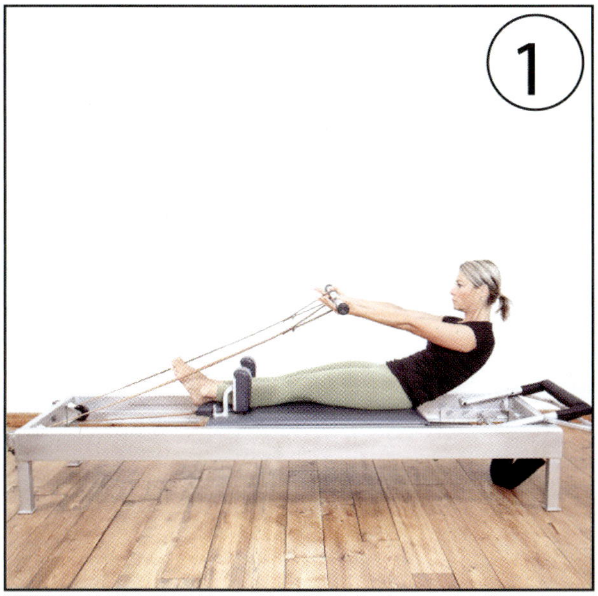

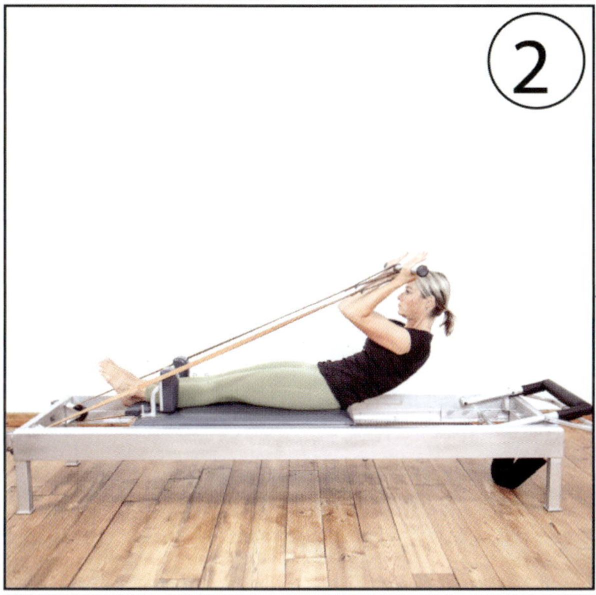

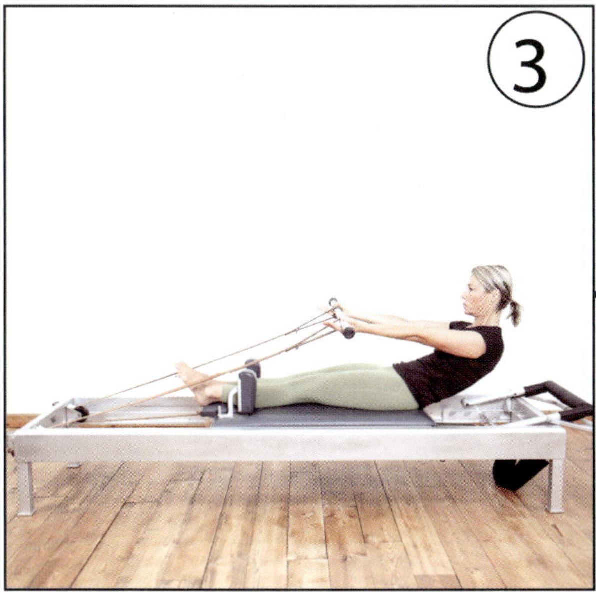

5x

69. 하프 롤 다운 두갈래근 운동 Half Roll Down Biceps 2/2

준비: 0.5-1,5 스프링, 풋바 아래로, 머리 받침대 아래로

- 리포머의 뒤쪽을 바라보면서 가장자리에 가깝게 캐리지 맨 뒤쪽에 앉는다.
- 어깨 받침대 사이에 다리를 놓는다. 다리 사이에 긴장을 유지한다. 필요한 경우에만 다리를 교차한다. 다음 운동에서 다른 방향으로 교차하는 것을 잊지 않는다.
- 발은 부드럽게 발바닥을 구부린다.
- 작은 루프 사이로 나무 막대를 넣는다.
- 막대를 어깨 너비보다 약간 넓게 루프 바깥쪽으로 잡는다.
- 손가락은 쭉 뻗는다.
- 손바닥이 위로 향하게 한다.
- 팔을 앞으로 쭉 뻗는다.
- 똑바로 앉는다.
- 복부를 안쪽 위로 당긴다.
- 골반에서 시작하여 팔의 초기 위치를 유지하면서 반쯤 뒤로 굴린다. 동시에 발의 위치는 그대로 유지한다. 발이 고정된 상태로 유지할 수 있는 만큼 아래로 굴린다.
- 가슴 위쪽과 머리는 전체적으로 곧게 세운다.

운동 목적:

- 엉덩관절 굽힘근의 등척성 수축으로 몸통과 골반을 안정화한다. 상호 수축(co-contraction)으로 복부근육 특히, 배곧은근을 안정화한다.
- 두갈래근, 어깨세모근, 넓은등근을 강화한다.

운동 수행: 3-7회 반복

복부를 안쪽 위로 당긴다.

팔꿈치를 어깨 높이로 유지하면서 팔을 구부린다. 막대를 이마에 닿지는 않고 최대한 가까이 가져간다. 운동하는 내내 척추는 둥근 자세를 유지한다.

시작 위치로 돌아가 팔을 곧게 펴고 스프링 장력에 저항한다.

이 세트를 3-7회 반복한다.

일반적인 실수:

- 팔을 구부릴 때 머리가 앞으로 나온다.
- 어깨의 안정성을 잃어 귀 쪽으로 움직인다.
- 특히 팔을 구부릴 때 몸통이 구부러지지 않고 허리가 펴진다.
- 다리의 긴장감이 상실된다.

수정 또는 변형:

- 손가락을 펴는 대신 주먹을 쥐어본다.
- 가중치 막대를 사용해 난이도를 높인다.

금기 사항/위험 요소: -

70. 회전이 가능한 하프 롤 다운 풀 Half Roll Down Pull with Rotation

1/3 (코트니 밀러에게서 영감을 받음)

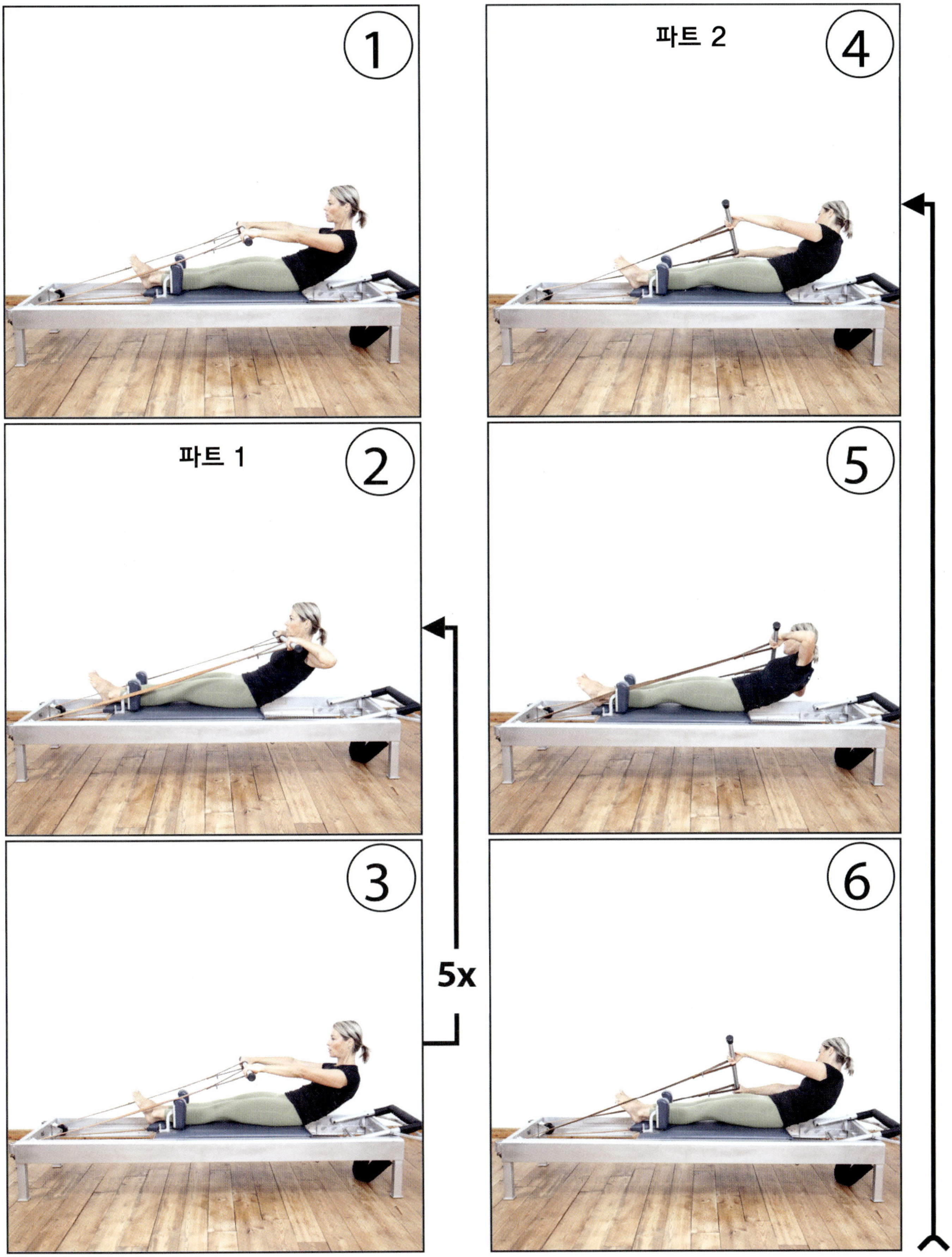

70. 회전이 가능한 하프 롤 다운 풀 Half Roll Down Pull with Rotation

2/3 (코트니 밀러에게서 영감을 받음)

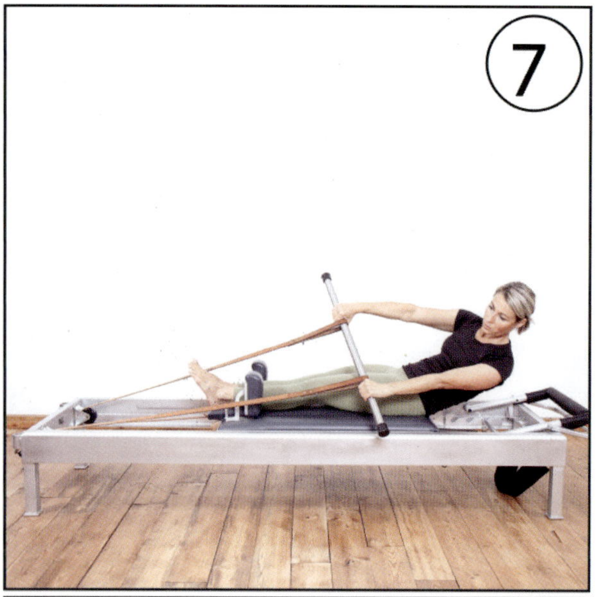

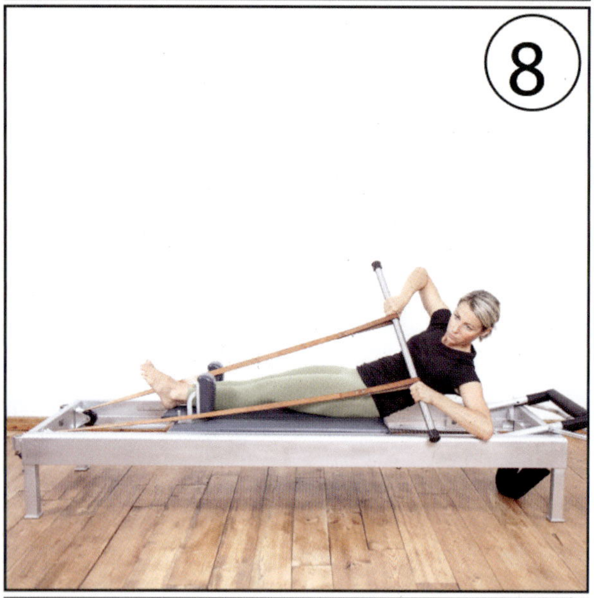

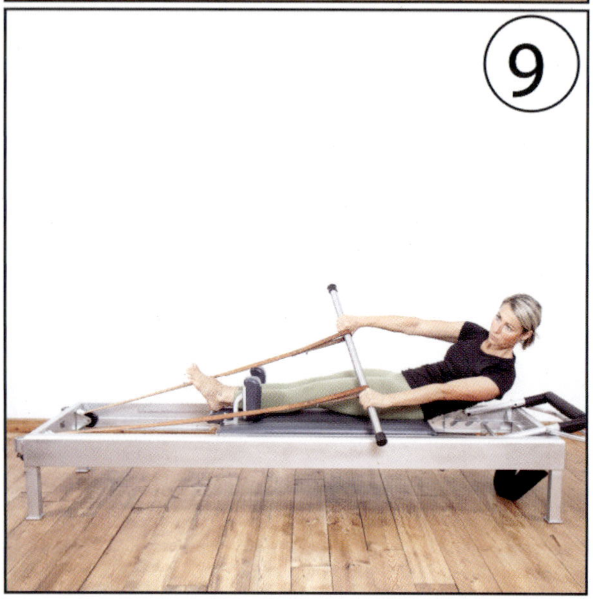

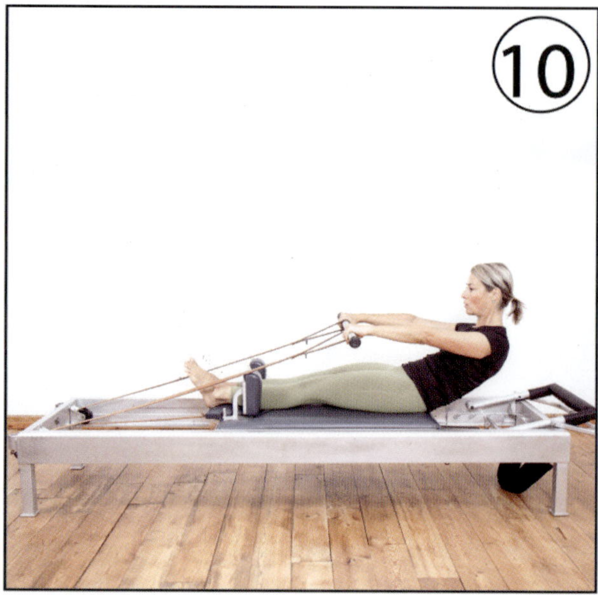

5x

70. 회전이 가능한 하프 롤 다운 풀 Half Roll Down Pull with Rotation

3/3 (코트니 밀러에게서 영감을 받음)

준비: 0.5-1, 5 스프링, 풋바 아래로, 머리 받침대 아래로

- 리포머의 뒤쪽을 바라보면서 가장자리에 가깝게 캐리지 맨 뒤쪽에 앉는다.
- 어깨 받침대 사이에 다리를 놓는다. 다리 사이에 긴장을 유지한다. 필요한 경우에만 다리를 교차한다. 다음 운동에서 다른 방향으로 교차하는 것을 잊지 않는다.
- 발은 부드럽게 발바닥을 구부린다.
- 작은 루프 사이로 나무 막대를 넣는다.
- 막대를 어깨 너비보다 약간 넓게 루프 바깥쪽으로 잡는다.
- 손가락은 쭉 뻗는다.
- 손바닥은 아래를 향하게 한다.
- 팔을 앞으로 쭉 뻗는다.
- 똑바로 앉는다.
- 복부를 안쪽 위로 당긴다.
- 골반에서 시작하여 팔의 초기 위치를 유지하면서 반쯤 뒤로 굴린다. 동시에 발의 위치는 그대로 유지한다. 발이 고정된 상태로 유지할 수 있는 만큼 아래로 굴린다.
- 가슴 위쪽과 머리는 전체적으로 곧게 세운다.

운동 목적:

- 엉덩관절 굽힘근의 등척성 수축으로 몸통과 골반을 안정화한다. 상호 수축(co-contraction)으로 복부근육 특히, 배곧은근을 안정화한다.
- 뒤와 중간 어깨세모근, 마름근, 등세모근을 강화한다.
- 앞톱니근을 안정화한다.

운동 수행: 각 파트 당 3-7회 반복

파트 1

팔꿈치를 어깨 높이에서 뒤로 당긴다. 팔과 어깨가 긴 선을 형성하게 하고 가능하면 팔꿈치를 어깨 뒤로 당긴다. 팔을 곧게 편다. 이것을 3~7회 반복한다.

파트 2

상체를 오른쪽으로 돌린다. 누워있다가 옆으로 돌아 누우려고 하는 자세를 하는 것과 유사하다. 골반은 안정적으로 유지하고 상체는 구부러진 상태를 유지한다. 팔꿈치를 어깨 높이에서 뒤로 당긴다. 팔과 어깨가 긴 선을 형성하게 하고 가능하면 팔꿈치를 어깨 뒤로 당긴다. 팔을 곧게 편다. 상체를 반대쪽으로 돌리고 팔을 당겼다가 곧게 펴는 것을 반복한다. 이 세트를 3회~7회 반복한다.

일반적인 실수:

- 당기는 동안 팔꿈치가 내려간다.
- 손목의 중립 정렬이 상실된다.
- 팔을 구부릴 때 머리가 앞으로 나온다.
- 어깨의 안정성이 무너지고 귀쪽으로 움직인다.
- 특히 팔이 구부러졌을 때 몸통은 굽힘 상태를 유지하지 못하고 허리가 펴진다.
- 다리가 서로 긴장을 상실한다.

수정 또는 변형:

- 손가락을 펴는 대신 주먹을 쥐어본다.
- 가중치 막대를 사용해 난이도를 높인다.

금기 사항/위험 요소: -

71. 배빗근 조정 Obliques abdominals Rowing

1/2

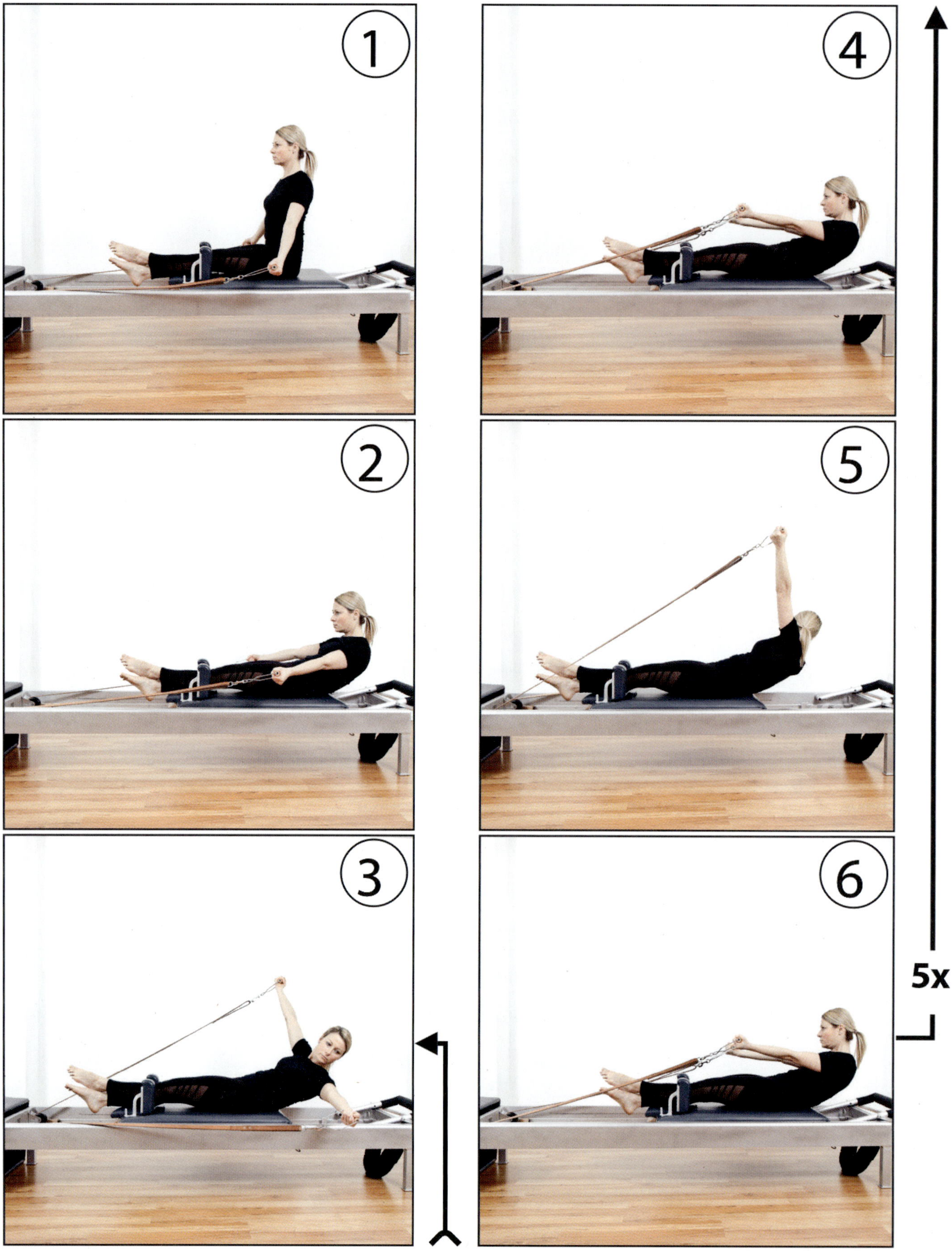

71. 배빗근 조정 Obliques abdominals Rowing

2/3

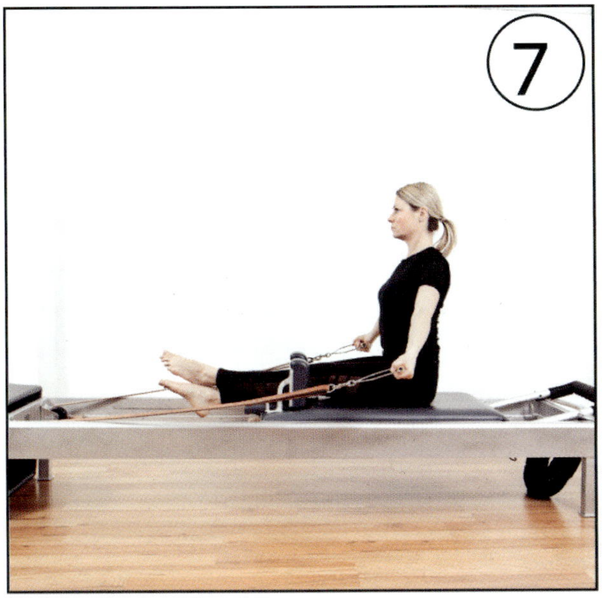

71. 배빗근 조정 Obliques abdominals Rowing 3/3

준비: 0.5-1, 5 스프링, 풋바 아래로, 머리 받침대 아래로

- 리포머의 뒤쪽을 바라보면서 가장자리에 가깝게 캐리지 맨 뒤쪽에 앉아 어깨 받침대 사이에 다리를 놓는다. 다리 사이에 긴장을 유지한다. 필요한 경우에만 다리를 교차한다.
- 손바닥이 리포머의 뒷면을 향하도록 손잡이를 잡는다. 팔은 아래로 늘어뜨리고 스트랩은 약간 긴장되어 있지만 스프링은 아직 움직이지 않은 상태이다.
- 골반에서 시작해 캐리지의 반쯤 뒤로 굴린다. 팔은 쭉 뻗고 가슴 위쪽과 머리는 곧게 세운 상태를 유지한다.

운동 목적:

- 몸통 돌림근육, 복부 근육 전체, 어깨 뒤 근육 및 삼두근을 강화한다.

운동 수행: 방향마다 3-7회 반복

동시에 상체를 왼쪽으로 돌리면서 손바닥이 위를 향하도록 팔을 바깥쪽으로 쭉 뻗는다. 바로 누워 있다가 돌아누우려고 하는 자세와 유사하다. 골반은 안정된 상태를 유지하고 상체는 구부린 상태를 유지한다. 상체를 돌릴 때 왼쪽 팔은 왼쪽으로 내려가고 오른쪽 팔은 올라간다. 머리는 왼손 쪽으로 향한다.
이제 상체를 다시 중앙으로 돌리고 쭉 뻗은 팔을 몸 앞으로 모은다, 손바닥이 위를 향하도록 한다.

손바닥이 위를 향하도록 팔을 다시 바깥쪽으로 스트레칭 한다. 동시에 상체를 오른쪽으로 돌린다.
골반은 안정된 상태를 유지하고 상체는 구부린 상태를 유지한다. 상체를 돌릴 때 오른쪽 팔은 오른쪽으로 내려가고 왼쪽 팔은 올라간다. 머리는 오른손 쪽으로 향한다.
이제 상체를 다시 중앙으로 돌리고 쭉 뻗은 팔을 몸 앞으로 모은다, 손바닥이 위를 향하도록 한다.

이 동작을 3회~5회 반복한다.

일반적인 실수:

- 몸을 돌릴 때 옆으로 구부리거나 옆으로 기울이듯이 수행한다.
- 턱이 가슴에 거의 닿을 정도로 머리를 과도하게 숙인다.
- 스프링의 저항이 너무 강하면 팔의 바깥쪽 움직임이 (충분히) 수행되지 않는다. 이 경우, 스프링 설정을 수정하여 스프링의 저항을 줄인다. 이렇게 하면 복부 근육 사용이 증가한다는 점에 유의한다.

수정 또는 변형:

- 몸을 돌리는 동안 굴곡상태를 유지하는 대신 돌릴 때는 폈다가 팔이 중앙으로 돌아오면 다시 굽힘으로 전환한다.

금기 사항/위험 요소: -

72. 역 티저 준비 Reverse Teaser prep

1/2

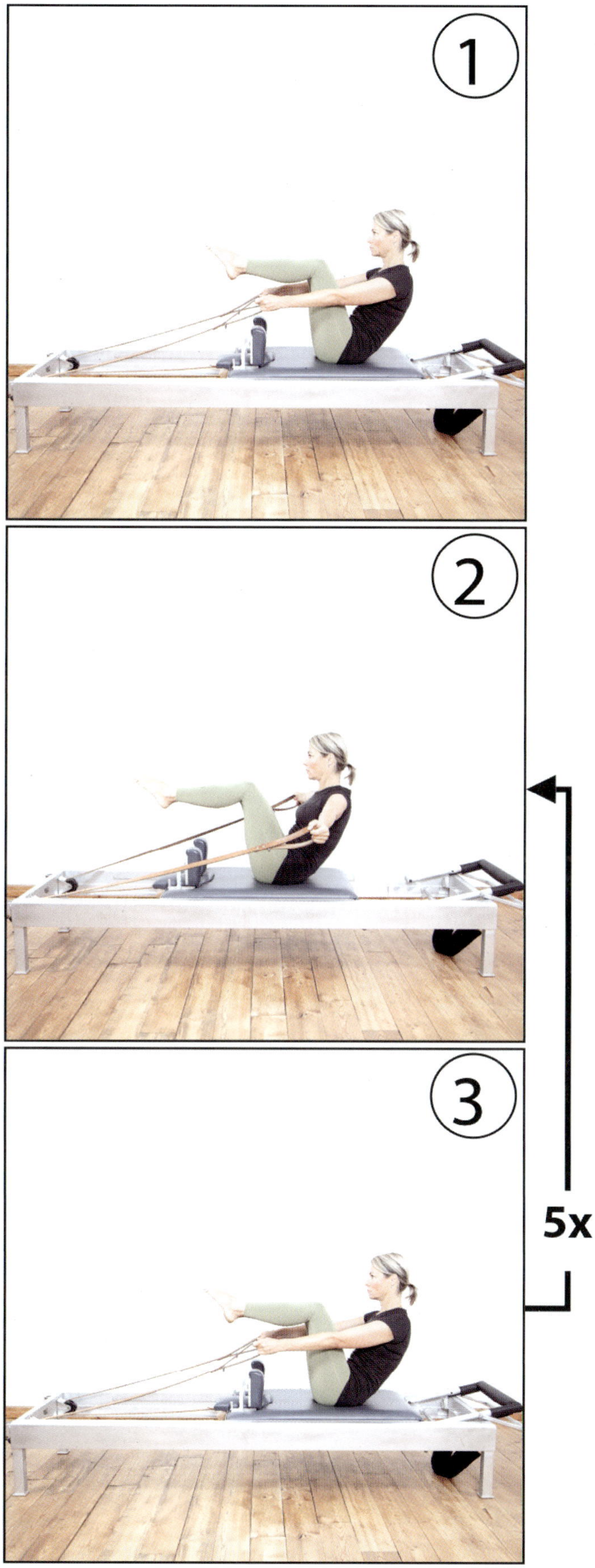

72. 역 티저 준비 Reverse Teaser prep
2/2

준비: 0.5-1.5 스프링, 풋바 아래로

- 리포머 뒤쪽을 바라보며 캐리어에 앉는다. 정확한 위치는 몸과 스트랩의 길이에 따라 다르다. 일반적으로 스프링은 열지 않고 시작자세를 취한다.
- 양손바닥이 마주보도록 루프를 잡는다.
- 팔은 어깨 높이보다 약간 아래에서 앞으로 쭉 뻗는다.
- 복부를 안쪽 위로 당긴다.
- 등을 둥글게 뒤로 젖히고 시선은 정면을 향한다.
- 왼쪽 무릎을 들고 정강이가 최대한 바닥과 평행하게 자세를 잡는다.
- 그런 다음 양쪽 정강이가 트레이를 형성하도록 오른쪽 무릎을 들어 올린다.

운동 목적:

- 박스 운동 "티저(Teaser)"를 준비한다.
- 복부 근육 전체와 깊은엉덩관절 굽힘근을 강화한다.
- 조정력과 균형 감각을 훈련한다.

운동 수행: 3-7회 반복

손은 어깨 높이보다 약간 아래로 유지하면서 팔을 양 옆으로 벌린다.

스프링 장력에 저항하면서 시작위치로 돌아간다.

3-5회 반복한다.

일반적인 실수:

- 척추 안정성과 아치 모양이 상실된다.
- 다리가 내려간다.
- 다리의 긴장이 떨어지고 발이 내려간다.
- 다리 사이의 긴장이 떨어진다.
- 캐리지가 밀려날 때보다 돌아올 때 제어가 제대로 되지 않고 속도도 더 빠르다.

수정 또는 변형: -

금기 사항/위험 요소:

- 뒤로 넘어질 위험이 있다.

73. 역 티저 준비(원그리기) Reverse Teaser prep Circles

1/2

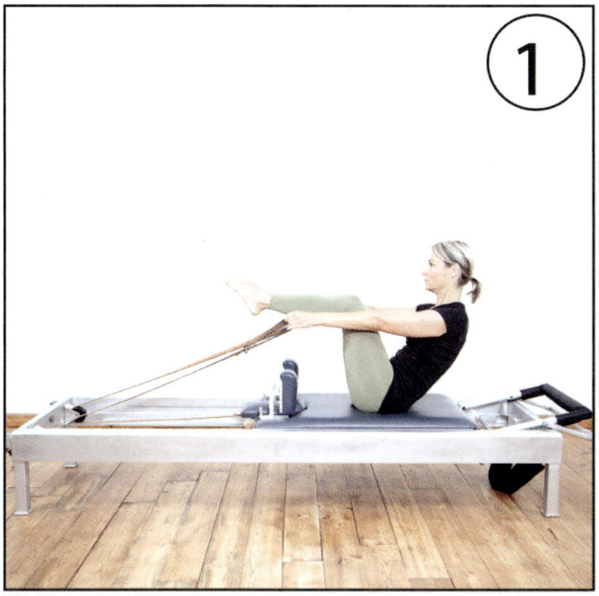

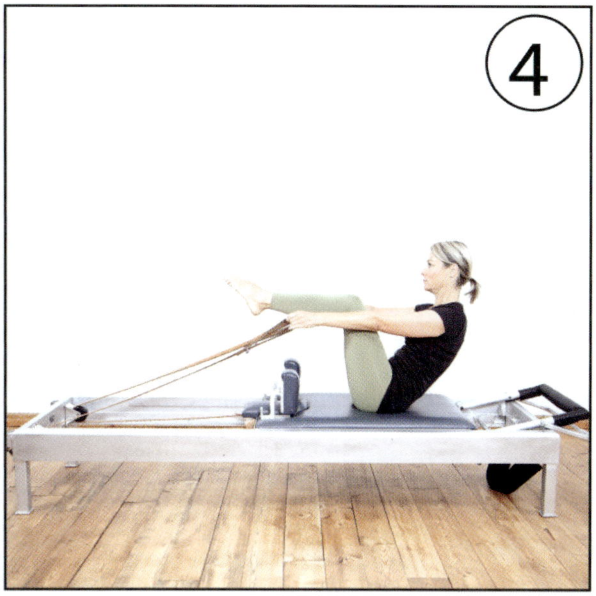

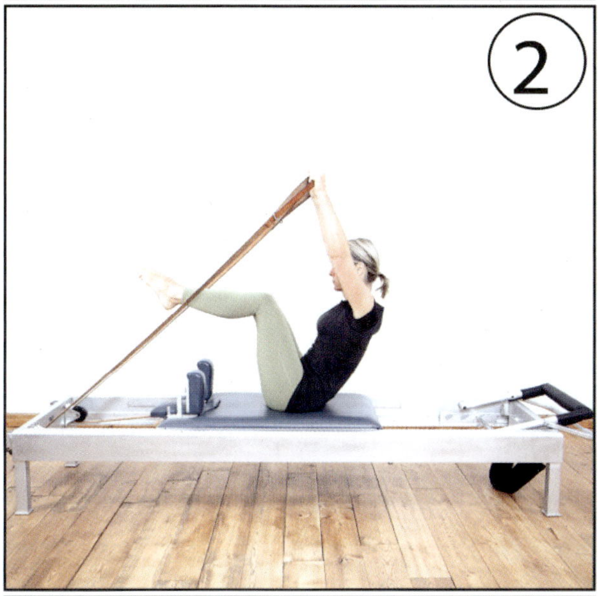

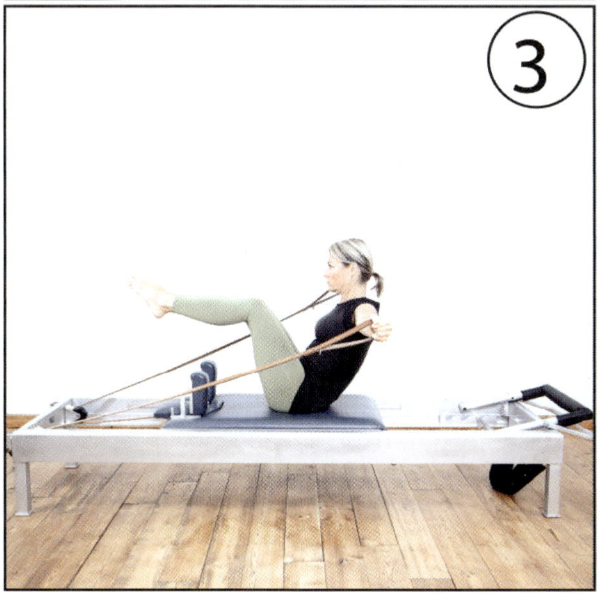

73. 역 티저 준비(원그리기) Reverse Teaser prep Circles 2/2

준비: 0.5-1.5 스프링, 풋바 아래로

- 리포머 뒤쪽을 바라보며 캐리어에 앉는다. 정확한 위치는 몸과 스트랩의 길이에 따라 다르다. 일반적으로 스프링은 열지 않고 시작자세를 취한다.
- 양손바닥이 마주보도록 루프를 잡는다.
- 팔은 어깨 높이보다 약간 아래에서 앞으로 쭉 뻗는다.
- 복부를 안쪽 위로 당긴다.
- 등을 둥글게 뒤로 젖히고 시선은 정면을 향한다.
- 왼쪽 무릎을 들고 정강이가 최대한 바닥과 평행하게 자세를 잡는다.
- 그런 다음 양쪽 정강이가 트레이를 형성하도록 오른쪽 무릎을 들어 올린다.

운동 목적:

- 박스 운동 "티저(Teaser)"를 준비한다.
- 복부 근육 전체와 깊은엉덩관절 굽힘근을 강화한다.
- 조정력과 균형 감각을 훈련한다.

운동 수행: 각 방향마다 3-5회 반복

앞으로 숙이거나 뒤로 젖히는 등 리포머 위에서 몸의 위치나 자세를 바꾸지 않고 팔을 귀 옆으로 가능한 높이 들어 올린다.

팔을 위로 올릴 때 손바닥은 앞쪽을 향하게 한다.

손을 어깨 높이보다 약간 아래에 두고 팔을 바깥쪽으로 벌린다.

스프링의 장력에 저항하면서 시작 위치로 돌아간다.

3-5회 반복한다. 방향을 바꾼다.

일반적인 실수:

- 다리나 발이 내려간다.
- 다리 사이의 긴장감이 떨어진다.
- 원을 그리는 동안 몸의 위치가 바뀐다.
- 캐리지가 밀려날 때보다 돌아올 때 제어가 제대로 되지 않고 속도도 더 빠르다.

수정 또는 변형: -

금기 사항/위험 요소:

- 뒤로 넘어질 위험이 있다.
- 등이 과도하게 뒤로 젖혀질 위험이 있다.

74. 한쪽 다리 티저 준비 Teaser prep One Leg

1/2

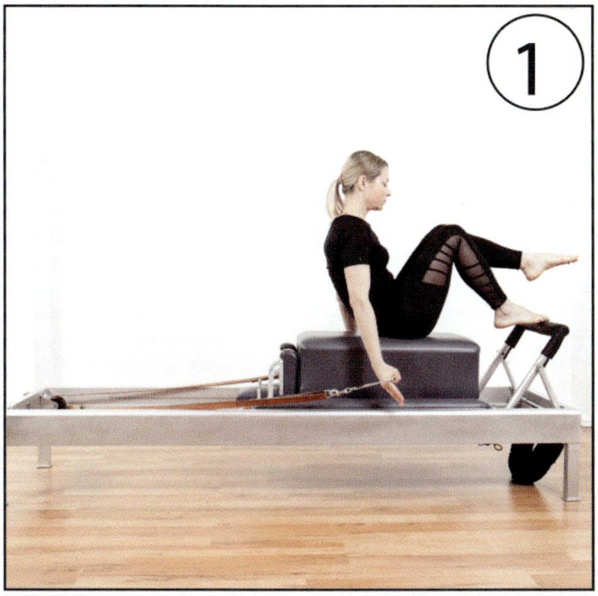

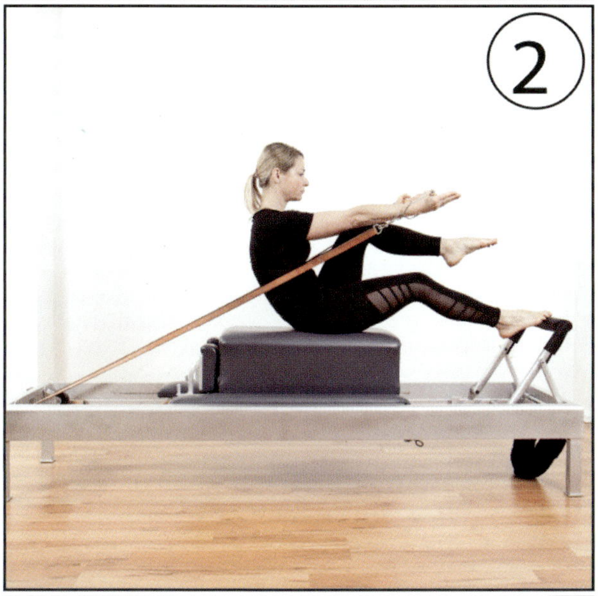

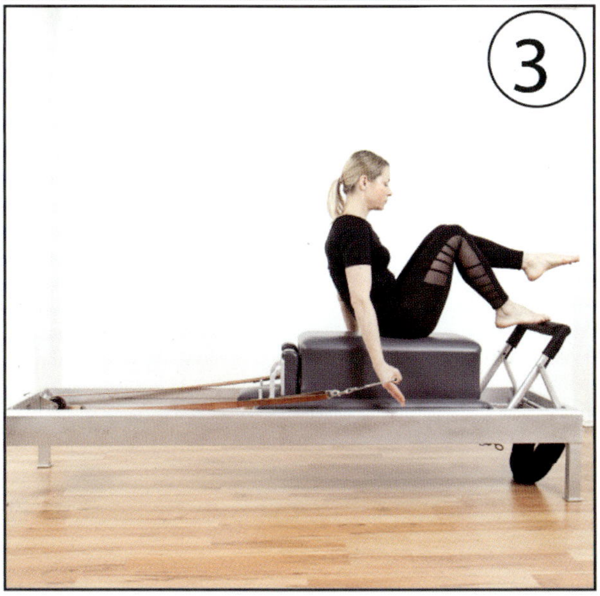

74. 한쪽 다리 티저 준비 Teaser prep One Leg 2/2

준비: 1 스프링, 풋바 위로, 박스는 롱 박스 위치에

- 리포머 박스 위에 풋바쪽에 가깝게 앉는다. 앉는 자세의 정확성은 키와 몸무게에 따라 다르다.
- 발가락을 풋바 위에 올린다.
- 손바닥이 정면을 향하도록 손잡이를 잡는다.
- 팔은 몸통 양 옆에 위치한다.
- 복부를 안쪽 위로 당긴다.
- 정면을 바라보면서 등을 둥글게 뒤로 젖힌다.
- 왼쪽 무릎을 들어 올려 정강이가 바닥과 평행이 되도록 테이블탑 자세를 취한다.
- 여기까지 완료되지 않은 경우, 스트랩에 가볍게 장력을 가하되 아직 스프링은 움직이지 않는다.

운동 목적:

- 박스 운동 "티저(Teaser)"를 준비한다.
- 복부 근육 전체와 깊은엉덩관절 굽힘근을 강화한다.
- 조정력과 균형 감각을 훈련한다.

운동 수행: 3-5회 반복

자세를 유지하면서 팔을 무릎 높이까지 들어 올렸다가 다시 내린다.
3-5회 반복 후 다리를 바꾼다.

일반적인 실수:

- 다리나 발이 내려간다.
- 두 다리 사이의 긴장감이 떨어진다(두 다리가 서로 떨어져 있을 때 두 다리가 정렬을 유지하기 위해 내적 장력을 유지하려다 생기는 문제).
- 움직임에만 힘을 쓰다보니 전체적인 제어력이 떨어진다.

수정 또는 변형:

- 팔로 원 그리기를 추가한다: 팔을 무릎 높이까지 들어 올리고 손바닥은 위를 향하도록 한다.
  팔로 큰 원을 그리며 바깥쪽으로 가져갔다가 엉덩이 옆쪽으로 내린다.
  이 동작을 3회 반복한다. 그런 다음 반대 방향에 대해 운동한다.

금기 사항/위험 요소:

- 상자가 뒤로 넘어질 위험이 있다. 상자에 앉을 때는 몸 뒤쪽으로 가능한 충분한 공간을 확보한다.
  특히 복부 근육이 약한 경우, 상자 뒤쪽으로 미끄러지지 않도록 주의한다.

75. 티저 준비 Teaser prep

1/2

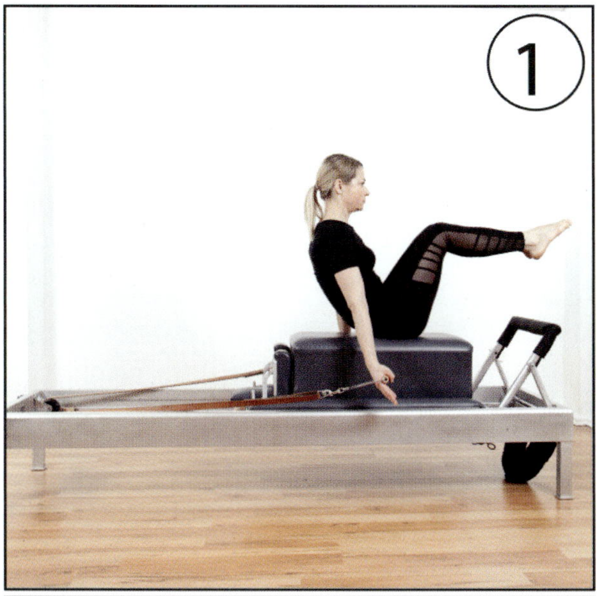

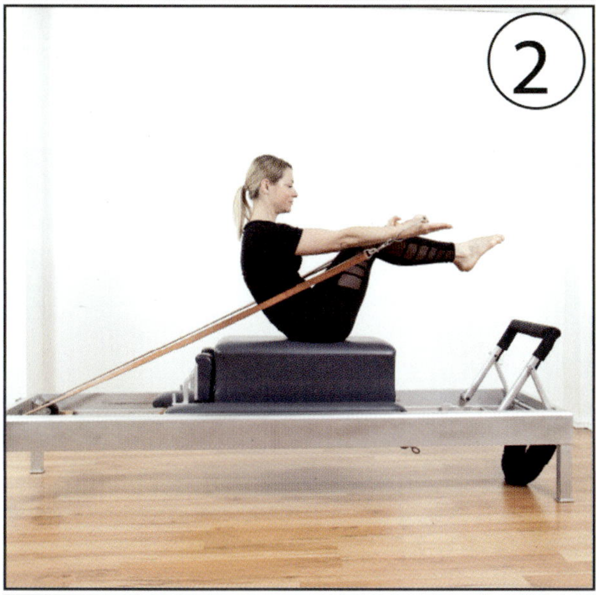

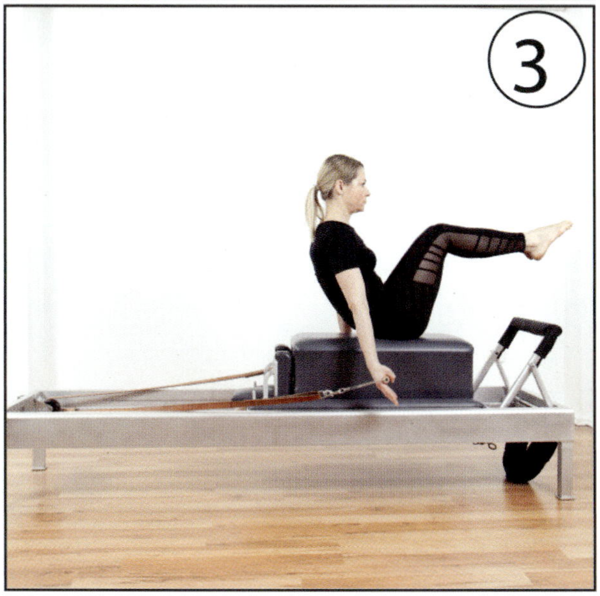

75. 티저 준비 Teaser prep 2/2

준비: 1 스프링, 풋바 위로, 박스는 롱 박스 위치에

- 리포머 박스 위에 풋바를 바라보면서 풋바쪽에 가깝게 앉는다.
- 발가락을 풋바 위에 올린다.
- 손바닥이 정면을 향하도록 손잡이를 잡는다.
- 팔은 몸통 양 옆에 위치한다. 복부를 안쪽 위로 당긴다.
- 정면을 바라보면서 등을 둥글게 뒤로 젖힌다.
- 왼쪽 무릎을 들어 올려 정강이가 바닥과 평행이 되도록 테이블탑 자세를 취한다.
- 그런 다음 오른쪽 무릎을 들어 올려 두 무릎이 모두 테이블탑 자세가 되게 한다.
- 이 자세가 완료되지 않은 경우, 스트랩은 조이지만 스프링은 열지 않는다.

운동 목적:

- 복부 근육 전체와 깊은엉덩관절 굽힘근을 강화한다.
- 조정력과 균형 감각을 훈련한다.
- "리포머 매뉴얼 파트 1-전통 운동"의 "롱 박스 시리즈-상자 티저" 운동을 준비한다.

운동 수행: 다리 당 3-5회 반복

몸의 자세를 유지하면서 팔을 무릎 높이까지 들어 올렸다가 다시 내린다.
3-5회 반복한다.

일반적인 실수:

- 다리나 발이 내려간다.
- 두 다리 사이의 긴장감이 떨어진다.
- 제어력과 균형 감각이 떨어진다. 팔에 너무 많은 힘이 들어가면서 몸이 불안정해지고 초기 자세를 잃게 된다.
- 캐리지를 제자리로 되돌릴 때, 바깥쪽으로 밀어낼 때보다 속도를 조절하지 않아 너무 빨리 되돌아온다.
- 등이 굽는다.

수정 또는 변형:

- 팔 돌리기를 추가한다: 팔을 무릎 높이까지 들어 올리고 손바닥이 위를 향하게 한다. 팔로 큰 원을 그리며 바깥으로 가져갔다가 엉덩이 옆에서 내린다.
  이 동작을 3회 반복한다. 그런 다음 방향을 반대로 바꾼다.

금기 사항/위험 요소:

- 상자에서 떨어질 위험이 있으며 특히 뒤로 떨어질 위험이 있으니 유의한다. 박스 위에 앉을 때는 몸 뒤에 최대한 많은 공간을 확보한다. 특히 복부 근육이 약한 경우, 상자에서 미끄러지지 않도록 주의한다.

76. 배빗근 들기 – 올리기/내리기 Obliques Lift – Lift & Lower

1/2

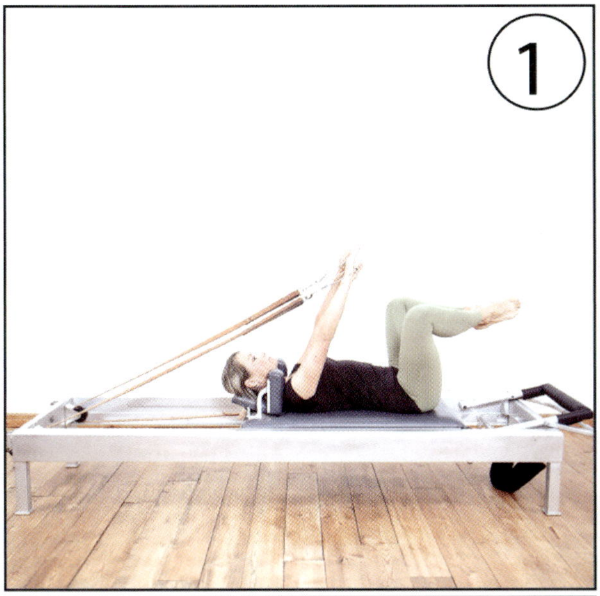

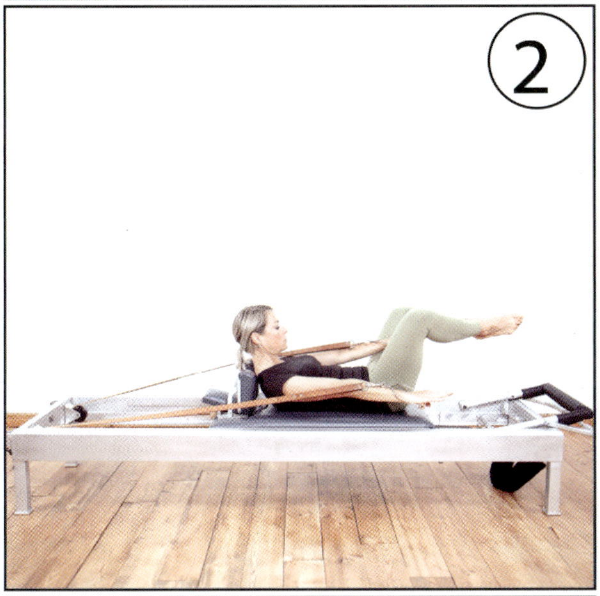

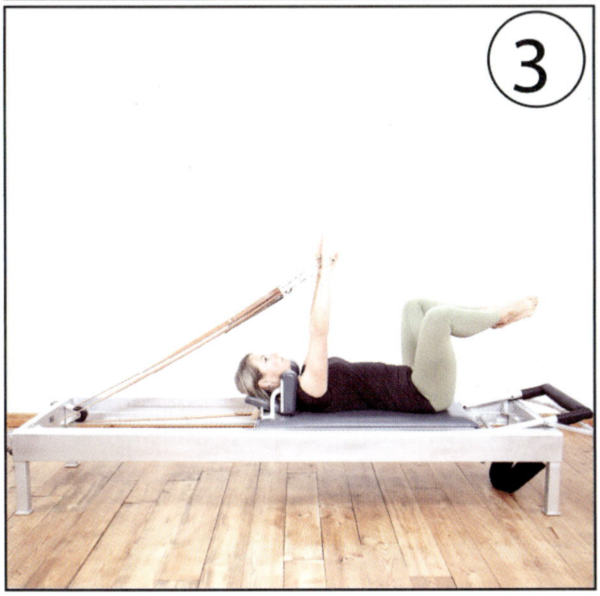

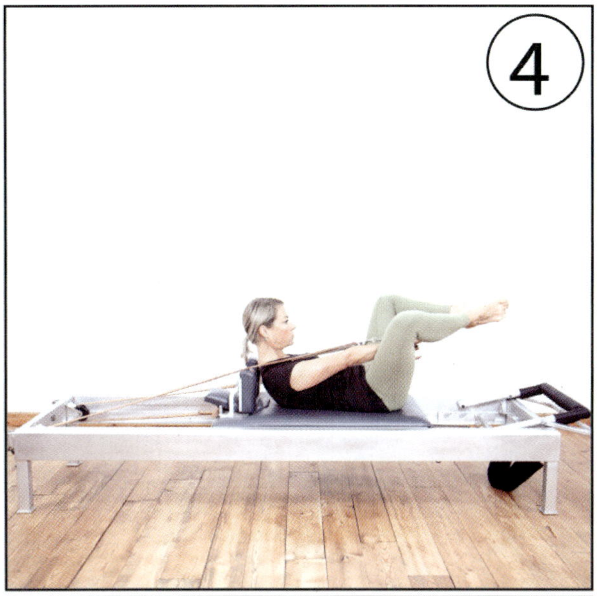

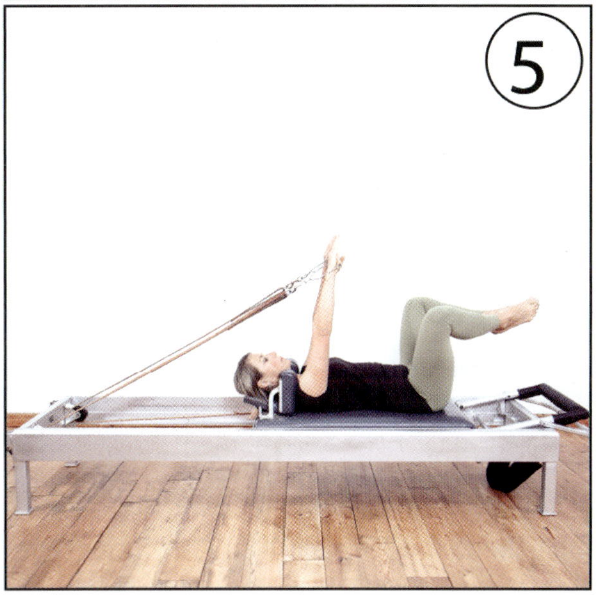

76. 배빗근 들기 – 올리기/내리기 Obliques Lift – Lift & Lower
2/2

준비: 1–3 스프링, 머리 받침대 위로

- 캐리지 위에 똑바로 눕는다.
- 어깨는 어깨 받침대에 두거나 어깨 받침대에서 약간 떨어진 곳에 둔다.
- 머리 받침대는 들어 올리거나 머리 밑에 작은 쿠션을 둔다. 경추가 들어 올린 머리 받침대/쿠션에 의해 압박되는 경우, 쿠션 사용을 피한다. 이 경우, 턱을 가슴 쪽으로 살짝 당기고 목 뒤를 편다.
- 다리는 발바닥을 서로 붙여 다이아몬드 자세를 취한다. 발가락이 아래를 향하도록 하면 실제로는 앞쪽을 향하게 된다. 발이 제대로 맞물리지 않으면 발이 위를 향하게 된다.
- 손으로 손잡이를 잡고 손가락은 쭉 편다.
- 스트랩은 약간 팽팽하게 조여있는 상태이지만 스프링은 움직이지 않은 상태로 준비한다.

운동 목적:

- 엉덩관절 굽힘근과 복부 전체 특히 배빗근과 깊은엉덩관절 굽힘근을 강화한다.

운동 수행: 방향 당 3–7회 반복

가슴을 들어 올리면서 동시에 상체를 오른쪽으로 돌려 왼팔을 다리 사이로 교차하고 오른팔은 오른쪽 엉덩이 옆으로 가져온다. 골반과 다리는 동작 내내 안정된 상태를 유지하며 그 자리에서 돌리는 것이 중요하다.

그런 다음 양팔을 들어 올리고 시작 자세로 조심스럽게 눕는다.

반대쪽도 반복한다. 양쪽에서 3–7회 반복한다.

일반적인 실수:

- 골반이 뒤로 기울어지고 체중이 엉치뼈에서 허리로 이동한다.
- 코어의 연결이 끊어져 등이 굽는다.
- 배빗근이 견고하지 않으면 한쪽 어깨뼈에서 다른 쪽 어깨뼈로 어깨만 움직이면서 운동을 하게 된다.
- 머리가 너무 앞으로 나온다.
- 다리 내부의 긴장이 상실되고 다이아몬드 모양을 유지하지 못한다.
- 가슴을 들어 올리고 머리를 상대적으로 곧게 유지해야 하는데 상체를 굽히지 못해 머리를 과도하게 숙이게 된다. 이 경우, 턱이 거의 가슴에 닿아 있게 된다. 이는 앞 경추 근육의 과도한 긴장을 초래하고 때때로 호흡을 막기도 한다.
- 어깨가 제대로 연결되지 않아 가슴 근육이 과도하게 강조된다.
- 손목이 안정되지 않아서 운동하는 동안 손목이 불필요하게 안쪽으로 굽는다.

수정 또는 변형: –

금기 사항/위험 요소:

- 흉추가 충분히 구부러지지 않거나 머리가 너무 앞으로 많이 나오면 목빗근에 과도하게 힘이 들어갈 수 있다.

77. 배빗근 들기 – 버티기 Obliques Lift – Stay Up

1/2

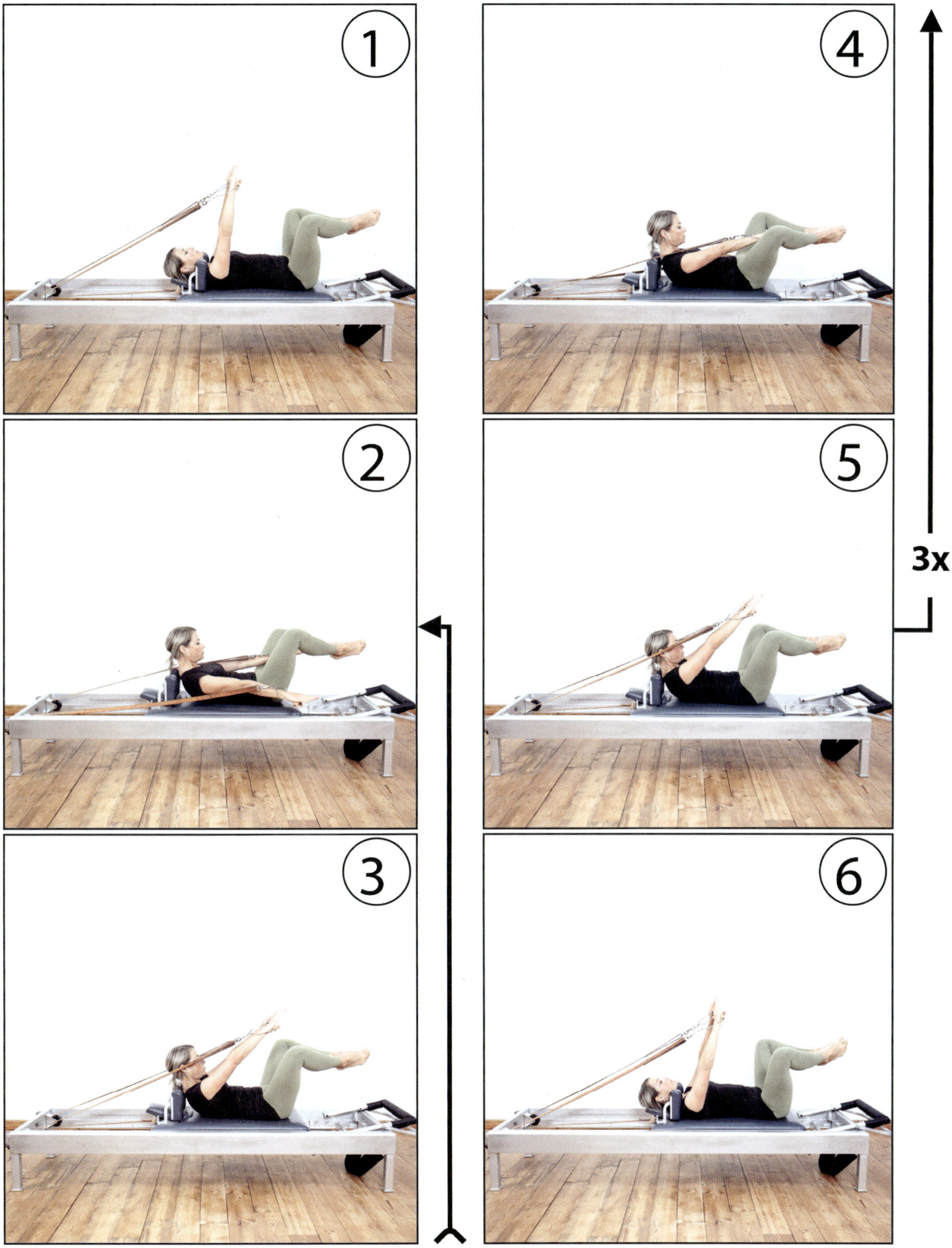

77. 배빗근 들기 – 버티기 Obliques Lift – Stay Up
2/2

준비: 1–3 스프링, 머리 받침대 위로

- 캐리지에 똑바로 눕는다.
- 어깨는 어깨 받침대에 두거나 어깨 받침대에서 약간 떨어진 곳에 둔다.
- 머리 받침대는 들어 올리거나 머리 밑에 작은 쿠션을 둔다. 경추가 들어 올린 머리 받침대/쿠션에 의해 압박되는 경우, 쿠션 사용을 피한다. 이 경우, 턱을 가슴 쪽으로 살짝 당기고 목 뒤를 편다.
- 다리는 발바닥을 서로 붙여 다이아몬드 자세를 취한다. 발가락은 위쪽이 아닌 앞/아래를 향한다.
- 손으로 손잡이를 잡고 손가락은 쭉 뻗는다.
- 스트랩은 약간 팽팽하게 조여있는 상태이지만, 스프링은 움직이지 않은 상태로 준비한다.

운동 목적:

- 엉덩관절 굽힘근과 복부 전체 특히, 배빗근과 깊은엉덩관절 굽힘근을 강화한다.

운동 수행: 3–7회 반복

기존 자세를 유지하면서 가슴을 들어 올리고 동시에 상체를 오른쪽으로 돌린다. 중요한 것은 이 자세를 유지하고 있는 것이다. 골반은 안정된 상태로 유지한다. 동시에 왼팔은 다리 사이 중앙으로, 오른팔은 오른쪽 엉덩이 옆으로 가져온다.

그런 다음 가슴을 위로 올린 상태를 유지하면서 양팔을 들어 올리고 이번에는 오른팔을 다리 중앙으로 왼팔은 왼쪽 엉덩이 옆으로 가져온다.

양쪽을 3–7회 반복한 후 조심스럽게 다시 시작 자세로 눕는다.

일반적인 실수:

- 골반이 뒤로 기울어지고 체중이 엉치뼈에서 허리로 이동한다.
- 코어의 연결이 끊어져 등이 굽는다.
- 배빗근이 견고하지 않으면 한쪽 어깨뼈에서 다른 쪽 어깨뼈로 어깨만 움직이면서 운동을 하게 된다.
- 머리가 너무 앞으로 나온다.
- 다리 내부의 긴장이 상실되고 다이아몬드 모양을 유지하지 못한다.
- 가슴을 들어 올리고 머리를 상대적으로 곧게 유지해야 하는데 상체를 굽히지 못해 머리를 과도하게 숙이게 된다. 이 경우, 턱이 거의 가슴에 닿아 있게 된다. 이는 앞 경추 근육의 과도한 긴장을 초래하고 때때로 호흡을 막기도 한다.
- 어깨가 제대로 연결되지 않아 가슴 근육이 과도하게 강조된다.
- 손목이 안정되지 않아서 운동하는 동안 손목이 불필요하게 안쪽으로 굽는다.

수정 또는 변형: –

금기 사항/위험 요소:

- 목을 계속 구부리면 경추 문제가 더 커질 수 있다.
- 흉추가 충분히 구부러지지 않거나 머리가 너무 앞으로 많이 나오면 목빗근에 과도하게 힘이 들어갈 수 있다.

78. 배빗근 들기 – 양 다리 스트레칭 Obliques Lift – Double Leg Stretch

1/2

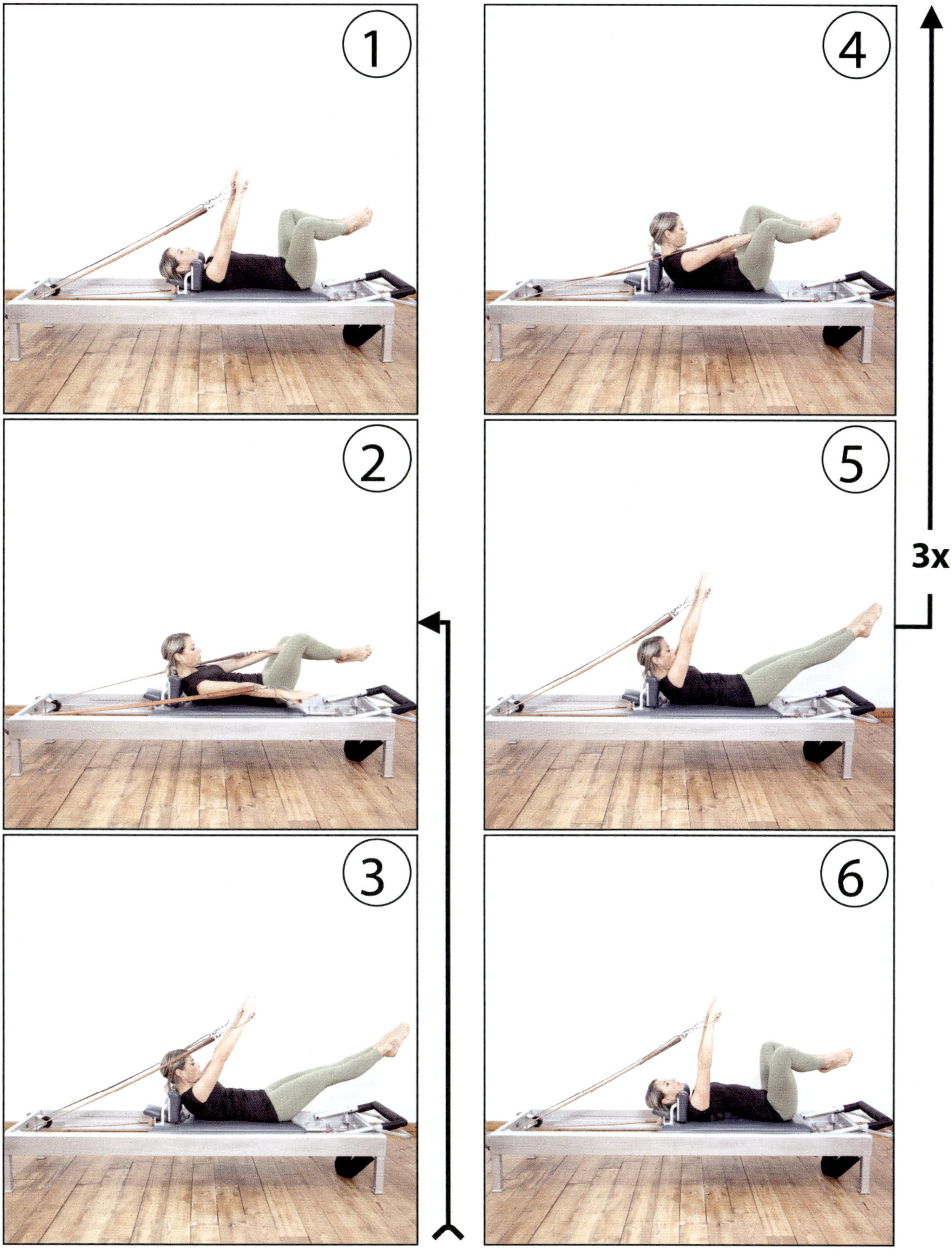

78. 배빗근 들기 – 양 다리 스트레칭 Obliques Lift – Double Leg Stretch 2/2

준비: 1–3 스프링, 머리 받침대는 위로

- 캐리지에 똑바로 눕는다.
- 어깨는 어깨 받침대에 두거나 어깨 받침대에서 약간 떨어진 곳에 둔다.
- 머리 받침대는 들어 올리거나 머리 밑에 작은 쿠션을 둔다. 경추가 들어 올린 머리 받침대/쿠션에 의해 압박되는 경우, 쿠션 사용을 피한다. 이 경우, 턱을 가슴 쪽으로 살짝 당기고 목 뒤를 편다.
- 다리는 발바닥을 서로 붙여 다이아몬드 자세를 취한다. 발가락은 위쪽이 아닌 앞/아래를 향한다.
- 손으로 손잡이를 잡고 손가락은 쭉 뻗는다.
- 스트랩은 약간 팽팽하게 조여있는 상태이지만 스프링은 움직이지 않은 상태로 준비한다.

운동 목적:

- 엉덩관절 굽힘근과 복부 전체 특히, 배빗근과 깊은엉덩관절 굽힘근을 강화한다.
- 조정력을 높인다.

운동 수행: 3–7회 반복

기존 자세를 유지하면서 가슴을 들어 올리고 동시에 상체를 오른쪽으로 돌린다. 중요한 것은 이 자세를 유지하고 있는 것이다. 골반은 안정된 상태로 유지한다. 동시에 왼팔은 다리 사이 중앙으로, 오른팔은 오른쪽 엉덩이 옆으로 가져온다.

그런 다음 가슴을 든 상태를 유지하면서 양팔을 들어 올리고 몸통을 가운데로 다시 돌리고 동시에 두 다리를 붙여 대각선으로 곧게 편다. 동작을 수행하는 동안 골반과 허리를 안정적으로 유지한다. 양 다리를 다시 구부리면서 반대쪽으로 돌리고 오른팔을 다리 사이에 넣고 왼팔을 왼쪽 엉덩이 옆으로 가져온다.

양쪽을 3–7회 반복한 후 조심스럽게 다시 시작 자세로 눕는다.

일반적인 실수:

- 골반이 뒤로 기울어지고 체중이 엉치뼈에서 허리로 이동한다.
- 코어의 연결이 끊어져 등이 굽는다.
- 배빗근이 견고하지 않으면 한쪽 어깨뼈에서 다른 쪽 어깨뼈로 어깨만 움직이면서 운동을 하게 된다.
- 머리가 너무 앞으로 나온다.
- 다리 내부의 긴장이 상실되고 다이아몬드 모양을 유지하지 못한다.
- 가슴을 들어 올리고 머리를 상대적으로 곧게 유지해야 하는데 상체를 굽히지 못해 머리를 과도하게 숙이게 된다. 이 경우, 턱이 거의 가슴에 닿아 있게 된다. 이는 앞 경추 근육의 과도한 긴장을 초래하고 때때로 호흡을 막기도 한다.
- 어깨가 제대로 연결되지 않아 가슴 근육이 과도하게 강조된다.
- 손목이 안정되지 않아서 운동하는 동안 손목이 불필요하게 안쪽으로 굽는다.

수정 또는 변형: –

금기 사항/위험 요소:

- 목을 계속 구부리면 경추 문제가 더 커질 수 있다.
- 요추가 캐리지에 닿지 않으면 요추에 체중이 과도하게 실릴 위험이 있다.
- 흉추가 충분히 구부러지지 않거나 머리를 너무 앞으로 내밀면 목빗근에 과도하게 힘이 들어갈 수 있다.

79. 배빗근 들기 – 양 다리 사선 스트레칭

1/2 **Obliques Lift–Diagonal Double Leg Stretch**

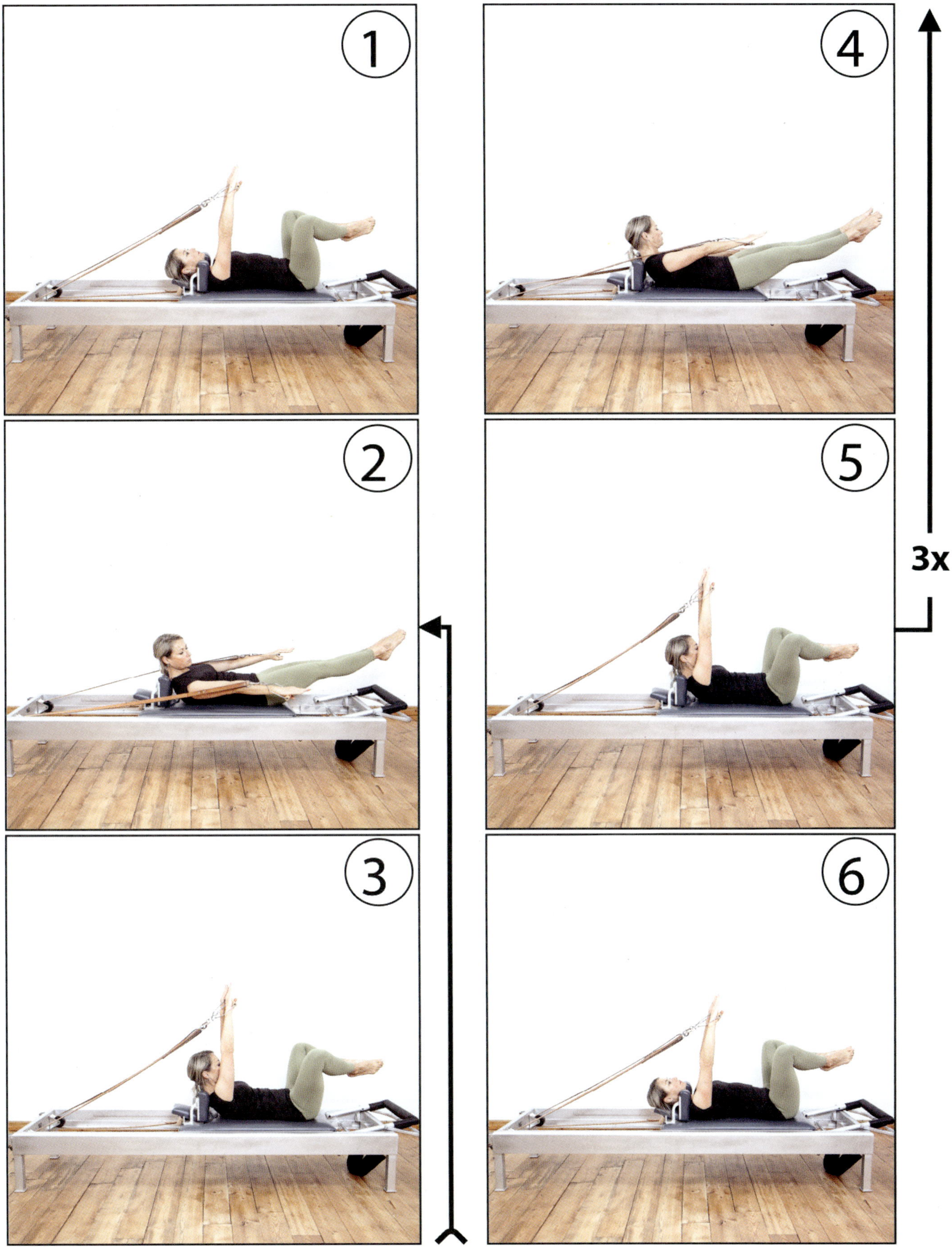

79. 배빗근 들기 – 양 다리 사선 스트레칭

2/2 **Obliques Lift–Diagonal Double Leg Stretch**

준비: 1–3 스프링, 머리 받침대 위로

- 캐리지에 똑바로 눕는다.
- 어깨는 어깨 받침대에 두거나 어깨 받침대에서 약간 떨어진 곳에 둔다.
- 머리 받침대는 들어 올리거나 머리 밑에 작은 쿠션을 둔다. 경추가 들어 올린 머리 받침대/쿠션에 의해 압박되는 경우, 쿠션 사용을 피한다. 이 경우, 턱을 가슴 쪽으로 살짝 당기고 목 뒤를 편다.
- 다리는 발바닥을 서로 붙여 다이아몬드 자세를 취한다. 발가락은 위쪽이 아닌 앞/아래를 향한다.
- 손으로 손잡이를 잡고 손가락은 쭉 뻗는다.
- 스트랩은 약간 팽팽하게 조여있는 상태이지만, 스프링은 움직이지 않은 상태로 준비한다.

운동 목적:

- 엉덩관절 굽힘근과 복부 전체 특히, 배빗근과 깊은엉덩관절 굽힘근을 강화한다.
- 조정력을 높인다.

운동 수행: 3–7회 반복

기존 자세를 유지하면서 가슴을 들어 올리고 동시에 상체를 오른쪽으로 돌린다. 중요한 것은 이 자세를 유지하고 있는 것이다. 골반은 안정된 상태로 유지한다. 동시에 왼팔은 다리 사이 중앙으로, 오른팔은 오른쪽 엉덩이 옆으로 가져온다. 그런 다음 가슴을 든 상태를 유지하면서 양팔을 들어 올리고 몸통을 가운데로 다시 돌린다. 동시에 두 다리를 다이아몬드 자세로 구부린다. 동작을 수행하는 동안 골반과 허리를 안정적으로 유지한다.
반대쪽으로 돌리고 두 다리를 다시 곧게 편다. 이번에는 오른팔을 다리 사이에 넣고 왼팔을 왼쪽 엉덩이 옆으로 가져온다. 양쪽을 3–7회 반복한 후 조심스럽게 시작 자세로 다시 눕는다.

일반적인 실수:

- 골반이 뒤로 기울어지고 체중이 엉치뼈에서 허리로 이동한다.
- 특히 다리를 쭉 뻗을 때 코어의 결합력이 떨어지고 이로 인해 등이 아치형으로 굽는다.
- 배빗근이 견고하지 않으면 한쪽 어깨뼈에서 다른 쪽 어깨뼈로 어깨만 움직이면서 운동을 하게 된다.
- 머리가 너무 앞으로 나온다.
- 다리 내부의 긴장이 상실되고 다이아몬드 모양을 유지하지 못한다.
- 가슴을 들어 올리고 머리를 상대적으로 곧게 유지해야 하는데 상체를 굽히지 못해 머리를 과도하게 숙이게 된다. 이 경우, 턱이 거의 가슴에 닿아 있게 된다. 이는 앞 경추 근육의 과도한 긴장을 초래하고 때때로 호흡을 막기도 한다.
- 어깨가 제대로 연결되지 않아 가슴 근육이 과도하게 강조된다.
- 손목이 안정되지 않아서 운동하는 동안 손목이 불필요하게 안쪽으로 굽는다.

수정 또는 변형: –

금기 사항/위험 요소:

- 목을 계속 구부리면 경추 문제가 더 커질 수 있다.ㅎ
- 요추가 캐리지에 닿지 않으면 요추에 체중이 과도하게 실릴 위험이 있다.
- 흉추가 충분히 구부러지지 않거나 머리를 너무 앞으로 많이 내밀면 목빗근에 과도하게 힘이 들어갈 수 있다.

80. 복근 운동 – 한 다리는 스트랩에 / 한 다리는 세우기

1/2 (코트니 밀러에게서 영감을 받음) **Abdominals–One Leg in Straps / One Standing**

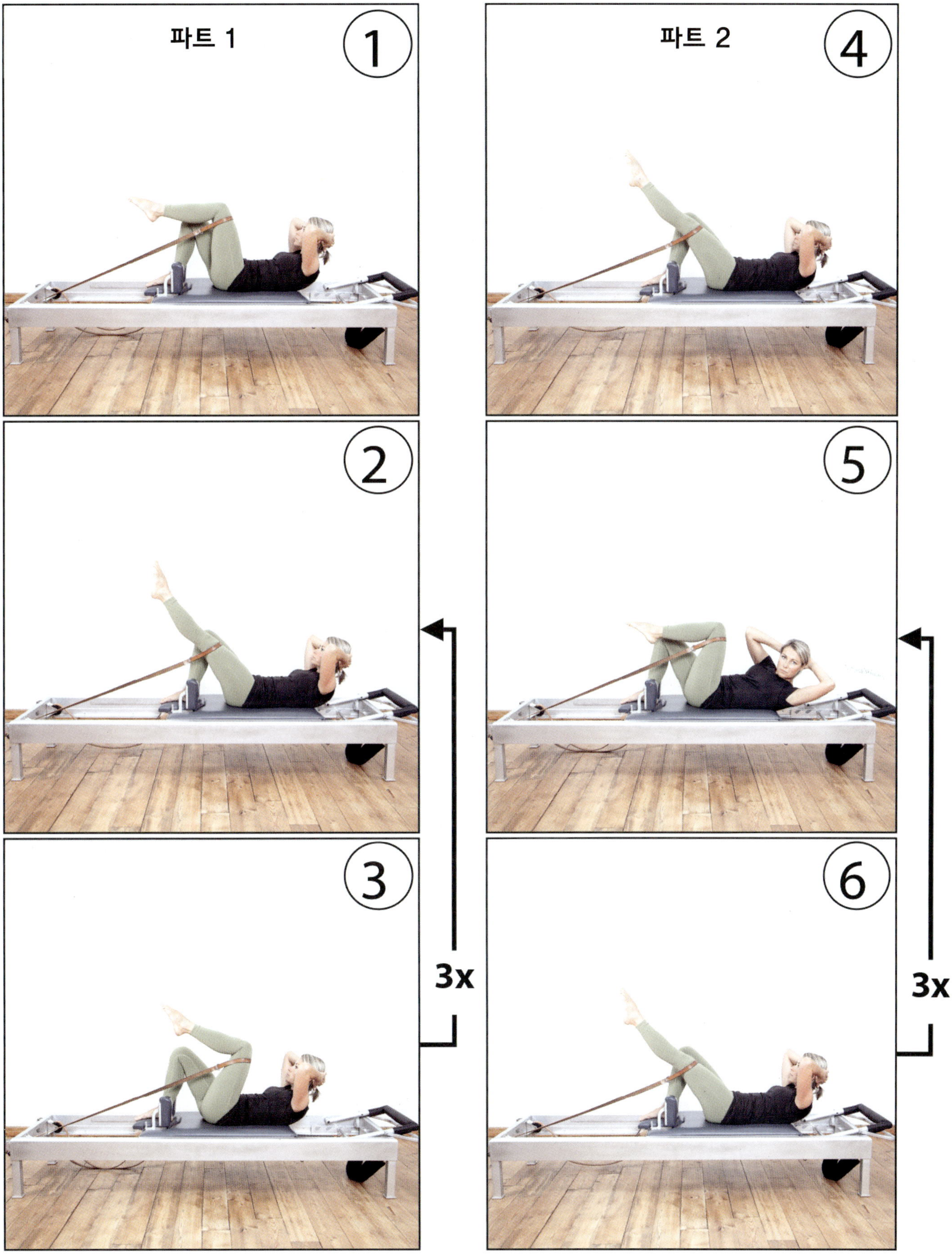

80. 복근 운동 – 한 다리는 스트랩에 / 한 다리는 세우기

2/2 (코트니 밀러에게서 영감을 받음) **Abdominals–One Leg in Straps / One Standing**

준비: 0.5–2 스프링, 풋바 아래로

- 캐리지에 엎드려 리포머 뒤쪽을 바라보며 눕는다.
- 어깨뼈는 캐리지 가장자리에 둔다.
- 오른발을 머리 받침대에 올려 놓는다.
- 왼쪽 무릎은 숏 스파인 루프에 놓는다.
- 왼쪽 다리는 대각선으로 뻗는다.
- 양쪽 허벅지는 같은 높이를 유지한다.
- 골반은 중립으로 한다.
- 양손가락은 깍지를 끼고 머리 뒤를 받친다. 가슴을 들어 올리고 머리를 약간 구부린다.
- 머리를 손으로 살짝 눌러 목의 앞쪽 체인을 완화하고 목을 길게 늘린다.
- 팔꿈치는 약간 들어 올려 주변 시야로 들어가게 한다.
- 허리는 상체 굴곡에 의해 길어진 상태로 매트에 연결된 상태를 유지한다.

운동 목적:

- 복부 근육 전체와 깊은엉덩관절 굽힘근을 강화한다.

운동 수행: 각 파트 당 3–5회 반복

파트 1

왼쪽 다리를 곧게 편다.
골반이나 몸통은 움직이지 말고 왼쪽 다리를 구부리고 무릎을 왼쪽 어깨쪽으로 당긴다.
이 동작을 3–5회 반복한다.

파트 2

왼쪽 다리를 곧게 편다.
왼쪽 다리를 구부리고 무릎을 왼쪽 어깨 쪽으로 당긴다. 동시에 몸통은 가만히 유지하면서 상체를 왼쪽으로 돌린다.
그 자세에서 버티면서 골반은 안정적으로 유지한다. 왼쪽 어깨를 이용해 몸을 돌린다.
왼쪽 다리를 곧게 펴면서 가운데로 돌아온다.
이 동작을 3–5회 반복한다.

오른쪽 다리는 스트랩에 걸고 왼발은 머리 받침대에 올려놓고 운동을 반복한다.

일반적인 실수:

- 운동하는 동안 상체가 천천히 아래로 내려가 목에 긴장이 더해진다.
- 머리가 앞으로 나온다.
- 복부 긴장이 사라져 등이 움푹 들어간다.
- 골반을 너무 많이 집어넣으면 복부에 도움이 되지 않는다.
- 몸을 돌릴 때 등 위쪽이 아니라 주로 어깨를 이용해 움직인다.
- 스트랩을 착용한 다리의 허벅지 아래쪽이 장력을 잃고 발이 무릎 아래로 내려간다.

수정 또는 변형: –

금기 사항/위험 요소:

- 등이 움푹 패일 위험이 있다.
- 목을 계속 구부리면 경추 문제가 더 커질 수 있다.
- 머리카락이 긴 경우, 손으로 잘 잡아 머리카락이 스프링에 걸리지 않도록 유의한다.

81. 십자 운동 – 한 다리를 스트랩에 Criss Cross–One Leg in Straps

1/2 (코트니 밀러에게서 영감을 받음)

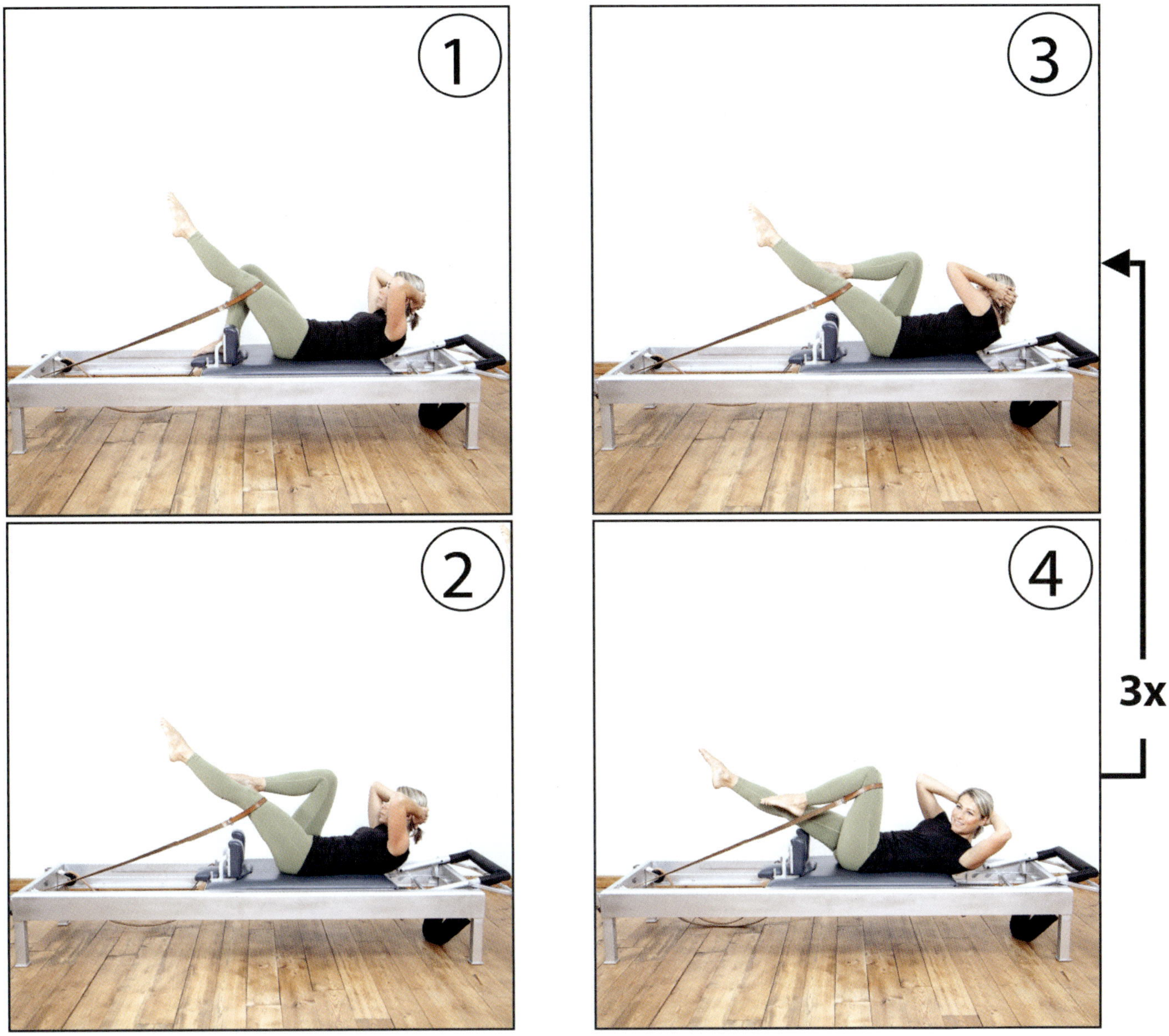

81. 십자 운동 – 한 다리를 스트랩에 Criss Cross–One Leg in Straps
2/2 (코트니 밀러에게서 영감을 받음)

준비: 0.5–2 스프링, 풋바 아래로

- 캐리지에 엎드려 리포머 뒤쪽을 바라보며 눕는다.
- 초기에는 오른발을 머리 받침대에 올려 놓는다.
- 왼쪽 무릎은 같은 쪽에서 숏 스파인 루프에 놓는다.
- 왼쪽 다리는 대각선으로 뻗는다.
- 양쪽 허벅지는 같은 높이를 유지한다.
- 골반은 중립으로 한다.
- 양손을 깍지 껴 머리 뒤를 받친다. 가슴을 들어 올리고 머리를 약간 구부린다.
- 머리를 손으로 살짝 눌러 목의 앞쪽 체인을 완화하고 목을 길게 늘린다.
- 팔꿈치는 약간 들어 올려 주변 시야로 보낸다.
- 허리는 상체 굴곡으로 인해 길어진 상태로 매트에 연결된 상태를 유지한다.
- 오른쪽 다리를 들어 테이블탑 자세를 한다.

운동 목적:

- 복부 근육 전체 특히, 배빗근과 깊은엉덩관절 굽힘근을 강화한다.

운동 수행: 파트 당 3–5회 반복

몸은 가만히 유지하면서 상체를 오른쪽으로 돌린다. 오른쪽 어깨로 회전을 이끌어낸다.
그런 다음 한쪽 다리 스트레칭 동작에서와 같이 오른쪽 다리를 곧게 펴고 왼쪽 다리를 구부려 무릎을 왼쪽 어깨쪽으로 가져오면서 동시에 상체를 왼쪽으로 돌린다.
골반은 계속 안정적으로 유지한다.
이 동작을 3회~5회 반복한다.

방향을 바꾼다. 오른쪽 스트랩에 오른쪽 다리를 놓는다.

일반적인 실수:

- 운동하는 동안 상체가 천천히 아래로 내려간다.
- 머리가 앞으로 나온다.
- 복부 긴장이 사라져 등이 움푹 들어간다.
- 몸을 돌릴 때 등 위쪽이 아니라 주로 어깨를 움직여 한 쪽 어깨에서 다른 쪽 어깨로 구르듯이 돌린다.
- 스트랩을 착용한 다리의 허벅지 아래쪽이 장력을 잃고 발이 무릎 아래로 내려간다.
- 상체를 돌릴 때 골반을 사용해 골반이 안정성을 잃고 뒤쪽으로 기울어 진다.

수정 또는 변형: –

금기 사항/위험 요소:

- 등이 움푹 패일 위험이 있다.
- 목을 계속 구부리면 경추 문제가 더 커질 수 있다.
- 머리카락이 긴 경우, 손으로 잘 잡아 머리카락이 스프링에 걸리지 않도록 유의한다.

82. 복근 운동 – 양 다리를 스트랩에 Abdominals–Both Legs in Straps

1/2 (라엘 이사코비츠에게서 영감을 받음)

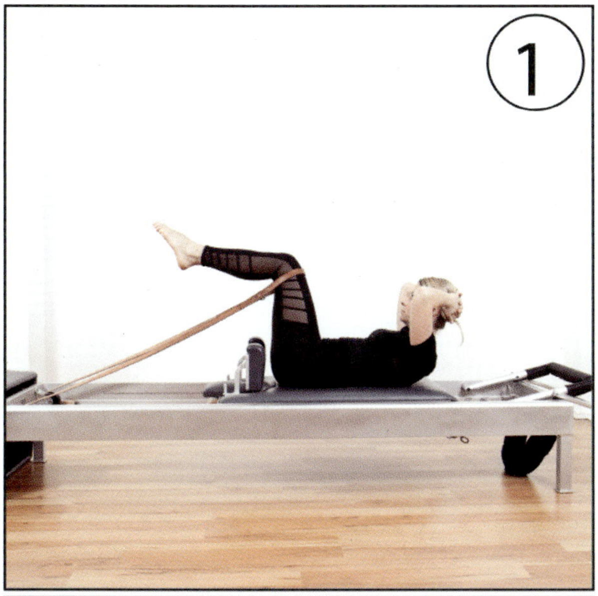

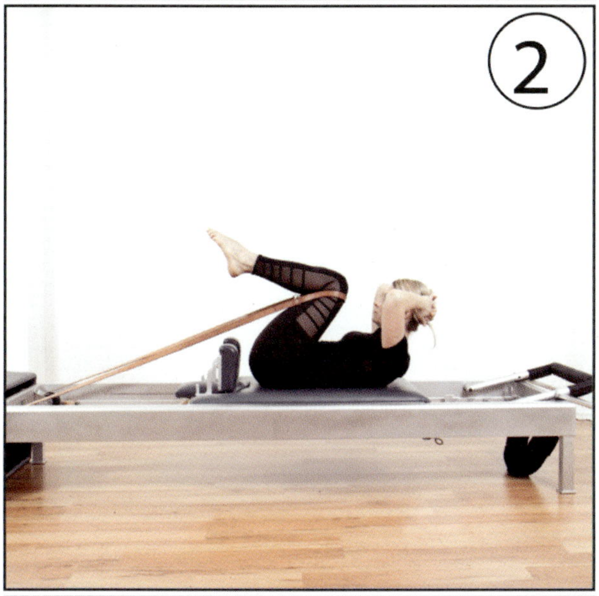

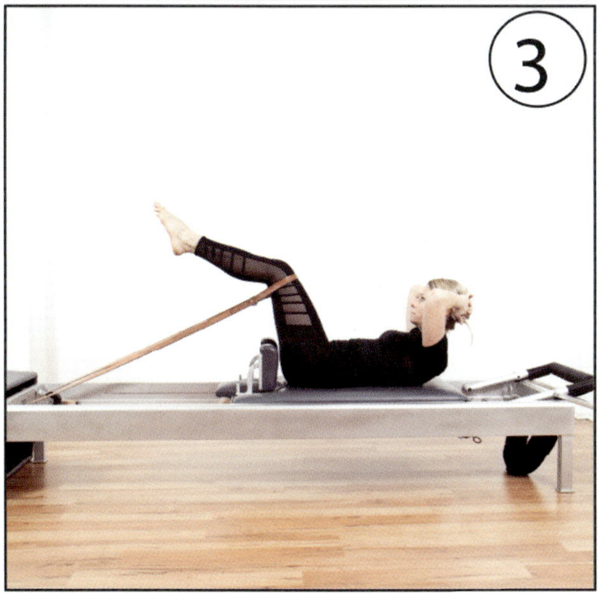

82. 복근 운동 – 양 다리를 스트랩에 Abdominals–Both Legs in Straps

2/2 (라엘 이사코비츠에게서 영감을 받음)

준비: 1–2 스프링, 풋바 아래로

- 리포머의 뒤쪽을 바라보면서 캐리지에 똑바로 눕는다.
- 엉덩이는 어깨 받침대에 최대한 가깝게 두고 그 사이에 약간의 공간을 둔다.
- 무릎은 숏 스파인 루프에 걸치고 다리는 테이블탑 자세로 구부린다.
- 정강이는 바닥과 평행하거나 약간 높게 둔다.
- 허벅지는 몸에서 약간 떨어뜨린다.
- 골반은 중립이 되는 것이 이상적이다.
- 발뒤꿈치를 붙이고 다리 사이에 긴장을 유지한다.
- 무릎을 약간 벌려 넙다리곧은근이 아닌 깊은엉덩관절 굽힘근을 사용한다.
- 양손을 깍지 껴 머리 뒤를 받친다. 가슴을 들어 올리고 머리를 약간 구부린다.
- 머리를 손으로 살짝 눌러 목의 앞쪽 체인을 완화하고 목을 길게 늘린다.
- 팔꿈치는 약간 들어 올려 주변 시야로 보낸다.
- 허리는 상체 굴곡에 의해 길어진 상태로 매트에 연결된 상태를 유지한다.

운동 목적:

- 복부 근육 전체 특히, 배빗근과 깊은엉덩관절 굽힘근을 강화한다.

운동 수행: 3–7회 반복

나머지 몸은 그대로 유지한 상태에서 무릎을 머리쪽으로 당겼다가 다시 시작 자세로 돌아간다.

일반적인 실수:

- 운동하는 동안 상체가 천천히 아래로 내려간다.
- 가슴을 들어 올리고 머리를 상대적으로 곧게 유지해야 하는데 상체를 굽히지 못해 머리를 과도하게 숙이게 된다. 이 경우, 턱이 거의 가슴에 닿아 있게 된다. 이는 앞 경추 근육의 과도한 긴장을 초래하고 때때로 호흡을 막기도 한다.
- 머리를 너무 앞으로 내밀어 목빗근이 과도하게 긴장된다.
- 복부 긴장이 사라져 등이 움푹 들어가거나 골반이 앞으로 기울어진다.

수정 또는 변형:

- 손가락을 깍지 끼지 않고 한 손위에 다른 손을 포개어 머리를 받친다.

금기 사항/위험 요소:

- 등이 움푹 패일 위험이 있다.
- 목을 계속 구부리면 경추 문제가 더 커질 수 있다.
- 머리카락이 긴 경우, 손으로 잘 잡아 머리카락이 스프링에 걸리지 않도록 유의한다.

83. 스트랩을 이용한 배빗근 운동 Obliques Abdominals in Straps

1/2 (라엘 이사코비츠에게서 영감을 받음)

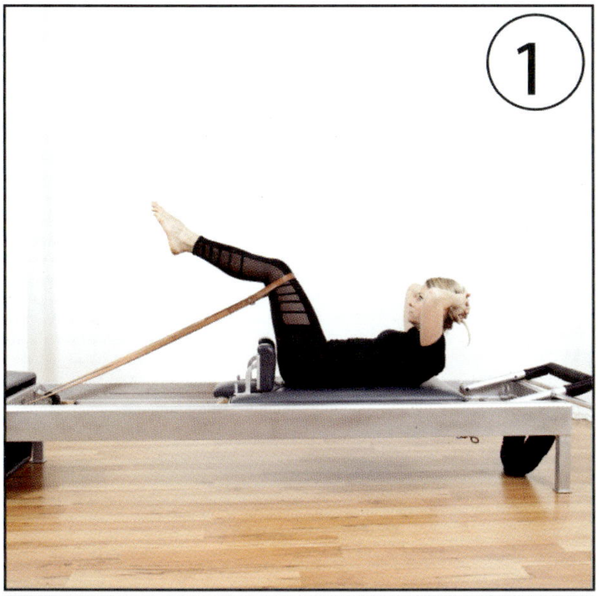

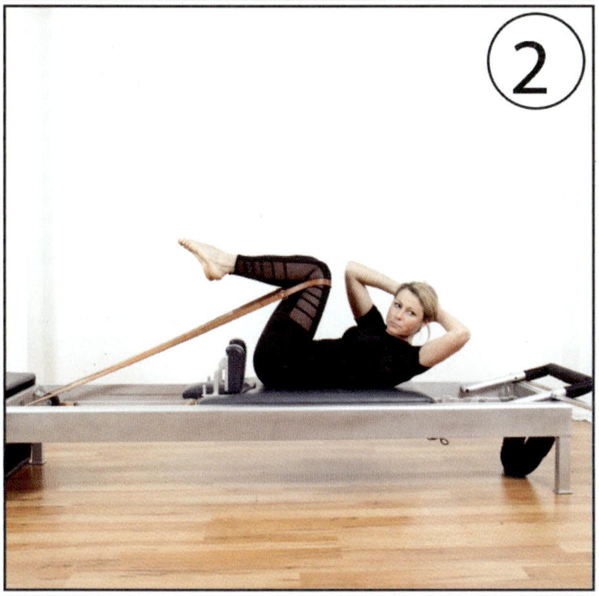

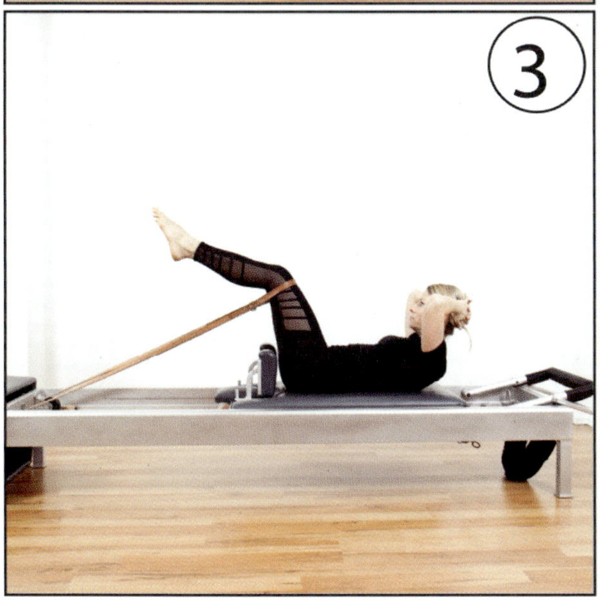

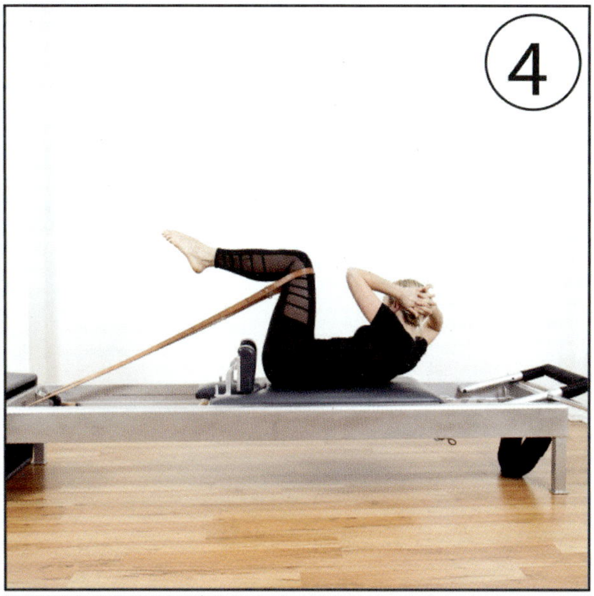

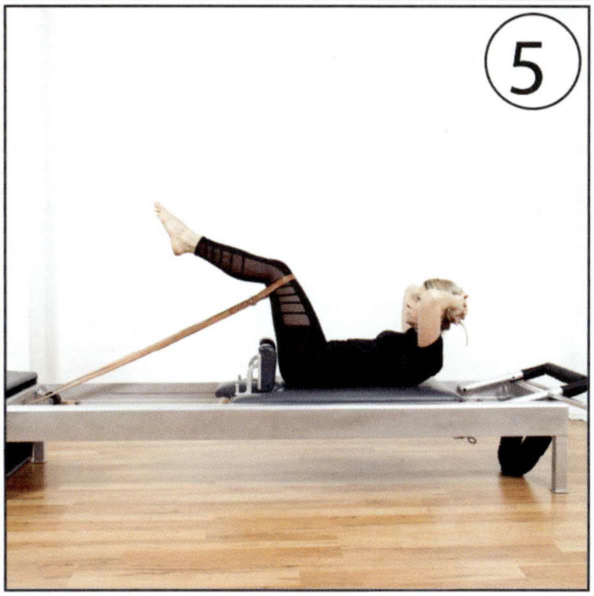

83. 스트랩을 이용한 배빗근 운동 Obliques Abdominals in Straps
2/2 (라엘 이사코비츠에게서 영감을 받음)

준비: 1–2 스프링, 풋바 아래로

- 리포머의 뒤쪽을 바라보면서 캐리지에 똑바로 눕는다.
- 엉덩이는 어깨 받침대에 최대한 가깝게 두고 그 사이에 약간의 공간을 둔다.
- 무릎은 숏 스파인 루프에 걸치고 다리는 테이블탑 자세로 구부린다.
- 허벅지는 몸에서 약간 떨어뜨린다.
- 골반은 중립이 되는 것이 이상적이다.
- 정강이는 바닥과 평행하거나 약간 높게 둔다.
- 발뒤꿈치를 붙이고 다리 사이에 긴장을 유지한다.
- 무릎을 약간 벌려 넙다리곧은근이 아닌 깊은엉덩관절 굽힘근을 사용한다.
- 양손을 깍지 껴 머리 뒤를 받친다. 가슴을 들어 올리고 머리를 약간 구부린다.
- 머리를 손으로 살짝 눌러 목의 앞쪽 체인을 완화하고 목을 길게 늘린다.
- 팔꿈치는 약간 들어 올려 주변 시야로 보낸다.
- 허리는 상체 굴곡에 의해 길어진 상태로 매트에 연결된 상태를 유지한다.

운동 목적:

- 복부 근육 전체 특히 배빗근과 깊은엉덩관절 굽힘근을 강화한다.

운동 수행: 3–5회 반복

무릎을 머리쪽으로 당기고 동시에 상체를 들어 올려 왼쪽으로 돌린다. 나머지 몸은 처음 자세를 유지한다.
왼쪽 어깨를 이용해 몸을 돌린다. 골반은 완전한 안정 상태를 유지한다.
나머지 몸은 그대로 유지하면서 무릎과 상체를 시작 위치로 되돌린다.
동시에 상체를 다시 가운데로 돌린다.
반대쪽에서도 반복한다. 상체를 오른쪽으로 돌리면서 무릎을 머리 쪽으로 당긴다.
그런 다음 몸 전반의 안정성을 유지하면서 무릎과 상체를 시작 위치로 되돌린다.
이 세트를 3회~5회 반복한다.

일반적인 실수:

- 상체를 옆으로 돌리는 동작이 측면 굽힘(lateral flexion) 또는 '구르기' 동작처럼 수행된다.
- 골반이 뒤쪽으로 기울어지거나 안정성이 떨어진다.
- 운동하는 동안 상체가 천천히 아래로 내려간다.
- 가슴을 들어 올리고 머리를 상대적으로 곧게 유지해야 하는데 상체를 굽히지 못해 머리를 과도하게 숙이게 된다. 이 경우, 턱이 거의 가슴에 닿아 있게 된다. 이는 앞 경추 근육의 과도한 긴장을 초래하고 때때로 호흡을 막기도 한다.
- 머리가 너무 앞으로 나오고 목빗근이 과도하게 긴장된다.
- 복부 긴장이 사라져 등이 움푹 들어가게 된다.

수정 또는 변형:

금기 사항/위험 요소:

- 등이 움푹 패일 위험이 있다.
- 목을 계속 구부리면 경추 문제가 더 커질 수 있다.
- 머리카락이 긴 경우, 손으로 잘 잡아 머리카락이 스프링에 걸리지 않도록 유의한다.

84. 앉아서 몸통 돌리기 Sitting Rotation

1/2

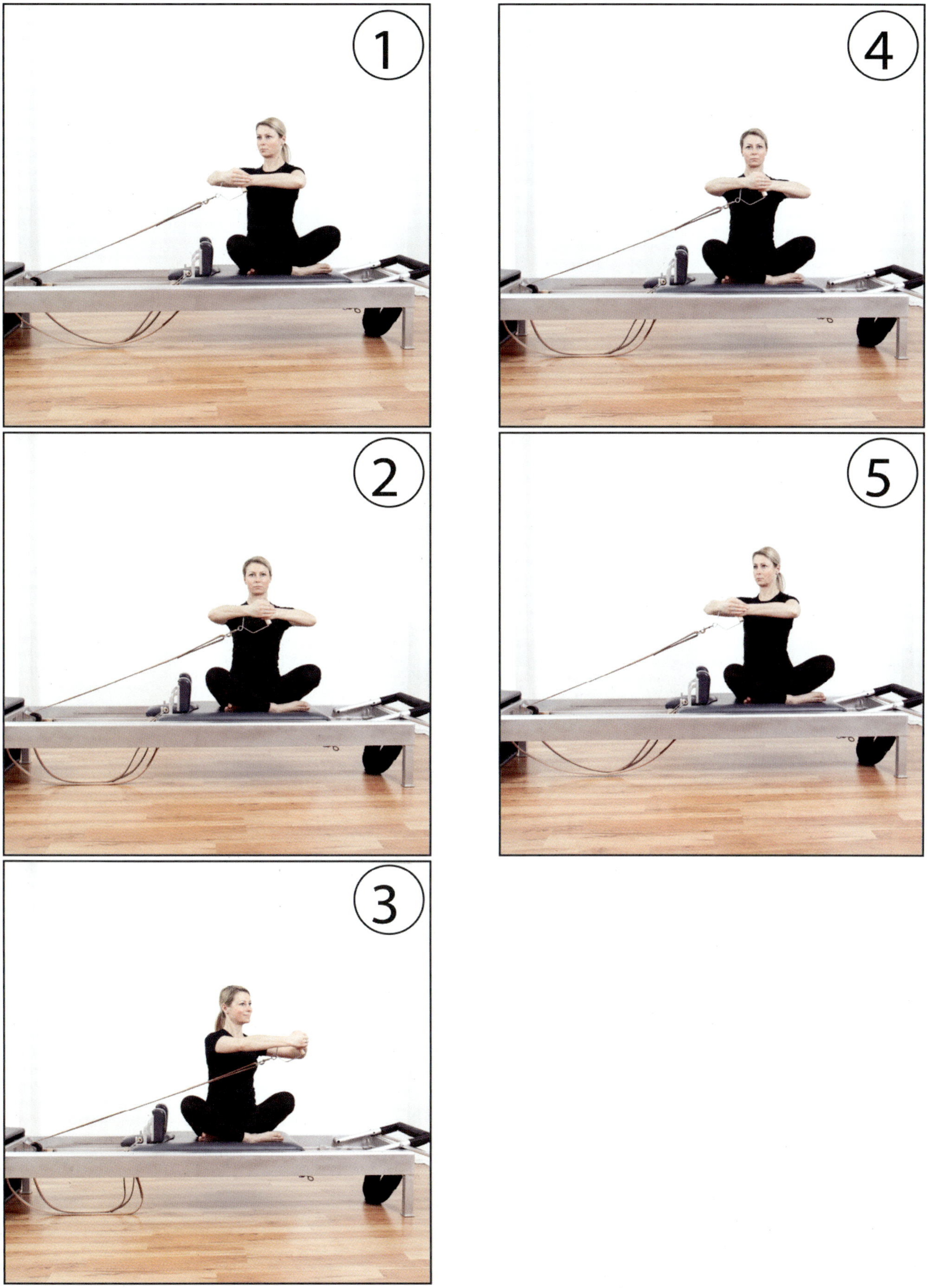

84. 앉아서 몸통 돌리기 Sitting Rotation
2/2

준비: 0.5–2 스프링

- 어깨 받침대를 오른쪽에 두고 캐리지에 양반다리로 앉는다.
- 왼손으로 오른쪽 뒤쪽 모서리의 스트랩 손잡이를 단단히 잡는다.
- 오른 손을 왼손 위에 놓는다.
- 팔은 약간 구부리고 손은 몸 중앙 앞쪽, 흉골 높이에 위치하게 한다.
- 처음에 상체를 리포머 뒤쪽으로 돌려 스트랩이 팽팽하게 당겨지지만, 스프링은 열리지 않은 지점에 도달한다.
- 시선은 항상 손 위를 향한다.

운동 목적:

- 몸통 돌림근을 강화한다.
- 팔근육, 뒤어깨세모근, 마름근, 앞톱니근을 안정화한다.

운동 수행: 방향 당 5–7회 반복

복부를 안쪽 위로 당기고 앉은 뼈는 서로 살짝 맞닿게 한다. 그런 다음 팔을 상체 중앙 앞으로 계속 유지하면서 몸통을 풋바 쪽으로 최대한 돌린다. 그런 다음 이전과 같은 속도로 다시 돌린다.
5–7회 반복한 다음 방향을 전환한다.

일반적인 실수:

- 몸통이 회전에 버티기 위해 기울어진다.
- 배빗근을 이용하지 않고 시선을 따라 몸을 돌리고 머리와 어깨 순으로 몸을 돌린다.
- 골반의 정렬이 흐트러져서 한쪽 궁둥뼈에만 힘이 가해진다.
- 손이 흉골 앞에 있지 않고 팔을 움직이거나 구부려 상체의 회전을 지지한다.

수정 또는 변형:

- 무릎에 문제가 있거나 리포머에 다리를 올려 놓기 적당한 높이인 경우, 다리를 올린다.
- 더 쉬운 방법: 오른쪽 뒤쪽 모서리의 스트랩을 잡아 대각선으로 교차하는 대신, 앞쪽에서 나오는 스트랩(이 경우, 왼쪽 모서리의 스트랩)을 사용한다. 그러면 스트랩과 손 사이의 거리가 좁혀지므로 손잡이 대신 숏 스파인 루프를 사용한다.
- 더 어려운 방법: 팔을 쭉 뻗은 자세를 유지한다.
- 아래에서 위로 서서히 몸을 돌린다. 먼저 골반, 배꼽, 갈비뼈, 어깨, 머리를 살짝 돌린 다음 위에서부터 반대 방향으로 돌린다.
- 회전 진폭이 한쪽과 다른쪽이 다르면 더 제한된 쪽으로 회전하고 잠시 멈춘 후, 숨을 깊이 들이마시면서 갈비뼈를 확정한 다음 숨을 내쉬면서 조금 더 회전해 본다.
- 저항이 느껴지는 신체 부위에서 의식적으로 숨을 들이마신다. 숨을 내쉴 때는 긴장을 풀면서 몸을 더 돌려본다. 약 3–5회 정도 숨을 들이쉬고 내쉰다.

금기 사항/위험 요소: –

85. 앉아서 옆으로 몸통 돌리기 Side Sit Ups with Rotation
1/2

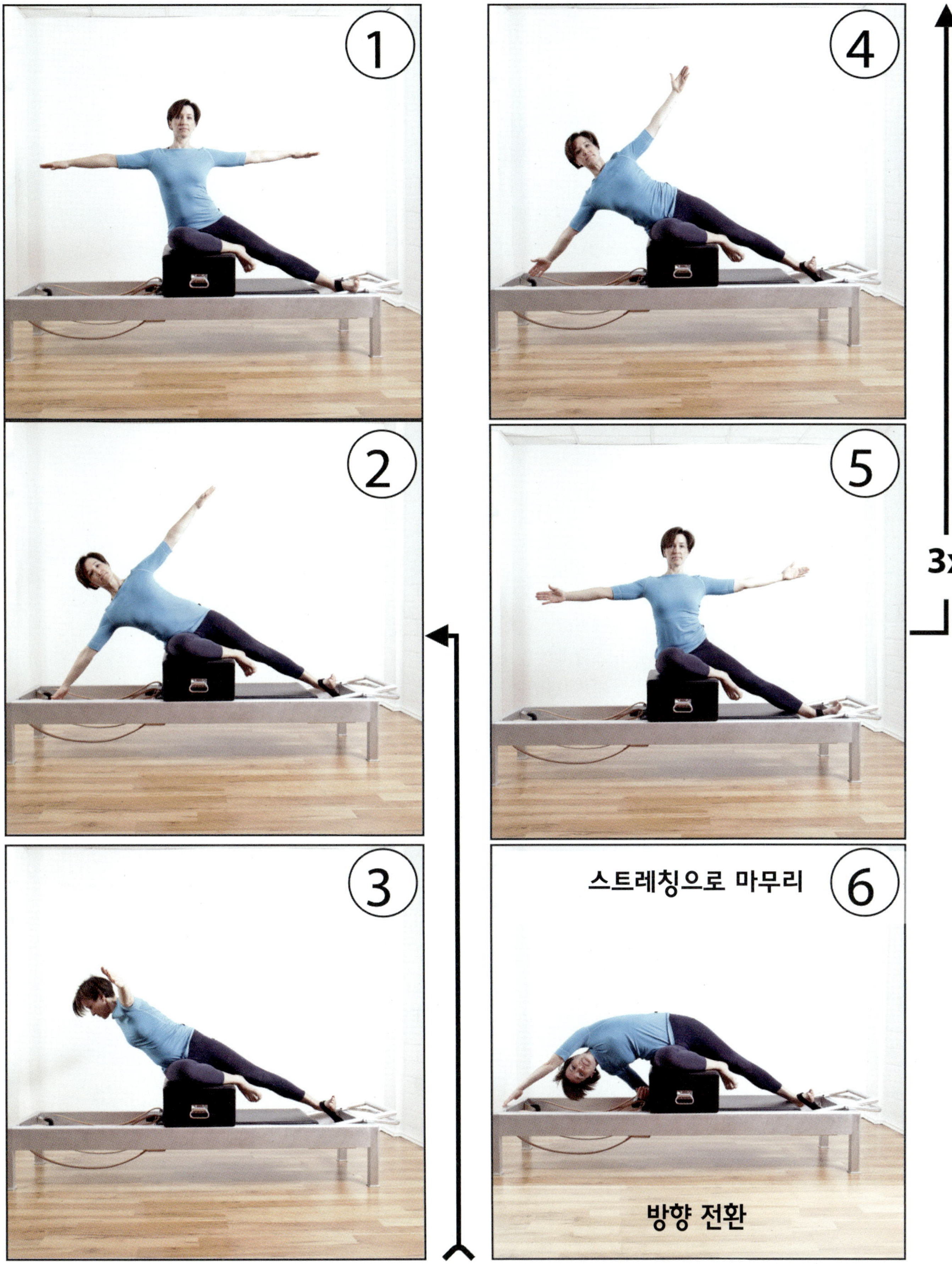

85. 앉아서 옆으로 몸통 돌리기 Side Sit Ups with Rotation

2/2

준비: 2-4 스프링, 풋바 아래로, 박스는 가로로, 머리 받침대 아래로

- 리포머 상자 위에 옆으로 앉는다.
- 위쪽 다리를 스트랩 쪽으로 쭉 뻗고 발은 스트랩 아래에 끼워 넣는다.
- 아래 두 가지 방법을 참고해 발을 스트랩에 고정한다.
    a. 스트랩의 장력이 발을 자동으로 고정할 때까지 다리를 앞으로 밀어준다.
    장점: 안전하고 쉽다.
    단점: 상체와 관련하여 다리 위치가 약간 바뀌어 앞으로 이동한다.
    b. 스트랩 아래로 다리를 똑바로 가져온다.
    장점: 발에서 머리까지 긴 라인이 만들어진다.
    단점: 스트랩은 a) 다리를 위로 당길 때(근막에 많은 부하가 걸림) 또는 b) 상체를 약간 옆으로 기울인 상태에서 운동을 시작할 때만 고정된다. 이 경우, 운동의 동작 범위가 제한된다.
- 아래쪽 다리를 구부려 몸 앞의 상자 위에 올려놓는다. 아래쪽 다리는 거의 리포머 박스의 바깥쪽 가장자리와 평행하게 위치하거나(이 경우, 발은 보통 박스에서 풋바 쪽으로 약간 튀어나온다), 허벅지 아래에 발을 집어넣는다.
- 팔은 "T자" 자세로 바깥쪽으로 뻗는다(가장 간단한 버전).

운동 목적:

- 옆구리 근육(배가로근, 배바깥빗근, 배속빗근, 갈비사이근, 허리네모근) 및 등 근육을 강화한다.
- "리포머 매뉴얼 파트 1- 전통 운동"의 "상자 위에서 옆으로 윗몸 일으키기" 운동에 추가한다.

운동 수행: 방향 당 3-5회 반복

복부를 안쪽으로 당긴다. 상체를 곧고 길게 유지하면서 리포머의 뒤쪽을 향해 상자를 기울이고 큰 공 위에 얹은 것처럼 서서히 구부린다. 몸을 앞으로 기울이거나 뒤로 젖히지 않도록 주의한다. 그런 다음 몸통을 바닥쪽으로 돌린다. 상체의 높이가 변하지 않도록 주의한다. 팔은 옆구리를 가리킨다. 다시 몸을 뒤로 돌리고 팔을 쭉 뻗은 채로 시작 자세로 돌아온다. 3회~5회 반복 후 옆구리 스트레칭을 하면서 운동을 마무리한다. 이렇게 하려면 오른쪽 팔꿈치를 어깨 받침대 뒤의 머리 받침대에 대각선으로 가로질러 놓는다. 오른팔은 안전 지지대 역할을 하며 스트레칭을 제어하는 데도 사용된다. 숙련된 사람은 오른팔을 몸과 일직선이 되도록 아래로 내릴 수도 있다. 왼팔은 상체와 머리의 라인을 따라 내려간다. 리포머가 충분히 짧거나 몸이 충분히 길면 왼손으로 리포머의 프레임에 닿아 몸을 약간 당길 수도 있다. 그런 다음 상자의 반대 방향으로 앉아서 측면을 바꾸고 운동을 반복한다.

일반적인 실수:

- 동작을 시작할 때 몸을 똑바로 세우지 않는다.
- 상체가 앞뒤로 기울어 진다.

수정 또는 변형:

- 양손을 깍지끼고 머리 뒤에 두고 운동한다.
- 팔을 위로 쭉 뻗는다.
- 막대나 롤 타월, 쎄라 밴드, 캐시 코리 코어 밴드를 들고 한다.
- 아래로 돌리는 것 외에 위로도 돌린다. 먼저 아래쪽으로 돌린 다음 위쪽으로 돌리고 다시 가운데로 돌아와서 위쪽으로 돌린다.

금기 사항/위험 요소:

- 고관절 치환술 또는 고관절 이형성증이 있는 사람은 이 운동을 하지 않는다.

86. 코끼리 프렙 Elephant prep

1/2 (캐시 코리; 이 운동의 다른 이름: 복부 압박 운동)

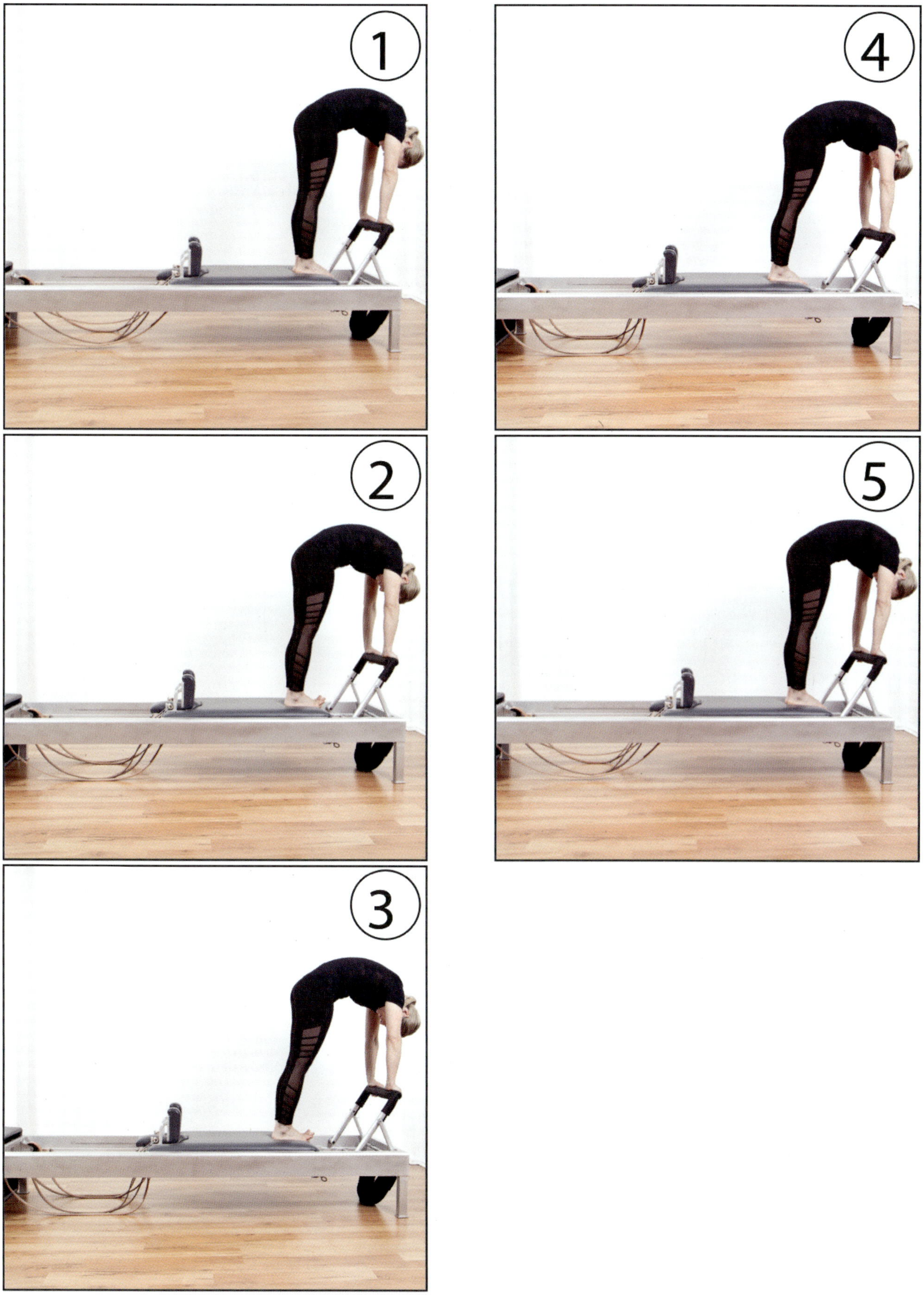

86. 코끼리 프렙 Elephant prep

2/2 (캐시 코리; 이 운동의 다른 이름: 복부 압박 운동)

준비: 0.5-2 스프링, 풋바 위로

- 스토퍼에서 캐리지를 잡고 두 발을 캐리지의 앞쪽 가장자리에 놓아 발가락이 캐리지의 가장자리에 닿을 수 있게 한다.
- 체중을 최대한 뒤꿈치에 실어 몸통과 골반이 C자 커브를 이루도록 한다.
- 손은 어깨 너비(또는 약간 더 넓게)로 풋바에 놓는다. 손의 볼은 풋바에 얹고 손가락으로 위에서부터 풋바를 잡는다.
- 손목을 최대한 덜 구부리려면 손바닥을 풋바의 가장 높은 지점에 위치시켜야 한다.
- 팔은 약간 바깥쪽으로 돌리고 팔꿈치는 뒤쪽을 향하게 하여 가슴과 어깨를 편다.
- 어깨는 손 위에 위치한다.
- 손에는 실리는 무게를 가능한 적게 한다.

운동 목적:

- 복부 근육 및 엉덩관절굽힘근을 강화한다.
- 전체 등 근육 체인을 강화한다.
- "리포머 매뉴얼 파트 1-전통 운동"의 "롱 스트레칭 시리즈-코끼리" 운동을 준비한다.

운동 수행: 5-7회 반복

발가락을 들어 올린다. 복부를 안쪽 위로 당겨 올린다. 뒤꿈치를 눌러 캐리지를 밖으로 이동한다. 이때 통의 초기 위치를 유지한다. 어깨 위치는 손 위 위치를 유지한다. 발가락을 다시 내리고 캐리지를 다시 안으로 옮길 때 복부를 최대한 활성화하고 다시 당긴다. 그러나 캐리지가 스토퍼에 부딪히지 않도록 스프링을 완전히 닫는다. 움직임은 다소 작다.
5회~7회 반복한다.

일반적인 실수:

- 캐리지를 너무 멀리까지 밀어낸다.
- 캐리지가 완전히 반환되지 않는다.
- 발가락 움직임이 올바르게 수행되지 않는다.
- 몸통이 둥글게 유지되지 않는다.
- 머리가 들리면서 경추에 긴장이 가해진다.
- 어깨 관절 내에서 팔의 움직임에 의해 캐리지의 움직임이 시작된다.

수정 또는 변형:

- 한쪽 다리를 뒤로 들어 올린다. 나머지 동작은 동일하게 수행한다.
- 한쪽 다리를 바깥쪽으로(오른쪽 다리를 오른쪽으로) 들어 올린다. 나머지 동작은 동일하게 수행한다.

금기 사항/위험 요소:-

87. 물구나무 서기 준비 Headstand prep

1/3

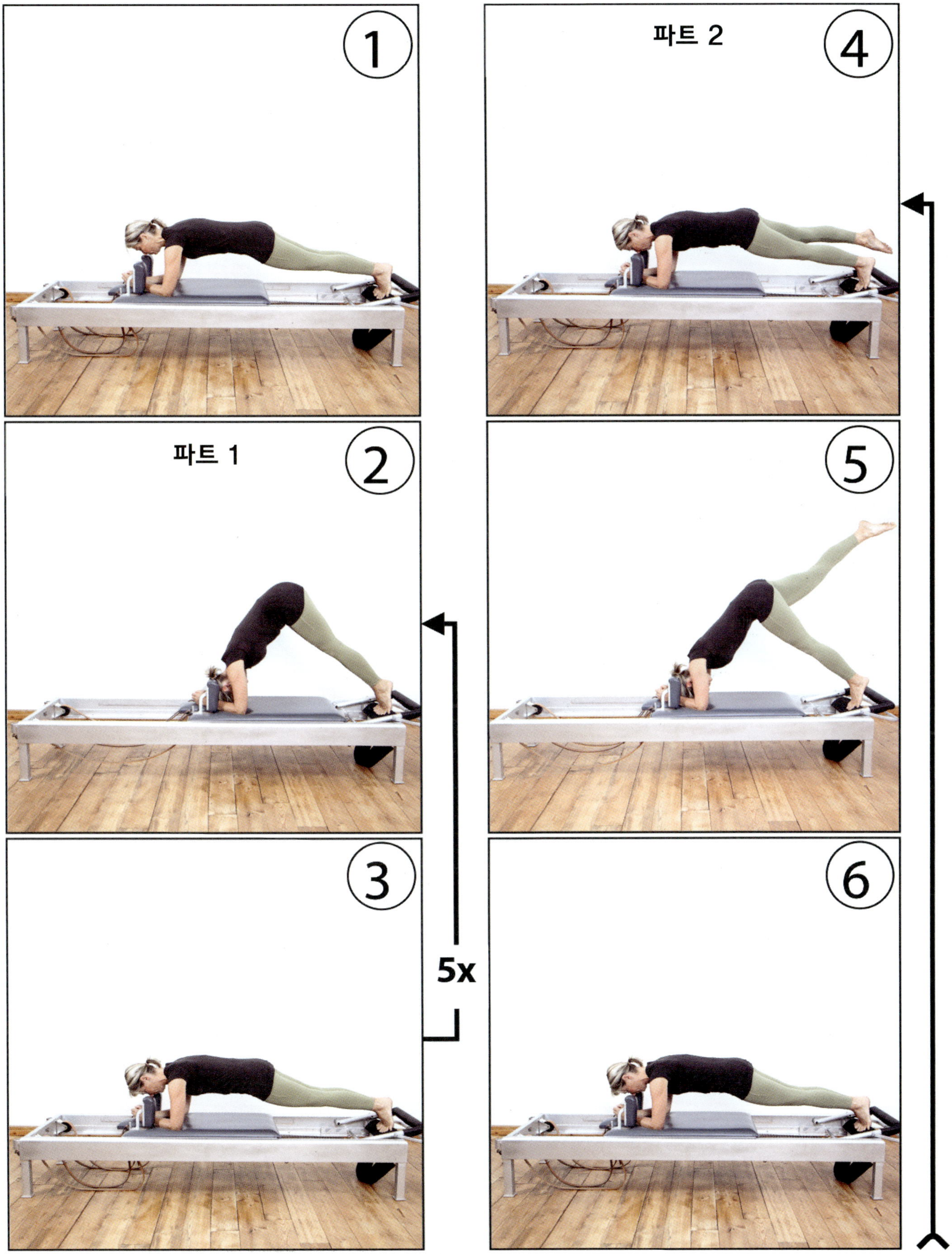

87. 물구나무 서기 준비 Headstand prep

2/3

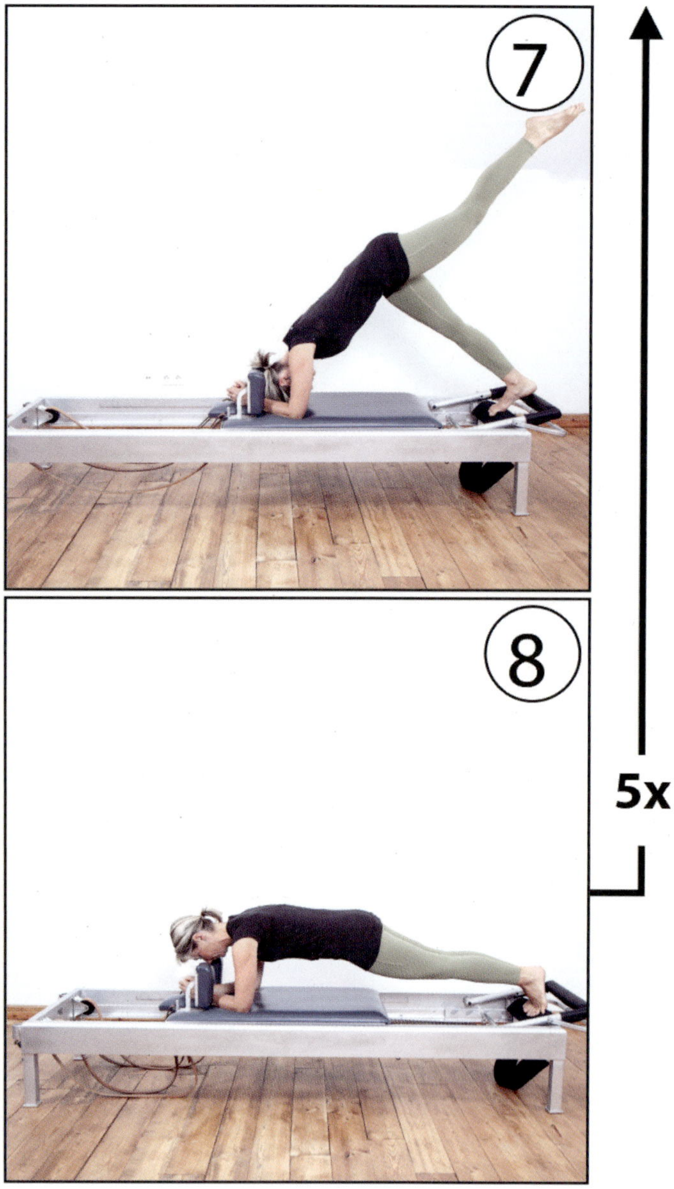

87. 물구나무 서기 준비 Headstand prep
3/3

준비: 0.5-1.5 스프링, 풋바 아래로, 머리 받침대 아래로, 필요한 경우 2단 기어

- 양손을 모아 기도하는 손 모양을 하거나 머리 받침대에 깍지 낀 상태로 놓는다.
- 팔꿈치를 벌리고 팔뚝이 어깨 받침대에 닿도록 하여 삼각대 받침대를 만든다.
- 발은 작은 'V'자 모양을 만들고 발가락과 발볼은 프레임 위에 올려놓는다.
- 안전을 위해 발 밑에 미끄럼 방지 패드를 사용한다.
- 몸통은 플랭크 자세에서 긴 직선을 형성한다.
- 스프링은 열려 있다.

운동 목적:

- 어깨 안정성(앞톱니근, 전체 돌림근)과 복부에 초점을 맞춘 전신 운동을 수행한다.
- 넓은등근과 볼기근을 강화한다.
- 햄스트링을 스트레칭한다.
- "리포머 매뉴얼 파트 1 – 전통 운동"에서 "앞 물구나무 서기" 운동을 준비한다.

운동 수행: 3-7회 반복

파트 1

캐리지를 피라미드/"V"자 모양이 되도록 "홈"으로 힘을 주어 당긴다. 스프링이 모든 작업을 수행하도록 하지 않는다.
머리가 피라미드/"V"자 모양으로 아래를 향하지만 무게는 지지하지 않는다.
캐리지를 다시 밀어내어 "플랭크" 위치로 돌아간다.
이 동작을 3회~7회 반복한다.

파트 2

오른쪽 다리를 들어 올린다. 캐리지를 "홈"으로 당겨 피라미드/"V"자 모양을 만든다. 왼쪽 다리를 들어 올리고 몸통에서 발까지 긴 선을 만든다.
캐리지를 다시 밖으로 밀어 "플랭크" 자세로 돌아간다. 왼쪽 다리를 들어 올리고 운동을 반복한다.
이 세트를 3회~7회 반복한다.

일반적인 실수:

- 몸의 중심이 처지기 시작하여 하부 척추에 압력이 가해지거나 엉덩이가 들리기 시작한다(둘 다 복근이 아직 충분히 강하지 않다는 신호이다).
- 엉덩이가 들리고 몸이 일직선을 이루지 않는다.
- 어깨와 척추의 연결이 끊어지고 가슴이 캐리지쪽으로 내려간다.
- "플랭크" 자세로 돌아갈 때 경추가 나머지 척추와의 정렬을 잃고 목에 긴장이 생긴다.

수정 또는 변형:

- 난이도를 높여 운동한다: 몸 상태에 따라 풋바를 더 높은 위치에 놓고 발을 풋바에 올린다.

금기 사항/위험 요소:

- 어깨에 급성 통증이 있는 경우, 이 운동을 하지 않는다.
- 떨어질 위험이 있으니 주의한다.

88. 배 마사지 – 라운드(박스 사용) Stomach Massage – Round with Box

1/3 (캐롤라 트리어)

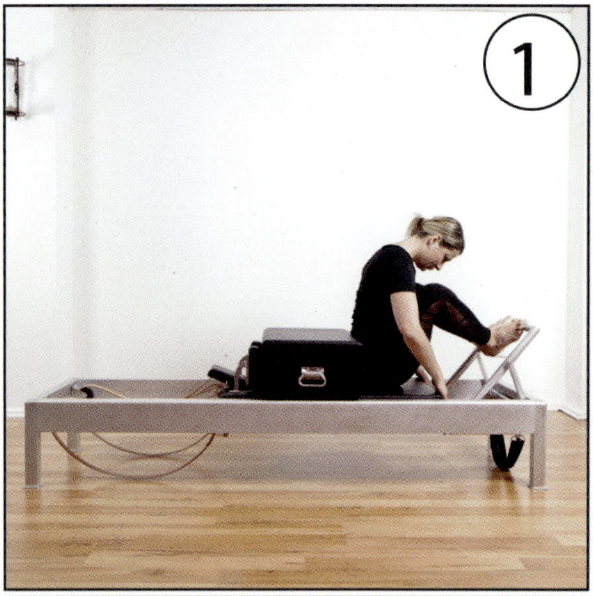

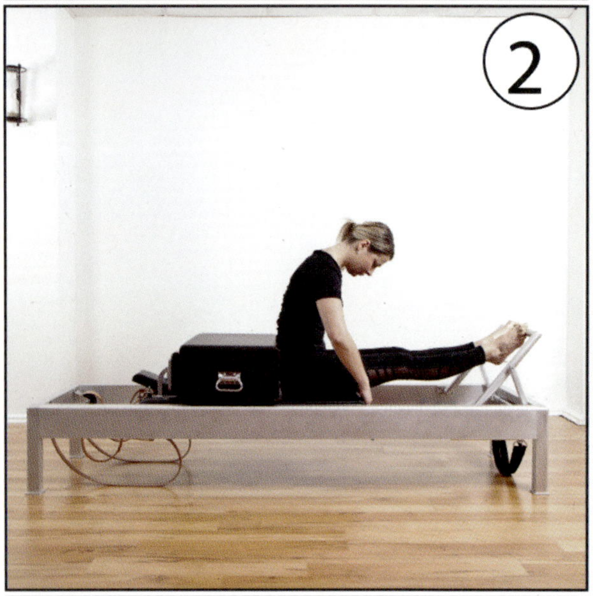

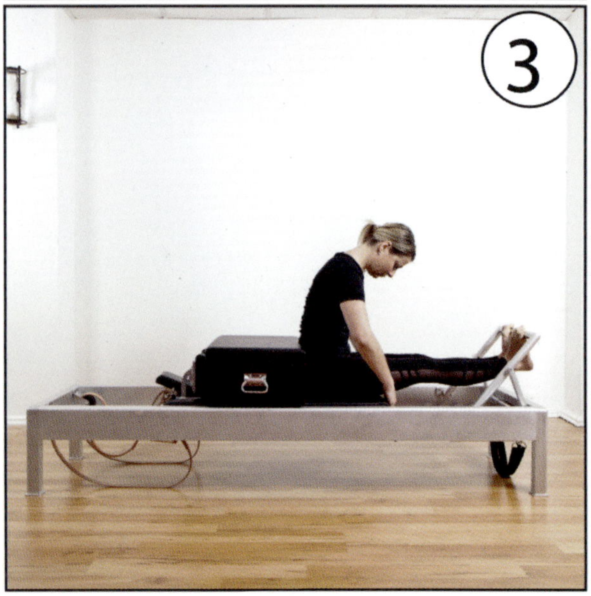

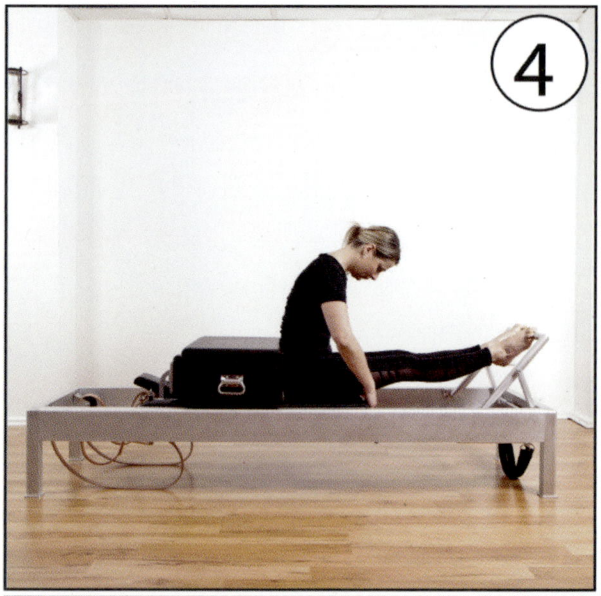

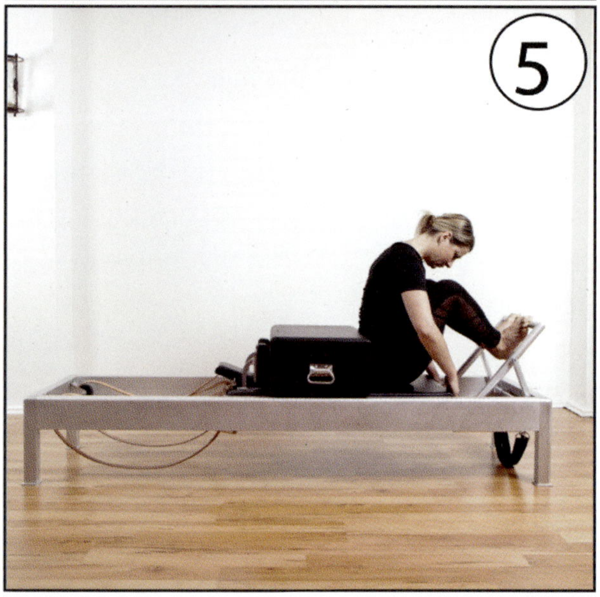

88. 배 마사지 – 라운드(박스 사용) Stomach Massage – Round with Box

2/3 (캐롤라 트리어)

준비: 2–4 스프링(풋워크에 필요한 만큼), 풋바 위로, 어깨 받침대 앞에 박스를 가로로 놓는다.

- 박스 앞 캐리지에 풋바를 마주보고 앉는다.
- 몸을 앞으로 숙여 리포머 박스에 아주 가까이 이동한다. 똑바로 앉을 때 골반의 가장자리가 리포머 박스에 닿아야 한다.
- 키가 큰 사람은 기어의 스프링 바를 조절하고 스토퍼를 밖으로 이동하여 공간을 더 확보하는 것도 좋다.
- 발은 풋바에 작은 'V'자 모양을 만들고, 뒤꿈치는 자연스럽게 들어 올린다.
- 손은 캐리지의 가장자리를 잡는다.
- 복부를 안쪽 위로 '퍼 올리는' 것이 목표이며, 어깨가 엉덩이 위에 오도록 척추를 큰 'C'자로 둥글게 만든다.
- 이때 팔은 필요한 만큼 바깥쪽으로 구부린다.
- 다리는 어깨 너비까지 벌리고 필요한 경우에만 더 넓게 벌린다.
- 가능하면 스프링이 아직 열리지 않도록 한다.

운동 목적:

- 내부 장기를 마사지한다.
- 복부 전체, 특히 배가로근을 강화한다.
- 몸을 굽히는 동작 수행 시 동적으로 안정화한다.
- 발목 운동을 수행하고 종아리를 스트레칭한다.
- "리포머 매뉴얼 파트 1 – 전통 운동"에서 "복부 마사지 시리즈 – 라운드"를 준비한다.

운동 수행: 5–10회 반복

복부를 안쪽 위로 당겨 올리고 복부의 맞물림을 통해 리포머 박스를 눌러 운동의 첫 박자를 시작하도록 한다.

이 박자에 따라 다리를 쭉 뻗고 발바닥은 굽힌 상태를 유지한다.

다리가 완전히 펴지면 뒤꿈치를 내린다. 발목이 서로 닿지 않도록 주의한다.

복부에 다시 힘을 주어 운동 시작점을 설정하고 다리를 쭉 뻗은 상태에서 뒤꿈치를 들어 올린다. 그런 다음 이전과 같은 속도로 캐리지를 홈으로 가져온다.

호흡을 사용하여 복부에 깊숙이 힘을 주고 속도를 조절한다.

이 동작 순서를 마스터하게 되면 정확성과 흐름을 잃지 않고, 다소 빠른 리듬에 따라 운동할 수 있게 된다.

5회~10회 반복한다.

88. 배 마사지 – 라운드(박스 사용) Stomach Massage – Round with Box
3/3 (캐롤라 트리어)

일반적인 실수:

- 몸의 길이에서 시작하지 않고 시작 위치에서도 'C' 곡선이 무너진다.
- 운동 중 'C' 곡선이 무너진다.
- 몸 안으로 들어간 복부 근육을 사용하지 않고 네모근을 과도하게 사용하여 캐리지를 이동한다.
- 캐리지가 움직이고 뒤꿈치가 풋바 아래로 밀린 후 다리가 이미 구부러져 있는데도 뒤꿈치가 다시 들어 올려지지 않는다. 따라서 일부 동작을 건너뛰게 된다.
- 머리를 너무 많이 숙인다.
- 발등을 구부리지 않아 발뒤꿈치가 아래로 내려간다.
- 발목이 서로 닿는다.
- 무릎이 안으로 말려 들어간다(내회전).

수정 또는 변형:

- 손으로 캐리지의 가장자리를 잡지 않고 손바닥을 벌린 상태로 캐리지에 대고 누른다.
- 일부 리포머 모델의 경우, 기어의 스프링 바를 조절할 수 없다. 풋바와의 공간을 넓히려면 풋바를 한 단계 낮추면 된다. 그러나 뒤꿈치가 리포머의 프레임에 닿지 않고 풋바 아래로 밀려 내려갈 수 있는 상태를 유지해야 한다.
- 골반/허리와 리포머 박스 사이에 쿠션을 놓는다.
- 다리를 풋바 아래에 위치시킨 상태에서 한 다리 버전을 수행한다.

금기 사항/위험 요소: –

89. 배 마사지-손을 박스 뒤로 하기

1/3 (캐롤라 트리어)

Stomach Massage-Hands Back with Box

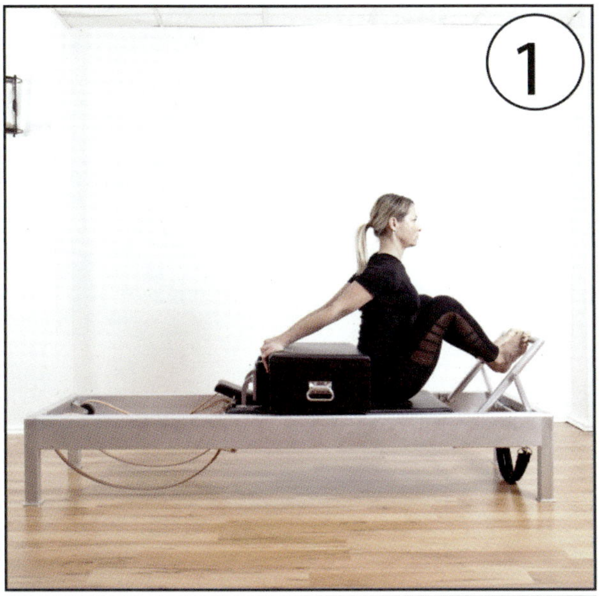

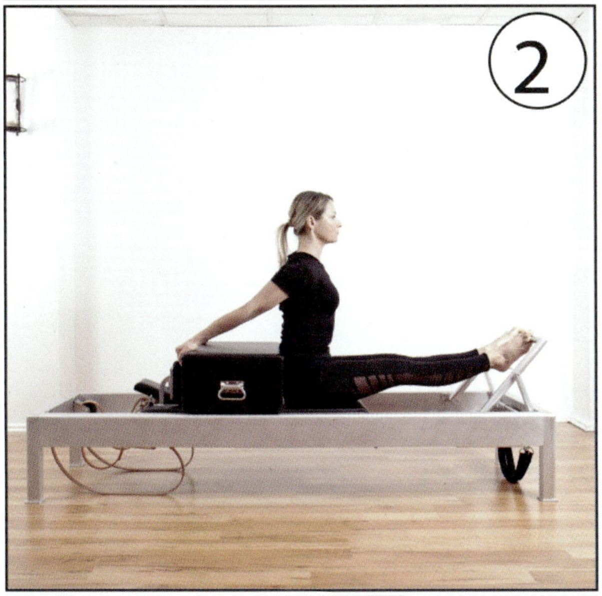

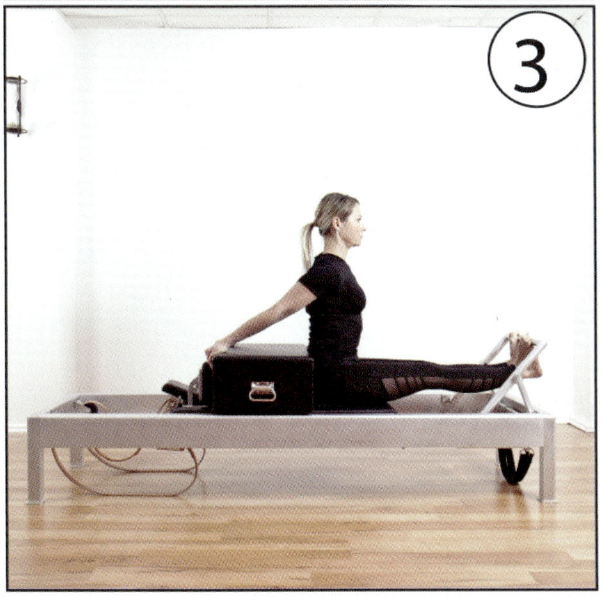

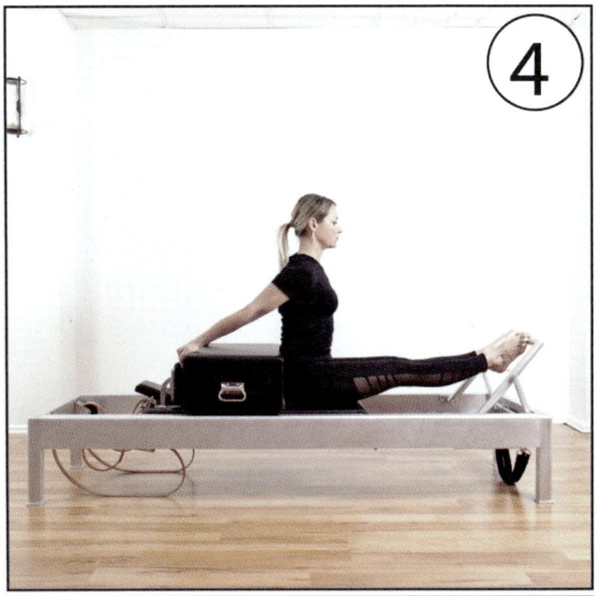

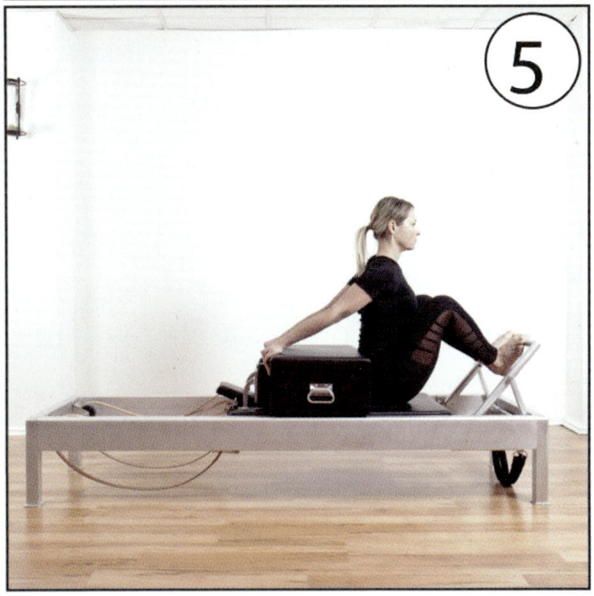

89. 배 마사지–손을 박스 뒤로 하기

2/3 (캐롤라 트리어) **Stomach Massage – Hands Back with Box**

준비: 2–3 스프링(풋워크 용 스프링보다 1개 적게, 최대 2개까지), 풋바 위로, 어깨 받침대 앞에 박스를 가로로 놓는다.

- "배 마사지 시리즈–라운드(박스 사용)" 운동과 같은 자세로 캐리지에 앉는다.
- 키가 큰 사람은 기어의 스프링 바를 조절하고 스토퍼를 밖으로 보내 더 많은 공간을 확보할 수도 있다.
- 발은 풋바에 작은 'V'자 모양을 만들고, 뒤꿈치는 자연스럽게 들어 올린다.
- 손바닥은 리포머 박스 뒷면에 놓고 손가락은 뒤쪽을 향하게 한다.
- 가능하면 팔을 약간 구부리고 가능한 지지하는 힘을 작게 한다.
- 목표는 똑바로 앉는 것이다. 신체 높이에 따라 팔을 뒤로 젖혀 뒤로 기대어 앉을 수도 있다.
- 다리는 어깨 너비까지 벌리고 필요한 경우에만 더 넓게 벌린다.
- 가능하면 스프링이 아직 열리지 않은 상태여야 한다. 스프링이 열려 있다면 다른 자세로 앉는다.

운동 목적:

- 내부 장기를 마사지한다.
- 복부 전체, 특히 배가로근을 강화한다.
- 고도의 동적 안정화를 수행한다.
- 가슴 근육을 스트레칭한다.
- 발목 운동을 수행하고 종아리를 스트레칭한다.
- "리포머 매뉴얼 파트 1–전통 운동"에서 "복부 마사지 시리즈–손 뒤로 하기" 운동을 준비한다.

운동 수행: 5–10회 반복

복부를 안쪽 위로 당겨 올리고 복부의 맞물림을 통해 리포머 박스를 눌러 운동의 첫 박자를 시작하도록 한다.

이 박자에 따라 다리를 쭉 뻗고 발바닥은 굽힌 상태를 유지한다. 다리가 완전히 펴지면 뒤꿈치를 내린다.
발목이 서로 닿지 않도록 주의한다.

복부에 다시 힘을 주어 운동 시작점을 설정하고 다리를 쭉 뻗은 상태에서 뒤꿈치를 들어 올린다. 그런 다음 이전과 같은 속도로 캐리지를 홈으로 가져온다.

호흡을 사용하여 복부에 깊숙이 힘을 주고 속도를 조절한다.

이 동작 순서를 마스터하게 되면 정확성과 흐름을 잃지 않고, 다소 빠른 리듬에 따라 운동할 수 있게 된다.

5회~10회 반복한다.

89. 배 마사지-손을 박스 뒤로 하기

3/3 (캐롤라 트리어) Stomach Massage-Hands Back with Box

일반적인 실수:

- 햄스트링이 짧아지는 등의 이유로 처음부터 똑바로 앉는 자세를 취할 수 없다.
- 캐리지가 움직이는 동안 상체가 앞뒤로 흔들린다.
- 캐리지가 움직이고 뒤꿈치가 풋바 아래로 밀린 후에는 다리가 이미 구부러져 있음에도 뒤꿈치가 다시 들어 올려지지 않는다. 따라서 일부 동작을 건너뛰게 된다.
- 어깨를 들어 올리고 앞으로 굽힌다.
- 머리를 앞으로 내민다.
- 발등을 구부리지 않아 발뒤꿈치가 아래로 내려간다.
- 발목이 서로 닿는다.
- 무릎을 안으로 밀린다(내회전).

수정 또는 변형:

- 일부 리포머 모델의 경우, 기어의 스프링 바를 조절할 수 없다. 풋바와의 공간을 넓히려면 풋바를 한 단계 낮추면 된다. 그러나 뒤꿈치가 리포머의 프레임에 닿지 않고 풋바 아래로 밀려 내려갈 수 있는 상태를 유지해야 한다.
- 골반/허리와 리포머 박스 사이에 쿠션을 놓는다.
- 다리를 풋바 아래에 위치시킨 상태에서 한 다리 버전을 수행한다.

금기 사항/위험 요소: -

90. 배 마사지-팔 들어 올리기(박스 사용)

1/2 (캐롤라 트리어) **Stomach Massage-Reach Up with Box**

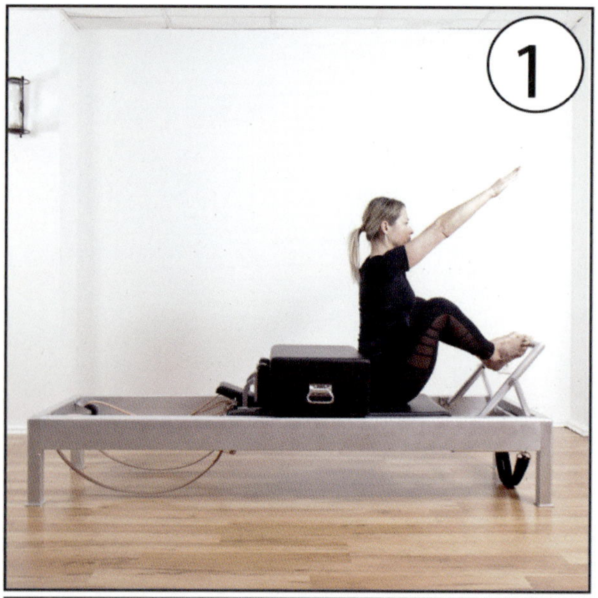

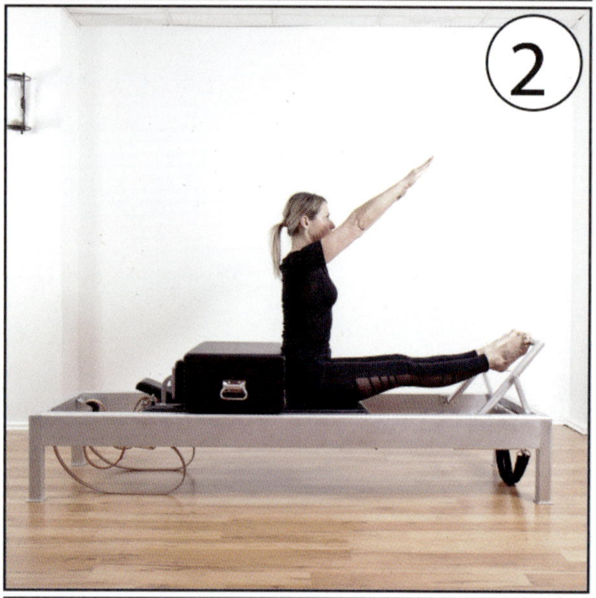

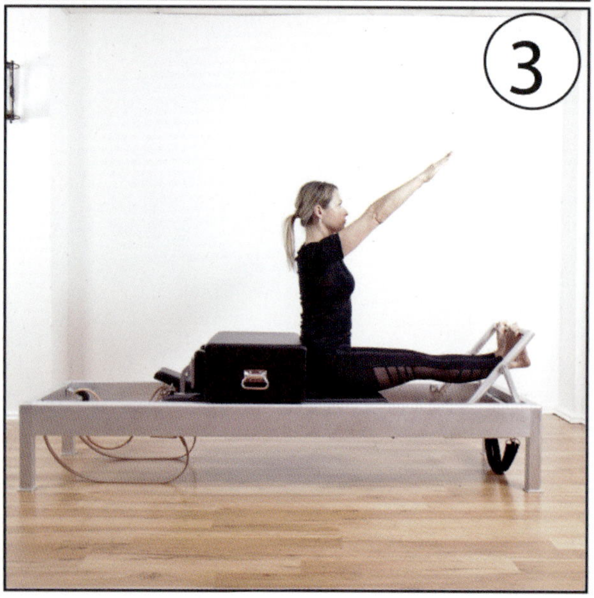

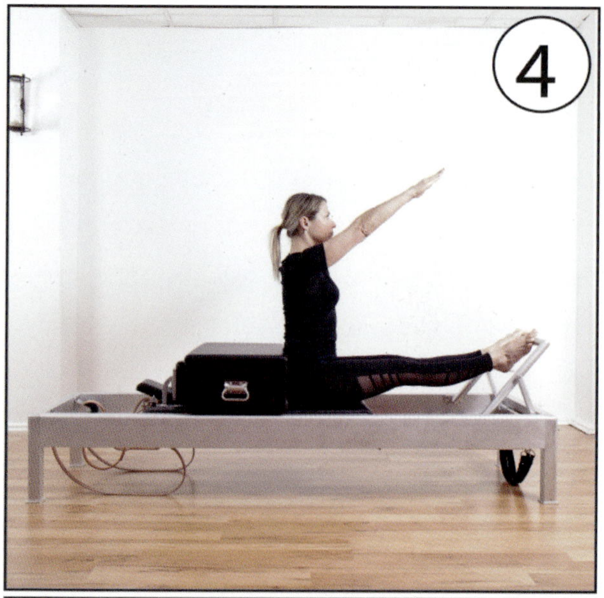

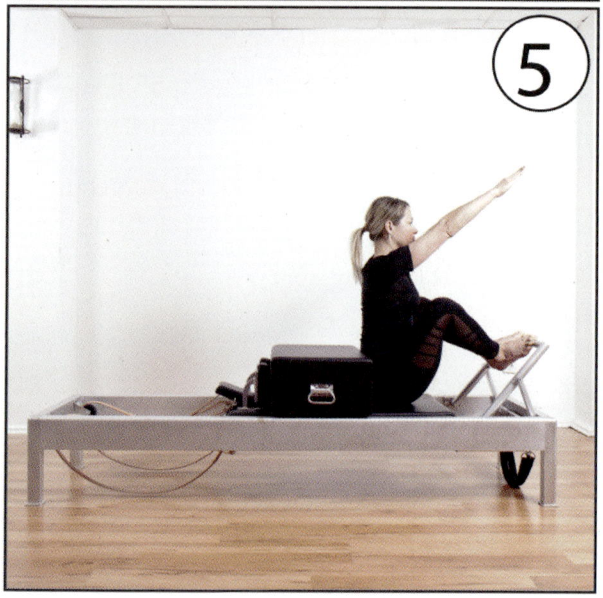

90. 배 마사지–팔 들어 올리기(박스 사용)

2/2 (캐롤라 트리어) Stomach Massage–Reach Up with Box

준비: 2 스프링, 풋바 위로, 어깨 받침대 앞에 박스를 가로로 놓는다.

- "배 마사지 시리즈–라운드(박스 사용)" 운동과 같은 자세로 캐리지에 앉는다.
- 키가 큰 사람은 기어의 스프링 바를 조절하고 스토퍼를 밖으로 보내 더 많은 공간을 확보할 수도 있다.
- 발은 풋바에 작은 'V'자 모양을 만들고, 뒤꿈치는 자연스럽게 들어 올린다.
- 팔을 대각선 위로 쭉 뻗는다.
- 목표는 똑바로 앉아서 어깨를 엉덩이 위에 위치시키고 스트레칭한 몸을 앞으로 약간 기울이는 것이다.
- 다리는 어깨 너비까지 벌리고 필요한 경우에만 더 넓게 벌린다.
- 가능하면 스프링이 아직 열리지 않은 상태여야 한다. 스프링이 열려 있다면 다른 자세로 앉는다.

운동 목적:

- 내부 장기를 마사지한다.
- 복부 전체, 특히 배가로근, 등 폄근 및 어깨세모근을 강화한다.
- 팔의 추가 지원 없이 똑바로 세운 자세에서 동적 안정화를 수행한다.
- 발목 운동을 수행하고 종아리를 스트레칭한다.
- "리포머 매뉴얼 파트 1–전통 운동"에서 "복부 마사지 시리즈–팔 들어 올리기" 운동을 준비한다.

운동 수행: 5–10회 반복

복부를 안쪽 위로 당겨 올리고 복부의 맞물림을 통해 리포머 박스를 눌러 운동의 첫 박자를 시작하도록 한다.

이 박자에 따라 다리를 쭉 뻗고 발바닥은 굽힌 상태를 유지한다. 다리가 완전히 펴지면 뒤꿈치를 내린다. 발목이 서로 닿지 않도록 주의한다. 복부에 다시 힘을 주어 운동 시작점을 설정하고 다리를 쭉 뻗은 상태에서 뒤꿈치를 들어 올린다. 그런 다음 이전과 같은 속도로 캐리지를 홈으로 가져온다.

호흡을 사용하여 복부에 깊숙이 힘을 주고 속도를 조절한다.
이 동작 순서를 마스터하게 되면 정확성과 흐름을 잃지 않고 다소 빠른 리듬에 따라 운동할 수 있게 된다.

5회~10회 반복한다.

90. 배 마사지－팔 들어 올리기(박스 사용)

3/3 (캐롤라 트리어) **Stomach Massage－Reach Up with Box**

일반적인 실수:

- 다리 뒤쪽이 짧아지는 등의 이유로 처음부터 똑바로 앉는 자세를 취할 수 없다.
- 등 위쪽이 둥글어지고 가슴을 펴지 않는다.
- 팔이 내려가고 머리가 앞으로 나온다.
- 어깨가 들리고 앞으로 숙여진다.
- 캐리지가 움직이는 동안 상체가 앞뒤로 흔들린다.
- 캐리지가 움직이고 발뒤꿈치가 풋바 아래로 밀린 후에는 다리가 이미 구부러져 있음에도 발뒤꿈치가 다시 들어 올려지지 않는다. 따라서 일부 동작을 건너뛰게 된다.
- 발목이 서로 닿는다.
- 무릎이 안으로 말려 들어간다(내회전).

수정 또는 변형:

- 일부 리포머 모델의 경우, 기어의 스프링 바를 조절할 수 없다. 풋바와의 공간을 넓히려면 풋바를 한 단계 낮추면 된다. 그러나 뒤꿈치가 리포머의 프레임에 닿지 않고 풋바 아래쪽으로 밀려 내려갈 수 있어야 한다.

금기 사항/위험 요소: －

91. 배 마사지-트위스트 (박스 사용) Stomach Massage-Twist with Box

1/3 (캐롤라 트리어)

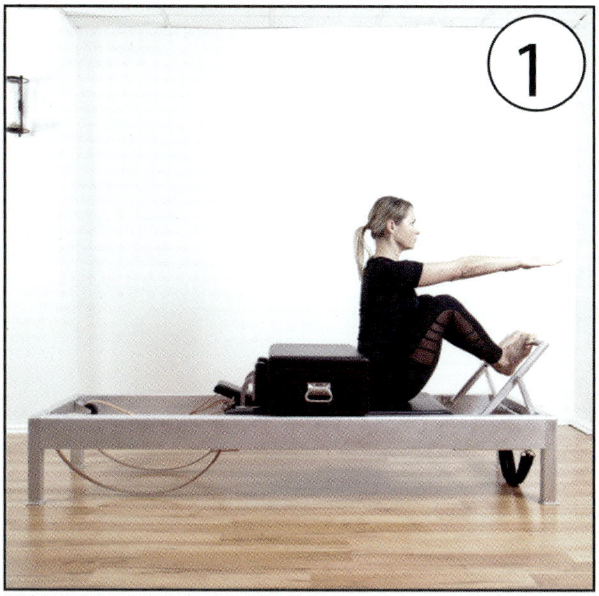

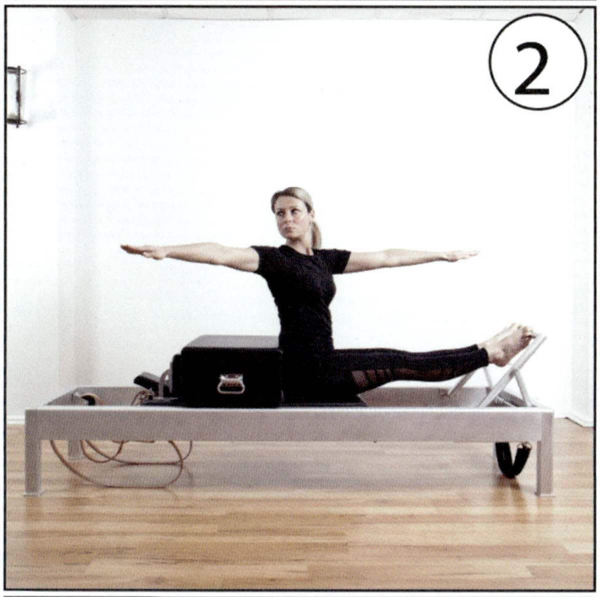

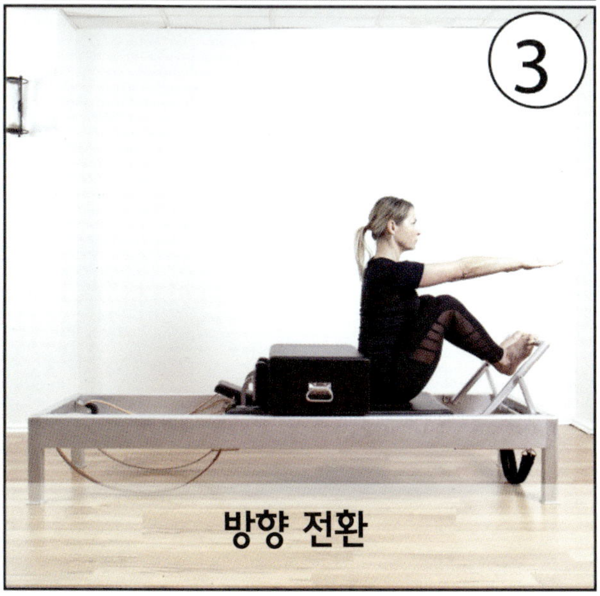

91. 배 마사지-트위스트 (박스 사용) Stomach Massage-Twist with Box 2/3 (캐롤라 트리어)

준비: 2 스프링, 풋바 위로, 박스는 어깨 받침대 앞에 가로로 놓는다.

- "배 마사지 시리즈-라운드(박스 사용)" 운동과 같은 자세로 캐리지에 앉는다.
- 키가 큰 사람은 기어의 스프링 바를 조절하고 스토퍼를 밖으로 보내 더 많은 공간을 확보할 수도 있다.
- 발은 풋바에 작은 'V'자 모양을 만들고, 뒤꿈치는 자연스럽게 들어 올린다.
- 팔을 앞으로 쭉 뻗는다.
- 목표는 똑바로 앉아서 어깨를 엉덩이 위에 위치시키고 스트레칭한 몸을 앞으로 약간 기울이는 것이다.
- 다리는 어깨 너비까지 벌리고 필요한 경우에만 더 넓게 벌린다.
- 가능하면 스프링이 아직 열리지 않은 상태여야 한다. 스프링이 열려 있다면 다른 자세로 앉는다.

운동 목적:

- 내부 장기를 마사지한다.
- 배바깥빗근, 배속빗근, 등 근육을 번갈아 가며 강화하고 스트레칭한다.
- 배가로근, 등 폄근 및 어깨세모근을 강화한다.
- 팔의 추가 지원 없이 똑바로 세운 자세에서 동적 안정화를 수행한다.
- "리포머 매뉴얼 파트 1-전통 운동"에서 "복부 마사지 시리즈-트위스트"를 준비한다.

운동 수행: 3-5회 반복

복부를 안쪽 위로 당겨 올리고 복부의 맞물림을 통해 리포머 박스를 누르면서 몸통을 오른쪽으로 돌리고 오른팔을 벌려 움직임의 첫 번째 박자를 생성한다.

목표는 왼팔의 초기 위치를 유지하면서 몸통을 오른쪽으로 비틀어 왼팔과 비틀어지는 캐리지의 바깥쪽 움직임 사이에 균형 잡힌 움직임을 만드는 것이다. 그런 다음 이전과 같은 속도로 캐리지를 홈으로 가져오고 동시에 시작 위치로 다시 돌아온다. 그런 다음 캐리지를 다시 밖으로 이동하고 왼쪽으로 돌린다. 이전과 같은 방법으로 돌아온다.

호흡을 사용하여 복부에 깊숙이 힘을 주고 속도를 조절한다.

이 동작 순서를 마스터하게 되면 정확성과 흐름을 잃지 않고 다소 빠른 리듬에 따라 운동할 수 있게 된다.

3~5회 반복한다.

91. 배 마사지-트위스트 (박스 사용) Stomach Massage-Twist with Box
3/3 (캐롤라 트리어)

일반적인 실수:

- 다리 뒤쪽이 짧아지는 등의 이유로 처음부터 똑바로 앉는 자세를 취할 수 없다.
- 운동하는 동안 어깨가 점점 더 엉덩이 뒤로 이동한다.
- 캐리지가 움직이는 동안 상체가 앞뒤로 흔들린다.
- 어깨가 올라가고 앞으로 숙여진다.
- 복부/허리에서 비틀기/돌리기를 시작하는 대신 팔이 바깥쪽으로 회전한다.
- 몸을 돌리는 동안 좌골이 움직이거나 들어 올려진다.
- 발목이 서로 맞닿아 있다.

수정 또는 변형:

- 필요한 경우, 강사는 고객의 안정된 (왼쪽) 손을 잡을 수 있다. 이렇게 하면 회전 시 똑바로 세운 자세를 유지하는 데 도움이 된다.
- 일부 리포머 모델의 경우, 기어의 스프링 바를 조절할 수 없다. 풋바 쪽으로 공간을 넓히려면 풋바를 한 단계 낮추면 된다. 그러나 뒤꿈치가 리포머의 프레임에 닿지 않고 풋바 아래로 밀려 내려갈 수 있어야 한다.
- '아래쪽으로 밀기'와 '다리를 쭉 뻗은 상태에서 뒤꿈치 들어 올리기'를 이 운동에 통합한다.

금기 사항/위험 요소:

- 골다공증이 있는 경우, 트위스트 동작 범위를 좁힌다. 척추 '갈림'을 방지하기 위해 몸통을 돌릴 때 몸을 늘리는 것에 집중한다.

92. 배 마사지-굽혔다 펴기 Stomach Massage-Round to Straight

1/2 (론 플레쳐 고안, 캐시 코리에게 전수)

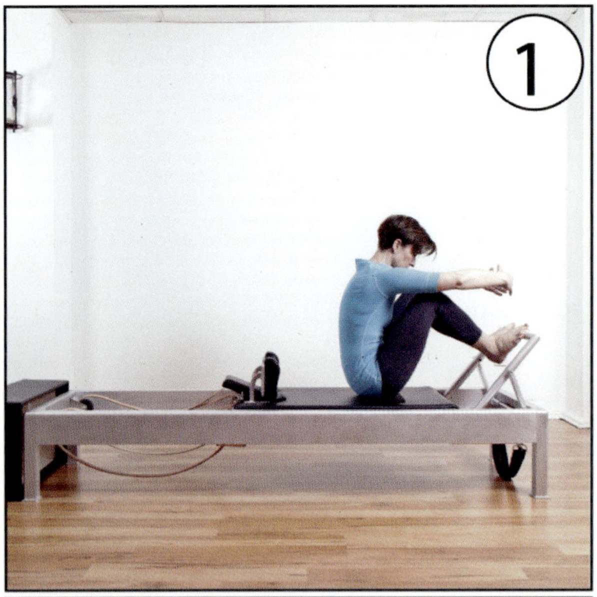

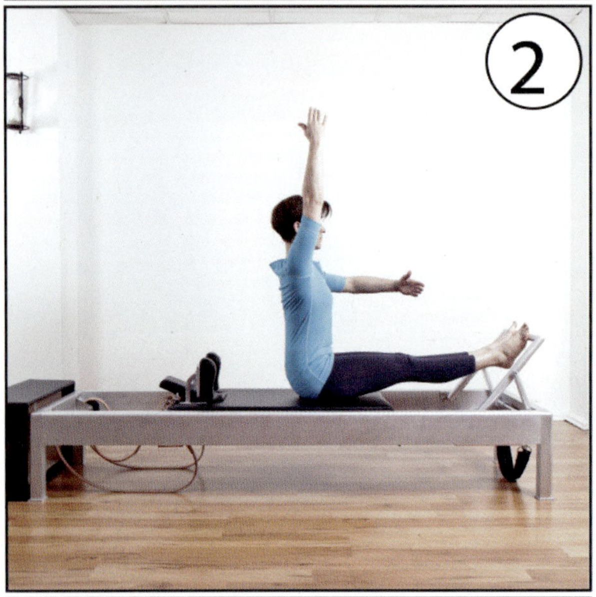

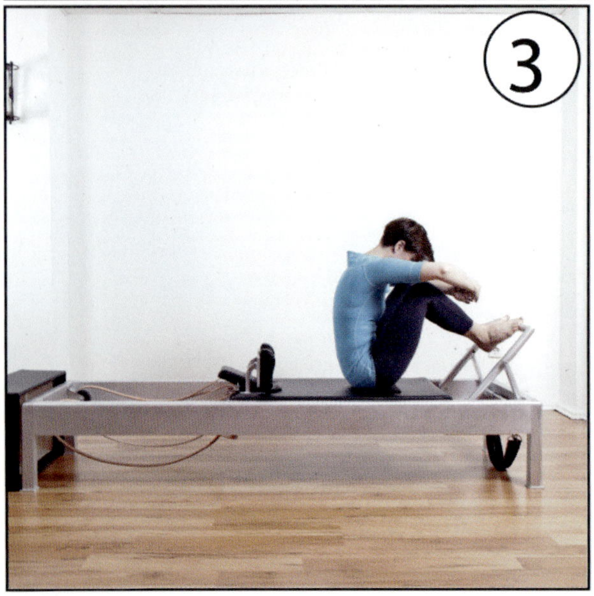

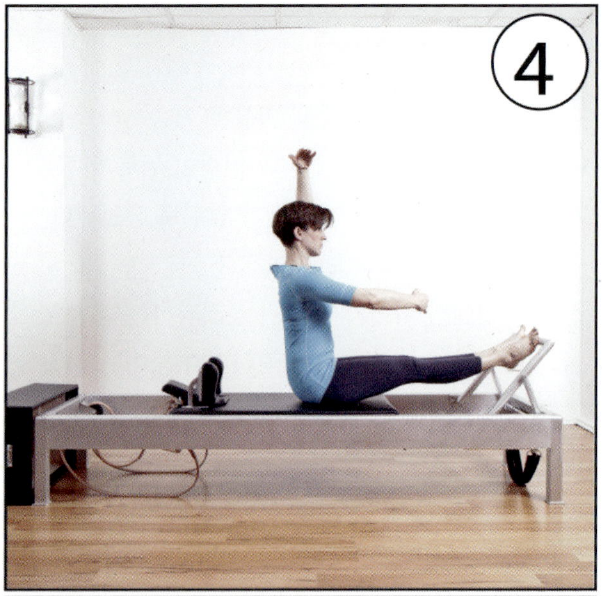

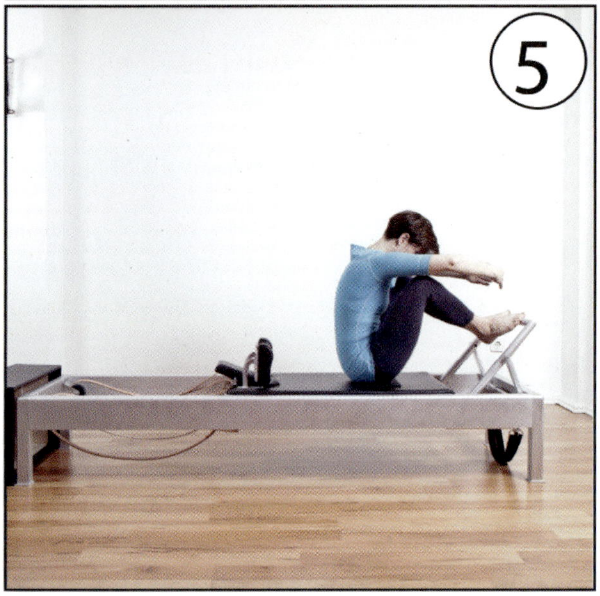

92. 배 마사지-굽혔다 펴기 Stomach Massage-Round to Straight

2/2 (론 플레쳐 고안, 캐시 코리에게 전수)

준비: 1-3 스프링, 풋바 위로, 캐리지에 패드

- 발판을 마주보고 캐리지에 앉는다.
- 정확한 앉는 자세는 개인의 키, 몸통 둘레, 유연성에 따라 다르다. 일반적으로 캐리지의 중앙과 풋바가 있는 캐리지의 가장자리 사이에 앉는 것이 좋다.
- 키가 매우 큰 사람은 기어의 스프링 바를 조절하여 풋바 쪽으로 더 많은 공간을 확보하는 것도 좋다.
- 발이 풋바에서 작은 'V'자 모양을 이루면 뒤꿈치가 자연스럽게 들어 올려진다.
- 팔은 큰 공을 안고 있는 것 같은 동작을 취한다.
- 양손가락 끝은 서로를 향하게 한다.
- 복부를 안쪽 위로 '퍼 올리면서' 척추를 큰 'C'자로 둥글게 만들고 어깨를 엉덩이 위에 위치시키는 것이 목표이다.
- 다리는 어깨 너비까지 벌리고 필요한 경우에만 더 넓게 벌린다.
- 가능하면 스프링이 아직 열리지 않도록 한다. 만약 열려 있다면 다른 자세로 앉는다.

운동 목적:

- 내부 장기를 마사지한다.
- 굽힘근과 폄근을 동적으로 안정화한다.
- "리포머 매뉴얼 파트 1-전통 운동"에서 "복부 마사지 시리즈-손 뒤로하기"를 준비한다.

운동 수행: 3-5회 반복(양팔 전체 세트로)

복부를 안쪽 위로 당겨 운동을 시작하는 박자를 생성한다. 이 박자에 따라 다리를 쭉 뻗고 척추를 둥글게 말아 똑바로 세운 자세로 펴면서 동시에 오른팔을 머리 위로 들어 올린다.

발바닥은 구부린 상태를 유지한다. 팔뚝과 팔뚝 사이의 각도를 유지해야 한다.

왼팔의 위치를 유지하면서 이전과 같은 속도로 캐리지를 홈으로 가져와 양손의 손가락 끝이 서로를 향하게 하여 처음의 큰 "C"자 커브로 돌아간다.

방향을 전환한다.

한 쪽당 3~5회 반복한다.

일반적인 실수:

- 몸이 완전히 똑바로 되지 않고 뒤로 기울어진다.
- 들어 올리거나 내릴 때 팔의 모양이 변한다(구부러지거나 늘어남).
- 캐리지를 밀때 뒤꿈치가 내려간다.
- 네모근에 너무 많은 힘이 들어가면 캐리지가 튕기며 움직임의 유동성과 제어력을 상실한다.
- 시선이 천장으로 이동하여 목에 긴장이 생긴다.

수정 또는 변형:

금기 사항/위험 요소: -

- 다리에 힘이 너무 많이 들어가거나(경험이 부족한 사람은 스프링의 장력이 충분하지 않아) 균형을 잃을 위험이 있다.

93. 배 마사지-굽혔다 펴기 경첩

1/2 (론 플레체 고안, 캐시 코리에게 전수) **Stomach Massage-Round to Straight Hinge**

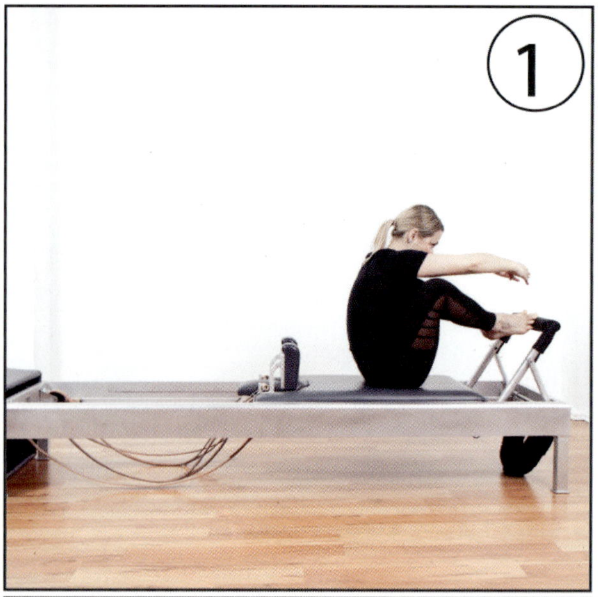

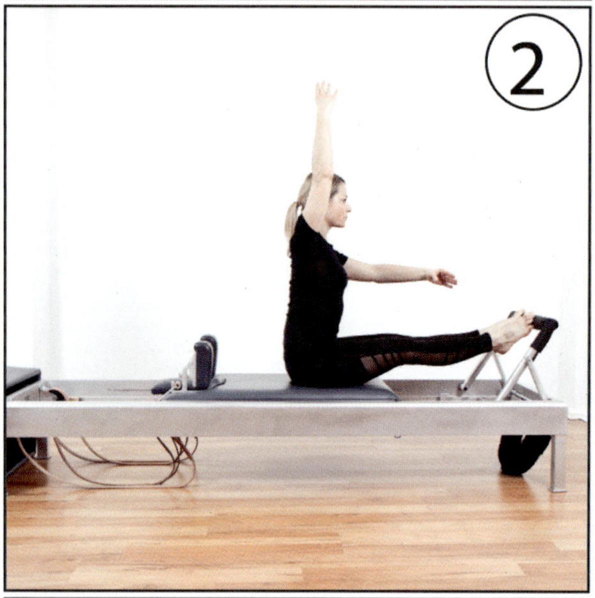

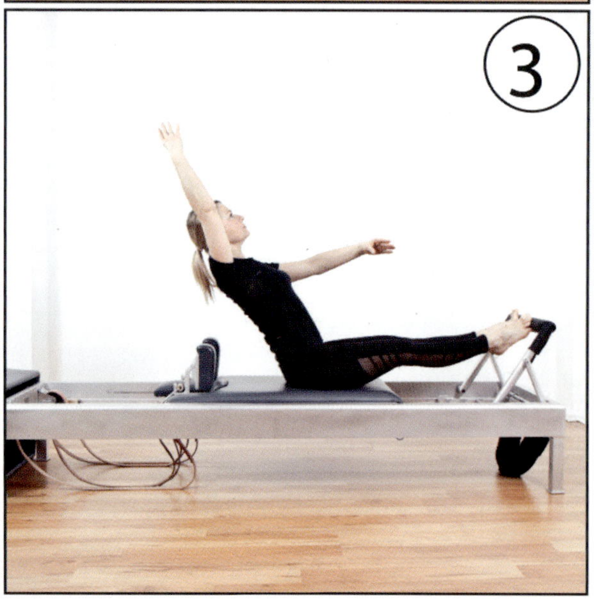

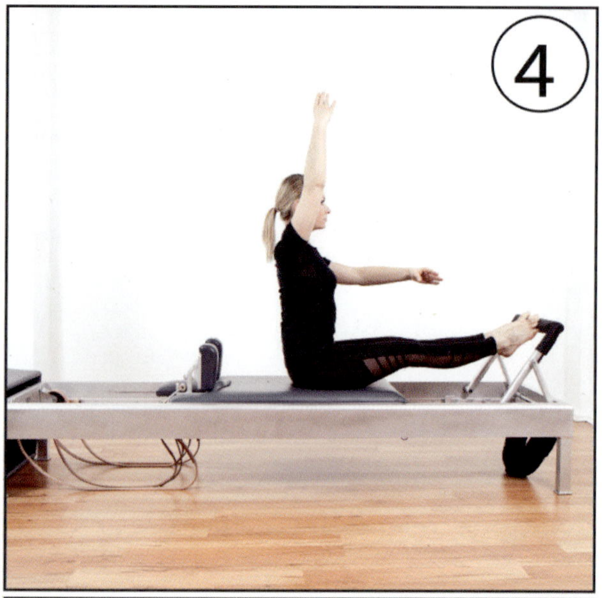

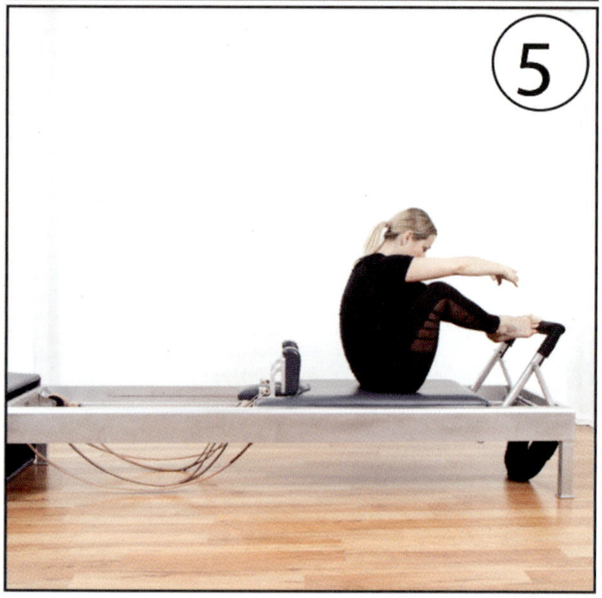

93. 배 마사지 - 굽혔다 펴기 경첩

2/2 (론 플레쳐 고안, 캐시 코리에게 전수) **Stomach Massage - Round to Straight Hinge**

준비: 1-3 스프링, 풋바 위로, 캐리지에 패드

- 풋바를 마주보고 캐리지에 앉는다.
- 정확한 앉는 자세는 개인의 키, 둘레, 유연성에 따라 다르다. 일반적으로 캐리지의 중앙과 풋바의 가장자리 사이에 앉는 것이 좋다.
- 키가 큰 사람은 기어의 스프링 바를 조절하여 풋바 쪽으로 더 많은 공간을 확보하는 것도 좋다.
- 발이 풋바에서 작은 'V'자 모양을 이루면 뒤꿈치가 자연스럽게 들어 올려진다.
- 팔은 큰 공을 감싸 안는 듯 둥글게 한다. 양손의 손가락 끝이 서로를 향하게 한다.
- 큰 'C'자로 앉아 어깨를 엉덩이 위에 위치시키는 것이 목표이다.
- 다리는 어깨 너비까지 벌리고 필요한 경우에만 더 넓게 벌린다.
- 가능하면 스프링이 아직 열리지 않은 상태여야 한다. 만약 열려 있다면 다른 자세로 앉는다.

운동 목적:

- 내부 장기를 마사지한다.
- 엉덩관절 굽힘근을 강화한다.
- 굽힘근과 폄근을 동적으로 안정화한다.
- "리포머 매뉴얼 파트 1 - 전통 운동"에서 "숏 박스 시리즈 - 플랫" 운동을 준비한다.

운동 수행: (양팔로 수행하는 전체 세트에 대해) 3-5회 반복

복부를 안쪽 위로 당겨서 이어지는 동작을 준비한다.

이 자세에서 다리를 쭉 뻗고 등을 둥글게 펴 척추를 똑바로 세우면서 동시에 오른팔을 머리 위로 들어 올린다. 왼팔은 그대로 둔다. 팔뚝과 팔뚝 사이의 각도를 유지해야 한다.

발바닥은 계속 구부린 상태로 유지한다.

캐리지를 움직이지 않은 상태에서 골반을 기울여 허리가 움푹 들어가지 않도록 몸통을 뒤로 젖힌다. 양팔은 몸과 몸 사이의 각도를 일정하게 유지하면서 몸의 움직임을 따라간다. 몸통을 다시 똑바로 세우면서 스트레칭을 유지하고 몸을 길게 늘린다.

그런 다음 같은 속도로 캐리지를 다시 홈으로 가져와 시작 위치로 돌아와 양쪽 손가락으로 큰 "C" 커브를 그리며 양손가락 끝이 서로를 향하도록 한다.

방향을 전환한다. 방향 당 3~5회 반복한다.

일반적인 실수:

- 몸이 곧게 세우지 않는다.
- 몸을 뒤로 젖힐 때 등이 움푹 들어간다.
- 팔을 들어 올리거나 내릴 때 팔의 모양이 변한다(구부러지거나 늘어남).
- 캐리지를 밖으로 밀어낼 때 뒤꿈치가 내려간다.
- 네모근에 너무 많은 힘이 들어가면 캐리지가 튕기거나 움직임의 유동성과 제어력을 잃는다.
- 시선이 천장으로 이동하여 목에 긴장이 생긴다.

수정 또는 변형: -

금기 사항/위험 요소:

- 다리에 힘이 너무 많이 들어가거나(경험이 부족한 사람은 스프링의 장력이 충분하지 않아) 균형을 잃을 위험이 있다.

94. 배 마사지-회전 경첩 Stomach Massage-Rotated Hinge

1/3 (론 플레쳐 고안, 캐시 코리에게 전수)

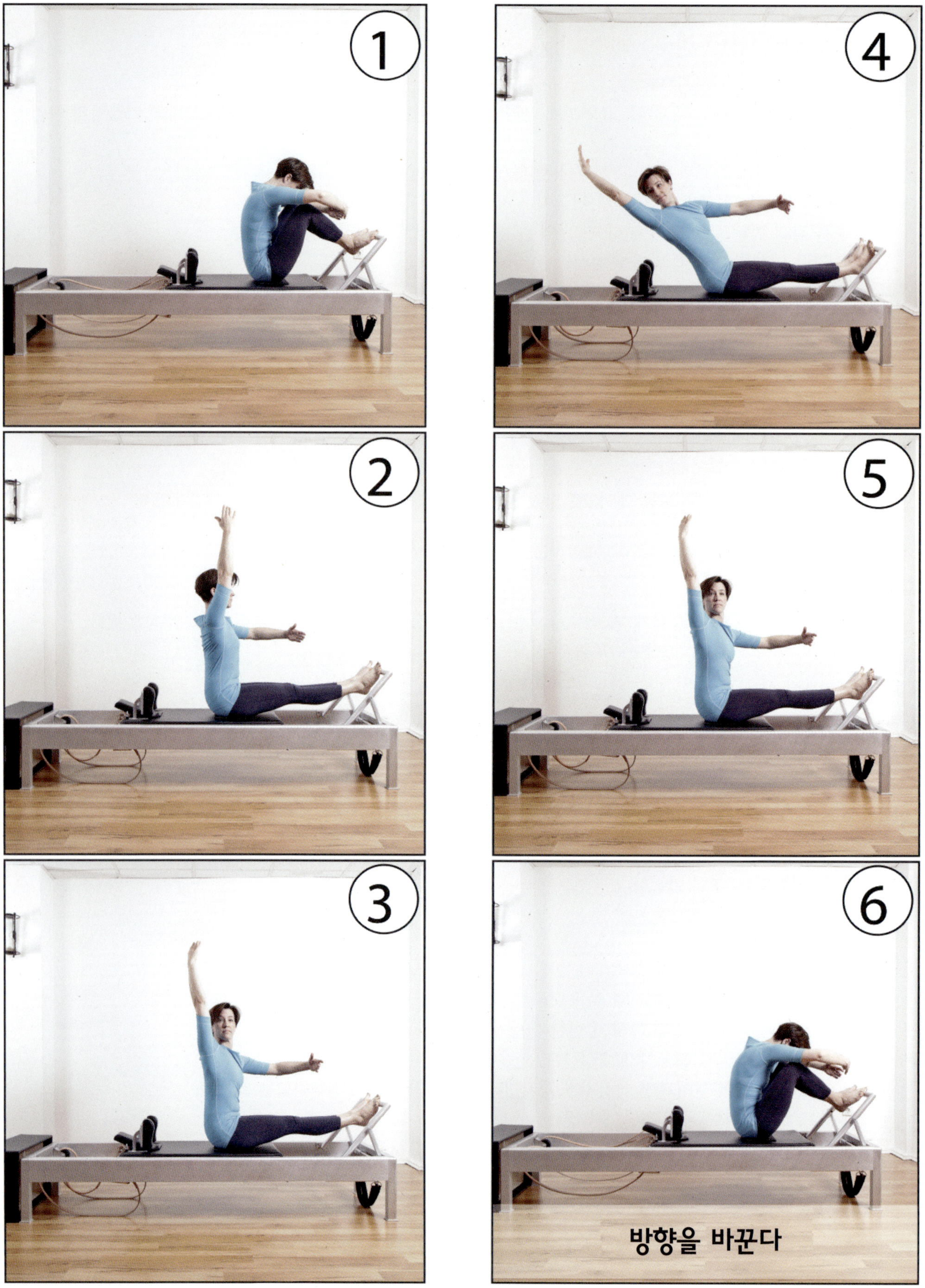

94. 배 마사지-회전 경첩 Stomach Massage-Rotated Hinge

2/3 (론 플레쳐 고안, 캐시 코리에게 전수)

준비: 1-3 스프링, 풋바 위로, 캐리지에 패드

- 풋바를 마주보고 캐리지에 앉는다.
- 정확한 앉는 자세는 개인의 키, 둘레, 유연성에 따라 다르다. 일반적으로 캐리지의 중앙과 풋바의 가장자리 사이에 앉는 것이 좋다.
- 키가 큰 사람은 기어의 스프링 바를 조절하여 풋바 쪽으로 더 많은 공간을 확보하는 것도 좋다.
- 발이 풋바에서 작은 'V'자 모양을 이루면 뒤꿈치가 자연스럽게 들어 올려진다.
- 팔은 큰 공을 감싸 안는 듯 둥글게 한다.
- 양손의 손가락 끝이 서로를 향하게 한다.
- 큰 'C'자로 앉아 어깨를 엉덩이 위에 위치시키는 것이 목표이다.
- 다리는 어깨 너비까지 벌리고 필요한 경우에만 더 넓게 벌린다.
- 가능하면 스프링이 아직 열리지 않은 상태여야 한다. 만약 열려 있다면 다른 자세로 앉는다.

운동 목적:

- 내부 장기를 마사지한다.
- 굽힘근과 폄근을 동적으로 안정화한다.
- "리포머 매뉴얼 파트 1 – 전통 운동"에서 "트위스트 & 리치" 운동을 준비한다.

운동 수행: 3-5회 반복(오른팔과 왼팔을 모두 사용한 전체 세트)

복부를 안쪽 위로 당겨 이어지는 동작을 준비한다. 이 자세에서 다리를 쭉 뻗고 발바닥을 구부린 상태에서 등을 곧게 펴서 똑바로 세운다.

캐리지를 밖으로 밀어내면서 오른팔을 들어 올리고 오른손을 머리 위로 올린다. 팔뚝과 팔뚝 사이의 각도를 유지한다. 왼팔의 위치는 그대로 유지한다. 상체를 오른쪽으로 돌린 다음 등이 움푹 들어가지 않도록 몸통을 뒤로 젖힌다. 왼팔은 몸통과 함께 돌리지 말고 그대로 둔다. 다시 올라오면서 몸을 늘렸다가 다시 가운데로 돌린다. 그런 다음 이전과 같은 속도로 캐리지를 다시 홈으로 가져와 큰 "C"자 커브로 돌아온다. 동시에 오른팔을 다시 앞으로 움직여 양손의 손가락 끝이 서로를 향하도록 한다.

방향을 전환한다.
양쪽을 3~5회 반복한다.

일반적인 실수:

- 몸이 곧게 세우지 않는다.
- 팔을 들어 올리거나 내릴 때 팔의 모양이 변한다(구부러지거나 늘어남).
- 몸을 뒤로 젖힐 때 등이 움푹 들어간다.
- 캐리지를 밖으로 밀어낼 때 뒤꿈치가 내려간다.
- 네모근에 너무 많은 힘이 들어가면 캐리지가 튕기거나 움직임의 유동성과 제어력을 잃는다.

94. 배 마사지–회전 경첩 Stomach Massage–Rotated Hinge

3/3 (론 플레쳐 고안, 캐시 코리에게 전수)

수정 또는 변형:

- 팔을 옆으로 돌려 올리지 말고(그림 4~5), 먼저 가운데를 향해 돌린 후 다음과 같이 올라온다. "복부 마사지 시리즈–굽혔다 펴기 경첩"(그림 3~4)에서와 같이 올라온다.
- 옆으로 돌아서 올라오는 대신(그림 4~5), 먼저 가운데를 향해 돌린 후 숏 박스 시리즈에서와 같이 "세계 일주" 방식으로 반대쪽으로 돌린다.

금기 사항/위험 요소:

- 다리에 너무 많은 힘을 주면(또는 미숙련자의 경우, 스프링 장력이 충분하지 않아서) 균형을 잃을 위험이 있다.
- 허리 부상이나 통증이 있는 경우, 이 운동을 하지 않는다.
- 몸을 옆으로 굽힐 때 등이 아치형으로 굽어지면 등 근육에 경련이 발생할 수 있다.
- 골다공증이 있는 경우, 회전하는 동안 척추가 중립상태로 편 자세를 유지할 수 없는 경우, 이 운동을 하지 않는다(척추가 갈리지 않도록 주의), 회전 시 동작 범위를 줄이고 척추를 늘리는데 집중하여 아주 작은 회전으로 한다.

95. 엉덩관절 고르게 하기 시리즈 Hip Evener Series

1/7 (캐시 코리)

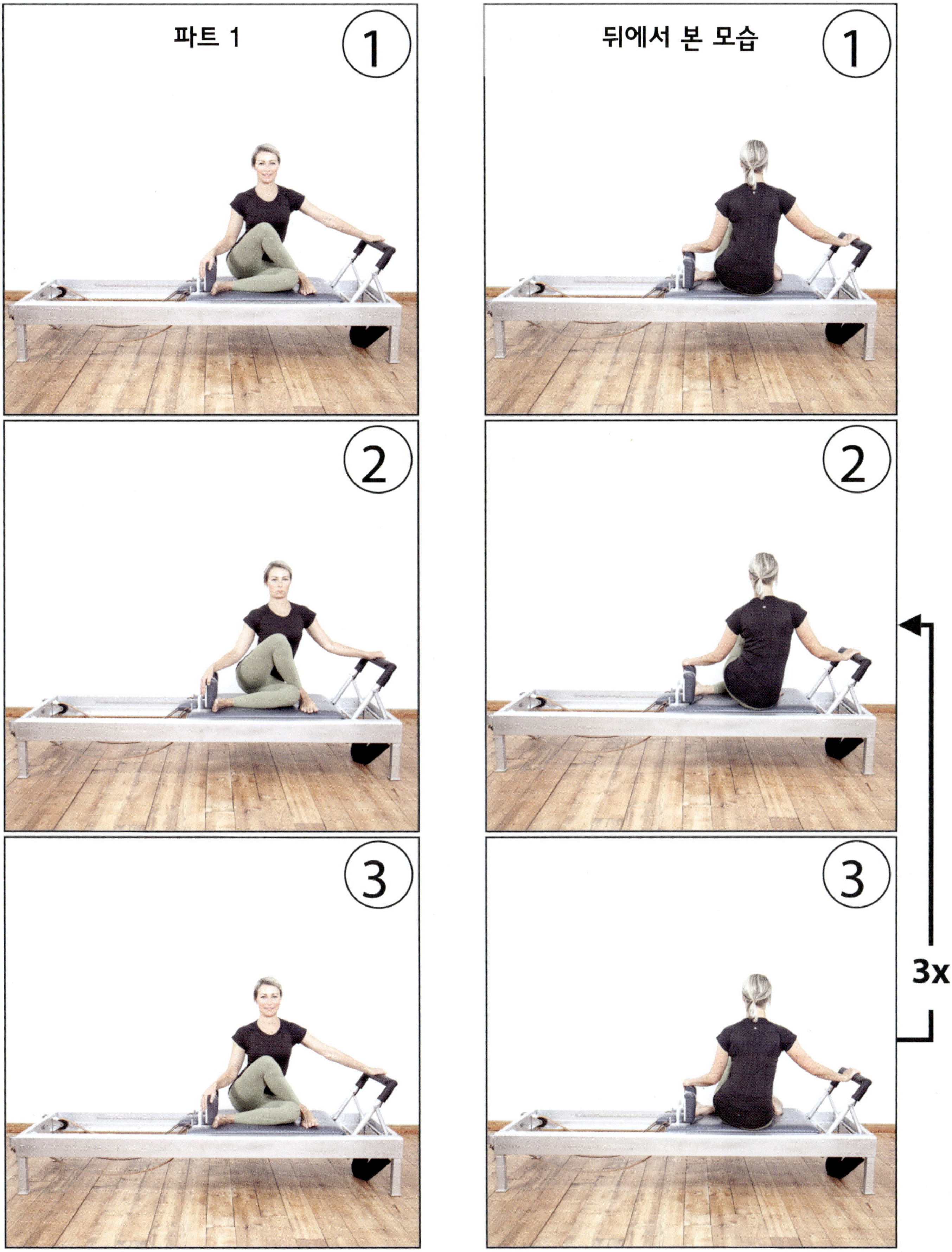

95. 엉덩관절 고르게 하기 시리즈 Hip Evener Series

2/7 (캐시 코리)

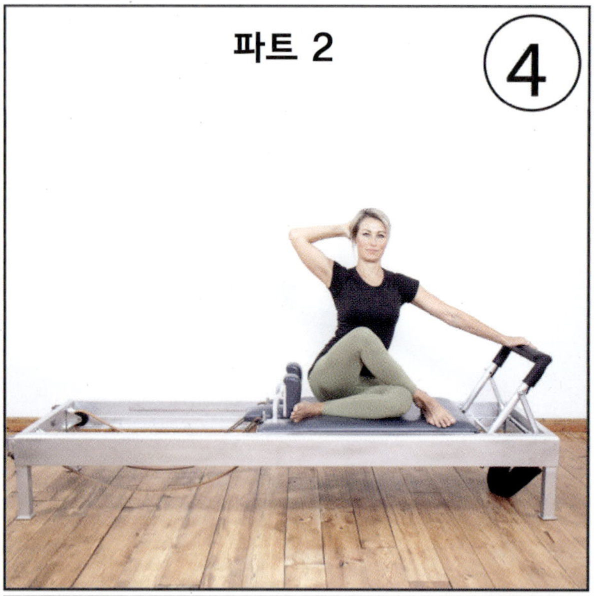

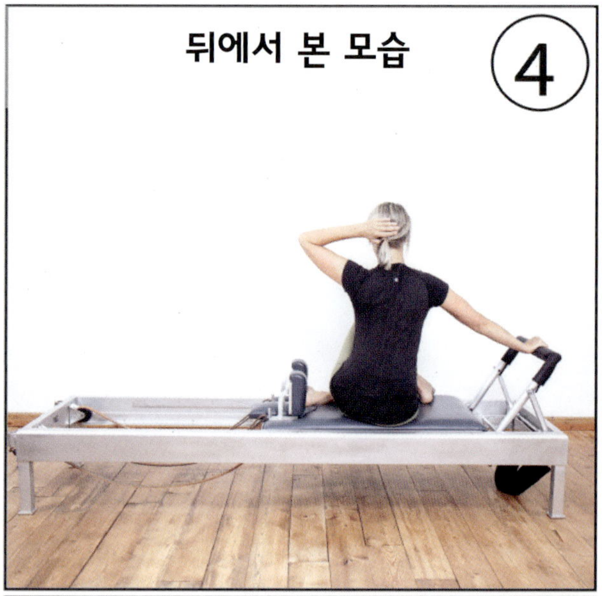

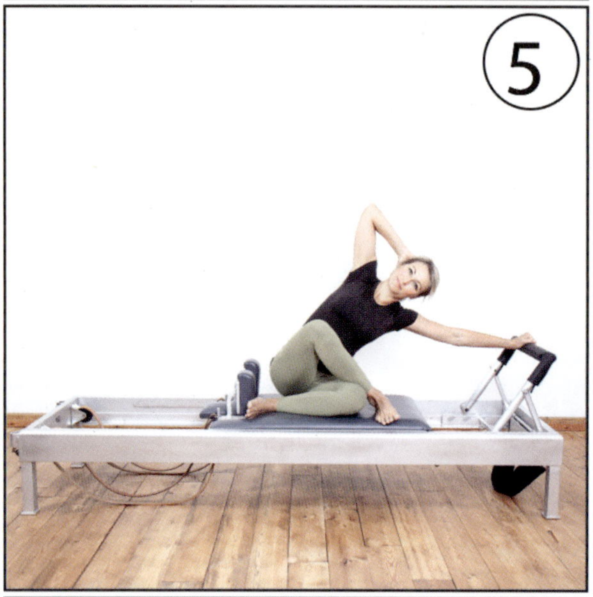

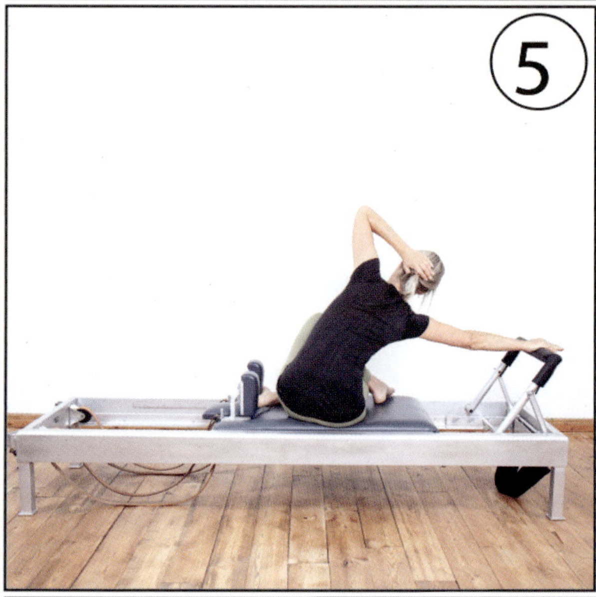

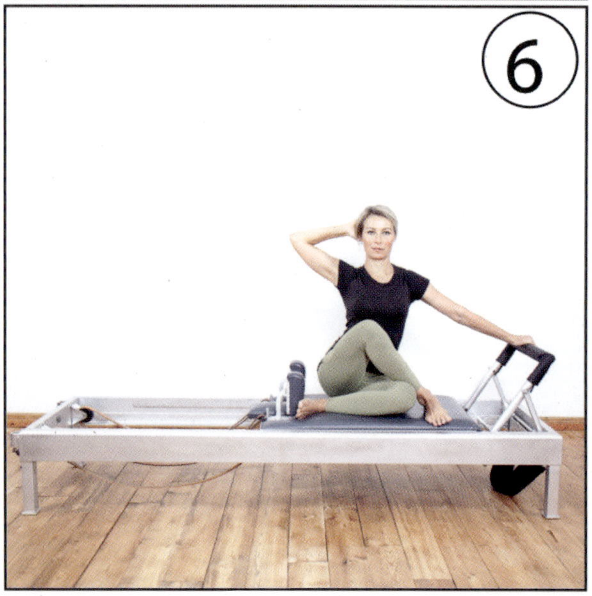

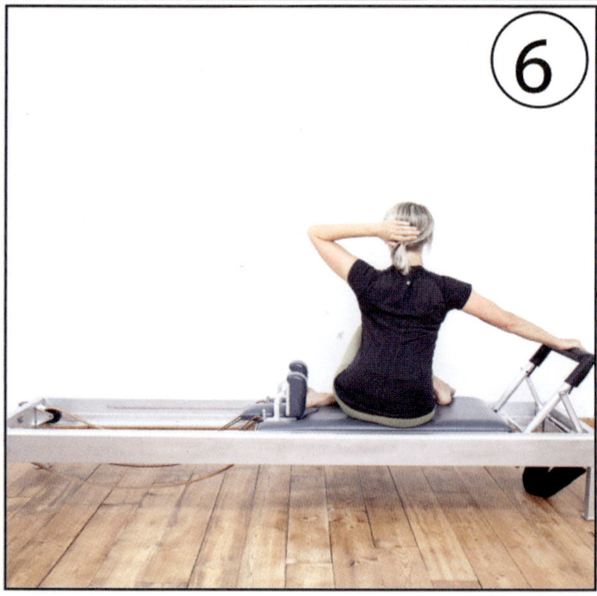

3x

95. 엉덩관절 고르게 하기 시리즈 Hip Evener Series

3/7 (캐시 코리)

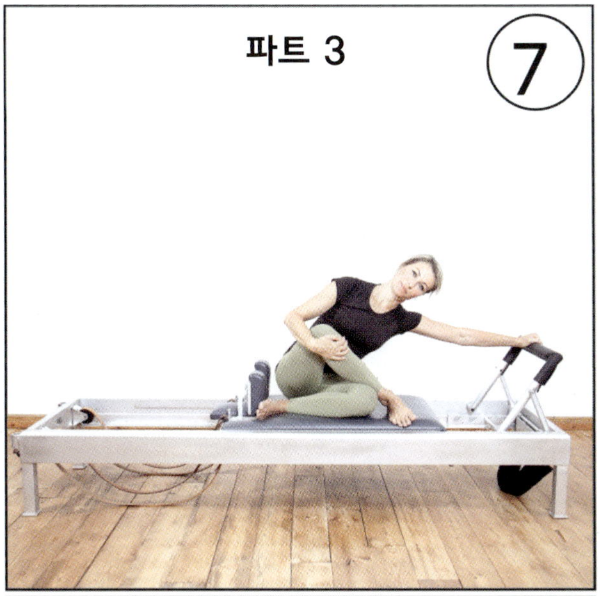

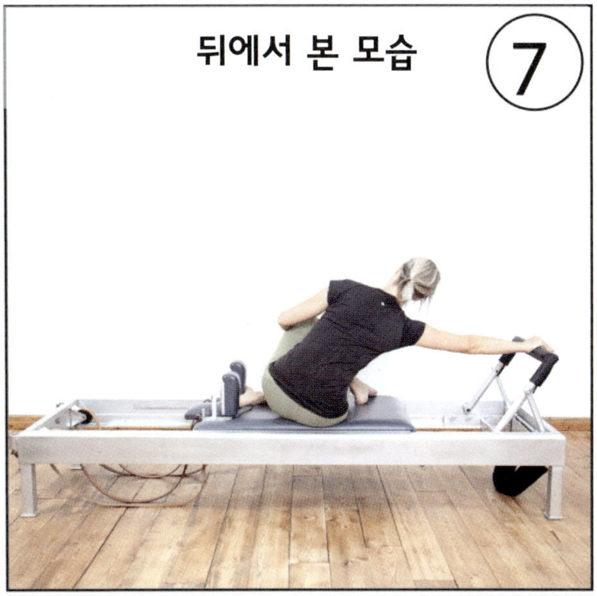

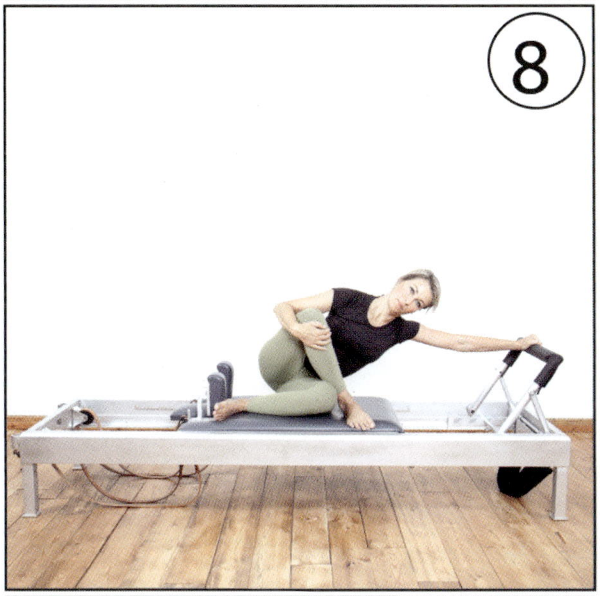

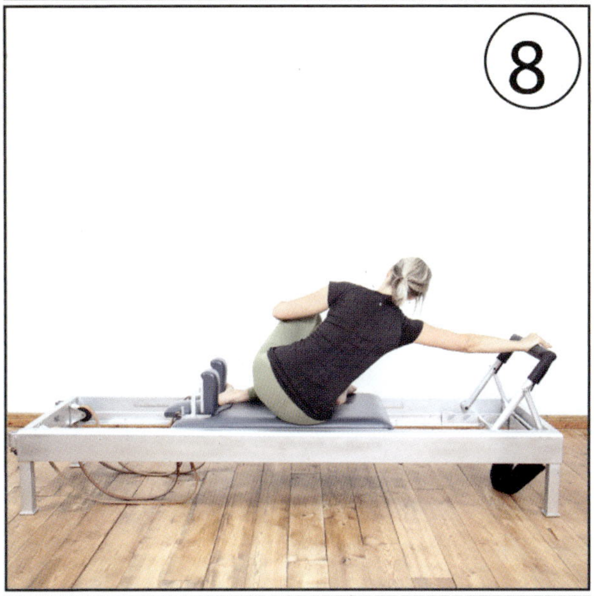

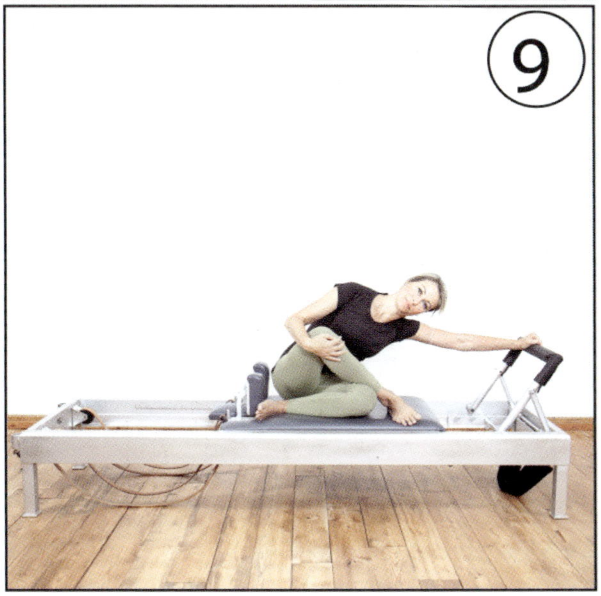

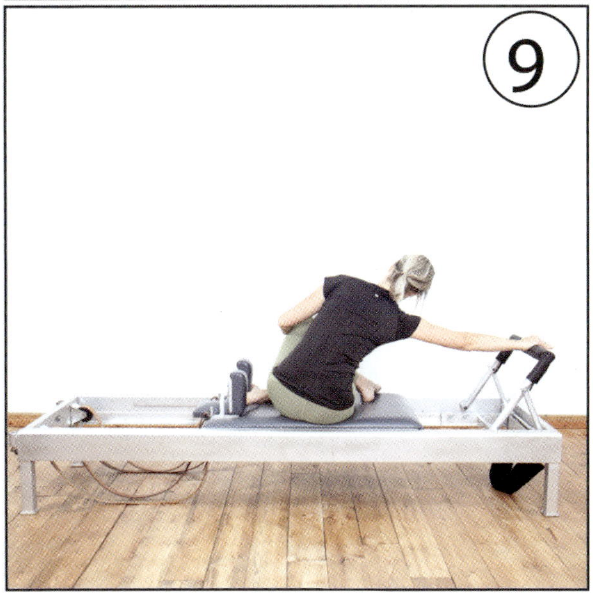

95. 엉덩관절 고르게 하기 시리즈 Hip Evener Series

4/7 (캐시 코리)

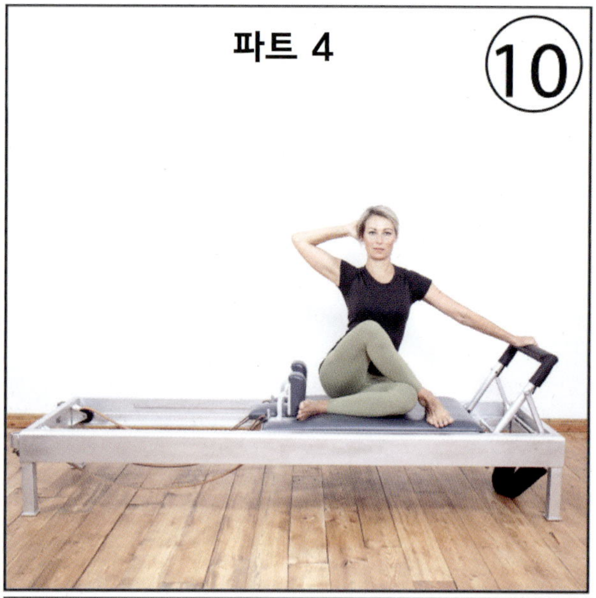

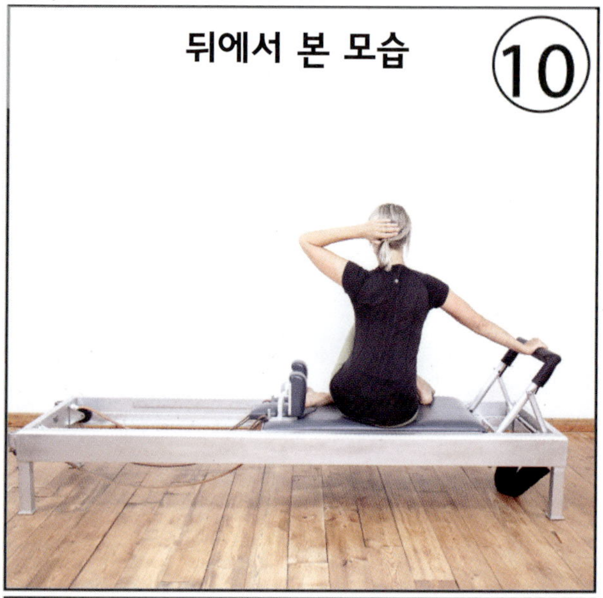

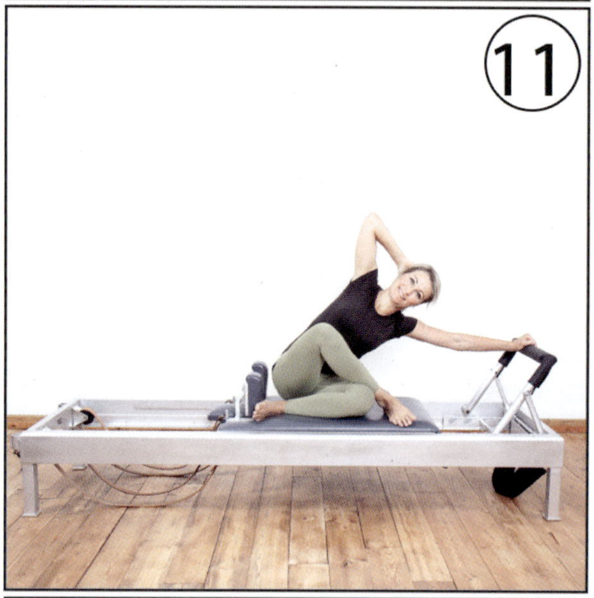

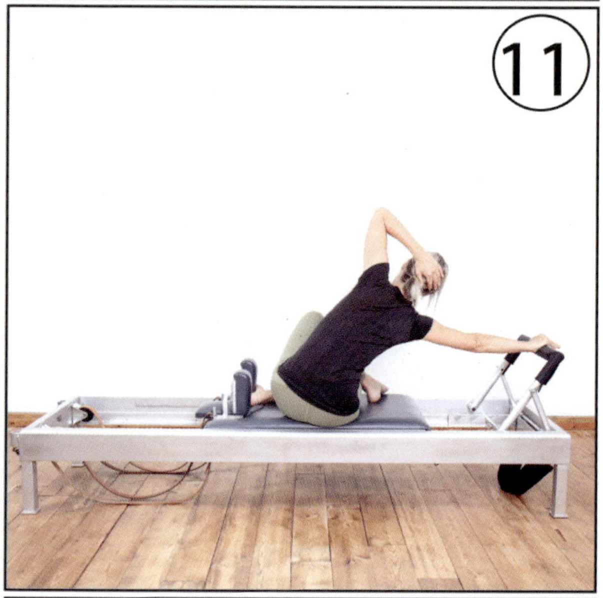

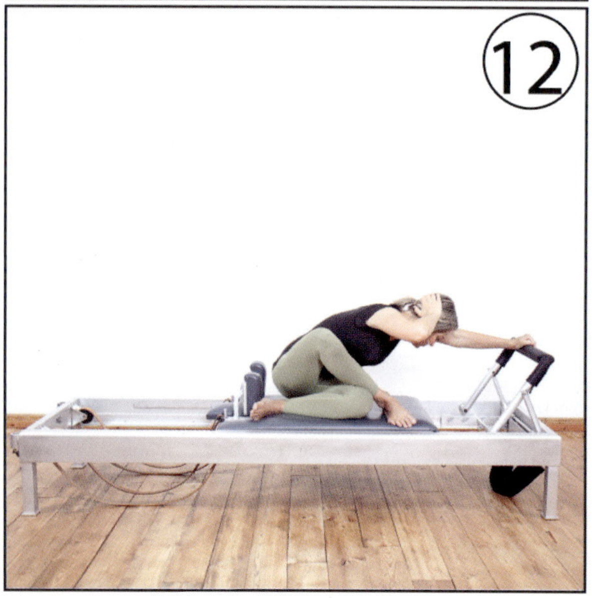

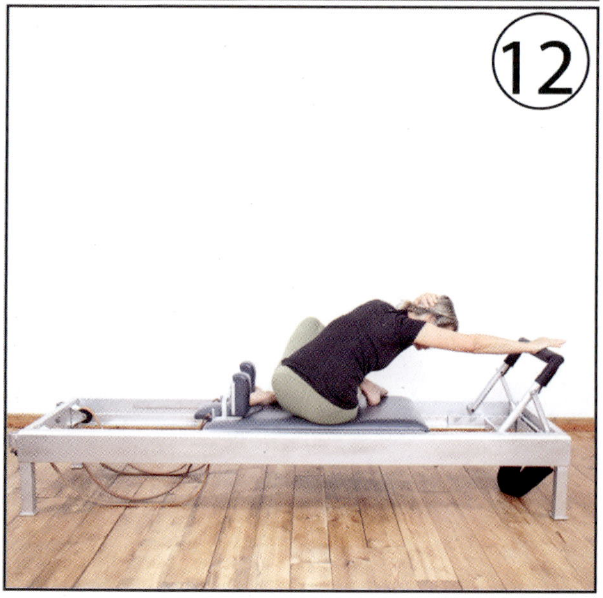

95. 엉덩관절 고르게 하기 시리즈 Hip Evener Series

5/7 (캐시 코리)

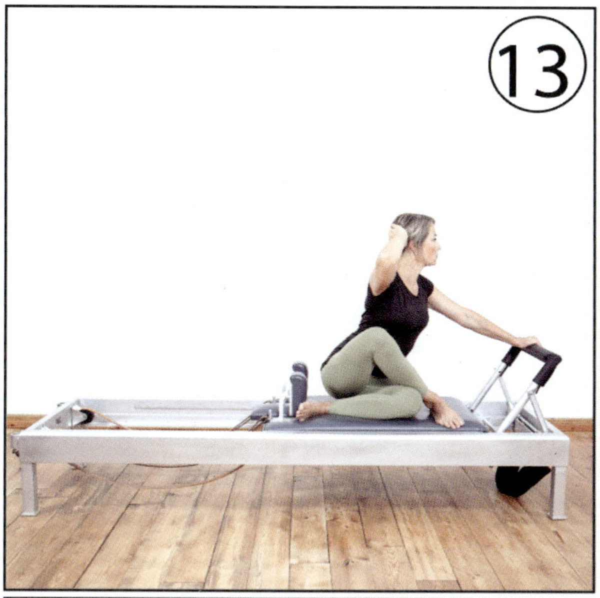

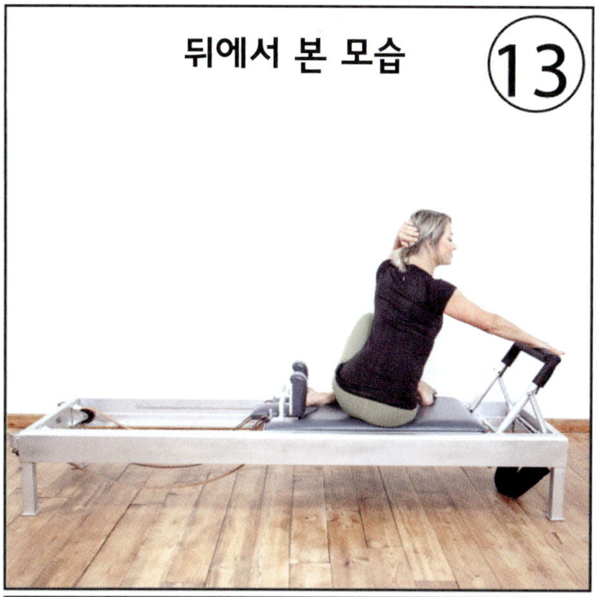

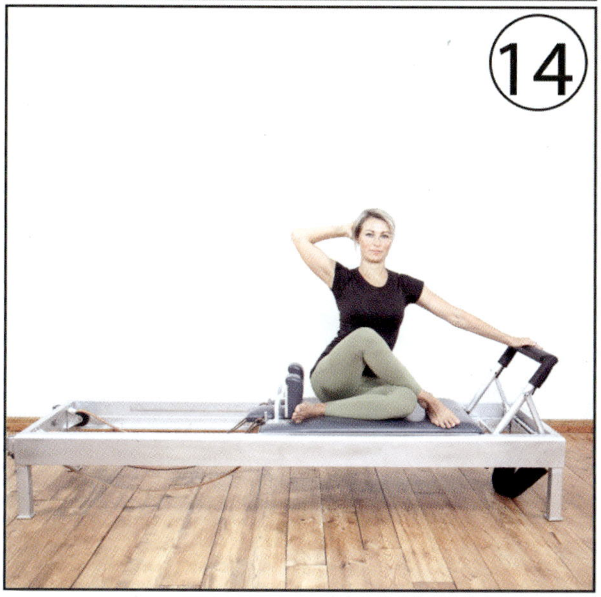

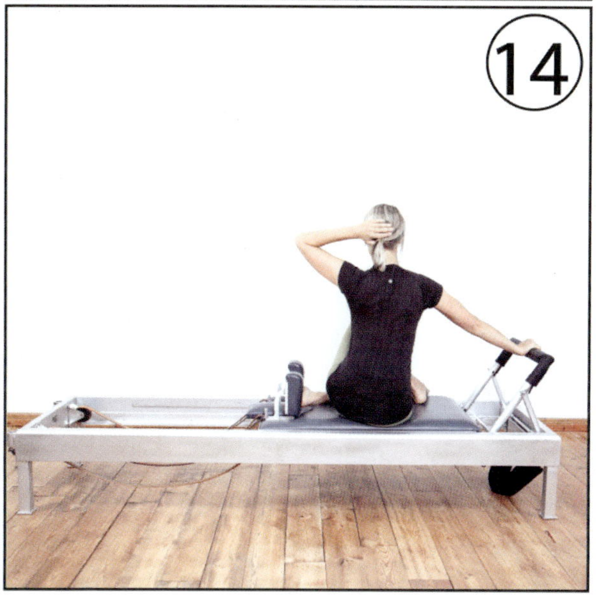

95. 엉덩관절 고르게 하기 시리즈 Hip Evener Series

6/7 (캐시 코리)

준비: 1-1, 5 스프링, 풋바 위로

- 풋바는 오른쪽에, 어깨 받침대는 왼쪽에 두고 캐리지에 옆으로 앉는다(2번 사진 참조).
- 오른발을 앞쪽 어깨 받침대에 대고 앉는다.
- 가능하면 왼발을 캐리지의 오른쪽, 오른쪽 허벅지 옆에 놓는다. 이것이 가능하지 않은 경우, 변형을 참조한다.
- 최대한 편안하게 앉는다.
- 오른팔은 몸과 일직선이 되도록 풋바에 올려놓는다. 왼팔은 앞쪽 어깨 받침대에 올려놓는다.
  양팔은 편안하게 힘을 뺀다.
- 상체를 똑바로 세운다.

운동 목적:

- 엉덩이 근육, 둔근육, 넙다리근막긴장근, 짧은모음근, 긴모음근, 두덩근, 두덩정강근 같은 모음근육, 속폐쇄근, 바깥폐쇄근, 궁둥구멍근, 위쌍동근, 아래쌍동근, 넙다리네모근을 고르게 한다.
- 몸을 옆으로 굽히거나 돌릴 때 가동성을 높인다.
- 옆구리근육(배가로근, 배속빗근, 배바깥빗근, 갈비사이근, 허리네모근), 등근육, 넓은 등근을 스트레칭한다.

운동 수행: 방향 당 1회

파트 1

숨을 들이마시면서 왼쪽 엉덩이를 캐리지에서 들어 올린다. 숨을 내쉬며 엉덩이를 아래로 내린다. 3회 반복한다.

파트 2

숨을 들이마시면서 왼손을 머리 뒤에 놓는다. 왼쪽 엉덩이를 아래로 누르면서 캐리지를 움직인다. 숨을 내쉬면서 옆으로 스트레칭한다. 숨을 들이마시면서 다시 돌아온다. 3번 반복한다.

마지막 반복은 그대로 유지하면서 왼팔을 왼쪽 무릎 주위에 놓는다.

파트 3

무릎의 위치를 안정적으로 유지하면서 숨을 들이 마시고 캐리지를 약간 더 밖으로 이동하여 엉덩이가 위로 올라갈 수 있도록 한다. 그런 다음 숨을 내쉬면서 엉덩이를 다시 아래로 누르고 필요한 만큼만 캐리지를 뒤로 이동시킨다.
이 동작을 3번 반복한다.

캐리지를 홈으로 가져온다.

파트 4

숨을 들이 쉬고 왼손을 머리 뒤에 놓는다. 왼쪽 엉덩이를 아래로 누른 채로 캐리지를 밖으로 움직인다. 숨을 내쉬며 옆으로 스트레칭한다. 몸통을 돌려 스프링을 향하도록 한다. 어깨가 바닥과 평행이 되도록 한다. 숨을 들이마시면서 척추를 길게 늘리고 흉골을 천장까지 뻗으면서 캐리지를 홈으로 가져온다. 다시 시작 위치로 돌아온다. 3번 반복한다.

95. 엉덩관절 고르게 하기 시리즈 Hip Evener Series

7/7 (캐시 코리)

일반적인 실수:

- 시작 자세에서 불편함을 느낀다.
- 파트 1: 엉덩이 움직임에 집중하지 않고 팔과 어깨를 사용한다.
- 파트 2:
  - 동작 중 어깨 받침대에 가까운 엉덩이를 들어 올린다.
  - 아래에서 측면 굴곡을 지지하는 대신 상체가 아래쪽으로 처지거나 늘어난다.
- 파트 3: 캐리지가 시작 위치보다 너무 많이 뒤로 이동하여 엉덩이가 능동적으로 내려오지 않고 캐리지의 움직임에 의해 수동적으로 내려온다.
- 파트 4:
  - 몸을 먼저 돌리고 캐리지를 움직여야 하는데 몸을 돌리면서 캐리지가 같이 움직인다.
  - 어깨의 수평을 맞추기 위해 할 수 있는 최대한의 범위까지 몸을 돌리지 않는다.
  - 캐리지를 위쪽으로 움직이려고 의도하지 않으면 캐리지가 움직이지 않는다.
- 모든 파트: 머리가 몸의 정렬에서 벗어난다. 풋바에 손을 얹고 있는 팔의 어깨의 연결이 끊어진다.

수정 또는 변형:

- 처음 앉은 자세로 앉을 수 없는 경우, 다리를 꼬고 앉는다(오른쪽 다리 위로 왼쪽 다리를 꼰다). 그래도 안 될 경우, 왼쪽 다리를 앞으로 곧게 펴서 편안하게 늘어뜨린다.
- 풋바에 올린 팔 쪽 어깨에 문제가 있는 경우, 손을 약간 앞으로 움직인다.
- 머리 뒤로 뻗은 팔의 어깨에 문제가 있는 경우: a) 팔을 구부린 후 손을 머리 위에 올려놓거나, b) 손을 가슴 반대편에 올려놓는다.
- 무릎에 문제가 있는 경우, 리포머의 높이가 허락하는 경우, 한쪽 또는 양쪽 다리를 캐리지 위에 올린다.

금기 사항/위험 요소:

- 어깨에 심한 문제가 있는 경우, 이 운동을 하지 않는다.
- 골다공증이 있는 경우, 이 운동을 하지 않는다.

96. 인어자세 (현대 앉는 자세) Mermaid (modern sitting position)

1/3

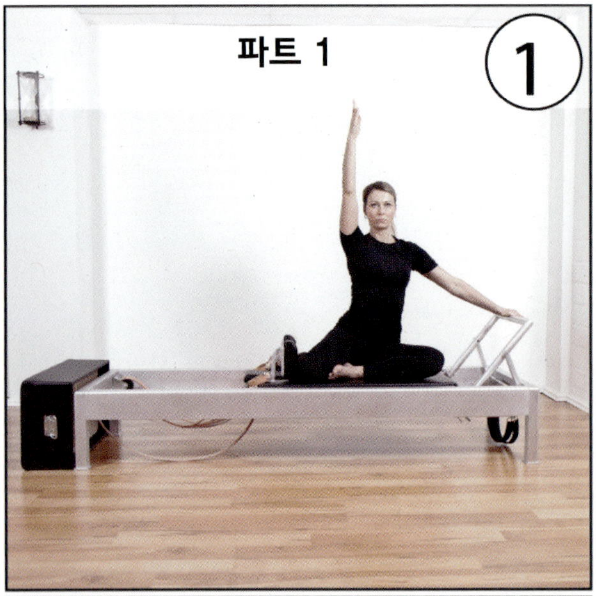

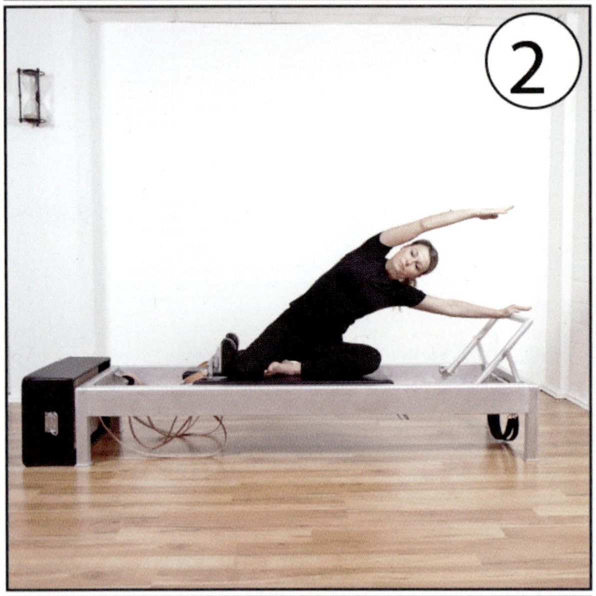

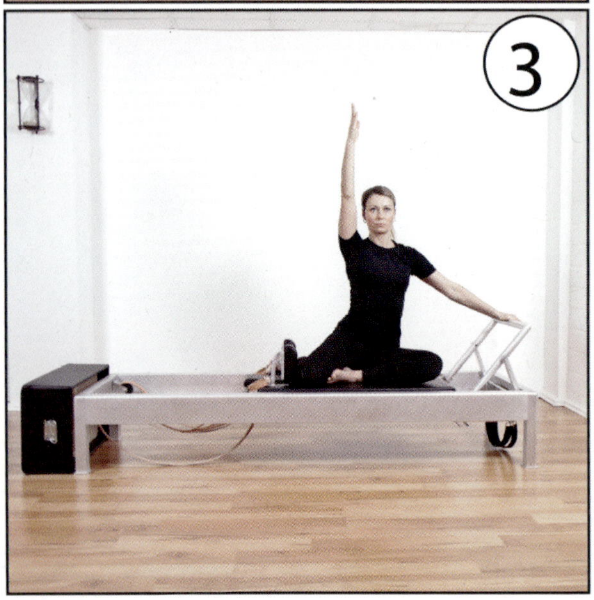

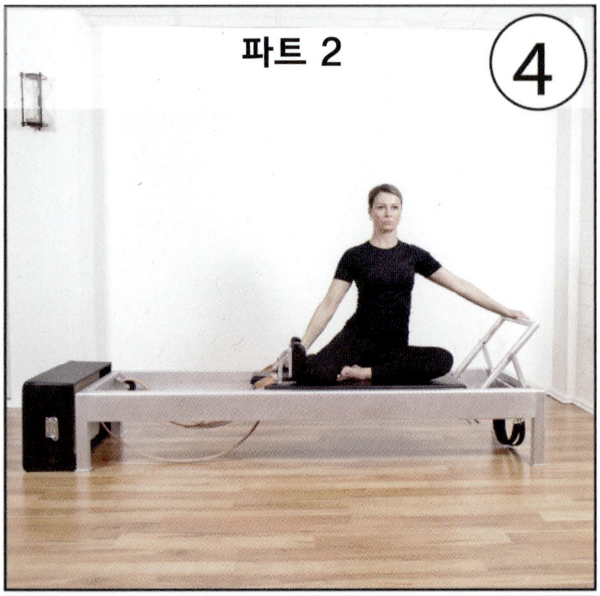

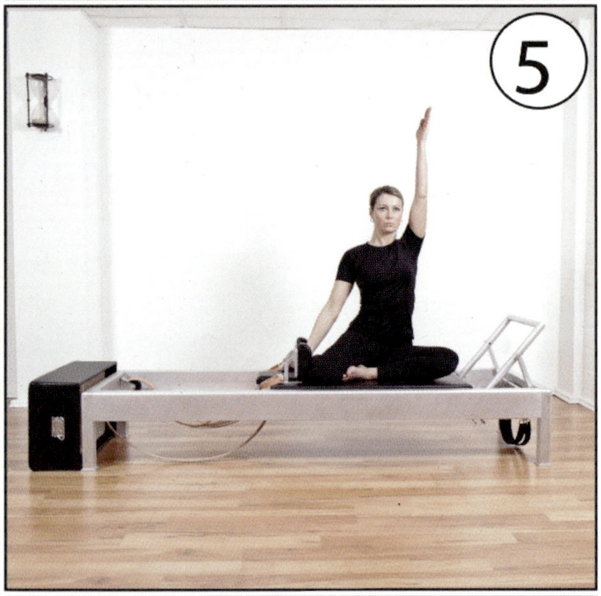

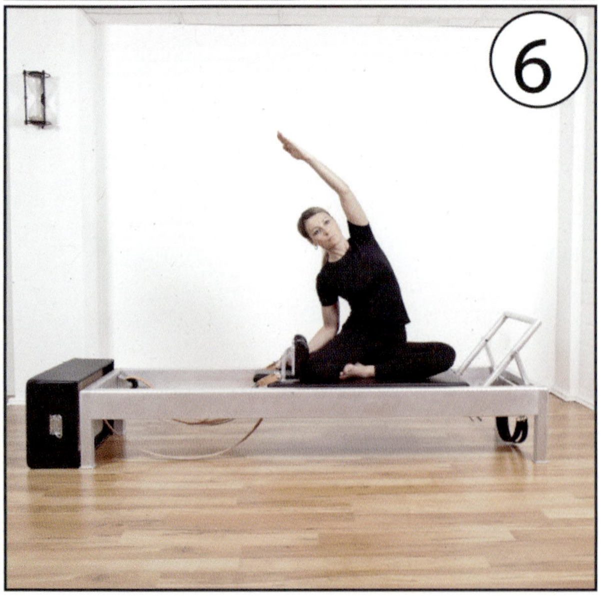

96. 인어자세 (현대 앉는 자세) Mermaid (modern sitting position)
2/3

준비: 0.5-2 스프링, 풋바 위로

- 풋바는 왼쪽에, 어깨 받침대는 오른쪽에 두고 캐리지에 옆으로 앉는다(그림 참조).
- 오른쪽 정강이뼈를 어깨 받침대에 대고 앉는다.
- 왼쪽 다리는 몸 앞으로 구부리고 왼쪽 정강이는 캐리지의 가장자리와 평행이 되게 한다.
- 오른팔은 귀 옆으로 수직으로 뻗어 올린다.
- 왼손은 몸과 일직선이 되도록 풋바 위에 놓는다.
- 손바닥을 풋바에 대고 모든 손가락을 그 위에 편안하게 놓는다. 손의 볼을 풋바의 가장 높은 지점에 위치시켜 손목을 최대한 구부리지 않도록 한다.
- 상체를 똑바로 세운다.
- 왼팔은 이미 캐리지가 약간 움직였더라도 쭉 뻗는다.

운동 목적:

- 몸을 옆으로 굽힐 때 척추의 가동성을 높인다.
- 옆구리 근육(배가로근, 배바깥빗근, 배속빗근, 갈비사이근, 허리네모근), 등근, 넓은등근을 스트레칭한다.
- "리포머 매뉴얼 파트 1-전통 운동"에서 "인어(전통적인 앉은 자세)" 운동을 위한 대체 자세로 사용한다.

운동 수행: 방향 당 3-5회 반복

파트 1

복부를 안쪽 위로 당기고 상체를 최대한 길게 늘린다. 두 팔 사이에 큰 공이 있는 것처럼 팔 모양을 유지하면서 상체를 풋바 쪽으로 구부리며 캐리지를 밖으로 민다. 두 팔은 큰 'C'자 모양을 유지한다. 오른쪽 엉덩이를 아래로 눌러 상체의 움직임에 균형을 맞춘다. 오른쪽 어깨를 해부학적으로 필요한 것보다 더 많이 들어 올리지 않고 오른쪽 팔을 최대한 귀에 가깝게 유지한다. 최대(그러나 편안한) 스트레칭이 될 때까지 또는 왼팔이 바닥과 평행이 될 때까지 캐리지를 밖으로 민다. 오른쪽 손가락 끝이 반대쪽 벽을 가리키고 있다고 생각한다. 척추가 늘어난 상태를 유지하면서 시작 위치로 돌아가 캐리지를 홈으로 가져온다. 캐리지를 되돌리면서 양팔은 곧게 펴고 왼쪽 어깨뼈를 아래로 당긴다.

파트 2

오른손은 오른쪽 정강이뼈 옆이나 위에 두거나 잡는다. 왼팔은 귀 옆으로 수직으로 뻗는다. 캐리지를 움직이지 않고 상체를 리포머의 뒤쪽으로 구부려 마치 공 위에 올려놓은 것처럼 구부린다. 옆으로 큰 'C'자 커브가 형성되도록 한다. 왼쪽 팔은 해부학적으로 필요한 것보다 왼쪽 어깨를 더 들어 올리지 않고 가능한 한 귀에 가깝게 유지한다. 왼쪽 손가락 끝이 벽과 천장 사이의 전환점을 가리키고 있다고 상상해 본다.

3~5회 반복한 다음

몸을 돌려 반대쪽을 향하여 운동을 반복한다(풋바는 오른쪽, 어깨 받침대는 왼쪽에 위치).

96. 인어자세 (현대 앉는 자세) Mermaid (modern sitting position)
3/3

일반적인 실수:

- 파트 1: 몸을 옆으로 굽힐때 하체에서 지지가 되지 않고 상체가 아래쪽으로 처지거나 늘어난다.
- 캐리지를 밖으로 움직일 때 엉덩이를 통한 리포머 캐리지와의 연결이 끊어져 몸통이 반대 지점을 잃게 된다.
- 모든 파트: 팔을 뻗을 때 해부학적으로 필요한 것보다 어깨를 더 많이 들어 올린다. 팔이 귀에서 멀어지거나 의도치 않게 구부러진다.
- 머리가 몸통과의 정렬을 잃는다.

수정 또는 변형:

- 풋바에 얹은 팔의 어깨에 문제가 있는 경우, 손을 약간 앞으로 움직인다.
- 위로 뻗은 팔 쪽 어깨에 문제가 있는 경우: a) 팔을 약간 구부리거나, b) 팔을 구부린 후 손을 머리 위에 올려놓거나, c) 손을 가슴 반대편에 올려놓는다.
- 무릎에 문제가 있는 경우, 리포머의 높이가 허락하는 경우, 다리를 캐리지 위에 올린다.

금기 사항/위험 요소:

- 어깨에 심한 문제가 있는 경우, 이 운동을 하지 않는다.
- 골다공증이 있는 경우, 이 운동을 하지 않는다.

97. 양손을 풋바에 올린 인어자세 Mermaid both hands on footbar

1/2

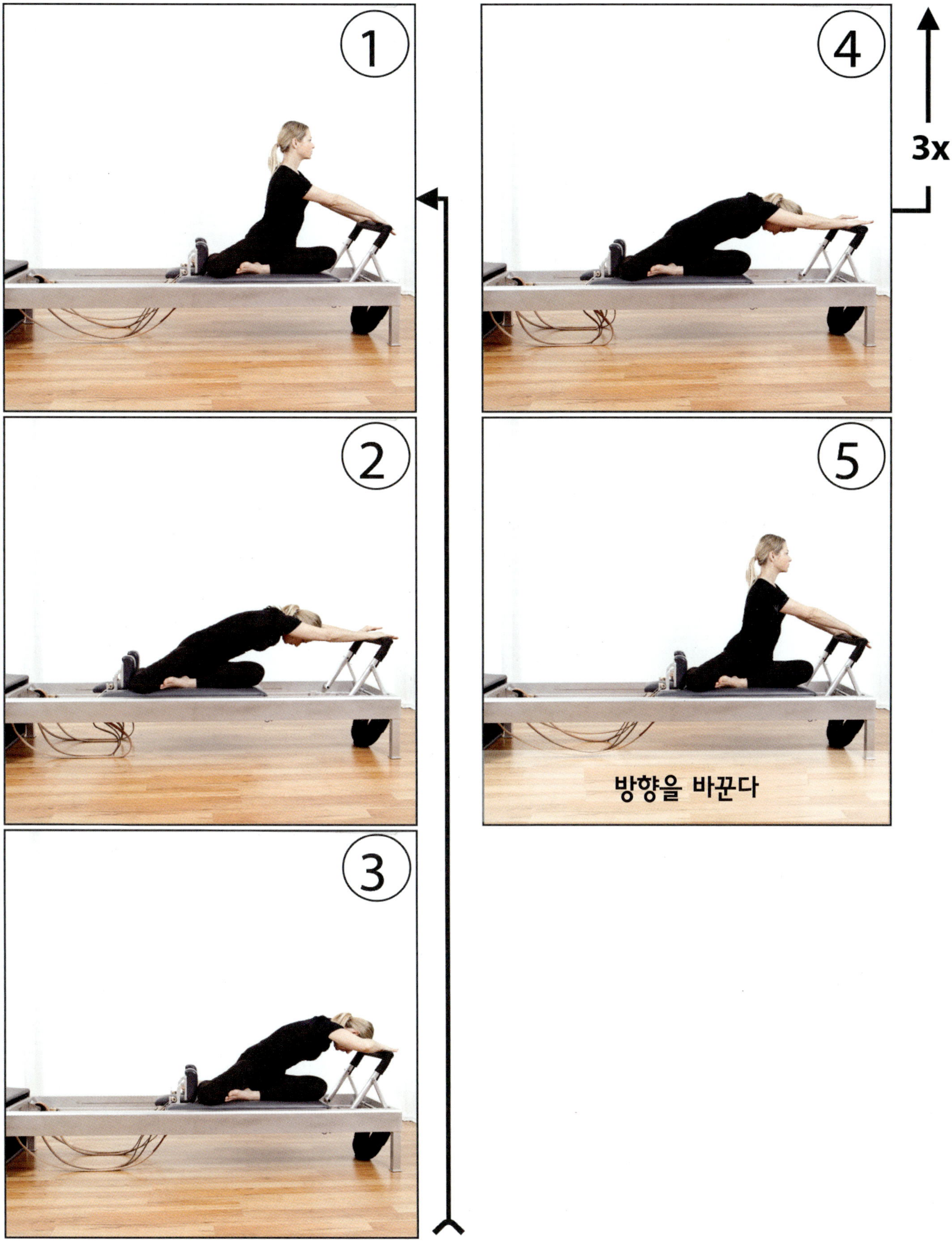

97. 양손을 풋바에 올린 인어자세 Mermaid both hands on footbar 2/2

준비: 0.5-2 스프링, 풋바 위로

- 풋바를 왼쪽에, 어깨 받침대를 오른쪽에 두고 캐리지에 옆으로 앉는다(그림 참조).
- 오른쪽 정강이뼈를 어깨 받침대에 대고 앉는다.
- 왼쪽 다리를 몸 앞으로 구부리고 왼쪽 정강이가 캐리지의 가장자리와 평행이 되도록 한다.
- 양손을 어깨 너비로 풋바에 올린다. 손바닥은 풋바 위에 올려놓고 손가락과 엄지손가락은 풋바 위에 편안하게 놓는다. 손바닥을 풋바의 가장 높은 지점에 위치시켜 손목을 최대한 구부리지 않도록 한다.
- 상체를 똑바로 세운다.
- 캐리지가 이미 약간 움직였더라도 팔은 완전히 쭉 뻗는다.
- 양쪽 어깨는 가능한 한 풋바와 평행이 되도록 하고 같은 높이에 위치하는 것이 좋다.

운동 목적:

- 몸을 돌려 늘리거나 굽힐 때 척추의 가동성을 높인다.

운동 수행: 방향 당 3-5회 반복

양팔이 바닥과 평행이 될 때까지 상체를 앞으로 구부려서 캐리지를 밖으로 민다. 이때 배와 다리는 최대한 멀리 떨어뜨린다. 동시에 엉덩이를 통해 리포머 캐리지와의 연결을 유지한다.

양팔을 바깥쪽으로 구부리고 몸의 위치를 바꾸지 않고 캐리지를 최대한 뒤로 젖힌다. 머리가 풋바에 닿지 않도록 한다. 다시 팔을 쭉 뻗어 캐리지를 멀리 민다.
그런 다음 팔을 곧게 펴서 캐리지를 스토퍼로 다시 가져와 몸통을 똑바로 세운다. 팔을 구부리지 말고 어깨와 풋바는 평행한 높이를 유지해야 한다.

3회~5회 반복한 다음 방향을 전환한다.

일반적인 실수:

- 시작 자세 또는 캐리지를 되돌리고 직립 자세로 돌아올 때 한쪽 팔이 구부러진다.
- 동일한 동작 중에 한쪽 어깨가 연결되지 않고 위로 움직이거나 어깨가 풋바와 평행을 이루지 않는다.
- 캐리지를 처음 밀 때 몸을 구부리는 대신 상체가 평평하게 유지되고 앞으로 기울어진다.
- 엉덩이를 통한 리포머 캐리지와의 연결이 끊어진다.

수정 또는 변형:

- 무릎에 문제가 있는 경우, 리포머의 높이가 허용하는 범위 내에서 다리를 캐리지 위에 올린다. 90°로 앉은 자세에서는 운동이 더 어려워지고 운동 반경이 작아진다. 따라서 45°로 앉은 자세를 선택하는 것이 좋다.
- 풋바 아래에 들어갈 때까지 머리를 숙인다. 이 변형을 모든 사람이 할 수 있는 것은 아니다.

금기 사항/위험 요소: -

98. 인어자세 (밀기) Mermaid (Pushing)

1/3 (캐시 코리에게서 영감을 받음)

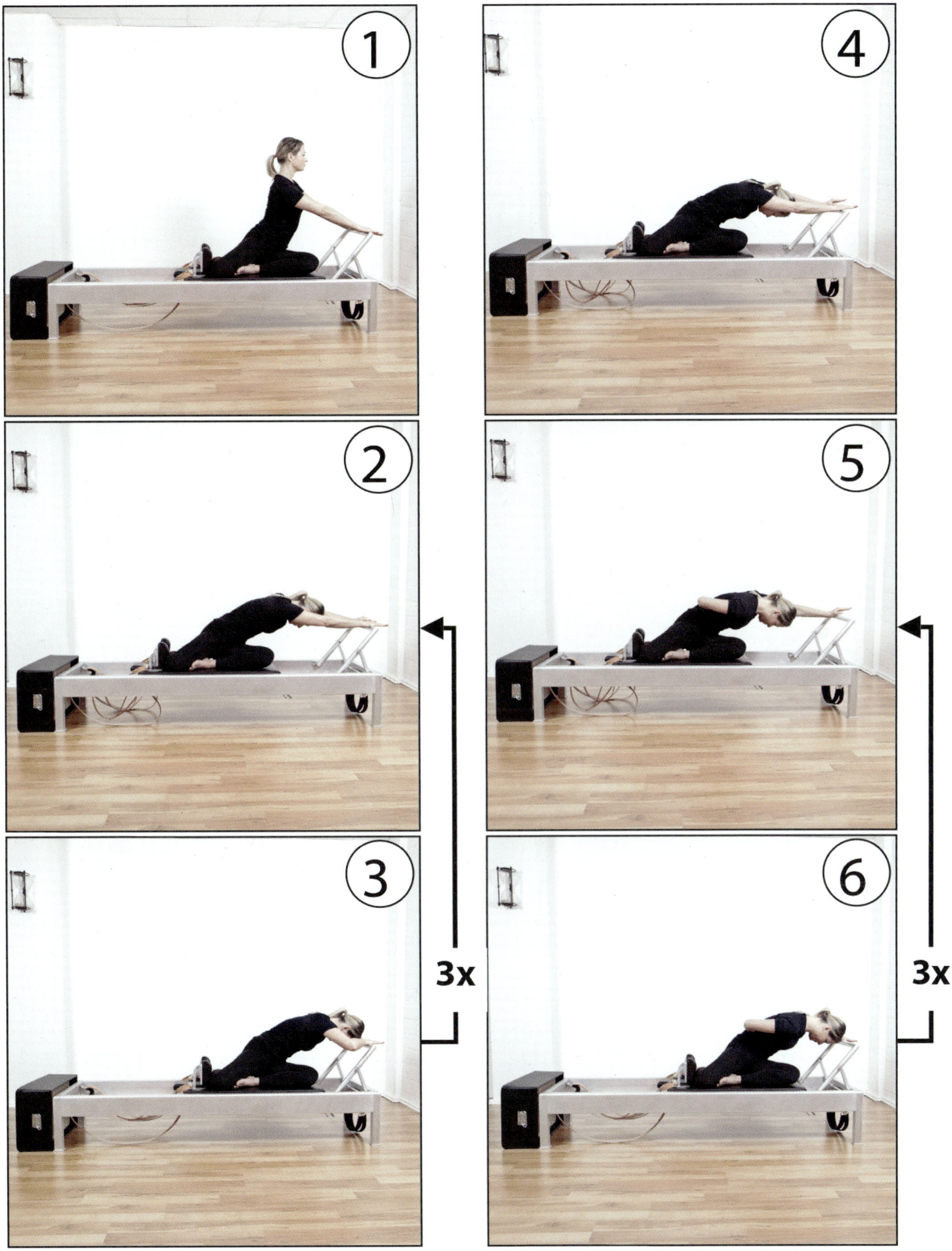

98. 인어자세 (밀기) Mermaid (Pushing)

2/3 (캐시 코리에게서 영감을 받음)

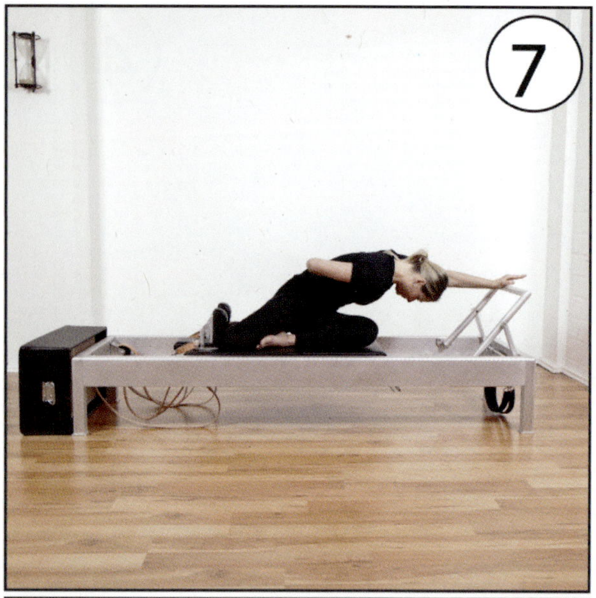

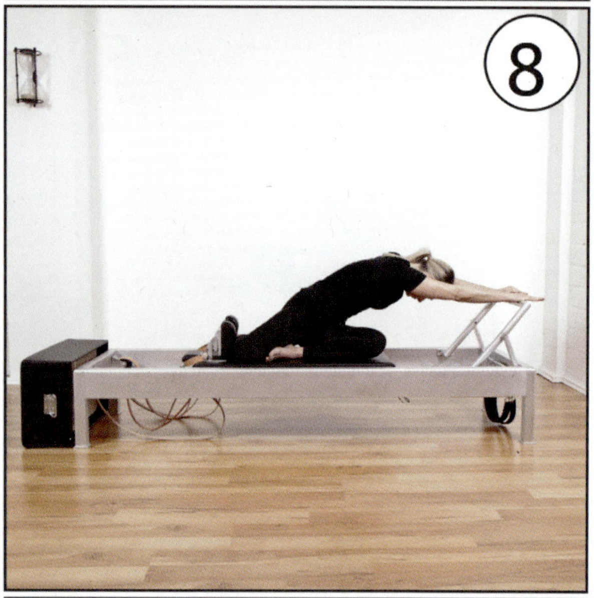

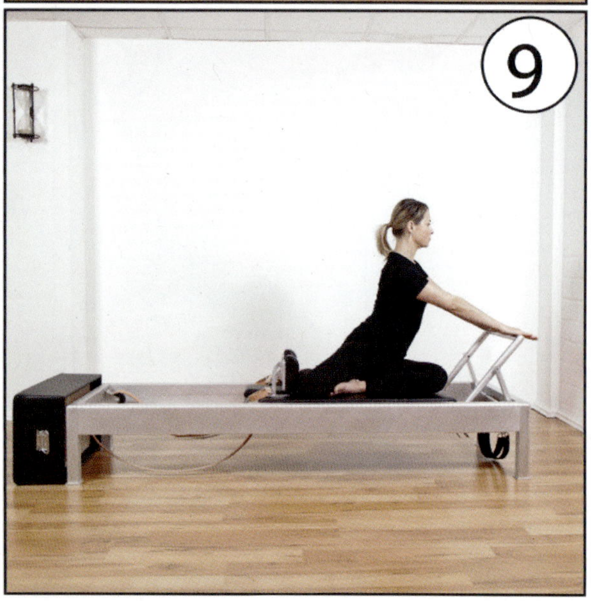

98. 인어자세 (밀기) Mermaid (Pushing)

3/3 (캐시 코리에게서 영감을 받음)

준비: 0.5-2 스프링, 풋바 위로

- 발판은 왼쪽, 어깨 받침대는 오른쪽에 두고 캐리지에 옆으로 앉는다(그림 참조).
- 오른쪽 정강이뼈를 어깨 받침대에 대고 앉는다.
- 왼쪽 다리를 몸 앞으로 구부리고 왼쪽 정강이가 캐리지의 가장자리와 평행이 되도록 한다.
- 양손을 어깨 너비로 풋바에 올려놓는다. 손바닥은 풋바 위에 올려놓고 손가락은 풋바 위에 편안하게 놓는다. 손바닥을 풋바의 가능한 가장 높은 지점에 올려 손목을 최대한 구부리지 않도록 한다.
- 상체를 똑바로 세운다.
- 캐리지가 이미 약간 움직였더라도 팔은 완전히 쭉 뻗는다.
- 양쪽 어깨는 가능한 한 풋바와 평행이 되도록 하고 같은 높이에 위치하는 것이 좋다.
- 상체를 앞으로 구부린 자세에서 앞으로 구부린 자세로 상체를 움직여 캐리지를 밖으로 민다.
- 양팔이 바닥과 평행이 될 때까지 움직인다.
- 이때 배와 다리는 최대한 멀리 떨어뜨린다.
- 동시에 엉덩이를 통해 리포머 캐리지와의 연결 상태를 유지한다.

운동 목적:

- 몸을 돌려 늘리거나 굽힐 때 척추의 가동성을 높인다.
- 삼두근 뿐 아니라 몸통 전체 및 어깨 근육을 강화한다.

운동 수행: 방향 당 3-5회 반복

양팔을 바깥쪽으로 구부리고 나머지 몸은 그대로 유지한 채 캐리지를 최대한 뒤로 보낸다.
머리가 풋바에 닿지 않도록 한다.
다시 팔을 쭉 뻗어 캐리지를 멀리 보낸다.
3회~5회 반복한다.
그런 다음 손바닥이 바깥쪽을 향하도록 오른팔을 등 뒤에 얹는다.
왼팔로 구부리고 밀면서 캐리지를 안팎으로 움직인다.
3회~5회 반복한다.
그런 다음 오른팔을 다시 풋바에 올려놓고 양팔을 쭉 뻗는다.
그런 다음 팔을 곧게 펴서 캐리지를 스토퍼로 다시 가져와 몸통을 똑바로 세운다.
팔을 구부리지 말고 어깨를 같은 높이에서 풋바와 평행하게 유지해야 한다.

일반적인 실수:

- 캐리지를 처음 움직일 때 몸을 구부리지 않고 상체를 평평하게 유지한 채 앞으로 기울이기만 한다.
- 엉덩이를 통한 리포머 캐리지와의 연결이 끊어진다.
- 팔굽혀 펴기를 할 때 어깨가 바닥과 평행을 이루지 않는다.

수정 또는 변형:

- 무릎에 문제가 있는 경우, 리포머의 높이가 허용하는 범위 내에서 다리를 캐리지 위에 올린다. 90°로 앉은 자세에서는 운동이 더 어려워지고 운동 반경이 작아진다. 따라서 45°로 앉은 자세를 선택하는 것이 좋다.

금기 사항/위험 요소: -

99. 스쿠터-변형들 Scooter-Variations

1/3 (캐시 코리에게서 영감을 받음)

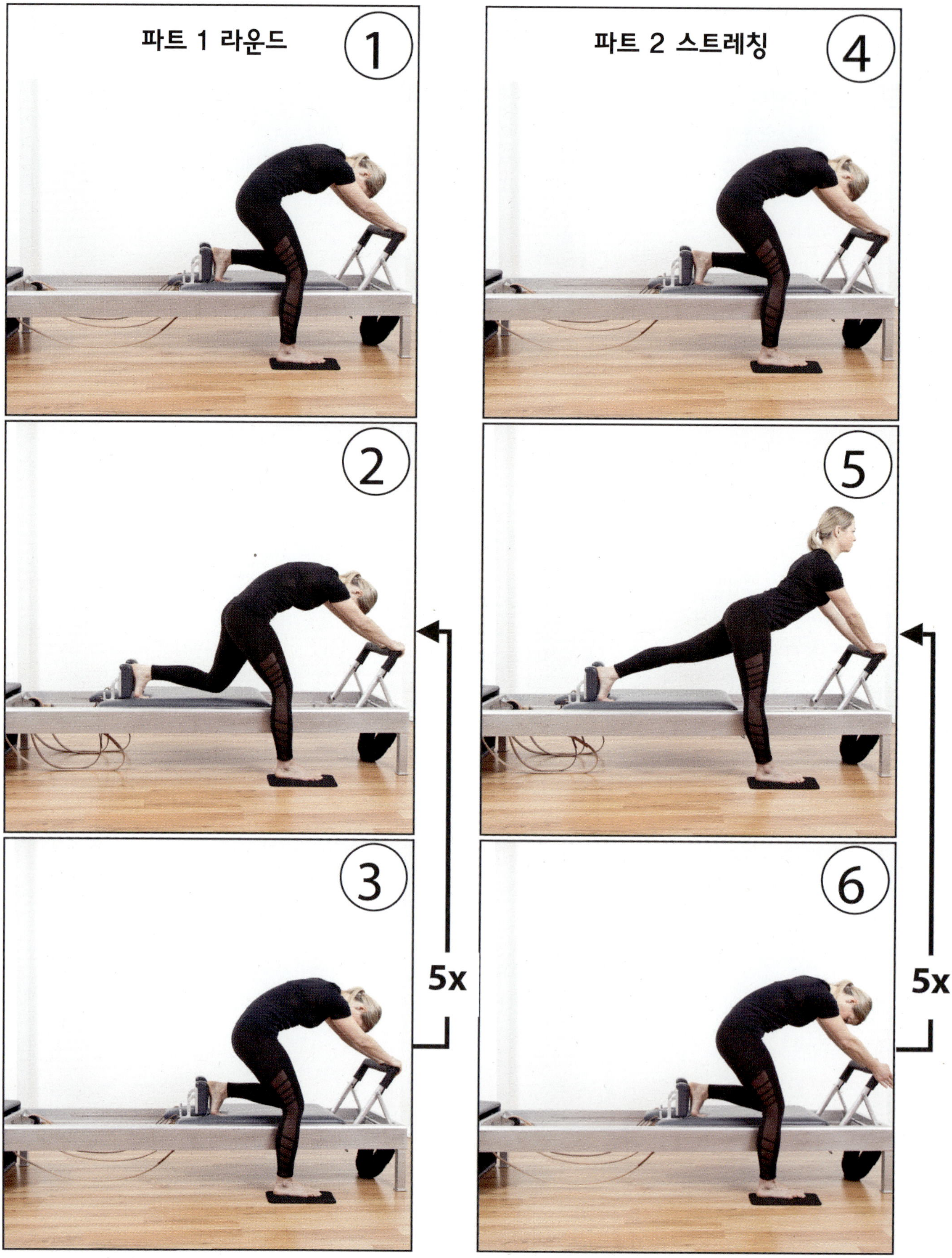

99. 스쿠터–변형들 Scooter–Variations

2/3 (캐시 코리에게서 영감을 받음)

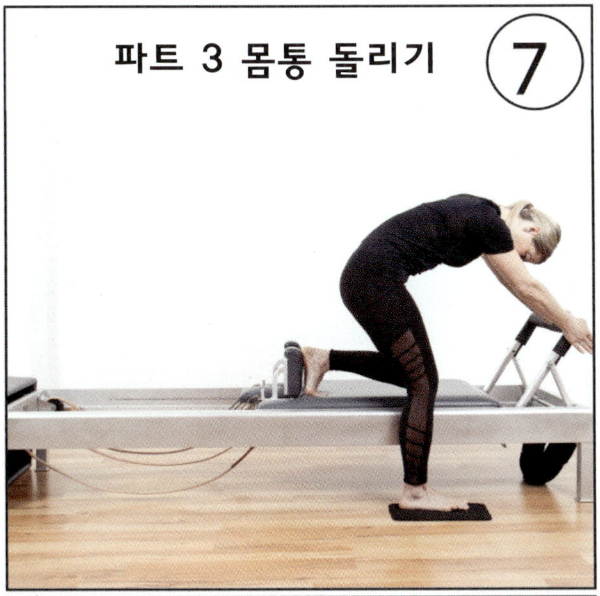

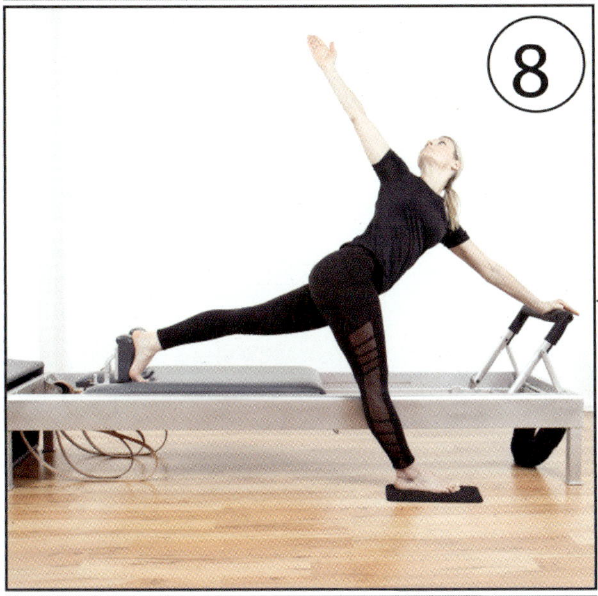

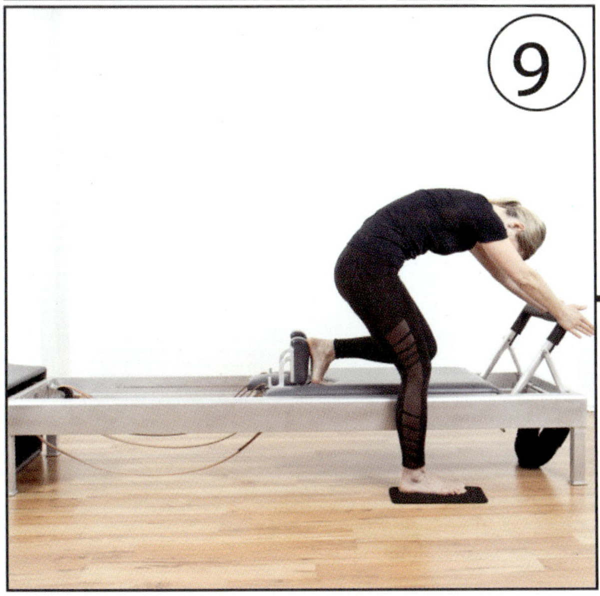

5x

준비: 1–2 스프링, 풋바 위로

- 리포머의 오른쪽 옆에 서서 풋바를 향해 선다.
- 오른발을 리포머 프레임 바로 옆에 놓는다.
- 오른발의 정확한 위치는 왼쪽 무릎의 위치에 따라 달라질 수 있다.
- 필요한 경우, 오른발 아래에 고무 패드를 놓는다.
- 왼발을 어깨 받침대에 대고 무릎을 어깨 받침대와 일직선이 되도록 살짝 들어 올린다.
- 골반과 등이 큰 C자 모양이 되도록 한다.
- 서 있는 다리는 약간 굽힌다. 양쪽 무릎은 옆에서 봤을 때 같은 높이에 있어야 한다.
- 서 있는 다리의 정확한 위치와 무릎과 캐리지 사이의 거리는 리포머의 높이와 신체 높이에 따라 다르다.
- 양손은 풋바의 오른쪽에 거의 나란히 놓는다.
- 손가락과 엄지손가락은 위에서부터 풋바 위로 뻗는다. 손목이 최대한 구부러지지 않도록 양손바닥을 풋바에 올린다.
- 팔을 쭉 뻗는다.
- 팔과 손은 무게를 지탱하지 않으며 언제든지 풋바에서 떨어질 수 있다.

운동 목적:

- 안정성을 훈련한다.
- 몸을 돌리고 굽히고 펼 때 척추의 가동성을 높인다.
- 스프링 2개로 엉덩관절 폄근을 강화한다.

99. 스쿠터-변형들 Scooter-Variations

3/3 (캐시 코리에게서 영감을 받음)

운동 수행: 방향 당 1-3회 반복

파트 1 라운드

왼쪽 뒤꿈치를 누르고 다리를 펴서 캐리지를 밖으로 민다. 왼쪽 무릎의 정확한 위치를 유지해야 한다(캐리지와 무릎 사이의 거리가 변하지 않아야 한다). 이동하는 동안 몸 전체를 안정적으로 유지한다. 그런 다음 캐리지를 다시 가져온다. 무릎과 캐리지 사이의 거리가 일정하게 유지되고 몸이 움직이지 않는 범위까지만 캐리지를 움직인다.

5회~10회 반복한다. 반복 횟수는 파트 1 부분만 반복할지(더 많은 반복 가능) 파트 2를 이어서 할지(더 적은 반복 권장)에 따라 다르다.

파트 2 스트레칭

파트 1의 첫 번째 자세와 같이 큰 C 커브에서 시작한다. 캐리지를 밖으로 밀고 서 있는 다리와 몸통을 동시에 스트레칭한다. 캐리지를 되돌릴 때 서 있는 다리와 몸통을 다시 구부린다. 이 동작을 5회~10회 반복한다. 반복 횟수는 일반적으로 파트 1과 동일하다.

파트 3 몸통 돌리기

파트 1의 첫 번째 자세와 같이 큰 C 커브에서 시작하되 오른손을 풋바의 바깥쪽 가장자리에 놓는다. 캐리지를 밖으로 밀고 동시에 서 있는 다리를 쭉 뻗으면서 몸통을 오른쪽 대각선 방향으로 반쯤 위로 돌린다. 팔은 어깨와 일직선이 되게 한다. 돌아올 때는 서 있던 다리를 다시 구부리면서 동시에 몸통을 돌리고 둥글게 만들어 시작 위치로 돌아온다. 5회~10회 반복한 다음 방향을 바꾼다.

일반적인 실수:

- 운동 중 팔을 자꾸 굽힌다.
- 머리가 몸통과 일직선이 되지 않는다.
- 동작이 너무 빨라서 정확성이 떨어진다.
- 파트 1 라운드: 무릎과 캐리지 사이의 거리가 계속 바뀐다. 척추의 안정성과 곡선이 상실된다. 체중이 손에 실린다.
- 파트 2 스트레칭: 서 있는 다리가 펴지지 않는다. 스트레칭을 과도하게 한다. 체중이 손에 실린다.
- 파트 3 회전: 팔이 몸통의 회전이 허용하는 것보다 훨씬 더 뒤로 움직인다. 스트레칭을 과도하게 수행한다.

수정 또는 변형:

- 무지외반증 등의 통증으로 인해 발가락을 말아 올릴 수 없는 경우, 발가락을 어깨 받침대 아래로 밀어 넣는다. 어깨 받침대의 구조상 이것이 불가능한 경우, 발가락이 캐리지에 닿지 않도록 발을 살짝 들어 올린다. 또는 발목 아래에 롤러를 놓아 발가락에 압력이 가해지지 않고 발이 어깨 받침대에 닿을 수 있도록 한다.
- 키가 작은 사람이 표준 리포머 높이로 훈련하고 있다면, 다리를 구부릴 때 무릎이 캐리지에 닿을 수 있다. 이 경우, 발 아래에 문 박스를 놓을 수 있다.
- 밸런스드 바디 클리니컬 리포머®와 같이 높이가 매우 높은 리포머로 운동할 때는 평균 키의 사람도 발 아래에 리포머 박스를 놓아야 할 수 있다.
- 팔을 '지니' 자세(팔짱 낀 자세)로 하여 부분적 또는 전체적으로 운동을 수행한다.

금기 사항/위험 요소: -

100. 이브 런지 - 오리지널 Eve's Lunge - Original

1/2 (이브 젠트리에게서 영감을 받음)

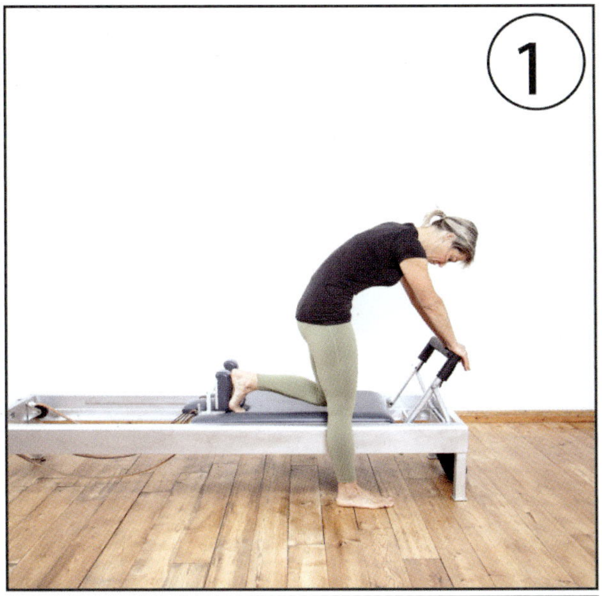

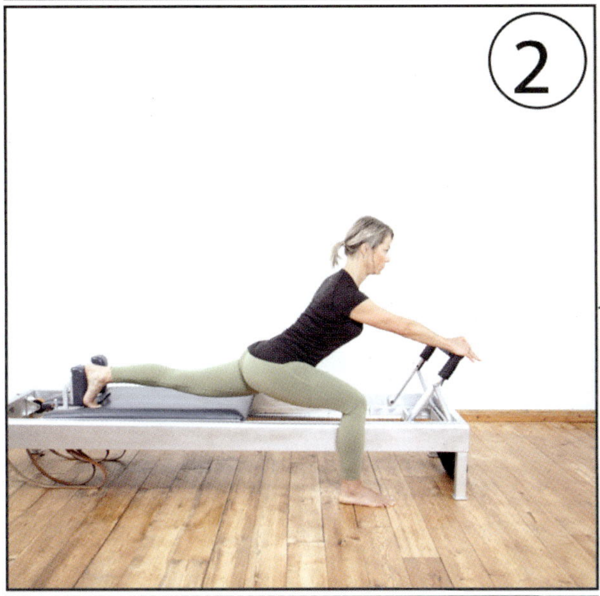

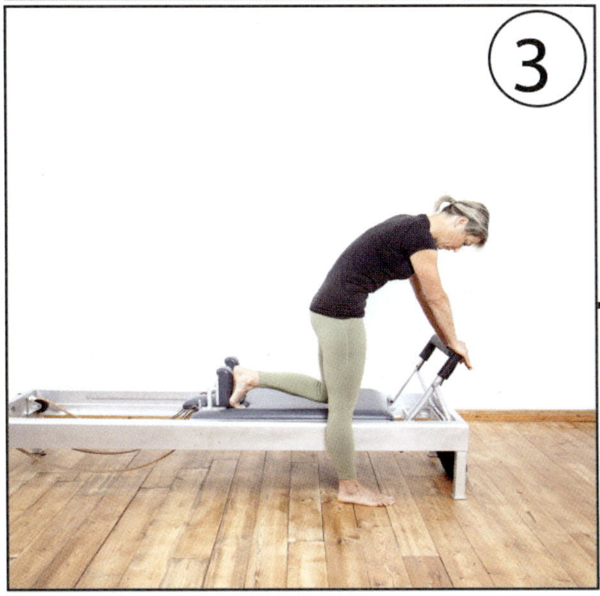

5x

준비: 0.5-2 스프링, 풋바 위로

- 리포머 오른쪽 옆에 풋바를 향해 선다.
- 왼발을 어깨 받침대에 대고 발가락을 안으로 말아 올려 놓는다. 왼쪽 무릎은 굽혀 캐리지 위로 올린다.
- 다리를 곧게 편 상태에서 오른발을 리포머 프레임에 가깝게 놓는다. 서 있는 오른쪽 다리를 왼쪽 허벅지와 정렬한다.
- 필요한 경우, 오른발 아래에 고무 패드를 놓는다.
- 양손을 풋바의 오른쪽 끝부분에 나란히 놓는다.
- 모든 손가락을 풋바 위에 편안하게 얹고 손바닥은 풋바 위에 올려놓는다. 손바닥을 풋바의 가능한 가장 높은 지점에 올려 손목을 최대한 구부리지 않도록 한다.
- 팔을 쭉 뻗는다.
- 골반과 등은 큰 C자 모양이 되게 한다.

운동 목적:

- 몸을 굽히거나 펼 때 척추의 가동성을 높인다.
- 캐리지에 올린 다리의 엉덩관절 굽힘근 (특히, 허리근, 엉덩근)을 스트레칭한다.
- 상체와 하체 사이의 유동성을 높이고 움직임을 동기화한다.

100. 이브 런지-오리지널 Eve's Lunge-Original

2/2 (이브 젠트리에게서 영감을 받음)

운동 수행: 3회 반복

복부를 안쪽 위로 당긴다. 왼쪽 다리를 천천히 곧게 펴고 동시에 오른쪽 다리를 굽혀 캐리지를 밖으로 민다. 이 과정에서 척추 전체를 굽힘 상태에서 편 상태로 움직인다.

전체 동작을 수행하는 동안 오른쪽 무릎을 오른쪽 뒤꿈치 위에 유지하고 앞뒤로 움직이지 않는다.

척추를 C자 곡선으로 다시 움직이면서 제어된 방식으로 시작 위치로 돌아간다.

왼쪽 무릎을 캐리지 위에서 같은 높이로 계속 유지한다.

측면을 바꾸어 리포머의 왼쪽에 서서 운동을 반복한다.

일반적인 실수:

- 서 있는 다리의 무릎이 발목과의 정렬을 잃고 앞뒤로 움직인다.
- 이동하는 동안 캐리지 위의 무릎 높이가 바뀐다.
- 전체 움직임의 타이밍과 동기화가 지켜지지 않는다(예: 오른쪽 다리가 이미 완전히 펴졌는데도 캐리지가 여전히 꺼져 있는 경우).
- 목이나 등을 펴는 동안 목이 과도하게 구부러진다.
- 몸 전체, 특히 골반이 비틀어진다.
- 팔이 구부러진다.
- 손에 너무 많은 체중이 실린다.

수정 또는 변형:

- 캐리지의 무릎 아래에 고무공(inflatable ball)을 넣어 무릎의 위치에 대한 촉각적 피드백을 제공한다.
- 리포머가 너무 높아서 무릎을 캐리지 위에 올릴 수 없는 경우, 문 박스나 리포머 박스 위에 선다.
- 무지외반증 등으로 인해 발가락을 말아 올릴 수 없는 경우, 발가락을 어깨 받침대 아래로 밀어 넣는다. 어깨 받침대의 구조상 이것이 불가능하다면 발을 약간 들어 올려 발가락이 캐리지에 닿지 않도록 한다.

금기 사항/위험 요소: -

101. 이브 런지-햄스트링 스트레칭 추가

1/3 (이브 젠트리에게서 영감을 받음) **Eve's Lunge – Hamstring Stretch Addition**

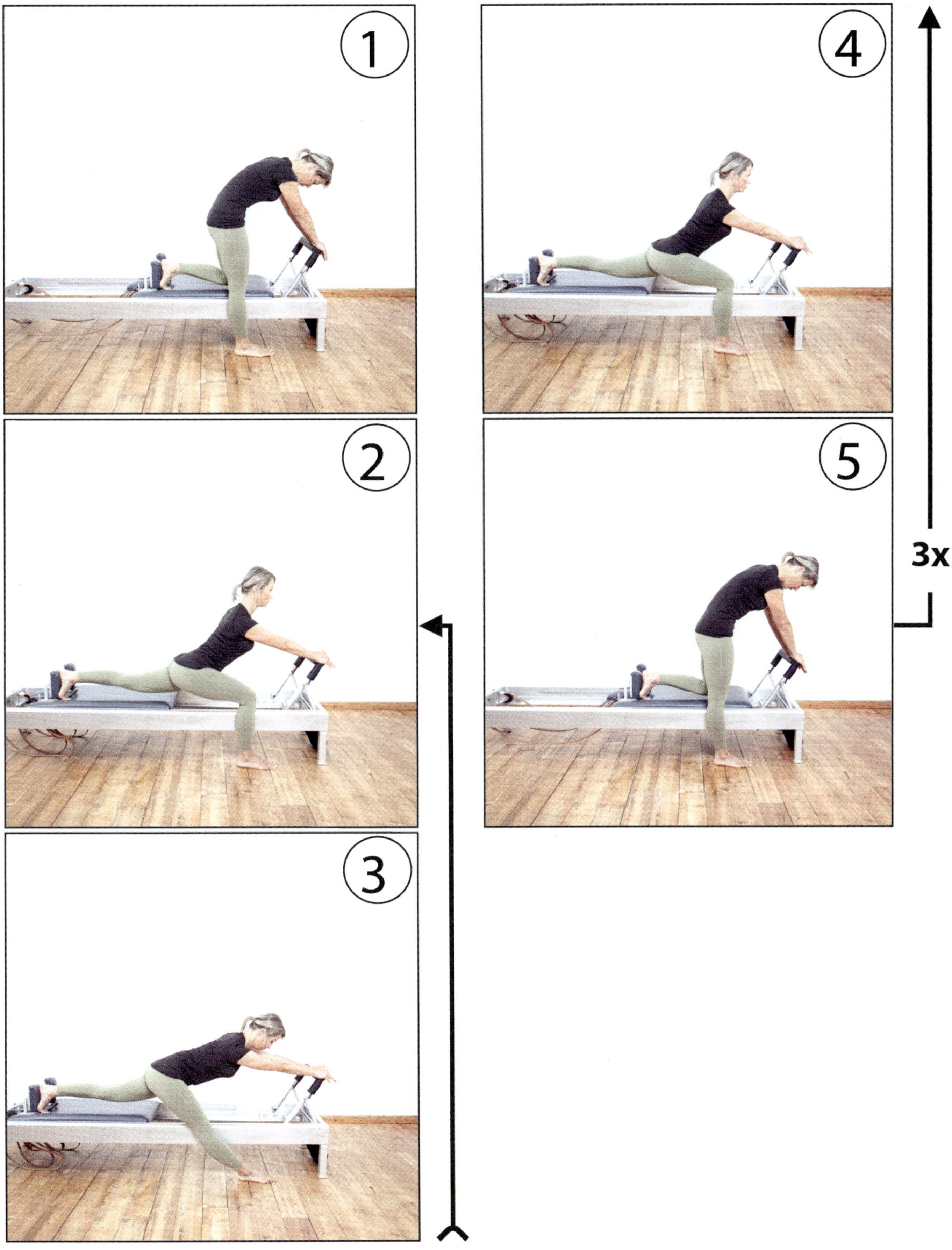

101. 이브 런지–햄스트링 스트레칭 추가

2/3 (이브 젠트리에게서 영감을 받음) Eve's Lunge – Hamstring Stretch Addition

준비: 0.5–2 스프링, 풋바 위로

- 리포머의 오른쪽 옆에서 풋바를 향해 선다.
- 왼발가락을 캐리지에 지지하고 왼발바닥은 어깨 받침대에 댄다. 왼쪽 무릎을 굽혀 캐리지 위에 올린다.
- 오른 다리를 곧게 펴고 오른발이 리포머 프레임에 가까이 위치하게 선다. 오른쪽 다리를 왼쪽 허벅지와 정렬한다.
- 필요한 경우, 오른발 아래에 고무 패드를 놓는다.
- 양손을 풋바의 오른쪽에 나란히 놓는다.
- 양손가락을 풋바에 대고 그 위에 편안하게 눕는다. 손바닥을 풋바의 가능한 가장 높은 지점에 올려 손목을 최대한 구부리지 않도록 한다.
- 팔을 쭉 뻗는다.
- 골반과 등은 큰 C자 커브모양이 되게 한다.

운동 목적:

- 몸을 굽히고 펼때의 척추 가동성을 높인다.
- 캐리지 위에 있는 다리의 엉덩관절 굽힘근(특히, 허리근, 엉덩근)과 서 있는 다리의 햄스트링을 스트레칭한다.

운동 수행: 3회 반복

복부를 안쪽 위로 당긴다. 왼쪽 다리를 천천히 곧게 펴고 동시에 오른쪽 다리를 구부려 캐리지를 밖으로 밀어낸다.
이 과정에서 척추 전체를 굽힌 상태에서 편 상태로 움직인다.

오른쪽 무릎의 위치를 오른쪽 뒤꿈치 위로 유지하고 앞뒤로 움직이지 않는다.

오른쪽 다리를 곧게 펴고 캐리지를 더 멀리 민다. 몸통은 부분적으로 늘어난 상태라기 보다는 곧게 펴진 상태이다.

척추를 다시 C자 커브로 움직이면서 제어된 방식으로 시작 위치로 돌아간다.
왼쪽 무릎을 캐리지 위에서 같은 높이로 계속 유지한다.

방향을 바꾸고 리포머의 왼쪽에 서서 운동을 반복한다.

일반적인 실수:

- 서 있는 다리의 무릎이 발목과의 정렬을 잃고 1단계에서 앞뒤로 움직인다(그림 1~2).
- 이동하는 동안 캐리지 위의 무릎 높이가 바뀐다.
- 전체 동작의 타이밍이 잘 맞지 않고 동기화가 잘 되지 않는다(예: 오른쪽 다리가 이미 완전히 펴진 상태에서 캐리지가 여전히 밖으로 나와 있다).
- 목이나 등을 과도하게 편다.
- 서 있는 다리의 무릎을 한 번에 과도하게 편다.
- 몸 전체, 특히 골반이 비틀어진다.
- 팔이 구부러져 있다.
- 손에 너무 많은 체중이 실린다.

101. 이브 런지-햄스트링 스트레칭 추가

3/3 (이브 젠트리에게서 영감을 받음) Eve's Lunge–Hamstring Stretch Addition

수정 또는 변형:

- 캐리지의 무릎 아래에 고무공(inflatable ball)을 넣어 무릎 위치에 대한 촉각적 피드백을 제공한다.
- 리포머가 너무 높아서 무릎을 캐리지 위에 올려놓을 수 없는 경우, 문 박스나 리포머 박스 위에 선다.
- 무지외반증 등으로 인해 발가락으로 지지할 수 없는 경우, 발가락을 어깨 받침대 아래로 밀어 넣는다. 어깨 받침대의 구조상 이것이 불가능하다면 발을 약간 들어 올려 발가락이 캐리지에 닿지 않도록 한다.

금기 사항/위험 요소: -

102. 이브 런지-아라베스크 변형 Eve's Lunge-Arabesque variation

1/4 (뮤리엘 피카드-델리스에게서 영감을 받음)

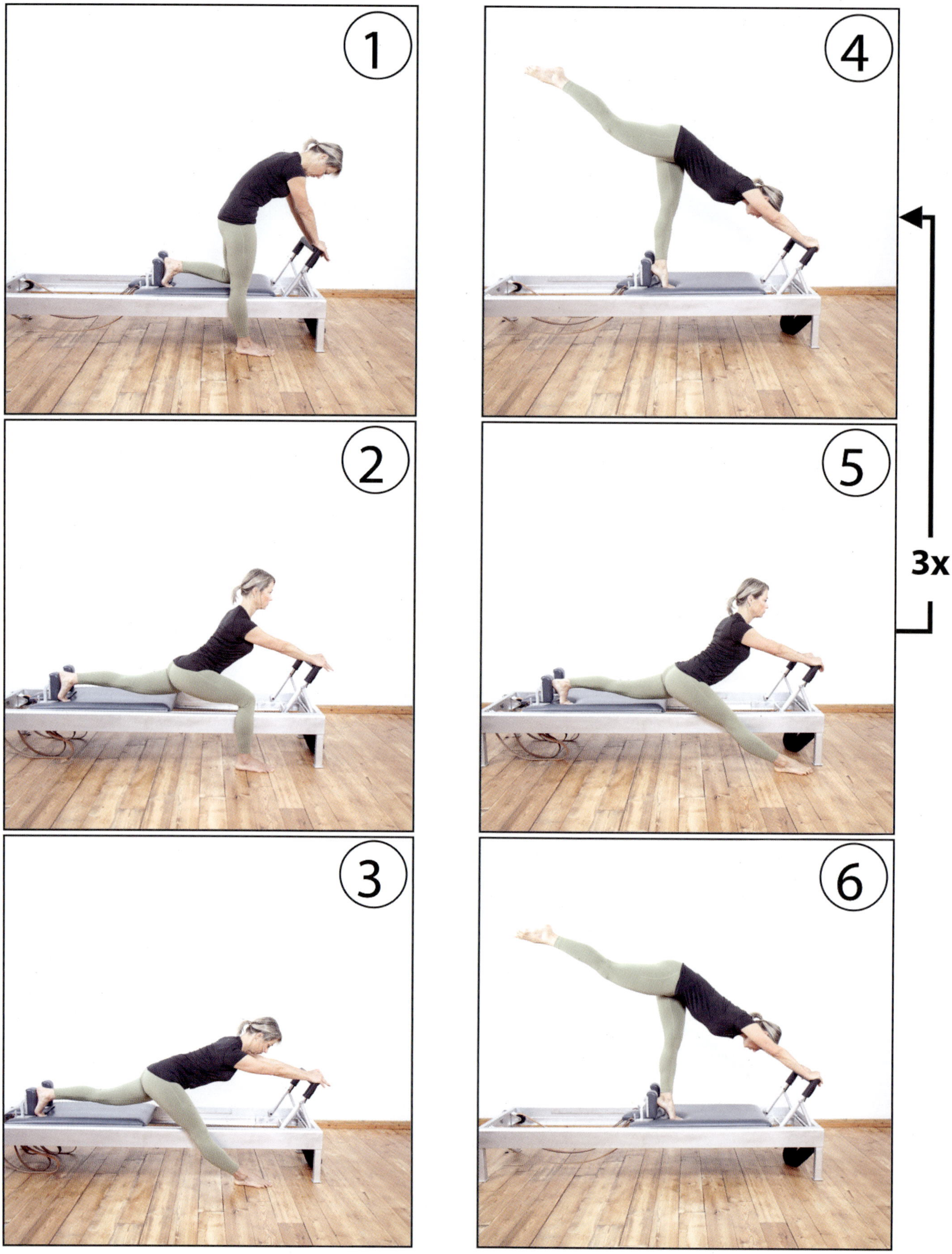

102. 이브 런지 - 아라베스크 변형 Eve's Lunge - Arabesque variation

2/4 (뮤리엘 피카드 - 델리스에게서 영감을 받음)

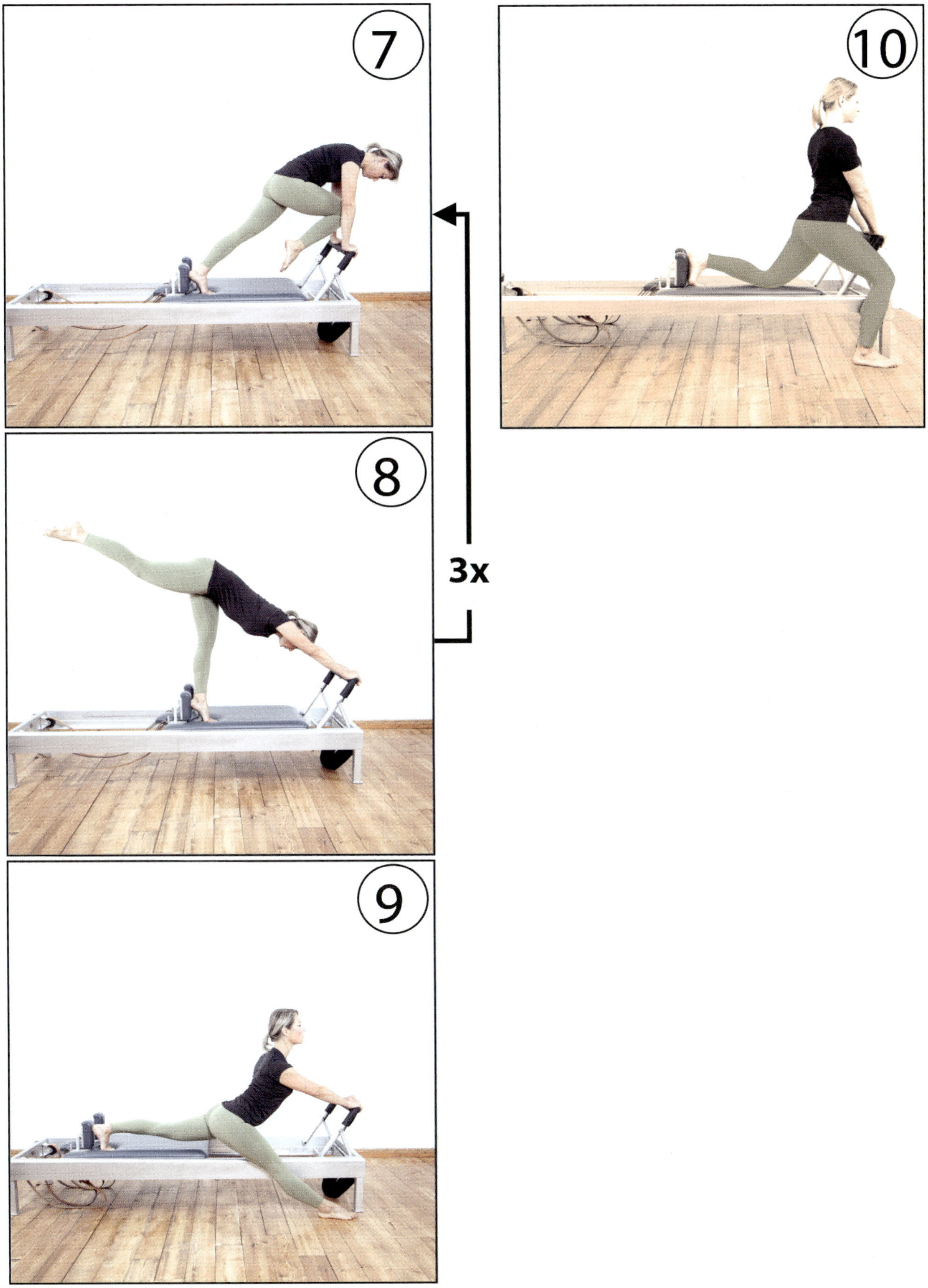

102. 이브 런지-아라베스크 변형 Eve's Lunge-Arabesque variation

3/4 (뮤리엘 피카드-델리스에게서 영감을 받음)

준비: 1-2 스프링, 풋바 위로

- 리포머 오른쪽 옆에서 풋바를 향해 선다.
- 왼발가락을 캐리지에 지지하고 왼발바닥은 어깨 받침대에 댄다. 왼쪽 무릎을 굽혀 캐리지 위에 올린다.
- 오른쪽 다리는 곧게 펴고 오른발을 리포머 프레임에 가깝게 놓는다. 오른쪽 다리를 왼쪽 허벅지와 정렬한다.
- 필요한 경우, 오른발 아래에 고무 패드를 놓는다.
- 양손을 풋바의 오른쪽에 나란히 놓는다. 손목이 최대한 구부러지지 않도록 양손의 바닥을 풋바의 가장 높은 지점에 둔다.
- 양손가락을 풋바 위에 편안하게 얹은 상태에서 손바닥을 풋바 위에 올려놓는다. 손바닥을 풋바의 가장 높은 지점에 두어 손목을 최대한 구부리지 않도록 한다.
- 팔을 쭉 뻗는다.
- 골반과 등은 큰 C자 모양이 되게 한다.

운동 목적:

- 몸을 굽히고 펴는 동작에서 척추의 가동성을 높인다.
- 몸의 앞과 등, 특히 햄스트링과 엉덩관절 굽힘근을 스트레칭한다.
- 유동성, 정확성, 흐름을 통합한 전신 동작을 훈련한다.

운동 수행: 방향 당 1회 수행

복부를 안쪽 위로 당긴다. 왼쪽 다리를 천천히 곧게 펴고 동시에 오른쪽 다리를 구부려 캐리지를 밖으로 밀어낸다.
이 과정에서 척추 전체를 굽힌 상태에서 편 상태로 움직인다.

오른쪽 무릎의 위치를 오른쪽 뒤꿈치 위로 유지하고 앞뒤로 움직이지 않는다.

오른쪽 다리를 곧게 펴고 캐리지가 한꺼번에 밀지 말고 조금씩 여러번 밀어낸다. 몸통이 부분적으로 구부러지지 않고 곧게 펴지므로 허리에 압력이 가해지지 않는다(그림 3). 여기까지 동작을 수행하는 동안 캐리지 위의 왼쪽 무릎 높이를 일정하게 유지한다.

캐리지를 제어된 방식으로 되 돌리는 동안 오른쪽 다리를 앞뒤로 쭉 뻗는다.
"아라베스크". 오른쪽 다리는 약간 바깥쪽으로 돌리고 엉덩이는 제자리를 유지한다. 오른손부터 오른발까지 몸에 긴 선이 만들어진다. 두 다리 모두 길게 각 방향으로 뻗어 있다(그림 4).

캐리지를 다시 밖으로 옮기면서 오른쪽 다리가 리포머의 앞쪽 가장자리와 일직선이 되도록 오른발로 착지하면서 캐리지를 조금씩 여러 번 움직여 다시 돌아온다(그림 5). 3회 반복한다.

스토퍼에 캐리지가 오도록 "아라베스크"로 다시 돌아온다(그림 6).
캐리지를 잡고 오른쪽 무릎을 가슴쪽으로 당기면서 골반을 앞쪽으로 내린다(그림 7). 캐리지를 움직이지 않고 "아라베스크" 자세로 돌아간다(그림 8). 3회 반복한다.

캐리지를 다시 밖으로 밀면서 오른쪽 다리를 리포머의 앞쪽 가장자리에 맞춰 오른발로 착지하면서 캐리지를 조금씩 여러 번 움직여 다시 돌아온다(그림 9).
오른쪽 다리를 구부려 캐리지를 다시 스토퍼로 가져온다.

방향을 전환한다.

102. 이브 런지-아라베스크 변형 Eve's Lunge-Arabesque variation

4/4 (뮤리엘 피카드-델리스에게서 영감을 받음)

일반적인 실수:

- 전체 동작의 타이밍이 맞지 않아 유동성과 정확성이 떨어진다.
- 목이나 등을 뻗을 때 목이 과도하게 꺾인다.
- 몸 전체가 비틀어진다.
- 팔이 구부러지거나 과도하게 펴진다.
- 손에 너무 많은 체중이 실려 있다.
- "아라베스크" 자세에서 다리를 충분히 들어 올리기 위해 엉덩이도 돌아간다. 골반의 회전을 보정하기 위해 어깨/몸통이 돌아간다.
- "아라베스크" 자세에서 오른쪽 다리를 공중에 띄운 채 런지 자세로 전환할 때 캐리지가 움직인다.

수정 또는 변형: -

금기 사항/위험 요소:

- 스프링이 충분하지 않으면 떨어질 위험이 있다.

103. 이브 런지 – 스트레칭 변형 Eve's Lunge – Stretch variation

1/3 (라엘 이사코비치에게서 영감을 받음)

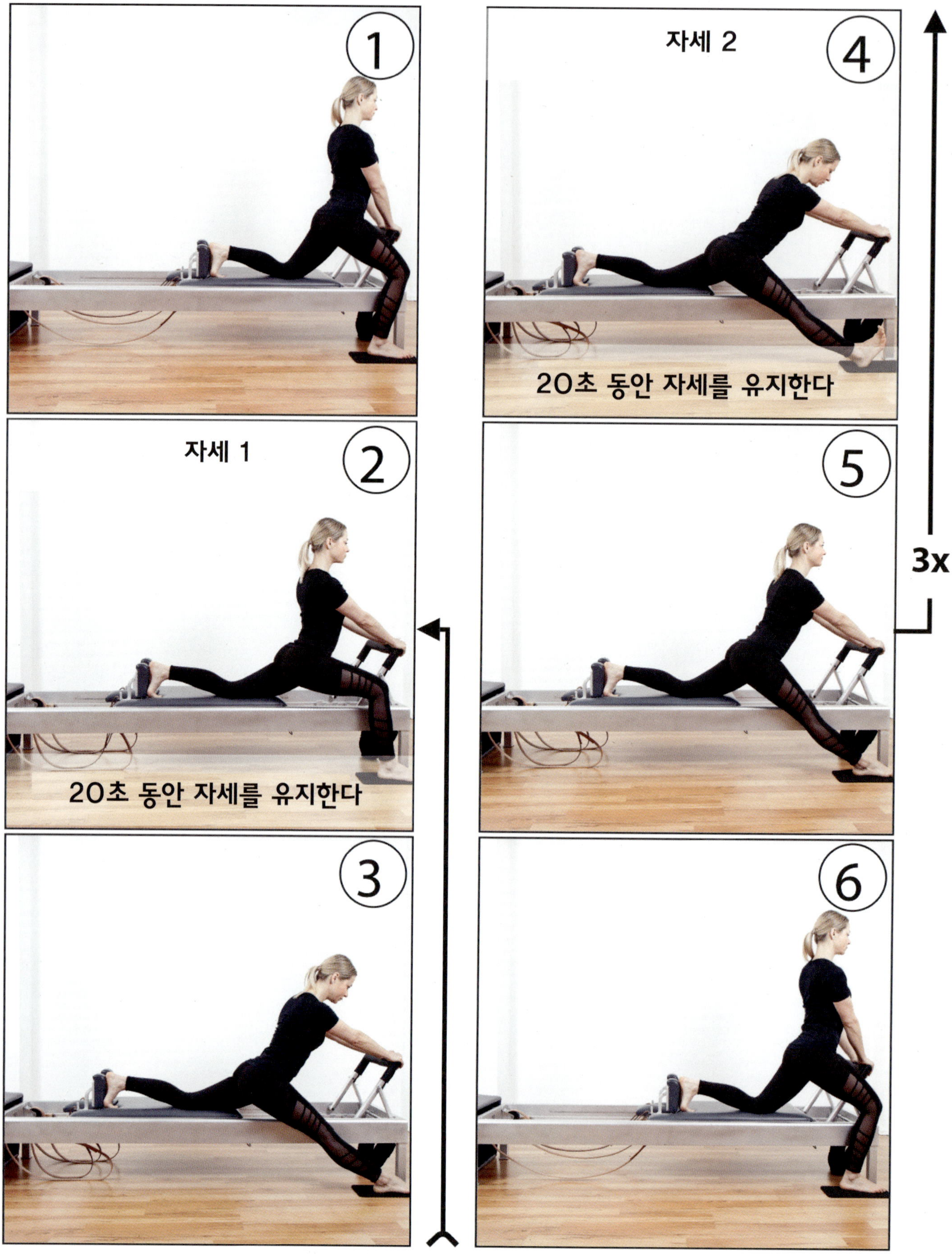

103. 이브 런지-스트레칭 변형 Eve's Lunge - Stretch variation
2/3 (라엘 이사코비치에게서 영감을 받음)

준비: 0.5-2 스프링, 풋바 위로

- 리포머 오른쪽 옆에 풋바를 향해 선다.
- 오른발을 리포머 프레임에 가깝게 놓고 발을 앞쪽 가장자리에 맞춘다.
- 필요한 경우, 오른발 아래에 고무 패드를 놓는다.
- 왼쪽 발을 어깨 받침대에 대고 무릎을 어깨 받침대와 일직선이 되도록 캐리지에 놓는다.
- 양손을 풋바의 오른쪽 끝에 되도록 나란히 놓는다.
- 손가락을 풋바 위에 편안하게 얹은 상태에서 손바닥을 풋바 위에 올려놓는다. 손바닥을 풋바의 가장 높은 지점에 올려 손목을 최대한 구부리지 않도록 한다.
- 팔은 쭉 뻗는 것이 좋다.
- 팔과 손은 체중의 일부를 지탱하며 스트레칭의 강도를 조절하는 데 사용할 수 있다.
- 정면을 똑바로 바라본다.

운동 목적:

엉덩관절 굽힘근(특히 허리근, 엉덩근)과 다리 뒤쪽 전체를 스트레칭한다.

운동 수행: 3회

복부를 안쪽 위로 당겨 복부 긴장을 높인다. 왼쪽 뒤꿈치를 눌러 캐리지를 바깥쪽으로 밀면서 오른쪽 무릎을 천천히 구부린다.

자세 1:

오른쪽 무릎이 오른발뒤꿈치 바로 뒤에 오면 캐리지 이동을 멈춘다.
이 자세를 약 20~30초간 유지하거나 3~4회 천천히 숨을 쉰다.

골반이 돌아가지 않고 안정적인지 확인하여 자연스럽게 스트레칭 강도를 줄일 수 있다. 왼쪽 엉덩관절 굽힘근의 스트레칭은 골반을 뒤쪽으로 기울여 강화할 수 있다(개인 취향에 따라 다름).

스트레칭을 할 때는 항상 몸을 천천히 움직여야 하며 근육은 스트레칭에 "저항"하지 말고 이완해야 한다.

자세 2:

오른발을 바닥에 평평하게 대고 오른쪽 다리를 가능한 한 많이 편다(스트레칭 강도에 주의한다). 골반은 안정적인 수평을 유지해야 한다. 시선을 바꾸어 아래를 내려다본다. 그런 다음 뒤꿈치만 바닥에 닿도록 발을 구부리고 들어 올린다. 약 20~30초 동안 자세를 유지하거나 3~4회 천천히 숨을 쉰다.

골반을 앞쪽으로 기울여 오른쪽 다리 뒤쪽(허벅지와 종아리)의 스트레칭을 강화할 수 있다(개인 취향에 따라).

그런 다음 오른쪽 발바닥을 다시 바닥에 대고 오른쪽 다리를 구부려 제자리로 돌아온다.
1. 골반이 약간 아래로 내려가도록 캐리지를 너무 많이 뒤로 가져오지 않는다. 위의 자세 1과 2에서 설명한 대로 첫 번째 스트레칭을 한 번 더 수행한 다음 두 번째 스트레칭을 수행한다. 2. 두 번의 스트레칭을 세 번째로 반복하여 골반이 다시 약간 아래로 내려가도록 한다. 이러한 방식의 스트레칭으로 근육의 길이가 유지되고 심지어 늘어날 수도 있다.

103. 이브 런지-스트레칭 변형 Eve's Lunge - Stretch variation 3/3 (라엘 이사코비치에게서 영감을 받음)

일반적인 실수:

- 자세 1에서 등이 움푹 패일 위험이 있다.
- 엉덩관절 굽힘근 쪽으로 회전하여 자세 1에서 스트레칭을 빠뜨린다.
- 자세 1에서 척추가 둥글게 굽는다.
- 처음부터 스트레칭 강도가 너무 높아서 근육이 늘어나지 않고 짧아진다.
- 몸 전체가 비틀어진다.
- 팔이 구부러진다(다른 리포머 높이에 대해서는 아래 '수정 또는 변형' 참조).
- 어깨가 올라가고 머리는 숙여진다.

수정 또는 변형:

- 무릎에 문제가 있는 경우, 캐리지와 무릎 사이에 무언가를 놓거나 운동을 할 때 뒤에 있는 다리(여기서는 왼쪽 다리)를 완전히 편다.
- 무지외반증 등으로 인해 발가락을 발등 쪽으로 굽힐 수 없는 경우, 발가락을 어깨 받침대 아래로 밀어 넣는다. 어깨 받침대의 구조상 이것이 불가능할 경우, 발가락이 캐리지에 닿지 않도록 발을 살짝 들어 올린다.
- 1번 자세에서 오른손을 엉덩이에 올리고 천천히 오른쪽으로 돌린다. 이런 식으로 엉덩관절 굽힘근의 스트레칭이 강화된다. 2번 자세에서도 엉덩관절 굽힘금의 스트레칭에 초점을 맞춰 동일한 동작을 수행한다.
- 1번 자세에서 약 20초 후 다리 전체를 캐리지에 대고 아래쪽으로 누른다.
  무릎의 민감도에 따라 발로만 누른다. 사용 가능한 힘의 약 30~50%로 5~30초간 누른다. 그런 다음 힘을 뺀다. 엉덩관절 굽힘근의 스트레칭이 줄었는지 확인한다. 줄었다면 스트레칭을 시작할 때와 같은 스트레칭 강도에 도달할 때까지 캐리지를 조금 더 밖으로 밀어낸다. 이 자세를 1분간 더 유지한다. 이 경우, 3회 반복하기는 하지 않는다.
- 2번 자세에서 약 20초 후 뒤꿈치를 통해 또는 종아리 스트레칭을 수행하지 않고 발바닥을 통해 다리 전체를 바닥에 대고 누른다. 사용 가능한 힘의 약 30~50%로 5~30초간 누른다. 그런 다음 힘을 뺀다. 엉덩관절 굽힘근의 스트레칭이 줄어드는지 확인한다. 줄어들었다면 스트레칭을 시작할 때와 같은 스트레칭 강도에 도달할 때까지 캐리지를 조금 더 밖으로 밀어낸다. 이 자세를 1분간 더 유지한다. 이 경우, 3회 반복하기는 하지 않는다.
- 2번 자세에서 구부린 발을 안쪽과 바깥쪽으로 돌린다. 이 동작은 무릎 아래에서 이루어져야 하며 종아리 근육의 여러 부위에 영향을 주어야 한다.
- 프레임 내에서 동일한 운동을 수행한다. 즉, 정강이가 스프링 바에 거의 닿을 정도로 앞에 있는 발(여기서는 오른발)이 프레임에 위치하도록 한다.
- 리포머는 종류별로 높이가 다 다르다. 위 그림은 표준 리포머 높이에 따른 스트레칭을 보여준다. 리포머의 높이가 더 높으면(예: 밸런스드 바디 클리니컬 리포머®) 엉덩관절 굽힘근의 스트레칭이 거의 자동으로 강화된다.
  이 경우, 풋바에서 팔을 뻗은 상태를 유지하기 어려울 수 있다.
  이 경우, 가능하면 풋바 높이를 낮춘다.

금기 사항/위험 요소:

- 뻗은 다리 뒤쪽의 근육이 찢어질 위험이 있다. 근육에 저항이나 스트레스가 느껴지면 스트레칭 강도를 줄인다.
- 무릎을 과도하게 편 상태에서 서 있는 다리의 무릎을 2번 자세의 다리와 일직선이 되도록 유지한다(약간 구부러진 느낌이 들 것이다).

104. 무릎 발레 스트레칭 시리즈-앞

1/3

Kneeling Ballet Stretches Series-Front

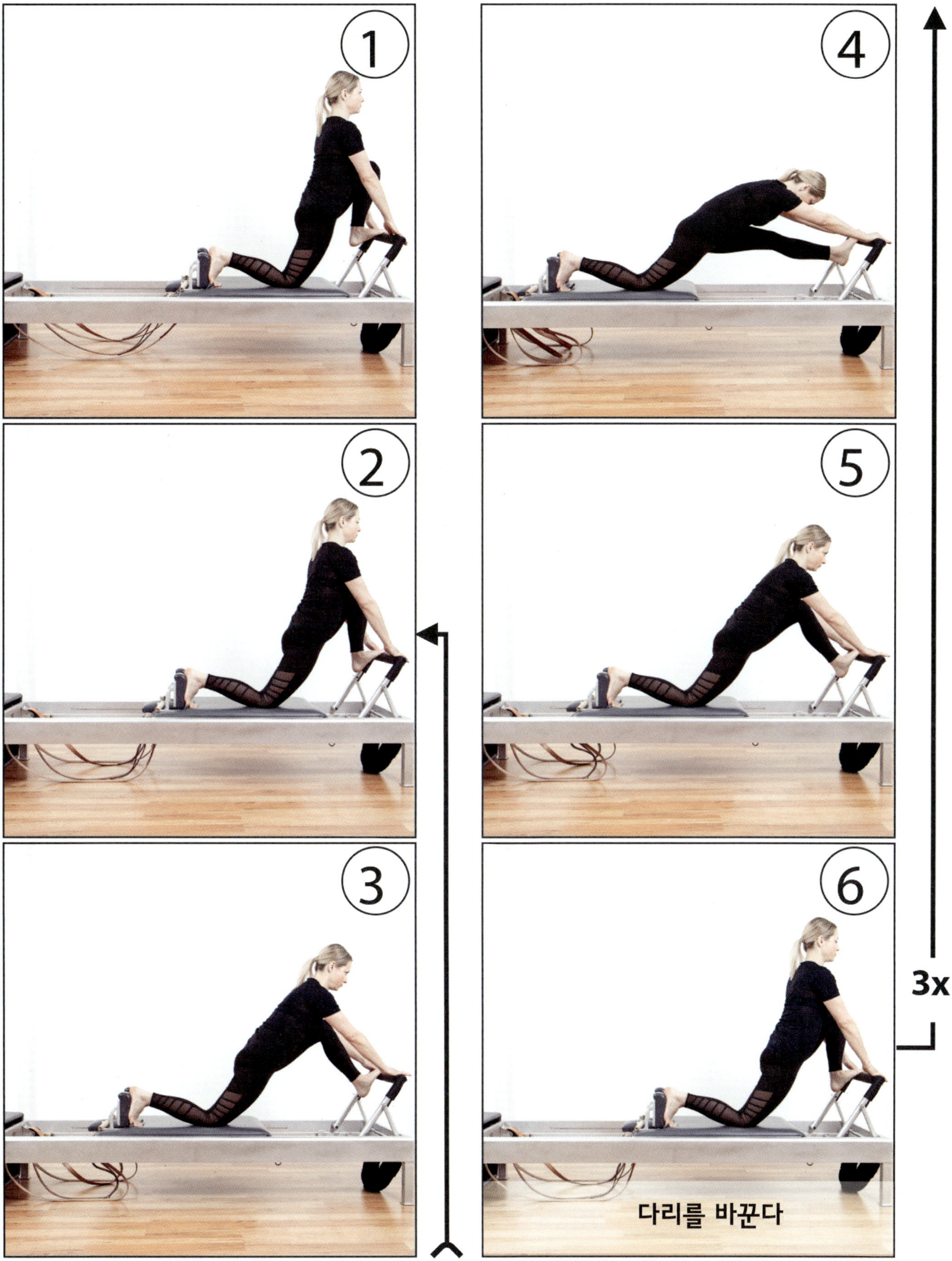

104. 무릎 발레 스트레칭 시리즈 - 앞

2/3 **Kneeling Ballet Stretches Series - Front**

준비: 1-2 스프링, 풋바 위로

- 리포머 캐리지에서 풋바를 향해 무릎을 꿇는다. 오른발은 오른쪽 어깨 받침대에 놓는다.
- 가능하면 오른 발가락을 발등쪽으로 굽힌다.
- 다음 준비 과정에서 캐리지가 스토퍼에 고정된다.
- 왼발을 풋바에 올려놓는다. 정면에서 봤을 때 왼발이 왼쪽 엉덩이와 일직선이 되도록 한다.
- 양손은 어깨 너비 또는 약간 넓게 벌려 풋바 위에 놓는다.
- 손바닥을 풋바 위에 놓고 손가락은 쭉 편다.
- 손목이 최대한 구부러지지 않도록 양손바닥을 풋바에 올려놓는다.
- 정면을 똑바로 바라본다.

운동 목적:

- 캐리지 위에 있는 다리의 엉덩관절 굽힘근을 스트레칭한다. 풋바에 있는 다리 뒤쪽과 종아리 근육을 스트레칭한다.

운동 수행: 10회 반복

복부를 안쪽 위로 당긴다.

오른쪽 다리(캐리지에 있는 다리)로 캐리지를 천천히 밀어내는 것으로 시작한다. 결과적으로 풋바에 있는 왼쪽 다리는 완전히 펴질 때까지 천천히 곧게 펴진다. 다리를 바라본다. 엉덩이를 가능한 한 낮게 유지하면서 캐리지를 제어된 방식으로 되돌린다.

3회~5회 반복한 후 두 다리의 위치를 바꾼다.

일반적인 실수:

- 무릎이 안정성을 잃고 움직일 때 흔들린다.
- 캐리지의 움직임이 풋바의 다리에 의해 시작된다.
- 캐리지가 스토퍼에 돌아왔을 때에도 앞으로 몸통을 숙인 상태가 유지된다.
- 엉덩이가 정렬을 잃고 비틀어진다.
- 최종 자세로 너무 빨리 이동한다. 이는 몸에도 좋지 않을 뿐 아니라 근육 스트레칭이 충분히 이뤄지지 않게 된다.

104. 무릎 발레 스트레칭 시리즈-앞

3/3 Kneeling Ballet Stretches Series-Front

수정 또는 변형:

- 시작 자세가 어려운 경우, 풋바를 한 단계 낮추거나 플랫폼 위에 놓는다.
- 운동하는 동안 골반을 일정한 높이로 유지한다. 이렇게 하면 엉덩관절 굽힘근의 스트레칭이 줄어든다.
- 운동을 시작할 때 엉덩이를 오른쪽 무릎 위에 위치시키고 운동 내내 그 자세를 유지한다. 이렇게 하면 운동하는 동안 오른쪽 허벅지가 수직으로 유지되고, 엉덩관절 굽힘근은 스트레칭이 되지 않는다.
- 손바닥이 아래를 향하도록 팔을 옆으로 쭉 뻗는다.
- 무지외반증 등으로 인해 발(여기서는 왼발)을 어깨 받침대에 대고 발가락을 발등 쪽으로 굽힐 수 없는 경우, 발가락을 어깨 받침대 아래로 밀어 넣는다. 어깨 받침대의 구조상 이것이 불가능할 경우, 발가락이 캐리지에 닿지 않도록 발을 살짝 들어 올린다.
- 캐리지에 올린 오른 다리 무릎이 압력에 민감한 경우, 운동을 할 때 작은 쿠션을 밑에 놓거나 다리를 뒤로 완전히 편다(여기서는 왼쪽 다리).

금기 사항/위험 요소:

- 최근 무릎 수술을 받은 경우, 이 동작을 하지 않는다.
- 스트레칭이 너무 강하거나 스프링 장력이 너무 적은 상태에서 운동을 수행하면 풋바에 올린 다리 뒤쪽을 다칠 위험이 있다.
- 좌골 신경통이 있는 경우, 좌골 신경이 아프지 않은 한도 내에서만 스트레칭을 수행한다.

105. 무릎 발레 스트레칭 시리즈-옆

1/2 (패브리체 라미고에게서 영감을 받음)

Kneeling Ballet Stretches Series-Side

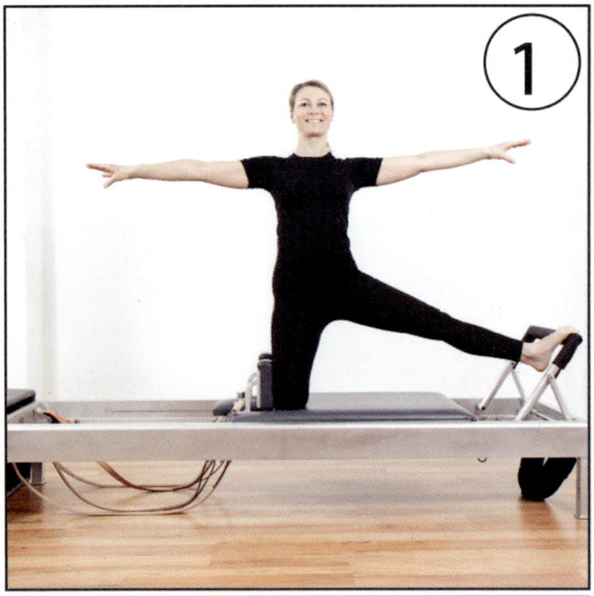

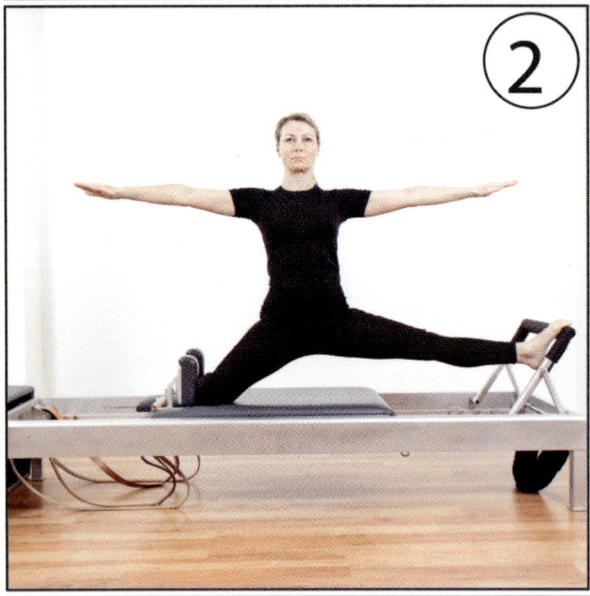

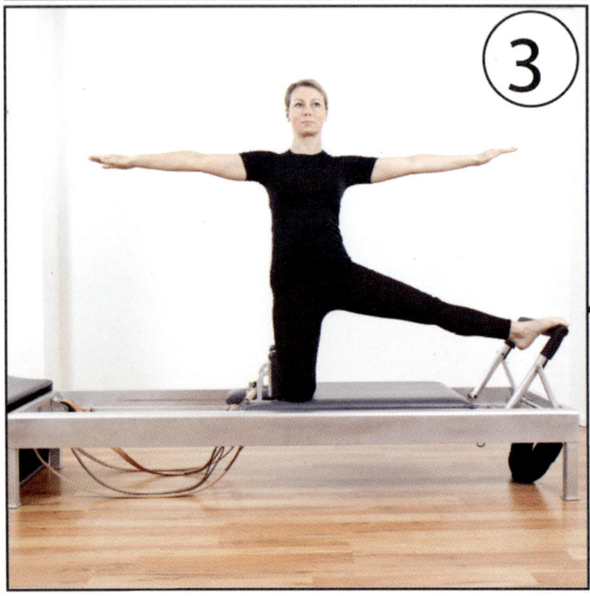

3x

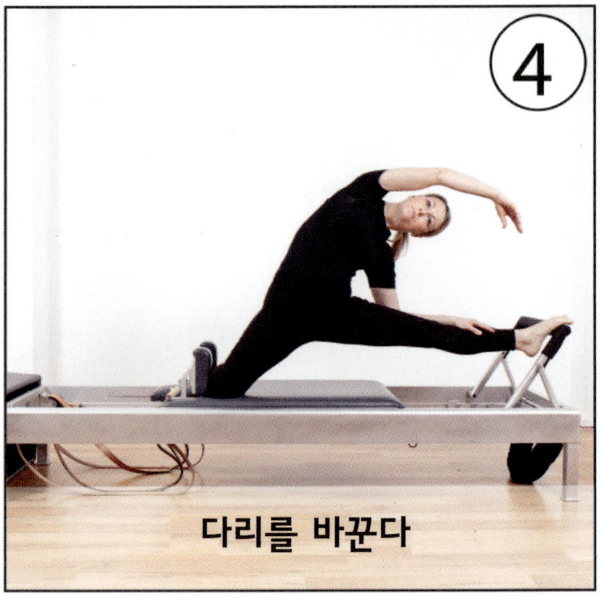

105. 무릎 발레 스트레칭 시리즈-옆

2/2(패브리체 라미고에게서 영감을 받음) Kneeling Ballet Stretches Series-Side

준비: 1-2 스프링, 풋바 위로

- 캐리지에 옆으로 무릎을 꿇고 앉는다
- 오른쪽 정강이를 어깨 받침대에 댄다.
- 왼발을 풋바에 올려놓고 풋바의 가장자리 쪽으로 이동한다.
- 왼쪽 다리를 쭉 뻗는다.
- 팔은 옆으로 쭉 뻗고 손바닥은 아래를 향한다.

운동 목적:

- 다리 안쪽을 스트레칭한다.

운동 수행: 3-5회 반복

복부를 안쪽 위로 당긴다.
스프링의 저항에 대항하여 오른쪽 다리(캐리지에 있는 다리)를 바깥쪽으로 밀어서 캐리지를 천천히 밖으로 이동한다. 풋바에 있는 왼쪽 다리는 늘어난 상태로 유지한다. 오른쪽 다리가 더 이상 오른쪽 어깨와 일직선이 되지 않고 몸의 중심 아래로 더 이동하더라도 캐리지를 제어된 방식으로 되돌린다.

이 동작을 3회~5회 반복한 다음 캐리지를 되돌리기 전에 캐리지를 열어두고 손을 뻗은 다리에 올려놓은 상태에서 풋바를 향해 옆으로 구부리면서 운동을 마친다(그림 4).

방향을 바꾼다.

일반적인 실수:

- 풋바에 올린 다리가 쭉 뻗은 상태를 유지하지 못한다.
- 상체가 앞뒤로 기울어진다.
- 최종 자세로 너무 빨리 이동한다. 이는 몸에도 좋지 않을 뿐 아니라 근육 스트레칭이 충분히 이뤄지지 않게 된다.

수정 또는 변형:

- 시작 자세가 어려운 경우, 풋바를 한 단계 낮춘다.
- 측면 스트레칭의 경우, 손을 쭉 뻗은 다리 위에 올려놓지 않고 손바닥이 위를 향하게 하여 하복부 앞에 위치시킨다.
- 대체 동작으로 손을 깍지 껴서 머리 뒤에 둘 수도 있다.

금기 사항/위험 요소:

- 최근 무릎 수술을 받은 경우, 이 운동을 하지 않는다.
- 캐리지를 홈으로 되돌릴 때 주의하지 않으면 넘어질 위험이 있다.
- 스트레칭 강도가 너무 높거나 스프링 장력이 충분하지 않은 경우, 스트레칭한 다리에 부상 위험이 있으니 주의한다.

106. 무릎 발레 스트레칭 시리즈-뒤

1/2 (캐시 코리) Kneeling Ballet Stretches Series-Back

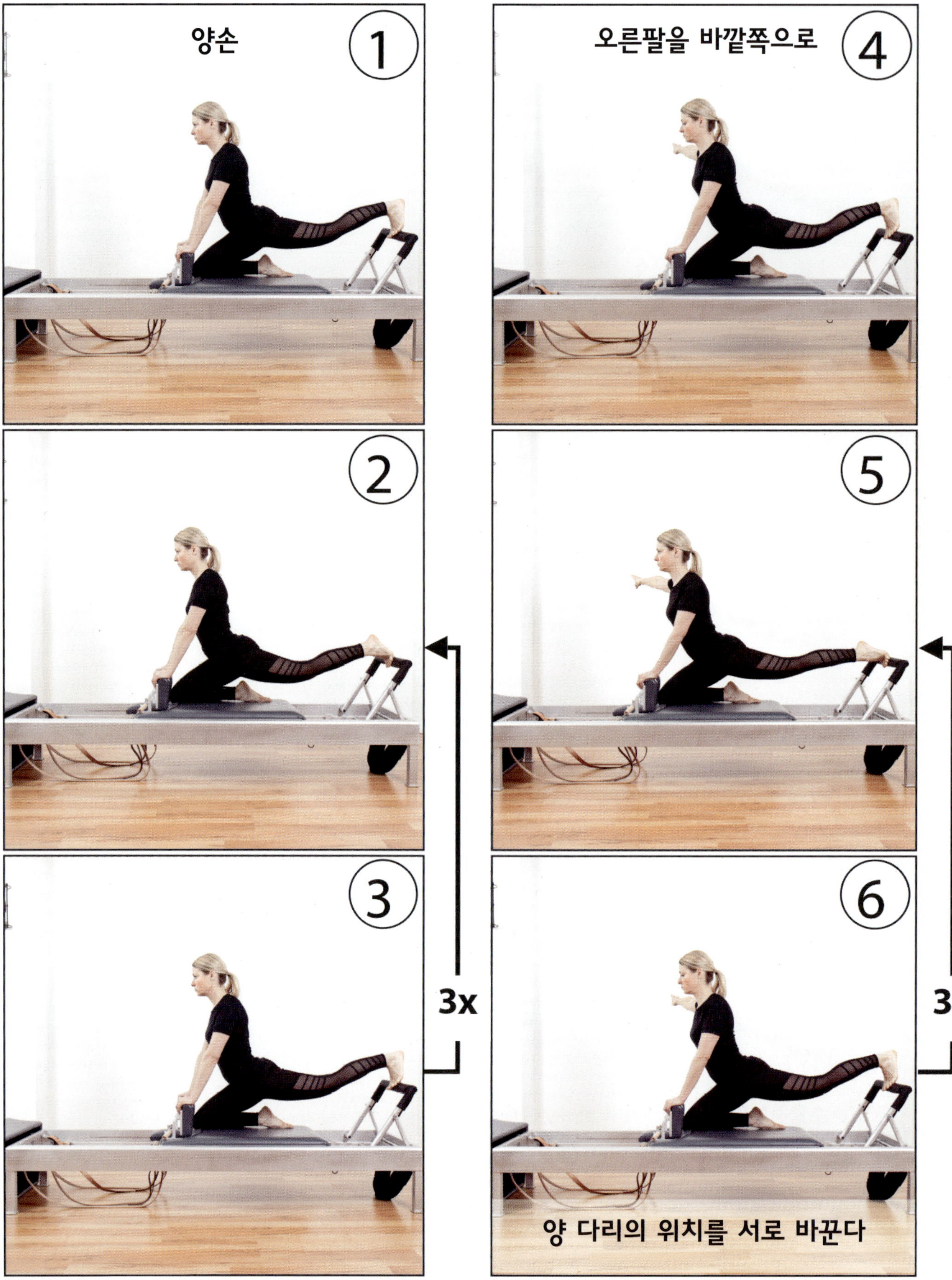

양손
1
2
3
3x
오른팔을 바깥쪽으로
4
5
6
3x
양 다리의 위치를 서로 바꾼다

106. 무릎 발레 스트레칭 시리즈-뒤

1/2 (캐시 코리) Kneeling Ballet Stretches Series – Back

준비: 1-2 스프링, 풋바 위로

- 리포머 뒤쪽을 바라보면서 캐리지 위에 무릎을 꿇는다.
- 오른쪽 무릎은 오른쪽 어깨 받침대에 놓는다.
- 왼발을 풋바에 올려놓는다. 왼발은 왼쪽 엉덩이와 일직선이 되도록 한다.
- 풋바에 올린 왼발을 구부린다.
- 왼쪽 다리를 쭉 뻗고 오른쪽 무릎을 최대한 앞으로 민다. 이렇게 하면 엉덩이가 오른쪽 뒤꿈치 위에 가능한 한 낮게 위치하여 거의 앉은 자세가 되고 캐리지가 밖으로 이동하면서 스프링이 열린다.
- 양손은 어깨 받침대에 올려놓고 팔은 완전히 뻗는다. 양손에 가능한 한 적은 무게를 싣도록 한다. 등이 움푹 들어가지 않도록 가슴과 머리를 들어 올린다.

운동 목적:

- 엉덩관절 굽힘근과 풋바에 올린 다리의 종아리를 스트레칭한다.

운동 수행: 3-5회 반복

복부를 안쪽 위로 당긴다. 왼발을 풋바에 대고 쭉 뻗어 캐리지를 조금 더 바깥쪽으로 이동시킨다. 그런 다음 왼발을 다시 구부린다. 이때 엉덩이는 가능한 한 낮게 유지한다.

이 동작을 3회~5회 반복한 다음 오른팔을 옆으로 쭉 뻗고 이 자세에서 운동을 반복한다.

그런 다음 오른쪽과 왼쪽을 서로 바꾼다.

일반적인 실수:

- 손에 체중이 과도하게 실린다.
- 다리 뒤쪽의 스트레칭이 거의 되지 않거나 자꾸 구부러진다.

수정 또는 변형:

- 시작 자세가 어려운 경우, 풋바 높이를 한 단계 낮춘다.
- 운동의 두 번째 부분에서는 왼팔을 옆으로 쭉 뻗는다(다리를 뒤로 뻗은 쪽에서). 이렇게 하면 안정적이면서도 약간 난이도를 높인 운동을 할 수 있다.
- 캐리지의 오른쪽 무릎이 압력에 민감하다면 그 아래에 작은 쿠션을 놓는다.
- 또는 운동의 두 번째 파트를 위해 양팔을 옆으로 쭉 뻗는다.

금기 사항/위험 요소:

- 최근에 무릎 수술을 받은 사람은 이 운동을 하지 않는다.
- 엉덩이 정렬이 흐트러진다.
- 허리가 너무 휘어진다.

107. 풋바에 손 올리기 변형 동작 Front Splits Variations Hands on Footbar

1/2 (브랜트 앤더슨에게서 영감을 받음)

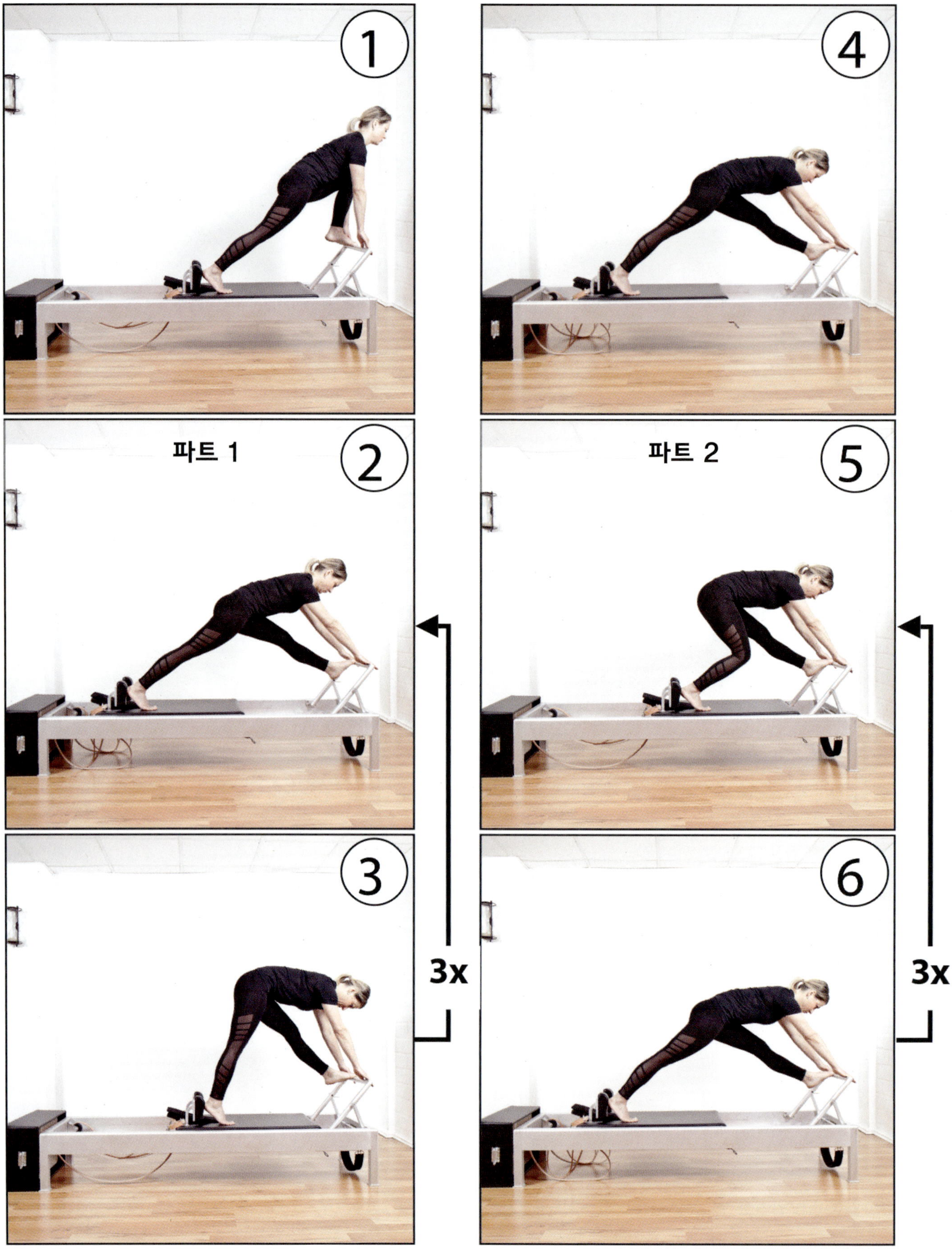

107. 풋바에 손 올리기 변형 동작 Front Splits Variations Hands on Footbar 2/2 (브랜트 앤더슨에게서 영감을 받음)

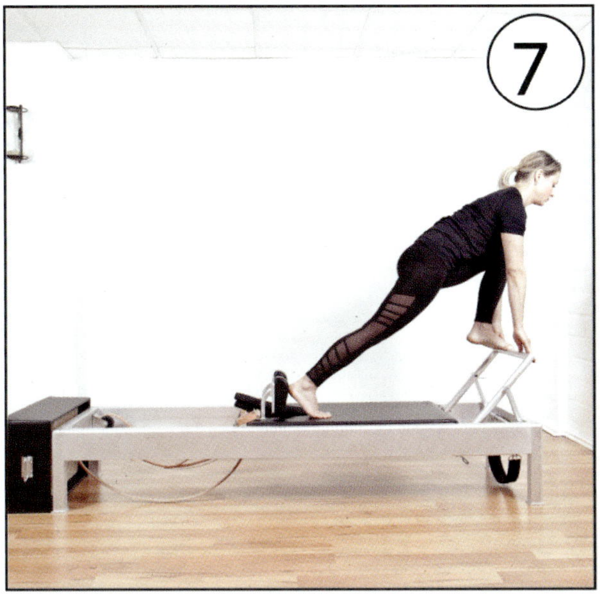

준비: 1-2 스프링, 풋바 위로

- 풋바를 보면서 리포머 캐리지의 제일 윗 부분에 선다.
- 오른쪽 뒤꿈치를 오른쪽 어깨 받침대의 중간지점 즈음에 댄다.
- 왼발은 양손 사이의 풋바에 올린다.
- 발가락을 벌린다.
- 오른쪽 다리는 쭉 뻗고 왼쪽 다리는 구부린다.
- 몸통을 최대한 길게 늘린다.

운동 목적:

- 다소 어려울 수 있는 자세에서 엉덩관절 굽힘근과 엉덩관절 폄근의 안정화를 훈련한다.
- 다리 뒤쪽을 스트레칭한다.
- "리포머 매뉴얼 파트 1-전통 운동"에서 "풋바에 손 올리기" 동작에 추가한다.

운동 수행: 3-5회 반복

뒤쪽(오른쪽) 다리에 힘을 주어 캐리지를 밖으로 밀기 시작한다. 거의 동시에 앞에 있는 다리를 펴되 몇 초 후에 편다. 캐리지가 움직이는 동안 골반을 일정한 높이로 유지한다. 캐리지를 과도하게 밀거나 왼쪽 다리를 너무 세게 펴지 않는다.

파트 1:
양쪽 다리의 스트레칭 상태를 유지하면서 캐리지를 스토퍼로 되돌렸다가 다시 뺀다. 3회~5회 반복한다.

파트 2:
골반을 일정한 높이로 유지하면서 캐리지를 다시 밖으로 민다. 이제 오른쪽 다리를 구부리고 (골반의 높이는 바뀌지 않음) 캐리지를 스토퍼로 완전히 되돌린다. 오른쪽 다리를 다시 펴고 캐리지를 다시 밖으로 민다. 3회~5회 반복한다.

초기 시작 위치로 돌아간다.

일반적인 실수:

- 처음부터 골반 높이가 너무 낮아서 파트 2 운동을 수행할 수 없다.
- 운동 중 골반이 들리거나 내려간다.
- 움직임을 수행할 때 정확성이 부족하고 속도가 너무 빠르다.
- 캐리지를 더 멀리 밀어내려고 골반 또는 척추를 돌린다.
- 캐리지가 스토퍼에 가볍게 닿지 않고 너무 세게 닿는다.

수정 또는 변형: -

금기 사항/위험 요소: -

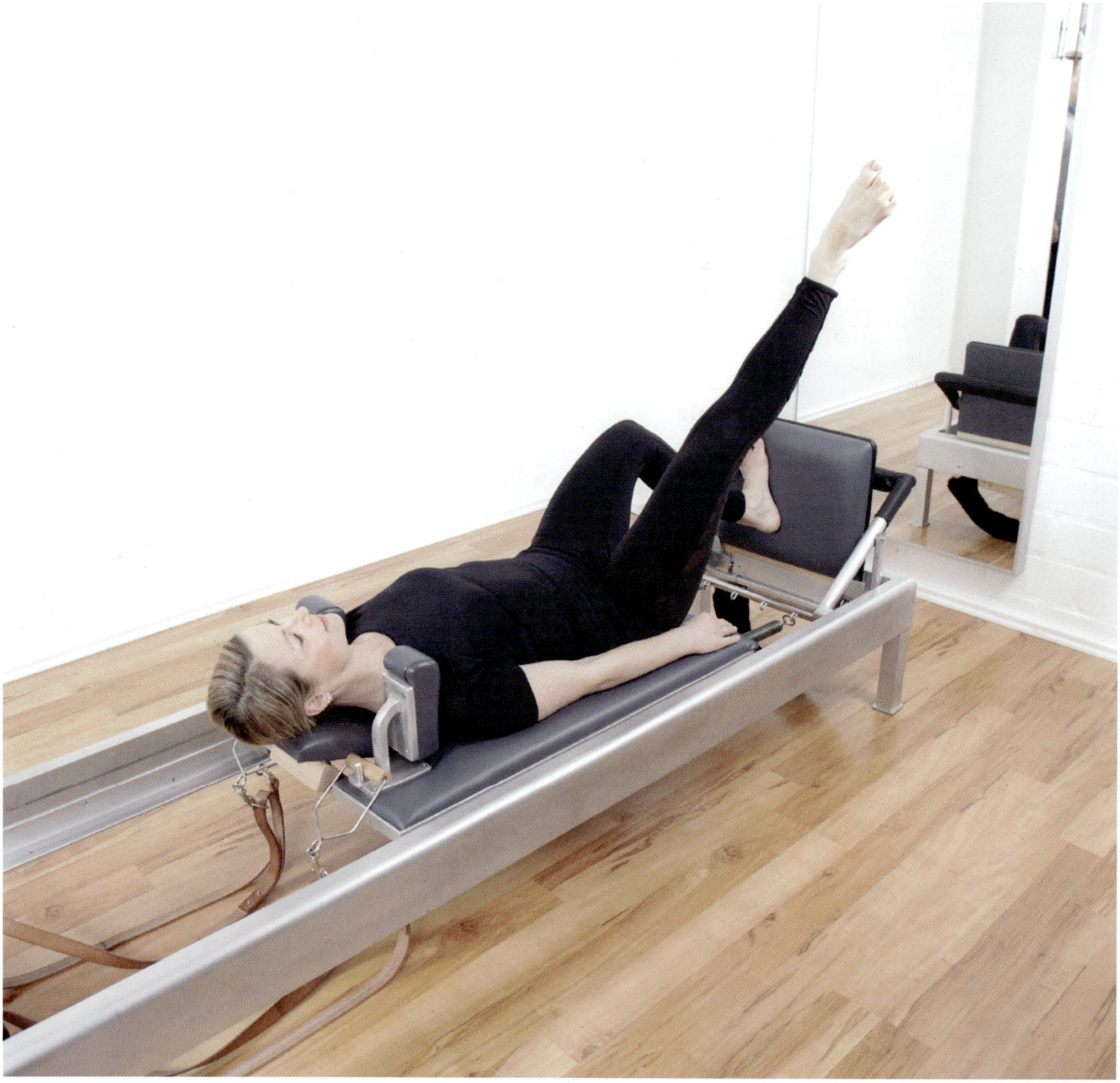

점프보드 운동
Jumpboard Exercises

점프보드 개요 Introduction to the Jumpboard

노라 고메즈-디아즈 by Nora Gomez-Dears

점프보드는 1990년대 초부터 리포머의 일부로 추가되어 판매된 인기 도구이다. 조셉 H. 필라테스가 점프보드를 만들었다고 생각하는 사람들이 많은데 사실은 아니다. 점프보드는 조셉 H. 필라테스가 사망한 지 몇 년 후 몇몇 필라테스 원로들의 필요에 의해 설계 및 개조한 '도구'이다. 점프보드의 제작, 디자인 및 영감은 리포머의 전체 길이에 대한 디자인 변경으로 이어졌다. 이 장의 목표는 점프보드의 시작, 디자인, 제작, 기술 및 간략한 생체역학적 고려 사항에 대한 일반적인 이해를 독자에게 제공하는 것이다.

점프보드는 일반적으로 나무, 패딩 및 비닐, 고무 처리된 폴리에스테르 섬유가 있는 금속 또는 패딩 및 비닐이 있는 금속으로 구성된다. 점프보드는 리포머의 앞쪽(풋바 쪽)에 배치되며, 제조사에 따라 볼트를 통해 프레임에 삽입하여 고정하거나, 풋바를 뒤로 들어 올린 상태에서 볼트로 고정하거나, 마찰력이 있는 금속 기둥 세트를 사용하여 고정할 수 있다. 점프보드의 치수는 건축 자재와 마찬가지로 업체에 따라 다르다. 필라테스 강사는 일반적으로 리포머 전용으로 제작된 점프보드를 선택한다. 어떤 제품을 쓸지는 다양한 업체의 모델 중에서 선택할 수 있다. 보통은 점프보드의 크기(예: 작은 점핑 표면과 큰 점핑 표면), 착지 표면의 패딩의 양, 비닐 색상 등을 고려하여 선택한다.

점프보드를 "전통적인 형태"로 사용하는 경우, 리포머에서 머리 받침대를 반쯤 올린 채로 누워 스프링을 제한적으로 선택한다. 두 다리 = 일반 장력, 스프링 2개, 한 다리 = 일반 장력 스프링 1개. "현대적 형태"에서는 점프보드 셋업이 다양해 점프보드를 누운 자세, 옆으로 누운 자세, 앉은 자세 또는 무릎을 꿇은 자세로 사용한다. 따라서 스프링 장력은 점프보드에 대한 신체 위치, 중력, 운동하는 사람의 근력, 생체 역학 및 체중에 따라 달라진다.

"전통적인 형태"의 점프보드는 주로 재활 또는 스포츠 특정 기술을 연마하기 위해 사용한다는 점에 유의해야 한다. "현대적인 형태"에서 점프보드는 동일한 방식으로 사용되지만 수업에 플라이오메트릭(plyometric) 요소를 "추가"한다. 이는 동일한 도구에 대한 다양한 접근 방식이므로 강사와 고객이 전반적인 건강, 웰빙 및 필라테스 목표에 가장 적합한 것을 선택할 수 있다.

지금까지 점프보드는 확인되지 않은 설들과 잘못된 정보로 둘러싸여 있었으며, 점프보드가 어떻게 탄생했는지에 대한 이해는 거의 중요시되지 않았다. 로마나 크리자노프스카(Romana Kryzanowska)와 몇몇 필라테스 원로들은 다음과 같이 말한다:

"조셉 필라테스도 점프보드를 쓰라고 했을 것입니다."

광범위한 연구와 인터뷰를 통해 점프보드의 초기 버전은 1971년경 이브 젠트리(Eve Gentry)에 의해 만들어졌다는 것이 알려졌다. 1980년대 후반, 세인트 프란시스 스포츠 의학 센터(St. Francis Center for Sports Medicine)에서 열린 무용 의학 컨퍼런스에 참석한 필라테스 원로들이 병원 의사 및 물리 치료사, 밸런스 바디의 켄 엔델만(Ken Endelman)과 함께 이 새로운 도구를 만들고 리포머를 재설계하고 점프보드를 추가하기 위해 힘을 합친 것이다. 거의 같은 시기에 뉴욕 56번가에 위치한 필라테스 스튜디오에서 로마나는 당시 새롭게 디자인된 CMC 셔틀 2000을 보게 된다. 로마나는 이브의 점프보드를 이미 알고 있었을 가능성이 높았고, CM 셔틀 2000을 접한 후 그라츠 인더스트리

(Gratz Industries)에 프로토타입을 요청했다. 수십 년 동안 로마나의 점프보드는 NASA와의 '관계'가 있었는데, 실제로는 사용 중인 CMC 왕복선 2000을 관찰한 후 리포머에 점프 요소를 추가할 수 있는 가능성을 보고 영감을 얻었을 것으로 추정된다. CMC 셔틀 2000은 NASA 프로젝트를 위해 보잉 엔지니어가 설계한 것이지만, NASA나 CMC 셔틀 2000의 개발팀이 로마나와 접촉했거나 필라테스에 관심을 가졌다는 증거는 없다.

1980년대 후반 미국 동부와 서부 해안의 필라테스 원로들이 리포머를 새롭게 바라보고 운동을 발전시키는 방법에 대한 새로운 아이디어를 창출하는 데 영감을 받았다고 말할 수 있다. 이들은 여전히 반복 횟수, 간단한 교정, 몸의 중심선에 연결하는 방법, 중력이 생체역학에 미치는 영향 또는 보조 방법, 튼튼한 기초의 중요성에 대한 "적을수록 좋다"는 조의 철학을 따랐다. 필라테스 원로들은 이 모든 것을 사용하면서 무용수 재활 수요가 높은 도구에 대한 용어도 만들었다.

점프보드를 생체역학적으로 살펴보는 것은 부상 예방을 위해 필수적이다. 운동 범위를 분석하는 연구에 따르면 발목, 무릎, 엉덩관절의 토크(torque)와 힘, 그리고 이러한 관절을 통해 수행되는 작업의 중요성을 설명하고 있다. 또한 많은 연구에서 점프 수행 능력을 향상시키기 위해 발목, 무릎, 엉덩관절의 근육을 다르게 훈련해야 할 수도 있다는 결론을 내리고 있다. 이러한 연구는 팔 돌리기의 도움 유무에 관계없이 수직 점프에 대한 연구라는 점을 이해해야 한다. 필라테스 강사는 점프보드를 사용하는 사람들이 제대로 점프하는 훈련을 받은 적이 없고 수직 또는 수평 점프를 수행하는 데 필요한 이동성이나 안정성이 부족할 수 있다는 점을 고려해야 한다. 점프보드를 사용하는 사람은 발목, 무릎, 엉덩이를 펴는 기본 동작을 익혀야 한다. 이러한 각 관절을 적절히 확장하지 않으면 충분히 높이 점프할 수 없으며, 점프보드로 돌아올 때 체중 분산이 잘못되어 적절하고 안전하게 속도를 줄이지 못할 수 있다.

점프보드 작업은 골밀도 개선과도 관련이 있다. 골밀도 연구를 살펴보면 골밀도를 만드는 데 필요한 하중의 양이 점프보드에 가해지는 하중보다 훨씬 더 많아야 함을 알 수 있다. 따라서 점프보드가 근력 및 기능 향상과 골밀도 개선에 얼마나 도움이 되는지 계속 연구할 필요가 있다. 마지막으로 심혈관계에 대한 고려 사항도 있다. 심혈관 관련 연구에 따르면 점프보드의 과도한 사용에 따른 부상을 입지 않으려면 점프보드에서 할 수 있는 것보다 훨씬 더 많은 동작을 멈추지 않고 해야 한다고 한다. 하지만 점프보드에서 심혈관 훈련을 할 수 있는지, 가능하다면 부상을 방지하면서 심박수를 최대화할 수 있는 적절한 임계값과 스프링 하중을 파악하기 위해서는 추가적인 연구가 필요하다.

리포머 머리 받침대 설정 Reformer Headrest Set-Up

리포머의 머리 받침대는 최소한 반 정도 들어 올려야 한다. 머리 받침대의 높이는 요추의 균형을 잡아주고 복부 활성화를 촉진하는 역할을 한다. 작은 쿠션를 사용하거나 또는 머리 받침대를 끝까지 올리거나 머리 뒤에 손을 대고 가슴을 들어 올려야 하는 사람도 있을 수 있다. 위에서 언급한 모든 자세는 운동을 수행하는 사람이 쉽게 움직일 수 있도록 돕고 하체를 움직일 때 몸통을 지지하는 방법이라는 점을 기억하자.

리포머 스프링 셋업 Reformer Spring Set-Up

스프링을 설정할 때는 사용자가 평균 체중이고 스프링이 중간 장력 범위로 양호한 상태라고 가정한다.

두 번 또는 한 번의 스프링 점프는 모두 점프나 전력 질주와 같이 짧고 강력한 에너지 폭발을 위해 만들어진 빠른 경련 근육 섬유를 필요로 한다. 리포머에서 두 개의 스프링으로 두 다리 점프 시퀀스를 연습하려는 사람은 근육 상태가 좋아야 하며, 이전 점프 경험이 있으면서, 예민한 고유수용성 감각이 있어야 한다. 누운 상태에서 두 개의 스프링을 맞물리거나 열면 수직 점프의 "실제" 역학과 비슷해지기 시작한다. 이 자세의 어려움 중 하나는 운동하는 사람이 착지 표면을 볼 수 없다는 것이다. 두 개의 스프링을 사용하는 점프는 빠르기 때문에 운동 중 점프보드를 놓치고 리포머와 "충돌"할 가능성이 있다.

리포머에서 스프링 한 개로 한 다리 점프를 하는 시퀀스를 수행하려면 필요한 기술을 조정해야 하므로 강사가 잠재적인 해부학적 문제를 관찰할 수 있도록 '방송시간(air-time)'이 길어지게 된다. 고객은 발, 발목, 무릎, 엉덩이 자세를 제대로 바로잡을 수 있는 추가 시간을 갖게 된다. 스프링을 여는 데 부하가 적게 들어가므로 점프보드를 처음 접하는 사람에게 적합하다. 이 시퀀스를 연습하는 동안 움직이지 않는 다리를 몸통 가까이로 가지고 오게 하고 움직이는 다리는 점프보드에서 멀리 보내도록 하여 고객을 도울 수 있다.

두(2) 다리 또는 한(1) 다리 점프 시퀀스 중 적절한 하체 동작에서 골반 자세를 바르게 하고 복부를 활성화하는 것은 점프보드에 안전하고 감속 착지하기 위한 핵심 요소이다. 리포머가 앞으로 밀려나지 않고 점프보드를 놓치지 않으면서 안정적으로 착지하려면 점프보드를 "잡아야" 한다.

운동 중 해부학적 고려 사항 Anatomical Considerations While In Motion

점프보드에서 점프하는 동안 스프링이 완전히 열린 기본 "공중" 자세는 '더 헌드레드(The Hundred)' 연습 시 이상적인 다리 자세와 유사하다. 이 역동적인 앙와위 자세는 요근을 통해 허리 근육 섬유를, 장골을 통해 엉덩이를 안정시키는 역할을 하므로 요추가 과도하게 펴지는 것을 방지하기 위해 복부 깊은 곳의 활성화와 호흡 조정이 모두 필요하다. 고객이 "코어"를 제대로 사용하지 않는 경우, 강사는 "공중"에 있는 동안, 그리고 착지 시 고객의 다리가 스프링 쪽으로 내려가는 것을 관찰한다. 점프보드에서 다리의 "이륙"과 "착지" 각도가 일정하게 유지되는 것이 중요하다. 그렇지 않다면 점프하는 동안 복부 및 엉덩관절 굽힘근의 힘이 감소할 것이다.

점프보드 사용할지 판단하기 위한 질문 Evaluation Questions

점프보드는 리포머에 추가된 특별한 아이템이다. 재활에 많은 도움이 되지만, 그 한계를 명확히 이해하고 부지런히 사용해야 한다. 다음은 점프보드를 사용 여부와 시기를 평가하는 데 도움이 되는 몇 가지 질문이다:

1. 고객의 피트니스 목표는 무엇인가?
2. 점프보드 사용이 필요한 상황인가?
3. 하체 역학에 대한 기능 훈련이 필요한가?
4. 고객은 얼마나 많은 하중을 안전하게 견딜 수 있는가?
5. 생체역학적인 제한이나 고려사항이 있는가?
6. 고객은 이런 훈련이 필요한 운동선수인가?

참고 문헌 Bibliography

Cleather D, Goodwin J, Bull A. "수직 점프 및 푸쉬 저킹 중 엉덩관절 및 무릎 관절 부하." Clin Biomech(브리스톨, 에이본) 2013년 1월 28일(1) 98-103

Dai B, Layer J, Hinshaw T. "자세별 강도 및 착지 역학." Copyright 익스트리미티 리뷰 매거진 2009-2020

Ngor Fu Siu "발레 무용수들의 수직 점프에서 착지에 관한 연구." 홍콩 중문 대학교 1997년 5월 홍콩 PDF 48532044

Law Kenneth "물리학과 무용의 예술: 움직임의 이해." 옥스퍼드 대학 출판부 2002

Marty Erika "심혈관 지구력은 무엇이며 어떻게 개선할 수 있는가." Biostrap.com 2020

8fitTeam@8fit "플라이오메트릭 트레이닝의 정의와 운동."

Robinson Kara Mayer "플라이오메트릭" WebMD Aug 2020 American Bone Health

Americanbonehealth.org "골형성 착륙" 2017년 5월

Manske S, Lorincz C, Zemicke R PHD "골격 건강 파트 2, 신체 활동" 스포츠 건강 2009년 7월; 1(4) 341346

점프보드 인터뷰 참가자 Jumpboard Interviewees

아래는 전화, 이메일, 문자로 인터뷰에 참여해 주신 분들과, 또 이 프로젝트를 위한 연락 담당자로 함께해 주신 분들입니다. 이 정보를 수집하는데 있어서 저를 신뢰해 주시고 기꺼이 시간을 내어 의견을 주신 분들께 감사를 드립니다.

로마나 리나지: 클레어 던피-헤마니, 피비 히긴스, 캐리 리건, 지미 레이, 캐시 반 패튼, 캐서린 로스-내쉬, 보니 그로브, 레시 레비, 에이미 테일러 알퍼스

론 플레처 리니지: 키리아 사빈, 마이클 포드웰

이브 젠트리 계보: 데브라 콜위, 케빈 보웰, 엘리자베스 존스-보스웰

카롤라 트리어 계보: 로베르타 키르첸바움

캐시 그랜트 계보: 블러섬 레일라니-크로포드

1. 발 운동 Foot Exercise

1/4

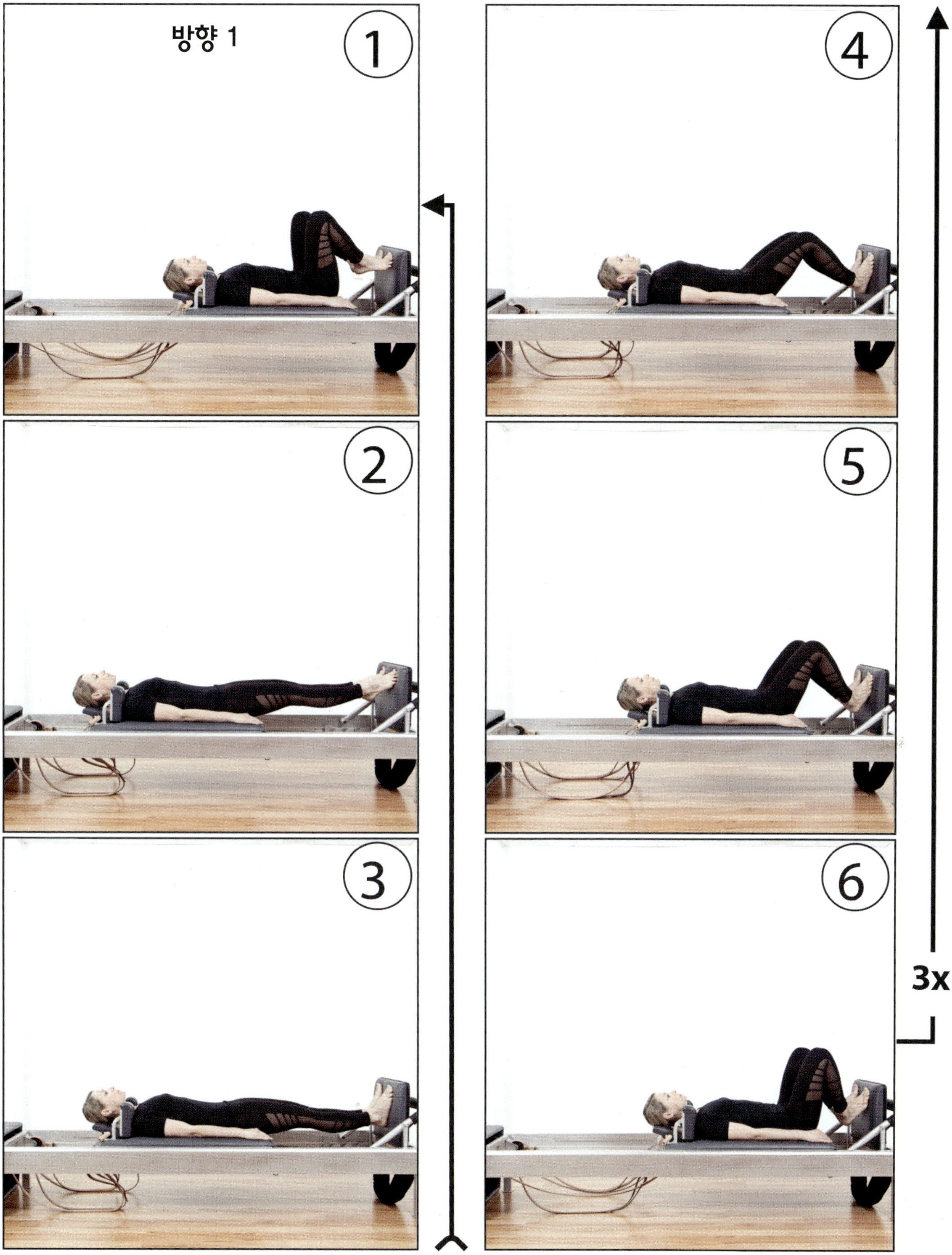

1. 발 운동 Foot Exercise

2/4

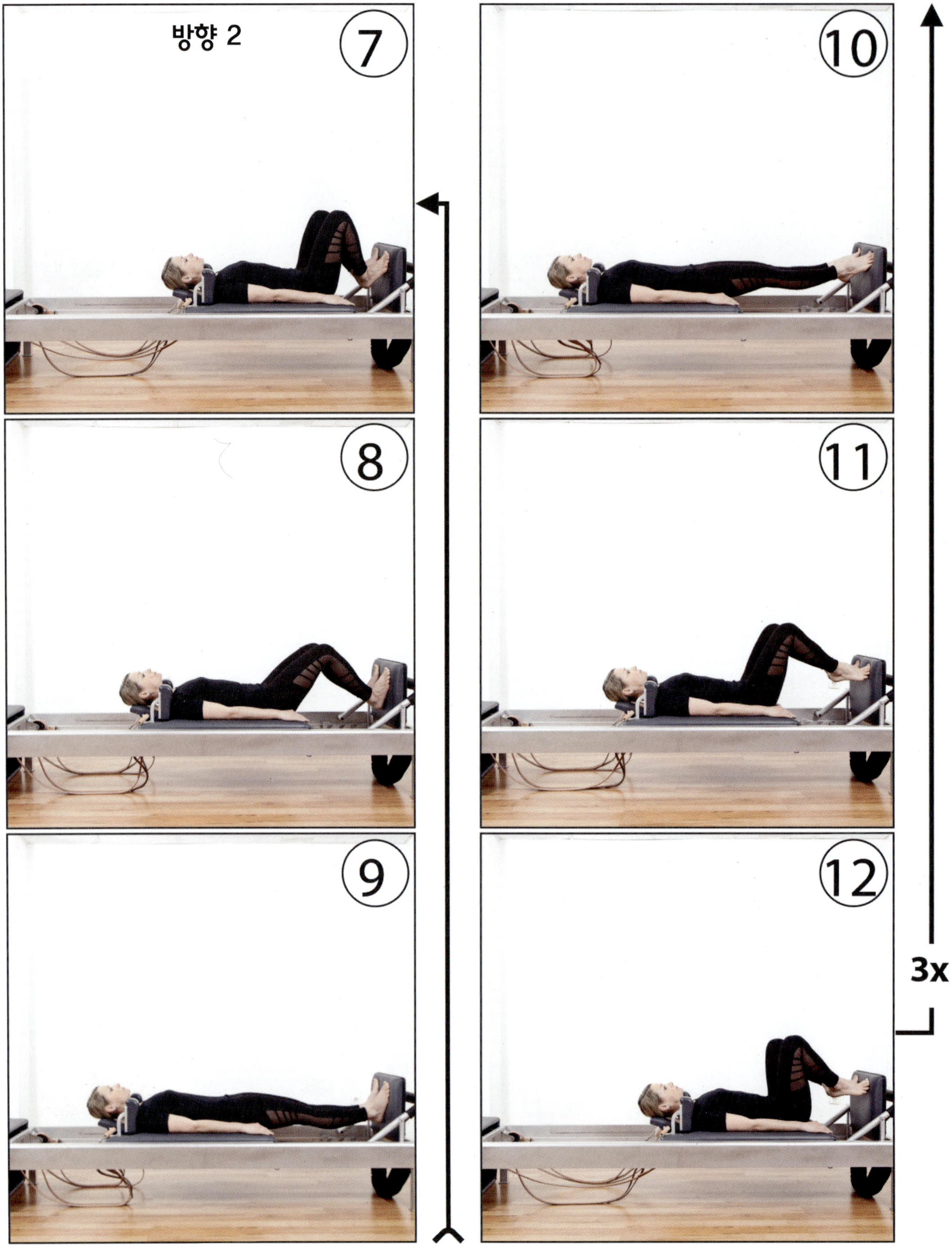

1. 발 운동 Foot Exercise

3/4

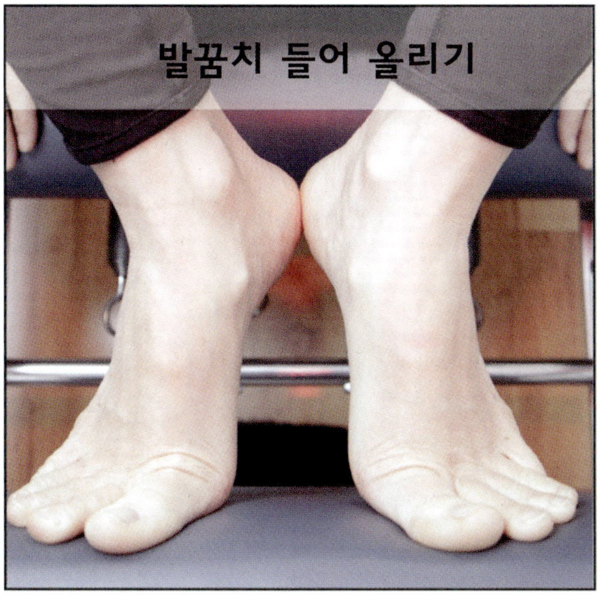

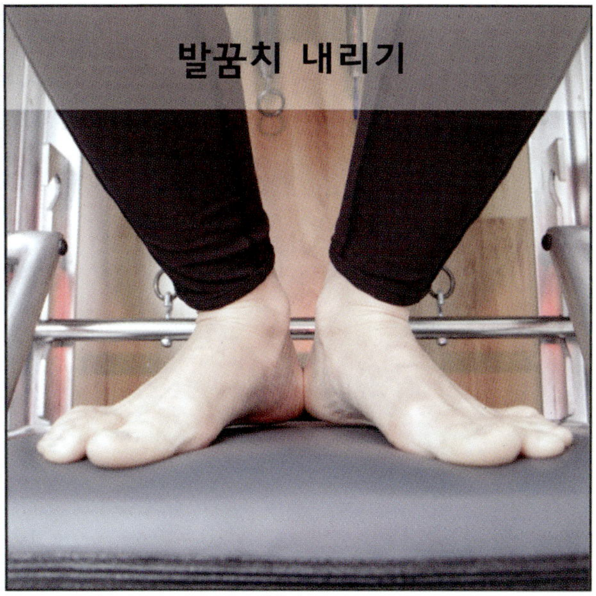

1. 발 운동 Foot Exercise

4/4

준비: 1–3 스프링, 점프보드, 머리 받침대 위로

- 캐리지에 똑바로 눕는다.
- 어깨는 어깨 받침대에 댄다.
- 팔은 몸에 바짝 붙이고 캐리지를 고르게 누른다.
- 손가락을 쭉 뻗는다.
- 발을 점프보드에 올려놓는다.
- 발가락은 긴장을 풀고 약간 벌린다.
- 발뒤꿈치를 서로 붙이고 들어 올려 작은 'V'자 모양을 만든다.
- 무릎을 구부리고 약간 벌린다.
- 가능하면 스프링이 아직 열리지 않은 상태여야 한다. 스프링이 열려 있다면 기어에서 스프링 바의 위치를 조정하여 풋바 쪽으로 더 많은 공간을 확보한다.

운동 목적:

발과 발목의 유연성을 높인다.
가자미근을 가볍게 스트레칭한다.
점프보드에서 발끝치 자세를 연습한다.

운동 수행: 방향 당 3–5회 반복

방향 1

다리를 쭉 뻗는다. 뒤꿈치는 들어 올린 상태를 유지한다. 다리를 쭉 뻗은 상태에서 뒤꿈치를 내리고 무릎을 천천히 다시 구부려 뒤꿈치가 '무의식적으로' 올라가도록 하거나, 개인의 유연성이 허락하는 경우, 뒤꿈치를 낮게 유지한다. 즉, 발뒤꿈치가 스토퍼로 돌아가는 동안 가능한 한 오랫동안 점프보드에 남아 있어야 한다. 그런 다음 뒤꿈치를 다시 들어 올린다.
3회–5회 반복한다.

방향 2

캐리지는 홈에 위치한다. 작은 'V'자 모양을 만든다. 다리를 쭉 뻗을 때 뒤꿈치를 아래로 내리거나 가능한 한 빨리 점프보드에 놓아야 한다. 다리를 (더) 쭉 뻗는다. 다리를 완전히 펴자마자 뒤꿈치를 들어 올리고 무릎을 구부려 캐리지를 스토퍼로 되돌리면서 들어 올린 상태를 유지한다. 그런 다음 뒤꿈치를 다시 내린다.
3회~5회 반복한다.

일반적인 실수:

- 처음부터 무릎이 사이의 거리가 너무 멀다.
- '방향 1'을 시작할 때 뒤꿈치를 완전히 들지 않는다.
- '방향 2'를 시작할 때 뒤꿈치가 적극적으로 내려오지 않는다.
- 뒤꿈치를 내리는 동작에 주의를 기울이지 않고 너무 빨리 수행한다.

수정 또는 변형: –

금기 사항/위험 요소: –

2. 뒤꿈치 들고 작은 V 하기 Small V with Lifted Heels

1/2

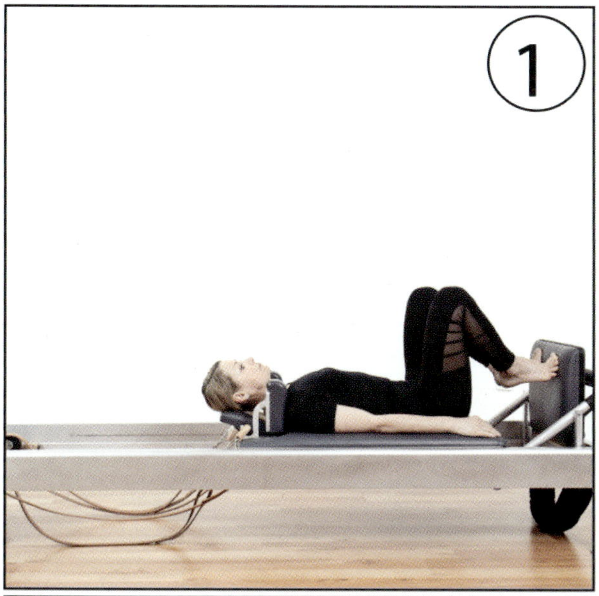

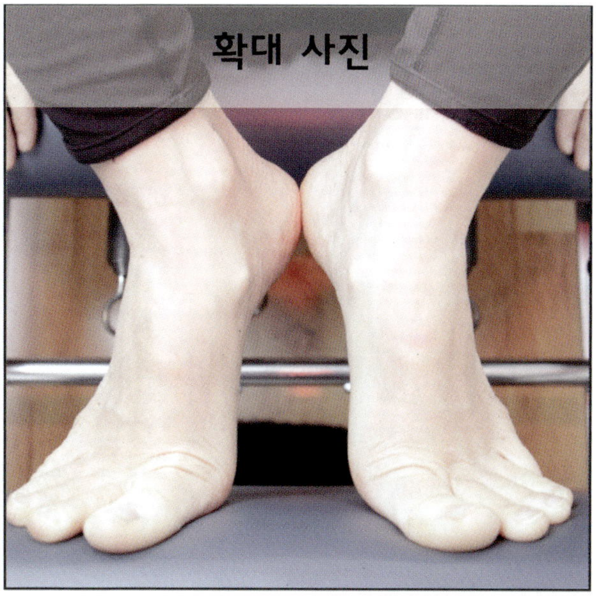

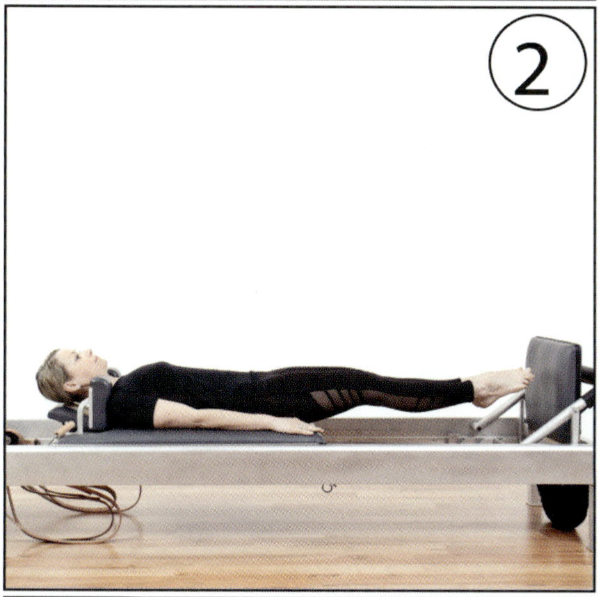

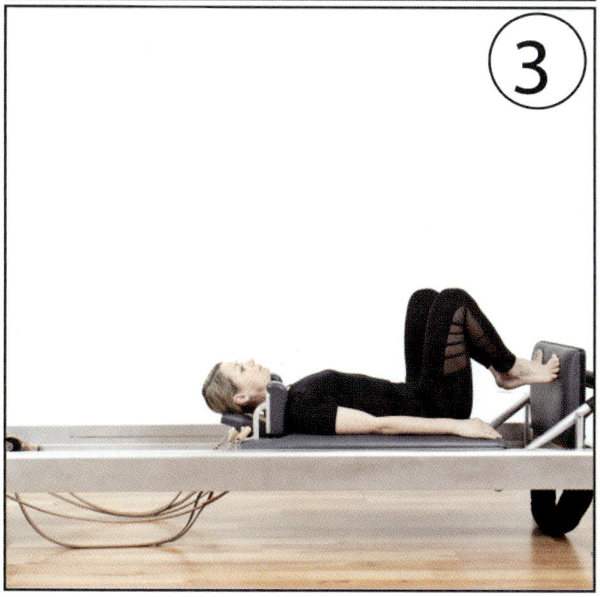

2. 뒤꿈치 들고 작은 V 하기 Small V with Lifted Heels

2/2

준비: 1-2 스프링, 점프보드, 머리 받침대 위로

- 캐리지에 등을 대고 똑바로 눕는다.
- 어깨는 어깨 받침대에 댄다.
- 팔은 몸에 바짝 붙이고 캐리지를 고르게 누른다.
- 손가락을 쭉 뻗는다.
- 발가락과 발볼을 점프보드에 올려놓는다.
- 발가락은 긴장을 풀고 약간 벌린다.
- 발뒤꿈치를 서로 붙이고 들어 올려 작은 'V'자 모양을 만든다.
- 무릎을 구부리고 약간 벌린다.
- 가능하면 스프링은 아직 열리지 않은 상태여야 한다. 스프링이 열려 있다면 기어에서 스프링 바의 위치를 조정하여 풋바 쪽으로 더 많은 공간을 확보한다.

운동 목적:

- 점프 방법을 연습한다.
- 발과 발목 관절을 연결한다.
- 동작을 정확하게 이끌어간다.
- 종아리 근육, 무릎 폄근, 복근을 강화한다.

운동 수행: 5-10회

이 점프는 뒤꿈치를 들어 올린 상태에서 수행한다.

발목과 발을 이용해 힘차게 점프한다. 발뒤꿈치부터 발바닥 아치와 발볼을 거쳐 발가락까지 관절을 연결하고 다리를 쭉 뻗는다. 점프하는 동안 발은 쭉 뻗은 상태를 유지하고 발뒤꿈치 사이의 긴장을 유지한다. 다리를 완전히 쭉 뻗는다.

착지할 때 발가락, 발바닥, 아치, 발뒤꿈치 및 발목을 통해 관절을 연결한. 그래야만 무릎이 따라올 수 있다.
대부분의 충격을 흡수하는 것은 주로 발과 발목이며 그 다음에 무릎과 엉덩이가 뒤따른다. 조용하고 부드럽게 착지한다.
스토퍼를 건드리지 않고 캐리지를 거의 시작 위치로 되돌린다.

5회~10회 반복한다.

일반적인 실수:

- 다리 사이의 연결이 끊어진다.
- 다리가 완전히 펴지지 않는다.
- 점프하는 동안 다리가 내려간다.
- 발에 가해지는 충격이 너무 강해 리포머 전체가 움직인다.
- 거리 감각이 부족해 캐리지가 스토퍼에 충돌한다.

수정 또는 변형: -

금기 사항/위험 요소:

- 발, 무릎, 엉덩이 또는 요추에 지속적인 문제가 있는 경우, 이 운동을 하지 않는다.

3. 한 다리로 작은 V 점프 Jumping in Small V with one leg

1/2

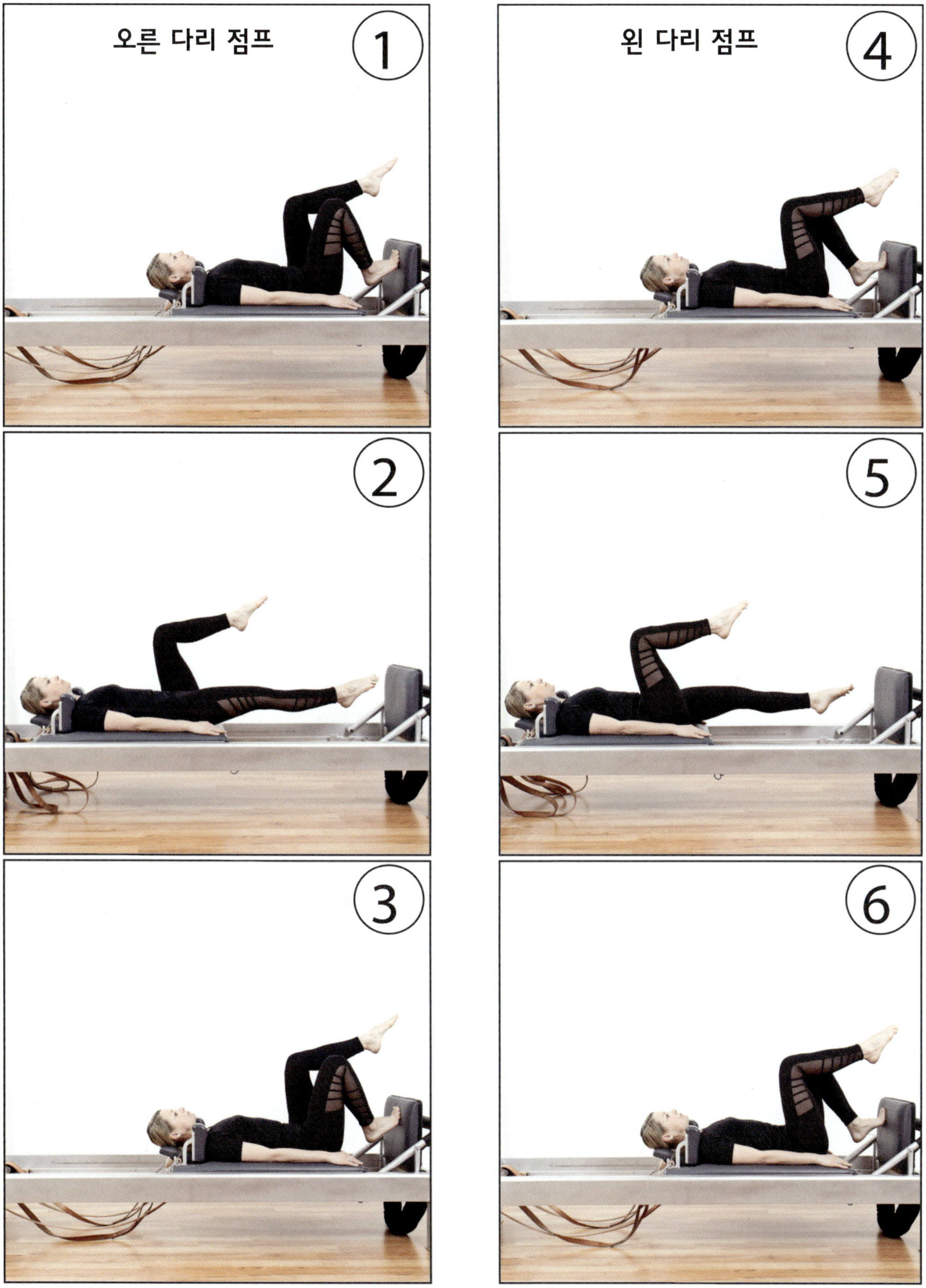

3. 한 다리로 작은 V 점프 Jumping in Small V with one leg 2/2

준비: 1-2 스프링, 점프보드, 머리 받침대 위로

- 캐리지에 등을 대고 똑바로 눕는다.
- 어깨는 어깨 받침대에 댄다.
- 팔은 몸에 바짝 붙이고 캐리지를 고르게 누른다.
- 손가락을 쭉 뻗는다.
- 발가락과 발볼을 점프보드에 올려놓는다.
- 발가락은 긴장을 풀고 약간 벌린다.
- 발뒤꿈치를 서로 붙이고 들어 올려 작은 'V'자 모양을 만든다.
- 무릎을 구부리고 약간 벌린다.
- 가능하면 스프링은 아직 열리지 않은 상태여야 한다. 스프링이 열려 있다면 기어에서 스프링 바의 위치를 조정하여 풋바 쪽으로 더 많은 공간을 확보한다.
- 왼다리는 테이블탑 자세를 한다. 그런 다음 왼쪽 무릎을 몸통 쪽으로 약간 더 당긴다.

운동 목적:

- 점프 방법을 연습한다.
- 발과 발목 관절을 연결한다.
- 발과 무릎 동작을 정확하게 이끌어간다.
- 종아리 근육, 무릎 폄근, 복근을 강화한다.

운동 수행: 다리 당 5-10회 반복

이 점프는 뒤꿈치를 들어 올린 상태에서 수행한다.

오른 다리 점프

오른쪽 발목과 발로 힘차게 점프한다. 발뒤꿈치부터 발바닥의 아치와 볼을 거쳐 발뒤꿈치부터 발끝까지 연결하고 오른 다리를 쭉 뻗는다. 점프하는 동안 발은 쭉 뻗은 상태를 유지한다. 착지할 때 발가락, 발바닥, 아치, 발뒤꿈치 및 발목을 통해 관절을 연결한다. 그래야만 무릎이 따라올 수 있다. 주로 발과 발목이 대부분의 충격을 흡수하고 그 다음에 무릎과 엉덩이가 뒤따른다. 조용하고 부드럽게 착지한다. 스토퍼를 건드리지 않고 캐리지를 거의 시작 위치로 되돌린다.
5회~10회 반복한다.

왼 다리 점프

왼쪽 발목과 발로 힘차게 점프하고 왼 다리를 쭉 뻗는다.
착지할 때 발가락, 발바닥, 아치, 발뒤꿈치 및 발목을 통해 관절을 연결한다. 그래야만 무릎이 따라올 수 있다.
스토퍼를 건드리지 않고 캐리지를 거의 시작 위치로 되돌린다.
5회-10회 반복한다.

일반적인 실수:

- 점프하는 다리가 완전히 펴지지 않는다.
- 점프하는 동안 양쪽 다리가 아래로 가라앉는다.
- 구부린 다리의 발이 무릎 높이 아래로 내려간다.
- 발에 가해지는 충격이 너무 거칠어 리포머 전체가 움직인다.
- 거리 감각이 부족하여 캐리지가 스토퍼에 충돌한다.

수정 또는 변형:

- 양손으로 굽힌 다리를 잡는다.

금기 사항/위험 요소:

- 발, 무릎, 엉덩이 또는 요추에 지속적인 문제가 있는 경우, 이 운동을 하지 않는다.

4. 작은 V 점프 변형 Jumping in Small V alternating

1/3

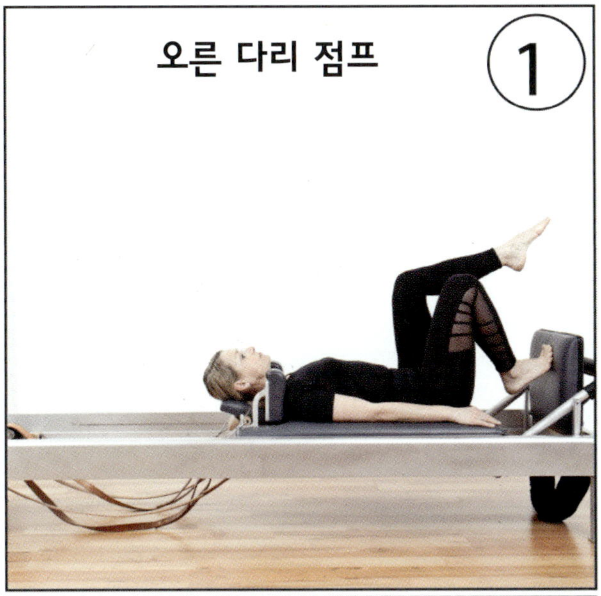

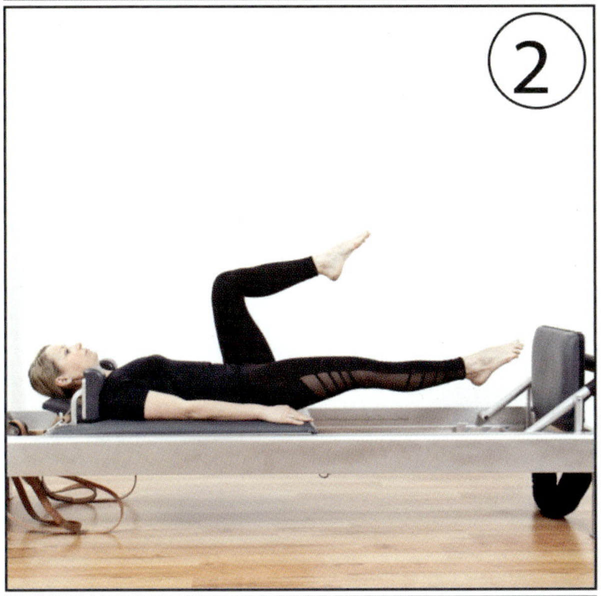

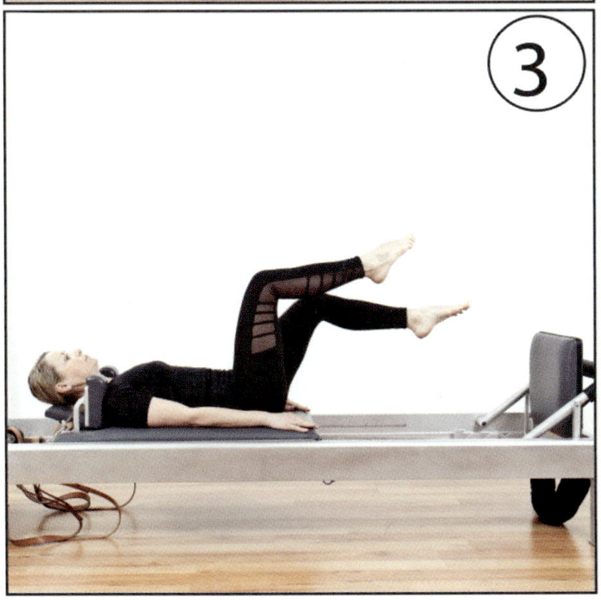

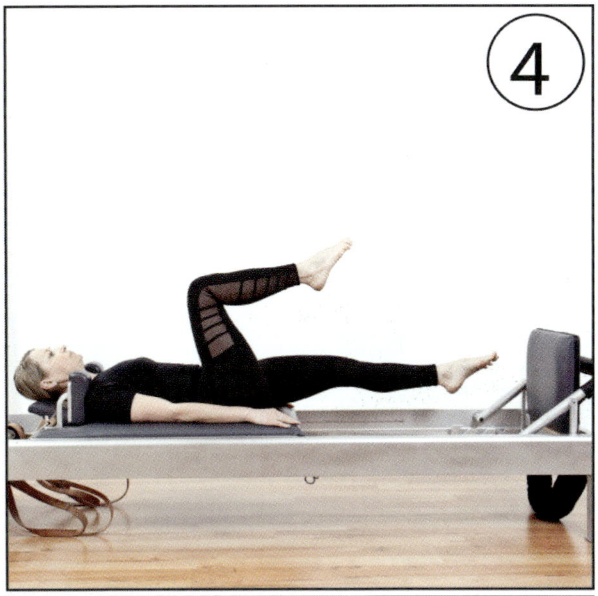

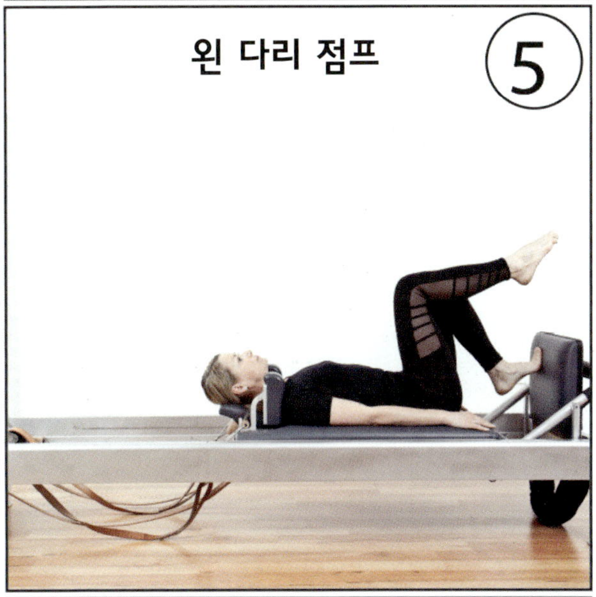

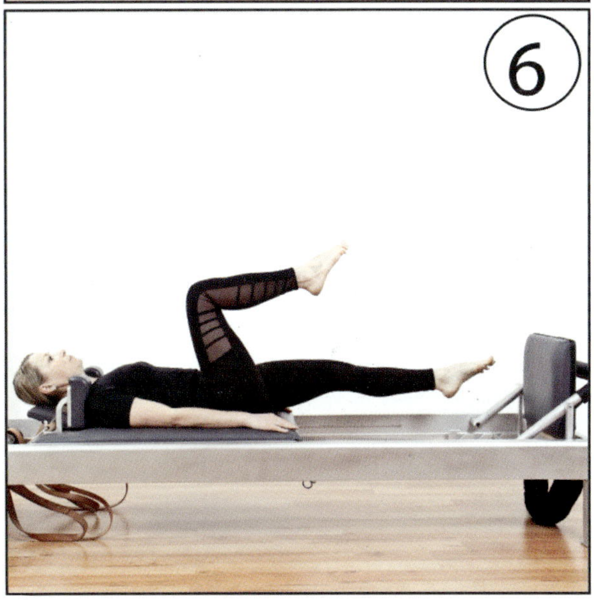

4. 작은 V 점프 변형 Jumping in Small V alternating

2/3

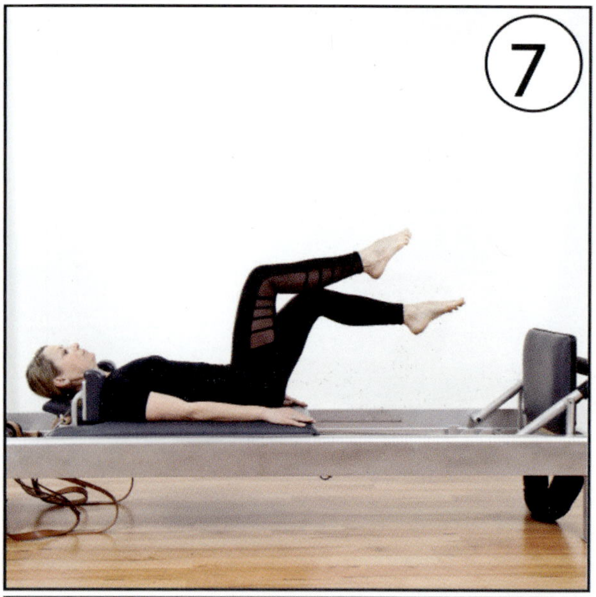

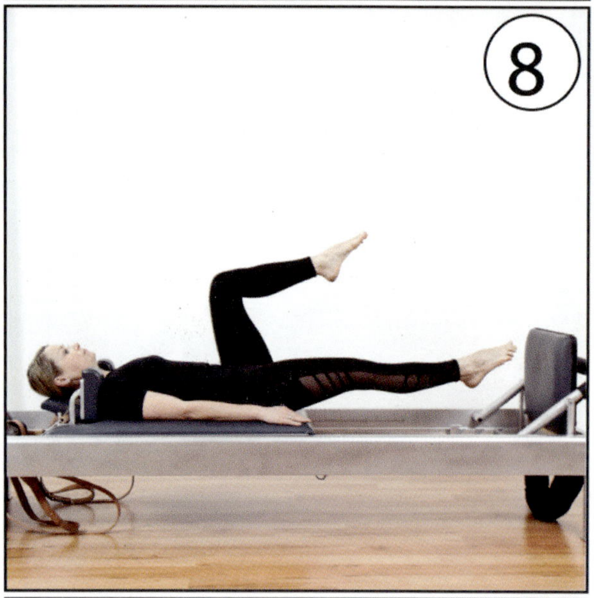

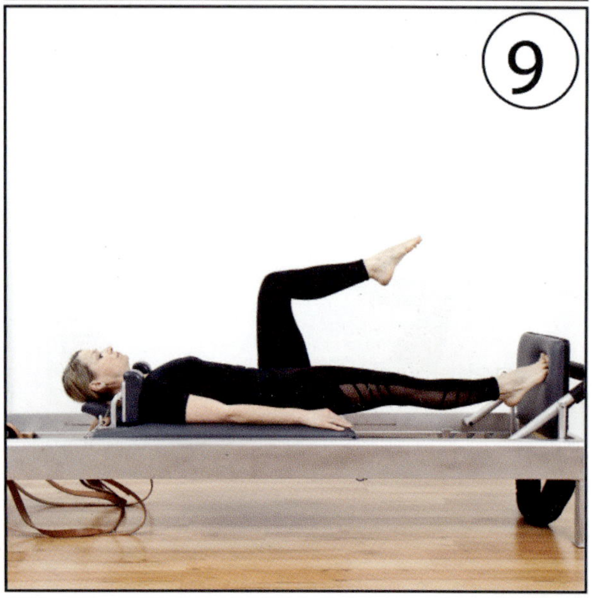

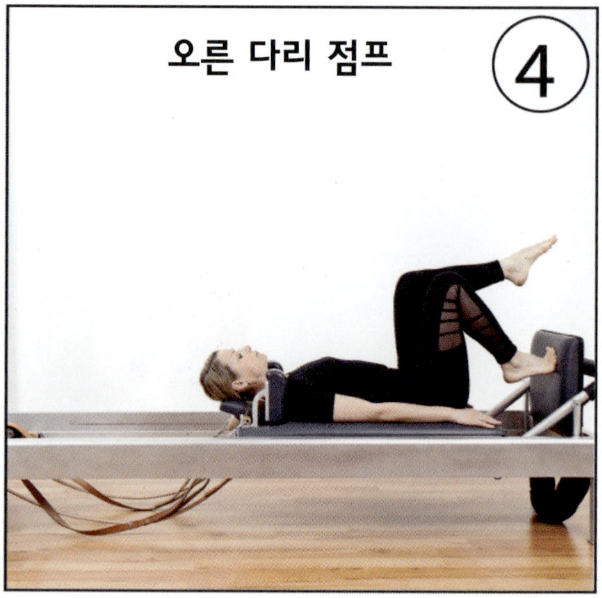

4. 작은 V 점프 변형 Jumping in Small V alternating
3/3

준비: 1-2 스프링, 점프보드, 머리 받침대 위로

- 캐리지에 등을 대고 똑바로 눕는다.
- 어깨는 어깨 받침대에 댄다.
- 팔은 몸에 바짝 붙이고 캐리지를 고르게 누른다.
- 손가락을 쭉 뻗는다.
- 발가락과 발볼을 점프보드에 올려놓는다.
- 발가락은 긴장을 풀고 약간 벌린다.
- 발뒤꿈치를 서로 붙이고 들어 올려 작은 'V'자 모양을 만든다.
- 무릎을 구부리고 약간 벌린다.
- 가능하면 스프링은 아직 열리지 않은 상태여야 한다. 스프링이 열려 있다면 기어에서 스프링 바의 위치를 조정하여 풋바 쪽으로 더 많은 공간을 확보한다.
- 왼다리는 테이블탑 자세를 한다. 그런 다음 왼쪽 무릎을 몸통 쪽으로 약간 더 당긴다.

운동 목적:

- 집중력과 리듬을 연습한다.
- 발과 발목의 관절을 연결한다.
- 종아리 근육, 무릎 폄근, 복근을 강화한다.

운동 수행: 3-8세트

이 점프는 뒤꿈치를 들어 올린 상태에서 수행한다.

오른 다리 점프

오른쪽 발목과 발로 힘차게 점프한다. 발뒤꿈치부터 발바닥 아치와 볼을 거쳐 발가락까지 관절을 연결하고 오른쪽 다리를 쭉 뻗는다. 점프 중간에 다리를 바꾸고 오른 다리를 구부린 다음 쭉 **뻗은 왼 다리로 착지한다.**
착지할 때 발가락, 발바닥, 아치, 발뒤꿈치 및 발목을 통해 관절을 연결한다. 그래야만 무릎이 따라올 수 있다. 대부분의 충격을 흡수하는 것은 주로 발과 발목이며, 그 다음에 무릎과 엉덩이가 그 뒤를 따른다. 조용하고 부드럽게 착지한다.
스토퍼를 건드리지 않고 캐리지를 거의 시작 위치로 되돌린다.

왼 다리 점프

왼쪽 발목과 발로 힘차게 점프하고 왼쪽 다리를 쭉 뻗는다.
점프 중간에 다리를 바꾸고 왼 다리를 구부린 다음 쭉 **뻗은 오른 다리로 착지한다.**
착지할 때 발가락, 발바닥, 아치, 발뒤꿈치, 발목을 통해 관절을 연결한다. 그래야만 무릎이 따라올 수 있다.
스토퍼를 건드리지 않고 캐리지를 거의 시작 위치로 되돌린다.
3회-8회 세트를 반복한다.

일반적인 실수:

- 다리가 완전히 펴지지 않는다.
- 구부린 다리의 발이 무릎 높이 아래로 내려간다.
- 점프하는 동안 다리가 아래로 가라앉는다.
- 발에 가해지는 충격이 너무 강해 리포머 전체가 움직인다.
- 거리 감각이 부족해 캐리지가 스토퍼에 충돌한다.

수정 또는 변형: -

금기 사항/위험 요소:

- 발, 무릎, 엉덩이 또는 요추에 지속적인 문제가 있는 경우, 이 운동을 하지 않는다.

5. 병렬 자세 – 한 다리 점프 Parallel Position – One Leg Jumps

1/2

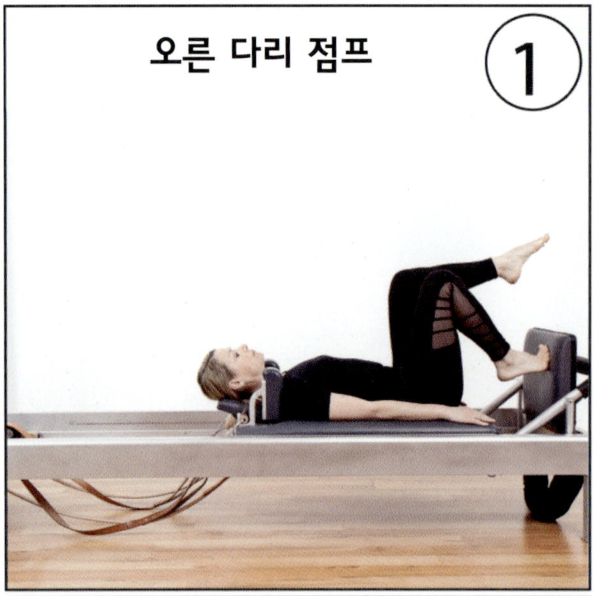

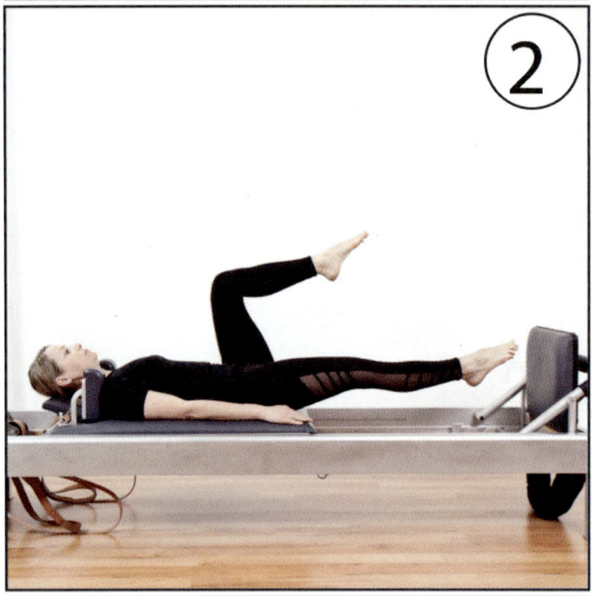

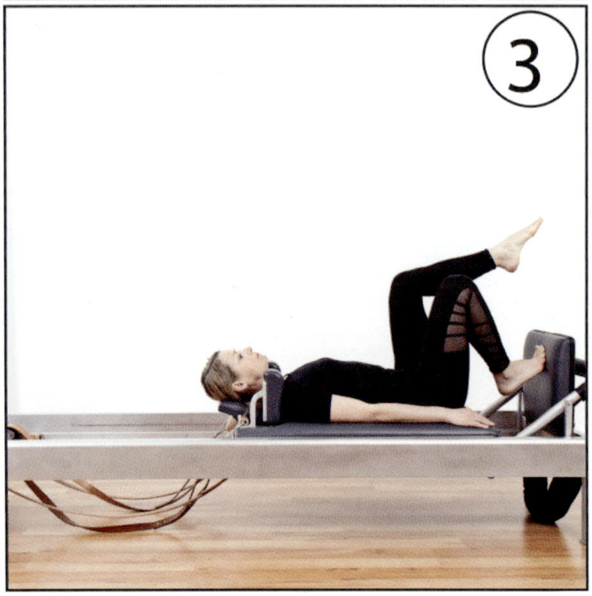

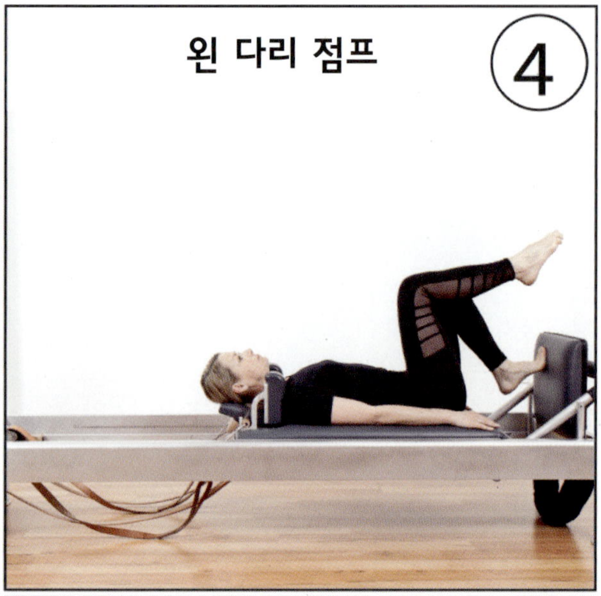

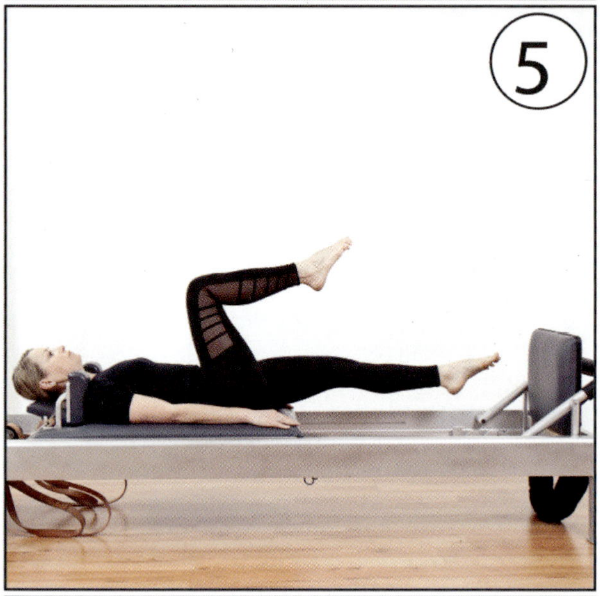

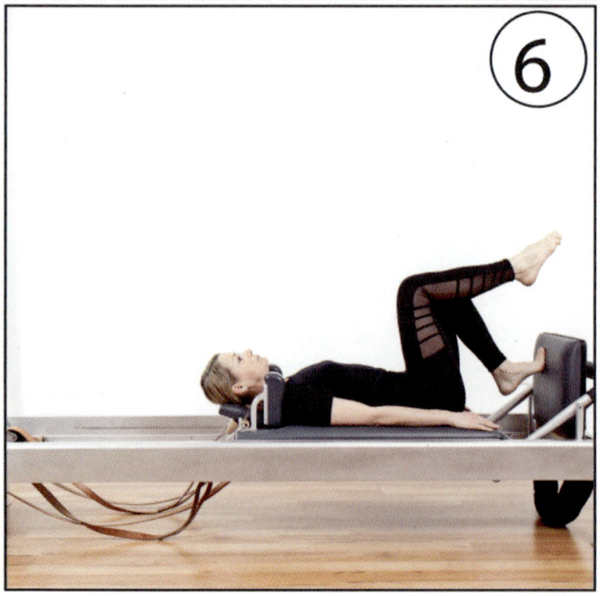

5. 병렬 자세 – 한 다리 점프 Parallel Position – One Leg Jumps 2/2

준비: 1-2 스프링, 점프보드, 머리 받침대 위로

- 캐리지에 등을 대고 똑바로 눕는다.
- 어깨는 어깨 받침대에 댄다.
- 팔은 몸에 바짝 붙이고 캐리지를 고르게 누른다.
- 손가락을 쭉 뻗는다.
- 발가락과 발볼을 점프보드에 올려놓는다.
- 발가락은 긴장을 풀고 약간 벌린다.
- 다리와 발은 평행하게 한다.
- 가능하면 스프링은 아직 열리지 않은 상태여야 한다. 스프링이 열려 있다면 기어에서 스프링 바의 위치를 조정하여 풋바 쪽으로 더 많은 공간을 확보한다.
- 왼다리는 테이블탑 자세를 한다. 그런 다음 왼쪽 무릎을 몸통 쪽으로 약간 더 당긴다.

운동 목적:

- 점프 방법을 연습한다.
- 발과 발목 관절을 연결한다.
- 종아리 근육, 무릎 폄근, 복부 근육을 강화한다.

운동 수행: 다리 당 3-10회

이 점프는 뒤꿈치를 들어 올린 상태에서 수행한다.

오른 다리 점프

오른쪽 발목과 발로 힘차게 점프한다. 발뒤꿈치부터 발바닥 아치와 볼을 거쳐 발가락까지 관절을 연결하고 오른쪽 다리를 쭉 뻗는다. 점프하는 동안 발은 들어 올린 상태를 유지한다. 착지할 때는 발가락, 발바닥, 아치, 발뒤꿈치, 발목을 통해 관절을 연결한다. 그래야만 무릎이 따라올 수 있다. 대부분의 충격을 흡수하는 것은 주로 발과 발목이며 그 다음에 무릎과 엉덩이가 뒤따른다. 부드럽고 조용하게 착지한다. 스토퍼를 건드리지 않고 캐리지를 거의 시작 위치로 되돌린다.
5회-10회 반복한다.

왼 다리 점프

왼쪽 발목과 발로 힘차게 점프하고 왼쪽 다리를 쭉 뻗는다.
착지할 때 발가락, 발바닥, 아치, 발뒤꿈치 및 발목을 통해 관절을 연결한다. 그래야만 무릎이 따라올 수 있다.
스토퍼를 건드리지 않고 캐리지를 거의 시작 위치로 되돌린다.
3회-10회 반복한다.

일반적인 실수:

- 점프하는 다리가 완전히 펴지지 않는다.
- 점프하는 동안 양쪽 다리가 아래로 가라앉는다.
- 착지시 충격이 너무 크다.
- 캐리지가 너무 멀리 돌아와서 뒤꿈치가 두 번 들린다.
- 거리 감각이 부족해 캐리지가 스토퍼에 충돌한다.
- 구부린 다리의 발이 무릎 높이 아래로 가라앉는다.
- 점프하는 동안 골반이 비틀어진다.

수정 또는 변형:

- 양손으로 굽힌 다리를 잡는다.

금기 사항/위험 요소:

- 발, 무릎, 엉덩이 또는 요추에 지속적인 문제가 있는 경우, 이 운동을 하지 않는다.

6. 병렬 자세 한 다리 대체 동작 Parallel Alternate One Leg

1/3

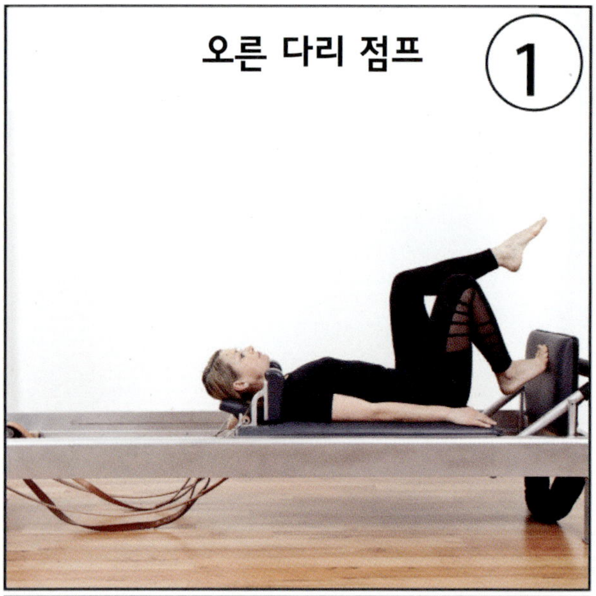

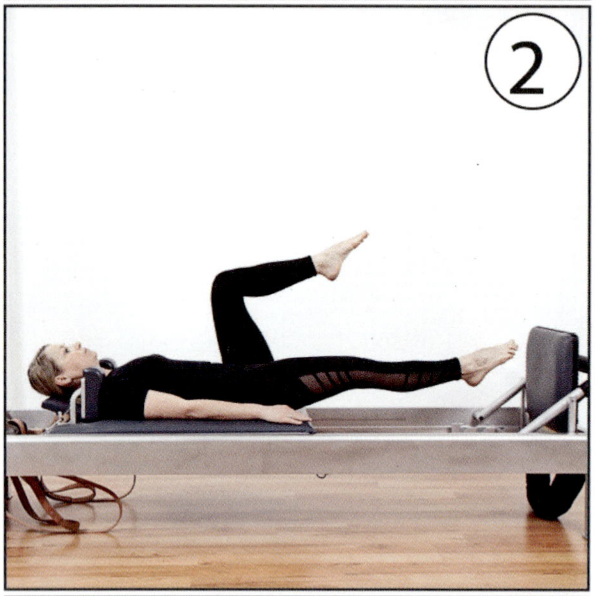

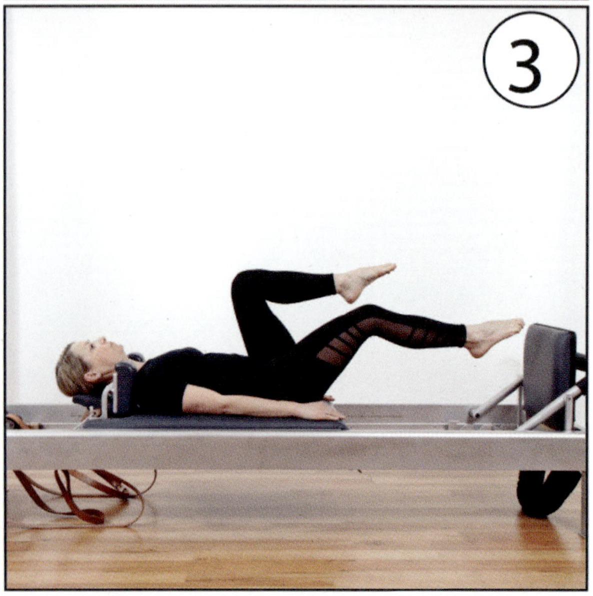

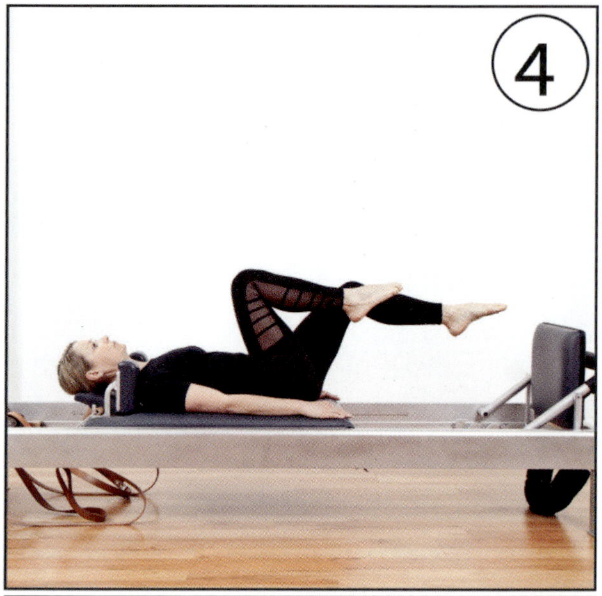

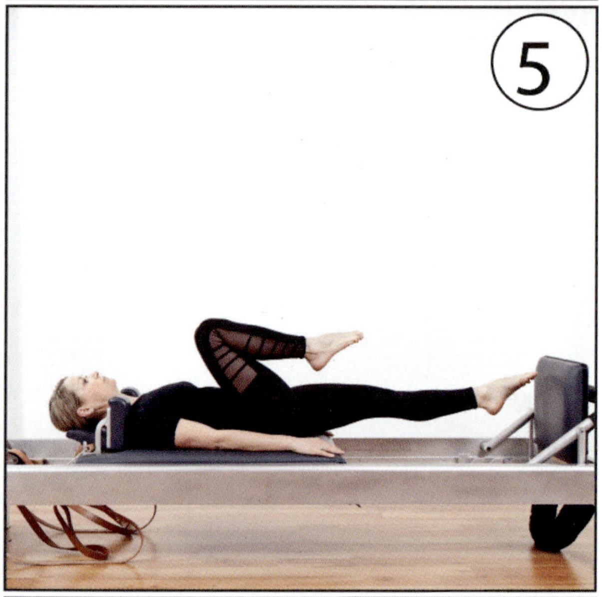

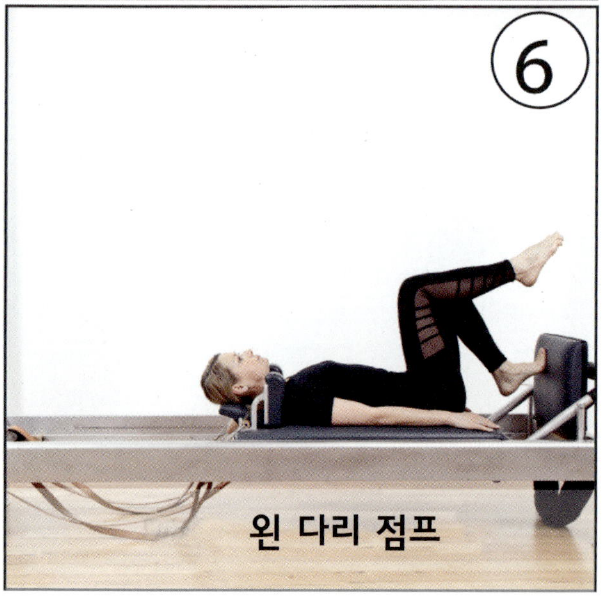

6. 병렬 자세 한 다리 대체 동작 Parallel Alternate One Leg

2/3

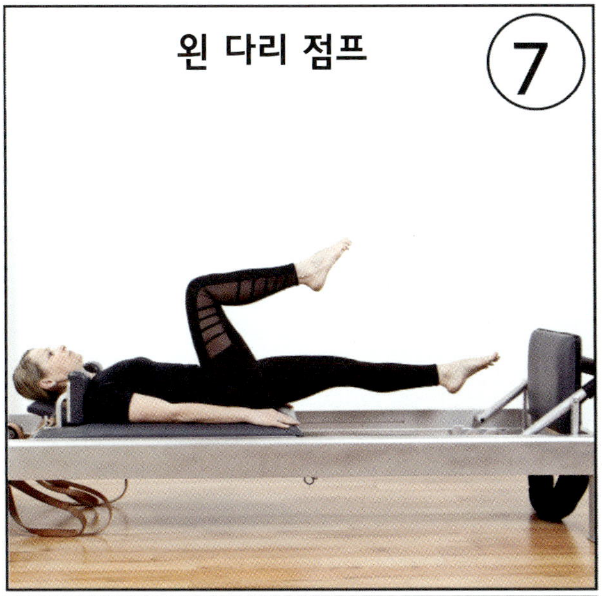

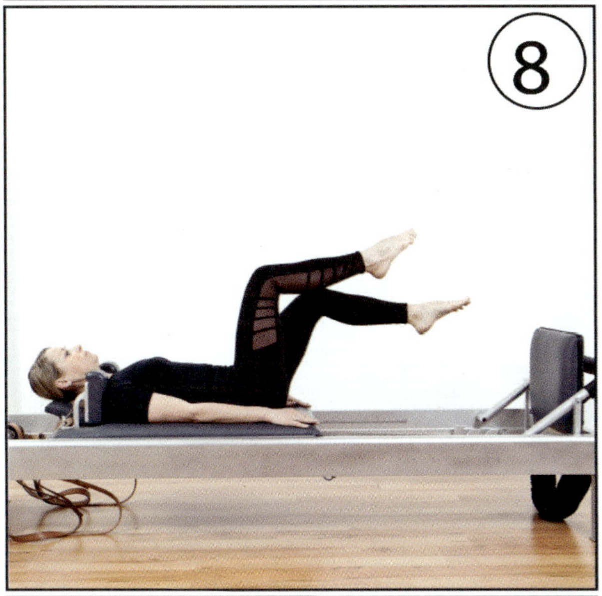

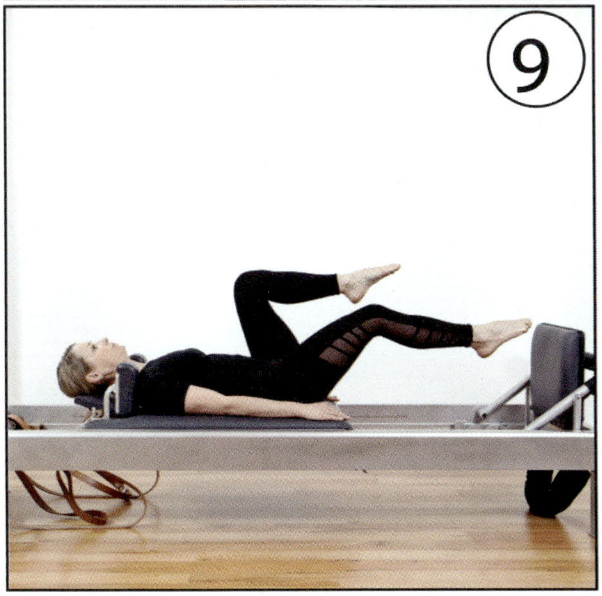

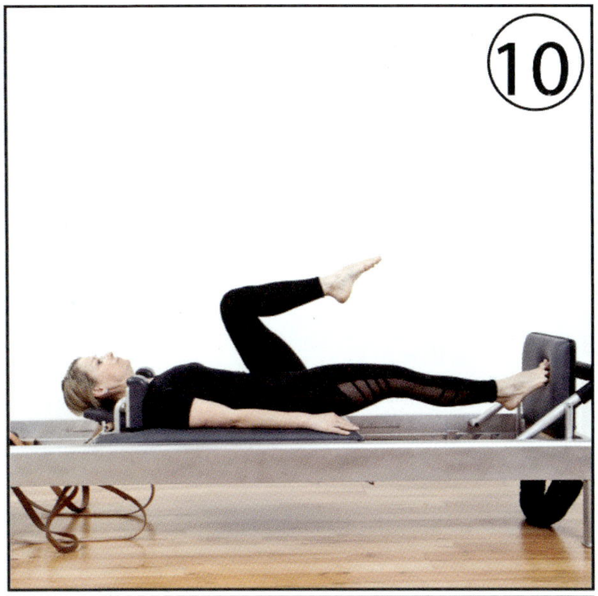

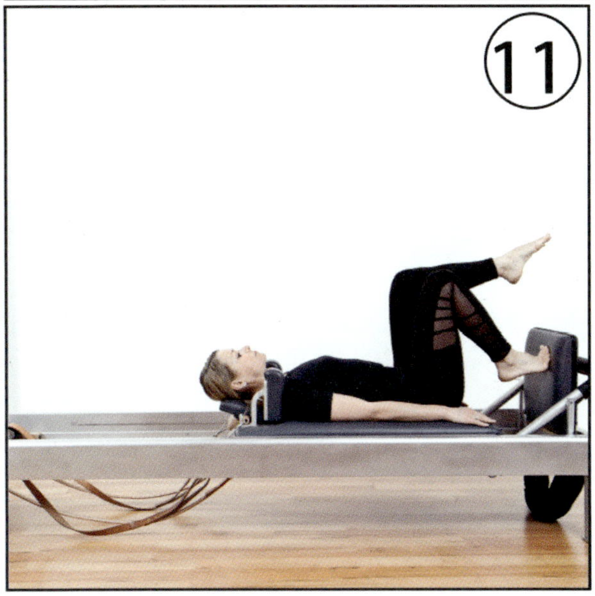

6. 병렬 자세 한 다리 대체 동작 Parallel Alternate One Leg 3/3

준비: 1–2 스프링, 점프보드, 머리 받침대 위로

- 캐리지에 등을 대고 똑바로 눕는다.
- 어깨는 어깨 받침대에 댄다.
- 팔은 몸에 바짝 붙이고 캐리지를 고르게 누른다.
- 손가락을 쭉 뻗는다.
- 발가락과 발볼을 점프보드에 올려놓는다.
- 발가락은 긴장을 풀고 약간 벌린다.
- 다리와 발은 평행하게 한다.
- 가능하면 스프링은 아직 열리지 않은 상태여야 한다. 스프링이 열려 있다면 기어에서 스프링 바의 위치를 조정하여 풋바 쪽으로 더 많은 공간을 확보한다.
- 왼다리는 테이블탑 자세를 한다. 그런 다음 왼쪽 무릎을 몸통 쪽으로 약간 더 당긴다.

운동 목적:

- 집중력과 리듬을 연습한다.
- 발과 발목의 관절을 연결한다.
- 종아리 근육, 무릎 폄근, 복근을 강화한다.

운동 수행: 3–8세트

이 점프는 뒤꿈치를 들어 올린 상태에서 수행한다.

오른 다리 점프

오른쪽 발목과 발로 힘차게 점프한다. 발뒤꿈치부터 발바닥 아치와 볼을 거쳐 발가락까지 연결하고 오른쪽 다리와 발을 쭉 뻗는다.

점프 도중에 다리를 바꾸고 오른쪽 다리를 구부린 다음 **왼쪽 다리를 쭉 뻗은 상태로 착지한다.**

착지할 때 발가락, 발바닥, 아치, 발뒤꿈치 및 발목을 순으로 착지한다. 그래야만 무릎이 따라온다. 대부분의 충격을 흡수하는 것은 주로 발과 발목이며 그 다음에 무릎과 엉덩이가 뒤따른다. 조용하고 부드럽게 착지한다. 스토퍼를 건드리지 않고 캐리지를 거의 시작 위치로 되돌린다.

왼 다리 점프

왼쪽 발목과 발로 힘차게 점프하고 왼쪽 다리를 쭉 뻗는다. 점프 중간에 다리를 바꾸고 왼쪽 다리를 구부린 다음 **쭉 뻗은 오른쪽 다리로 착지한다.**

착지할 때 발가락, 발바닥, 아치, 발뒤꿈치 및 발목을 통해 관절을 연결한다. 그래야만 무릎이 따라올 수 있다.
스토퍼를 건드리지 않고 캐리지를 거의 시작 위치로 되돌린다.
3회–8회 세트를 반복한다.

일반적인 실수:

- 다리가 완전히 펴지지 않는다.
- 구부린 다리의 발이 무릎 높이 아래로 내려간다.
- 점프하는 동안 다리가 아래로 가라앉는다.
- 발에 가해지는 충격이 너무 거칠어 리포머 전체가 움직인다.
- 거리 감각이 부족해 캐리지가 스토퍼에 충돌한다.

수정 또는 변형: –

금기 사항/위험 요소:

- 발, 무릎, 엉덩이 또는 요추에 지속적인 문제가 있는 경우, 이 운동을 하지 않는다.

7. 발뒤꿈치를 붙인 작은 V 동작 Small V with Heels on

1/2

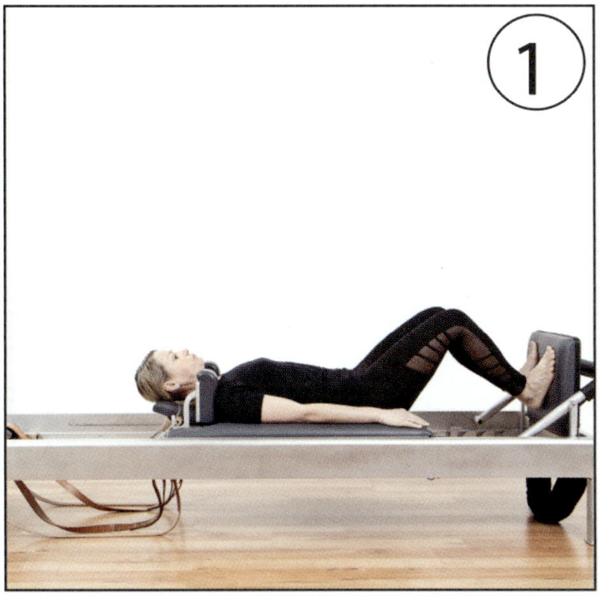

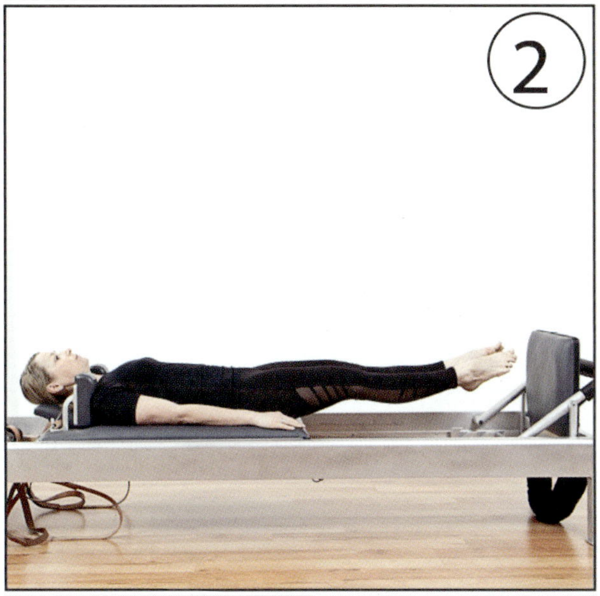

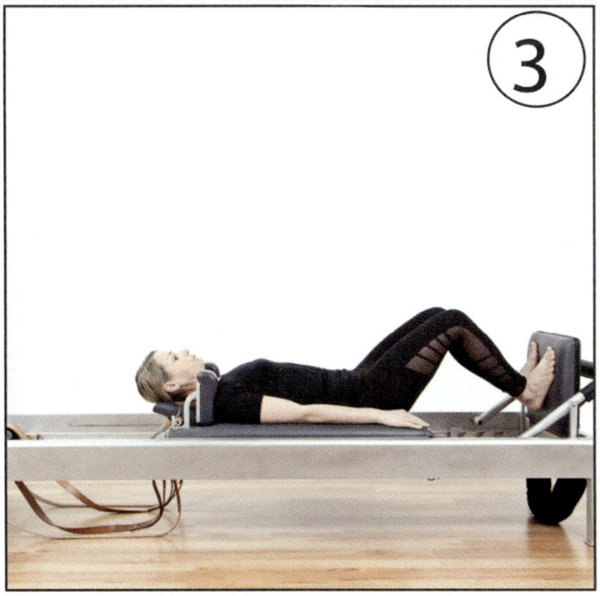

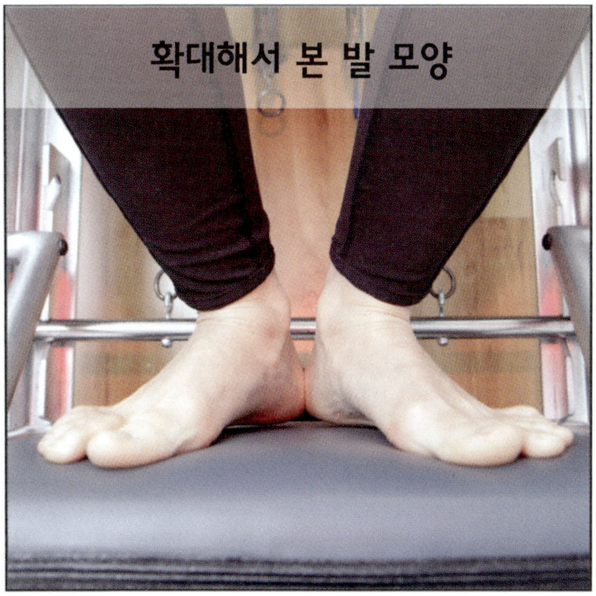

7. 발뒤꿈치를 붙인 작은 V 동작 Small V with Heels on 2/2

준비: 1-2 스프링, 점프보드, 머리 받침대 위로

- 캐리지에 등을 대고 똑바로 눕는다.
- 어깨는 어깨 받침대에 댄다.
- 팔은 몸에 바짝 붙이고 캐리지를 고르게 누른다.
- 손가락을 쭉 뻗는다.
- 발가락, 발볼, 발뒤꿈치를 점프보드에 대고 작은 'V'자 모양을 만든다. 발꿈치는 서로 붙인다.
- 발가락의 힘을 빼고 살짝 벌린다.
- 무릎을 구부리고 약간 벌린다.
- 이 자세에서 뒤꿈치는 들리지 않고 캐리지가 스토퍼에 최대한 가깝게 위치한다.

운동 목적:

- 발과 발목의 관절을 연결한다.
- 점프를 하는 동안에도 다리 안쪽의 긴장이 유지되게 한다.
- 복부 근육, 종아리 근육, 무릎 폄근, 엉덩관절 굽힘근, 모음근을 강화한다.

운동 수행: 5-10회

발목과 발의 힘으로 힘차게 점프한다. 발뒤꿈치부터 발바닥의 아치와 볼을 거쳐 발가락까지 관절을 연결하고 다리를 쭉 뻗는다.

점프하는 동안 다리는 완전히 펴고 뒤꿈치 사이의 긴장을 유지한다.

착지할 때 발가락, 발바닥, 아치, 발뒤꿈치 및 발목을 순으로 착지한다. 그래야만 무릎이 따라온다. 대부분의 충격을 흡수하는 것은 주로 발과 발목이며 그 다음에 무릎과 엉덩이가 뒤따른다. 조용하고 부드럽게 착지한다. 뒤꿈치가 점프보드에 닿으면 뒤꿈치가 두 번 들리지 않도록 캐리지를 멈춘다. 즉, 다음 점프까지 뒤꿈치가 점프보드에 남아 있어야 한다.

5회~10회 반복한다.

일반적인 실수:

- 다리 사이가 벌어진다.
- 다리가 완전히 펴지지 않는다.
- 점프하는 동안 다리가 아래로 가라앉는다.
- 발에 가해지는 충격이 너무 심해 리포머 전체가 움직인다.
- 점프에서 돌아올 때 캐리지가 너무 멀리 돌아와 뒤꿈치가 한 번 더 올라간다.
- 거리감이 부족해 캐리지가 스토퍼에 충돌한다.

수정 또는 변형: -

금기 사항/위험 요소:

- 발, 무릎, 엉덩이 또는 요추에 지속적인 문제가 있는 경우, 이 운동을 하지 않는다.

8. 3번 자세에서 점프 Jumping in the Third Position

1/2

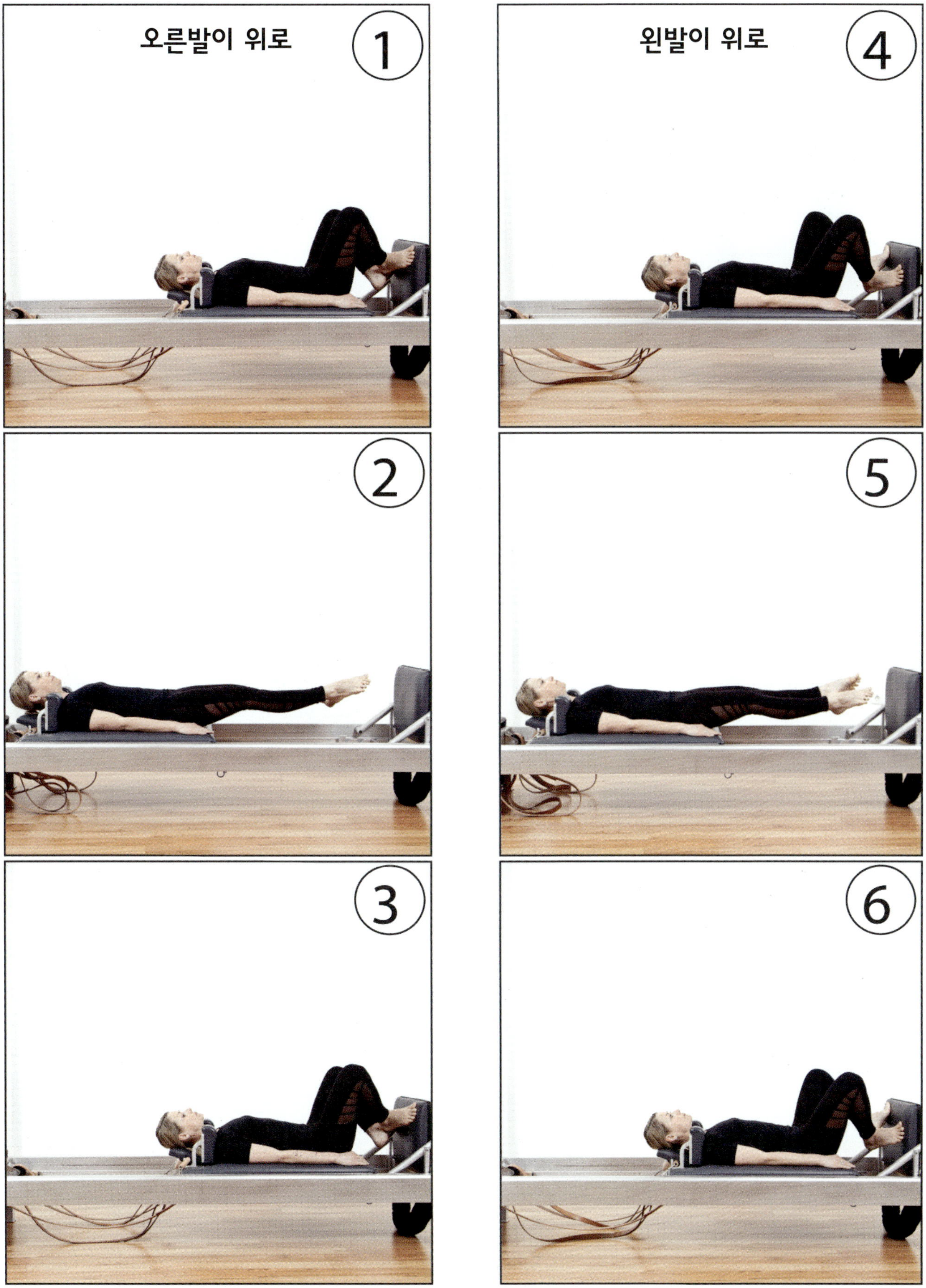

8. 3번 자세에서 점프 Jumping in the Third Position

2/2

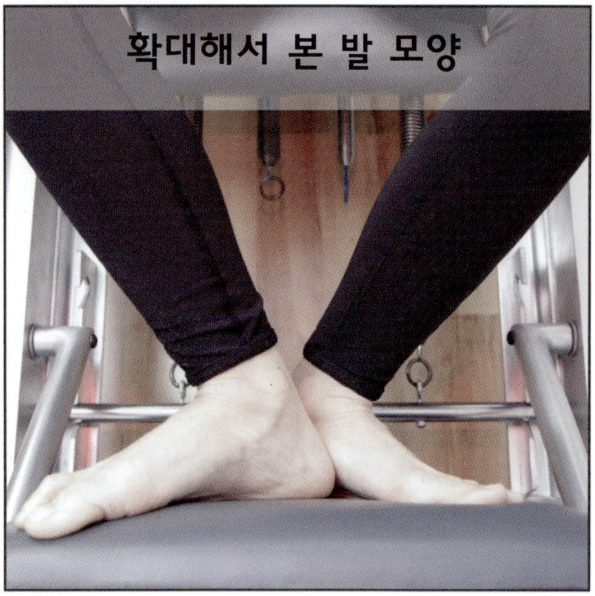

준비: 1-2 스프링, 점프보드, 머리 받침대 위로

- 캐리지에 등을 대고 똑바로 눕는다.
- 어깨는 어깨 받침대에 댄다.
- 팔은 몸에 바짝 붙이고 캐리지를 고르게 누른다.
- 손가락을 쭉 뻗는다.
- 두 발을 점프보드에 대고 오른발뒤꿈치를 왼발 아치 중앙에 붙인다.
- 발가락, 발뒤꿈치, 발바닥을 점프보드에 댄다.
- 발가락은 긴장을 풀고 약간 벌린다.
- 무릎을 구부리고 약간 벌린다.
- 이 자세에서는 뒤꿈치가 들리지 않고 캐리지는 스토퍼에 최대한 밀착된다.

운동 목적:

- 발과 발목의 관절을 연결한다.
- 점프를 하는 동안에도 다리 안쪽의 긴장이 유지되게 한다.
- 복부 근육, 종아리 근육, 무릎 폄근, 엉덩관절 굽힘근, 모음근을 강화한다.

운동 수행: 자세 당 5-10회 반복

발목과 발에서부터 힘차게 점프한다. 발뒤꿈치부터 발바닥의 아치와 볼을 거쳐 발가락까지 관절을 연결하고 다리를 쭉 뻗는다.

점프하는 동안 다리를 완전히 펴고 발뒤꿈치 사이의 긴장을 유지한다.

착지할 때 발가락, 발바닥, 아치, 발뒤꿈치 및 발목을 순으로 착지한다. 그래야만 무릎이 따라온다. 대부분의 충격을 흡수하는 것은 주로 발과 발목이며 그 다음에 무릎과 엉덩이가 뒤따른다. 조용하고 부드럽게 착지한다. 뒤꿈치가 점프보드에 닿으면 뒤꿈치가 두 번 들리지 않도록 캐리지를 멈춘다 즉, 다음 점프까지 뒤꿈치가 점프보드에 남아 있어야 한다.

5회-10회 반복한 다음 왼쪽 뒤꿈치를 오른발 아치 중앙에 대고 점프한다. 다시 5회-10회 점프한다.

일반적인 실수:

- 다리 사이가 벌어진다.
- 다리가 완전히 펴지지 않는다.
- 점프하는 동안 다리가 아래로 가라앉는다.
- 발에 가해지는 충격이 너무 심해 리포머 전체가 움직인다.
- 점프에서 돌아올 때 캐리지가 너무 멀리 돌아와 뒤꿈치가 한 번 더 올라간다.
- 거리감이 부족해 캐리지가 스토퍼에 충돌한다.

수정 또는 변형: -

금기 사항/위험 요소:

- 발, 무릎, 엉덩이 또는 요추에 지속적인 문제가 있는 경우, 이 운동을 하지 않는다.

9. 3번 자세에서 점프 변형 Changement in the Third Position

1/2

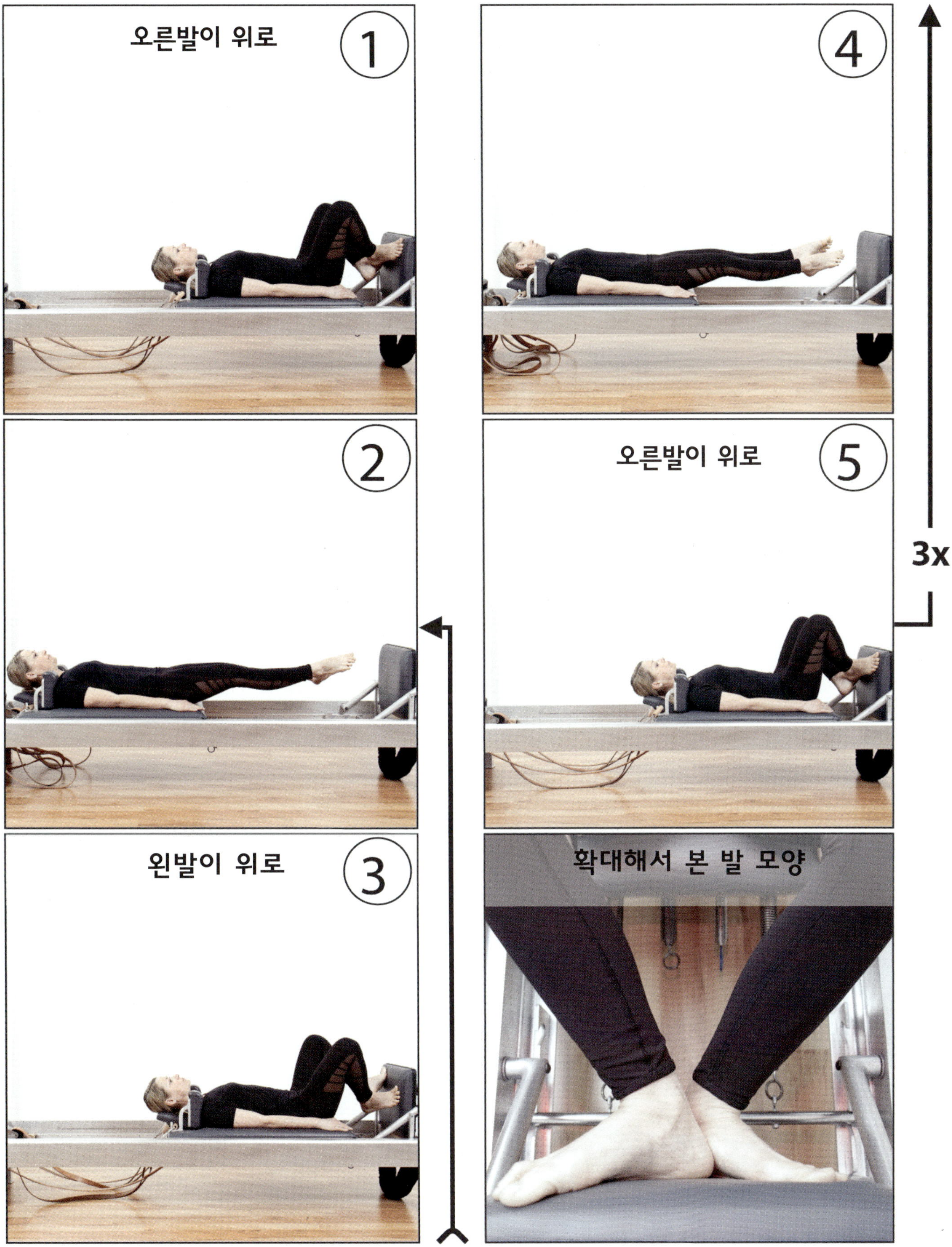

9. 3번 자세에서 점프 변형 Changement in the Third Position 2/2

준비: 1-2 스프링, 점프보드, 머리 받침대 위로

- 캐리지에 등을 대고 똑바로 눕는다.
- 어깨는 어깨 받침대에 댄다.
- 팔은 몸에 바짝 붙이고 캐리지를 고르게 누른다.
- 손가락을 쭉 뻗는다.
- 두 발을 점프보드에 대고 오른발뒤꿈치를 왼발 아치 중앙에 붙인다.
- 발가락, 발뒤꿈치, 발바닥을 점프보드에 댄다.
- 발가락은 긴장을 풀고 약간 벌린다.
- 무릎을 구부리고 약간 벌린다.
- 이 자세에서는 뒤꿈치가 들리지 않고 캐리지는 스토퍼에 최대한 밀착된다.

운동 목적:

- 발과 발목의 관절을 연결한다.
- 점프를 하는 동안에도 다리 안쪽의 긴장이 유지되게 한다.
- 복부 근육, 종아리 근육, 무릎 폄근, 엉덩관절 굽힘근, 모음근을 강화한다.

운동 수행: 3-8세트

발목과 발에서부터 힘차게 점프한다. 발뒤꿈치부터 발바닥의 아치와 볼을 거쳐 발가락까지 연결하고 다리를 쭉 뻗는다.
점프하는 동안 다리를 완전히 펴고 다리 사이의 긴장을 유지한다.
다리를 '공중에서' 전환하여 왼쪽 뒤꿈치를 오른발 아치 중앙에 위치시킨다.
착지할 때 발가락, 발바닥, 아치, 발뒤꿈치 및 발목을 순으로 착지한다. 그래야만 무릎이 따라온다. 대부분의 충격을 흡수하는 것은 주로 발과 발목이며 그 다음에 무릎과 엉덩이가 뒤따른다. 조용하고 부드럽게 착지한다. 뒤꿈치가 점프보드에 닿으면 뒤꿈치가 두 번 들리지 않도록 캐리지를 멈춘다. 즉, 다음 점프까지 뒤꿈치가 점프보드에 남아 있어야 한다.
다음 점프 시 다리를 다시 바꾼다.
3회-8회 세트를 반복한다.

일반적인 실수:

- 다리 사이가 벌어진다.
- 다리가 완전히 펴지지 않는다.
- 점프하는 동안 다리가 아래로 가라앉는다.
- 발에 가해지는 충격이 너무 심해 리포머 전체가 움직인다.
- 점프에서 돌아올 때 캐리지가 너무 멀리 돌아와 뒤꿈치가 한 번 더 올라간다.
- 거리감이 부족해 캐리지가 스토퍼에 충돌한다.

수정 또는 변형: -

금기 사항/위험 요소:

- 발, 무릎, 엉덩이 또는 요추에 지속적인 문제가 있는 경우, 이 운동을 하지 않는다.

10. 5번 자세에서 점프 Jumping in the Fifth Position

1/2

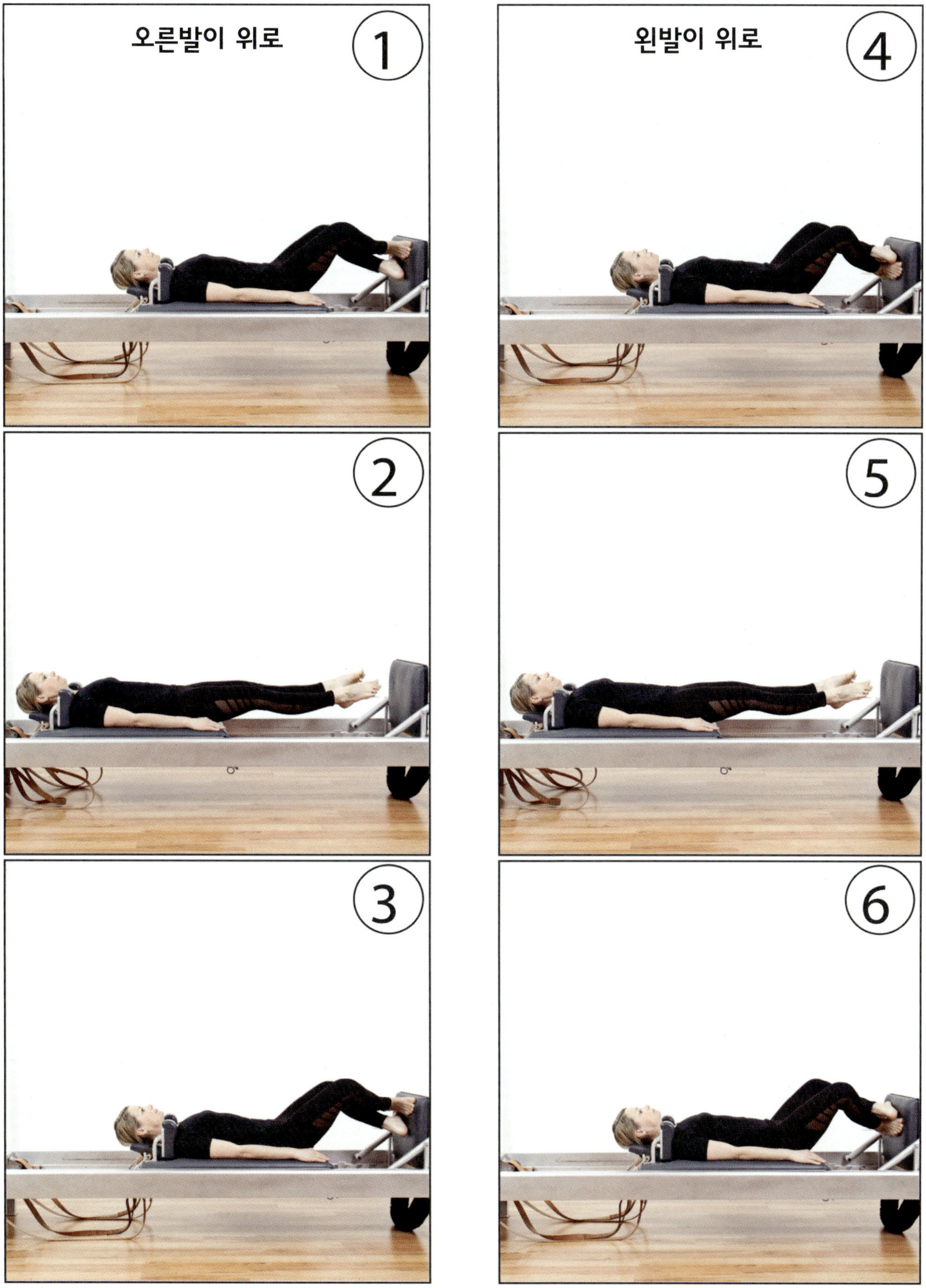

10. 5번 자세에서 점프 Jumping in the Fifth Position

2/2

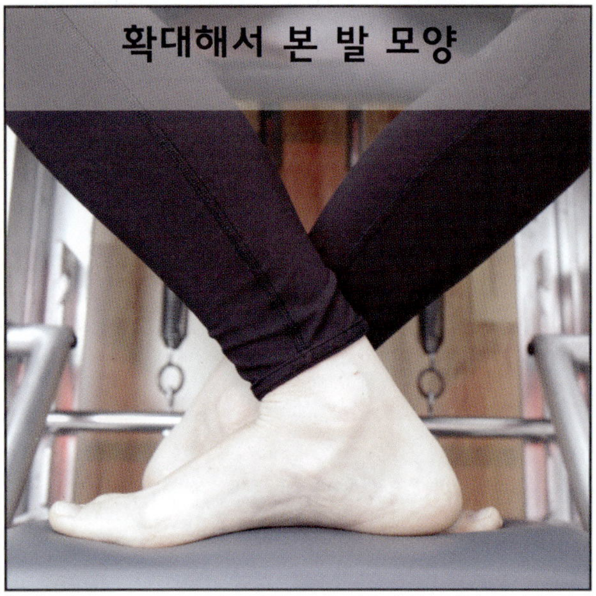

준비: 1-2 스프링, 점프보드, 머리 받침대 위로

- 캐리지에 등을 대고 똑바로 눕는다.
- 어깨는 어깨 받침대에 댄다.
- 팔은 몸에 바짝 붙이고 캐리지를 고르게 누른다.
- 손가락을 쭉 뻗는다.
- 두 다리는 최대한 바깥쪽을 향하게 한다.
- 점프보드에서 오른발이 왼발 위에 위치하도록 한다.
- 두 발은 가능한 한 평행해야 한다.
- 발가락, 발뒤꿈치, 발볼을 점프보드 위에 놓는다.
- 발가락은 긴장을 풀고 약간 벌린다.

운동 목적:

- 발과 발목의 관절을 연결한다.
- 점프를 하는 동안에도 다리 안쪽의 긴장이 유지되게 한다.
- 복부 근육, 종아리 근육, 무릎 폄근, 엉덩관절 굽힘근, 모음근을 강화한다.

운동 수행: 자세 당 5-10회 반복

발목과 발에서부터 힘차게 점프한다. 발뒤꿈치부터 발바닥의 아치와 볼을 거쳐 발가락까지 관절을 연결하고 다리를 쭉 뻗는다.

점프하는 동안 다리를 완전히 펴고 다리 사이의 긴장을 유지한다.

착지할 때 발가락, 발바닥, 아치, 발뒤꿈치 및 발목을 순으로 착지한다. 그래야만 무릎이 따라온다. 대부분의 충격을 흡수하는 것은 주로 발과 발목이며 그 다음에 무릎과 엉덩이가 뒤따른다. 조용하고 부드럽게 착지한다. 뒤꿈치가 점프보드에 닿으면 뒤꿈치가 두 번 들리지 않도록 캐리지를 멈춘다. 즉, 다음 점프까지 뒤꿈치가 점프보드에 남아 있어야 한다.

5회~10회 반복한 다음 왼쪽 뒤꿈치를 오른발 아치 중앙에 대고 점프한다.

일반적인 실수:

- 다리 사이가 벌어진다.
- 다리가 완전히 펴지지 않는다.
- 점프하는 동안 다리가 아래로 가라앉는다.
- 발에 가해지는 충격이 너무 심해 리포머 전체가 움직인다.
- 점프에서 돌아올 때 캐리지가 너무 멀리 돌아와 뒤꿈치가 한 번 더 올라간다.
- 거리감이 부족해 캐리지가 스토퍼에 충돌한다.

수정 또는 변형: -

금기 사항/위험 요소:

- 발, 무릎, 엉덩이 또는 요추에 지속적인 문제가 있는 경우, 이 운동을 하지 않는다.

11. 5번 자세에서 점프 변형 Changement in the Fifth Position

1/2

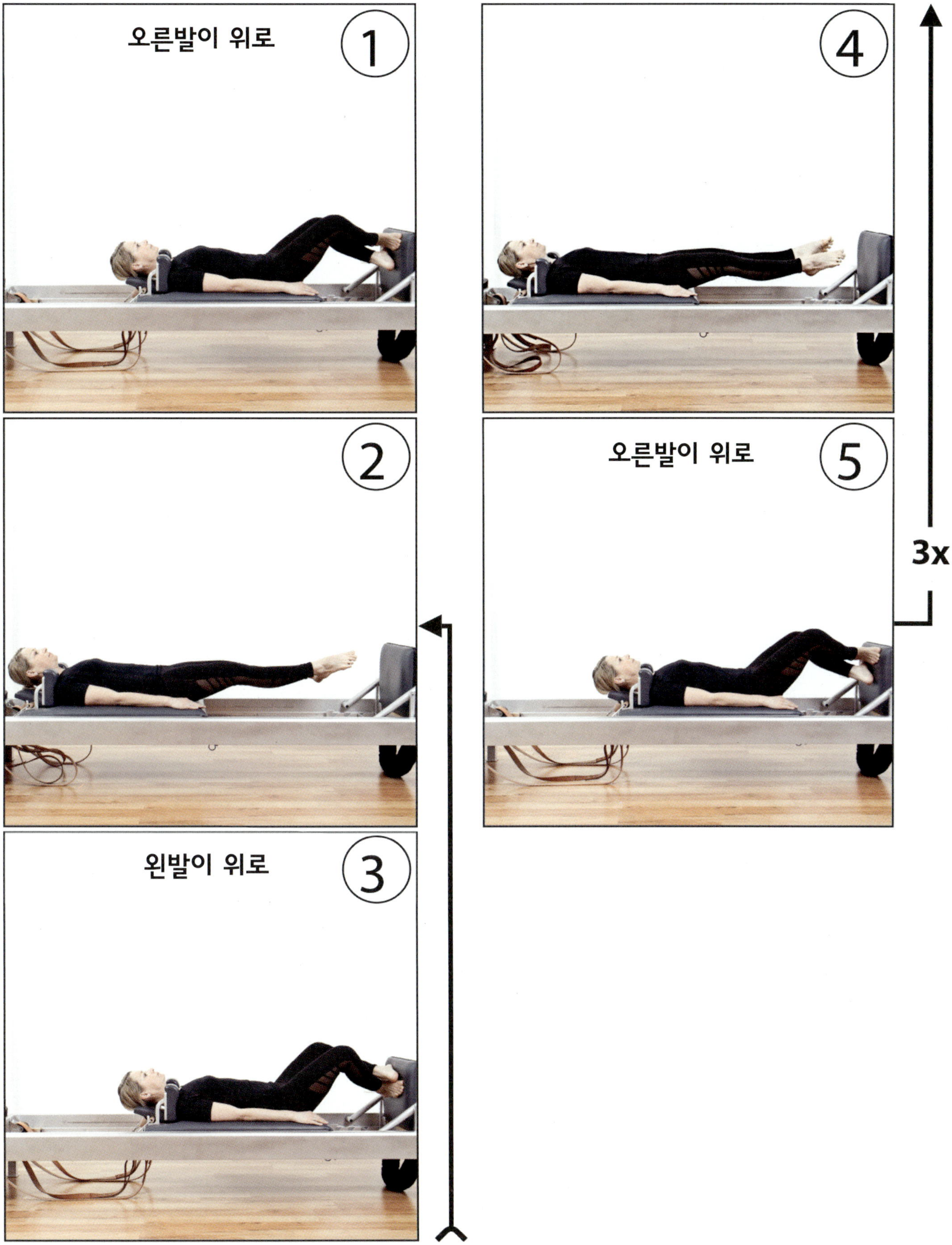

11. 5번 자세에서 점프 변형 Changement in the Fifth Position 2/2

준비: 1-2 스프링, 점프보드, 머리 받침대 위로

- 캐리지에 등을 대고 똑바로 눕는다.
- 어깨는 어깨 받침대에 댄다.
- 팔은 몸에 바짝 붙이고 캐리지를 고르게 누른다.
- 손가락을 쭉 뻗는다.
- 두 다리는 최대한 바깥쪽을 향하게 한다.
- 점프보드에서 오른발이 왼발 위에 위치하도록 한다.
- 두 발은 가능한 한 평행해야 한다.
- 발가락, 발뒤꿈치, 발볼을 점프보드 위에 놓는다.
- 발가락은 긴장을 풀고 약간 벌린다.
- 무릎을 굽히고 약간 벌린다.
- 이 자세에서는 뒤꿈치가 들리지 않고 캐리지는 스토퍼에 최대한 밀착된다.

운동 목적:

- 발과 발목의 관절을 연결한다.
- 점프를 하는 동안에도 다리 안쪽의 긴장이 유지되게 한다.
- 복부 근육, 종아리 근육, 무릎 폄근, 엉덩관절 굽힘근, 모음근을 강화한다.

운동 수행: 3-8세트

발목과 발에서부터 힘차게 점프한다. 발뒤꿈치부터 발바닥의 아치와 볼을 거쳐 발가락까지 연결하고 다리를 쭉 뻗는다.
점프하는 동안 다리를 완전히 펴고 다리 사이의 긴장을 유지한다.
'공중에서' 다리를 전환하여 왼발을 오른발 위에 놓는다.
착지할 때 발가락, 발바닥, 아치, 발뒤꿈치 및 발목을 순으로 착지한다. 그래야만 무릎이 따라온다. 대부분의 충격을 흡수하는 것은 주로 발과 발목이며 그 다음에 무릎과 엉덩이가 뒤따른다. 조용하고 부드럽게 착지한다. 뒤꿈치가 점프보드에 닿으면 뒤꿈치가 두 번 들리지 않도록 캐리지를 멈춘다. 즉, 다음 점프까지 뒤꿈치가 점프보드에 남아 있어야 한다.
다음 점프 시 다리를 다시 바꾼다.
3회-8회 세트를 반복한다.

일반적인 실수:

- 다리 사이가 벌어진다.
- 다리가 완전히 펴지지 않는다.
- 점프하는 동안 다리가 아래로 가라앉는다.
- 발에 가해지는 충격이 너무 심해 리포머 전체가 움직인다.
- 점프에서 돌아올 때 캐리지가 너무 멀리 돌아와 뒤꿈치가 한 번 더 올라간다.
- 거리감이 부족해 캐리지가 스토퍼에 충돌한다.

수정 또는 변형: -

금기 사항/위험 요소:

- 발, 무릎, 엉덩이 또는 요추에 지속적인 문제가 있는 경우, 이 운동을 하지 않는다.

12. 가위 다리 점프 Scissor Leg Jumps

1/3

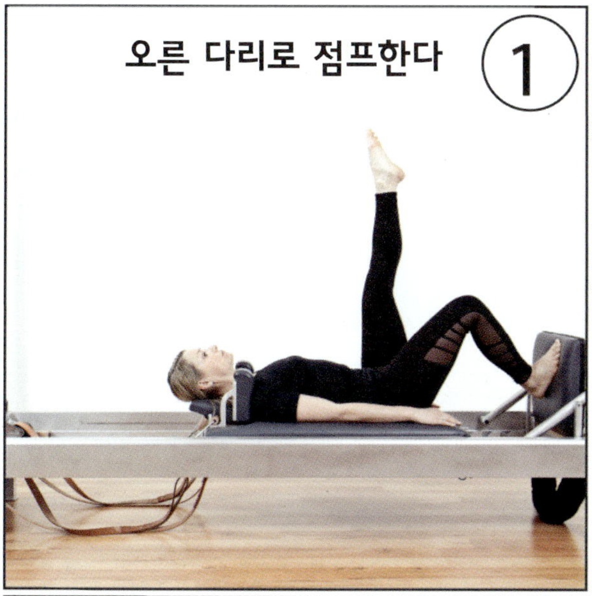
오른 다리로 점프한다
1

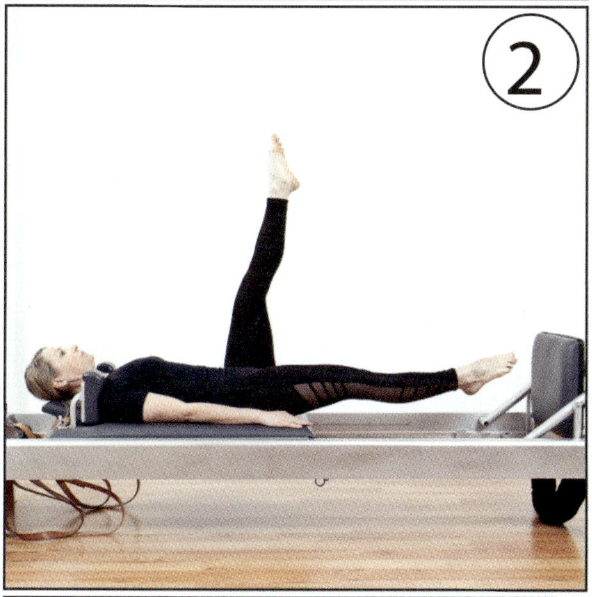
2

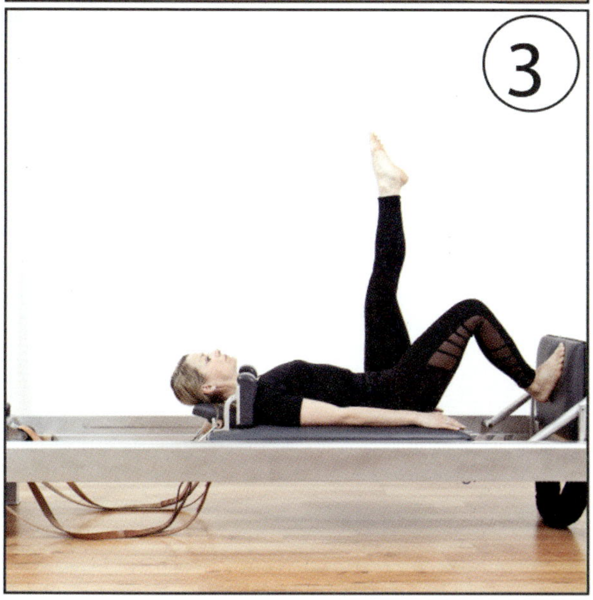
3

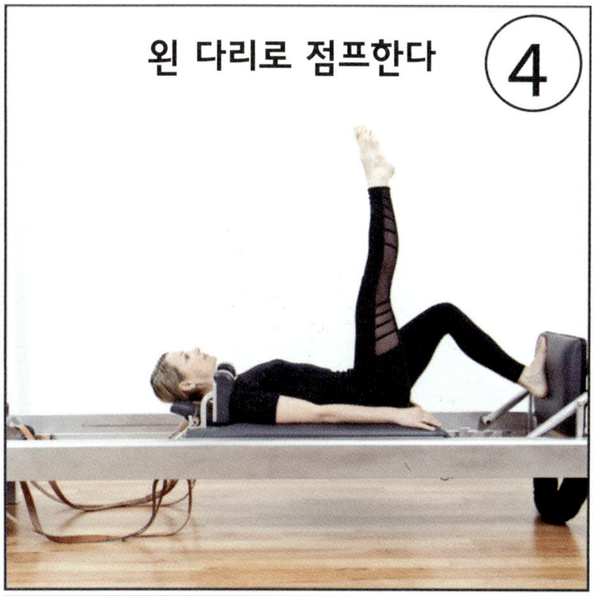
왼 다리로 점프한다
4

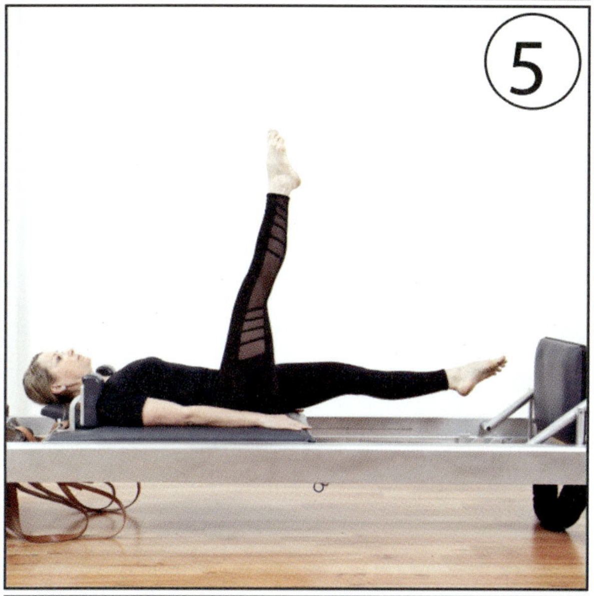
5

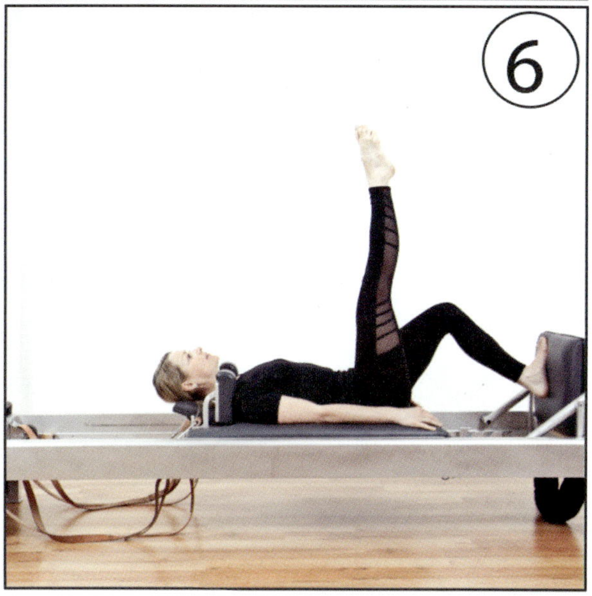
6

12. 가위 다리 점프 Scissor Leg Jumps
2/3

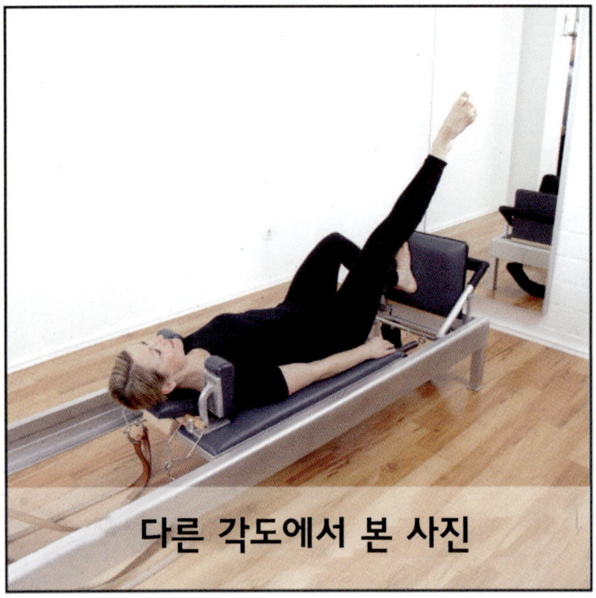

준비: 1-2 스프링, 점프보드, 머리 받침대 위로

- 캐리지에 등을 대고 똑바로 눕는다.
- 어깨는 어깨 받침대에 댄다.
- 팔은 몸에 바짝 붙이고 캐리지를 고르게 누른다.
- 손가락을 쭉 뻗는다.
- 발은 발가락, 발뒤꿈치, 발볼이 점프보드 위에 놓인 상태에서 발뒤꿈치를 붙여 작은 "V"자 모양으로 벌린다.
- 발가락은 긴장을 풀고 약간 벌린다.
- 무릎을 구부리고 약간 벌린다.
- 왼쪽 다리로 테이블탑 자세를 한 후 수직으로 위로 뻗는다.
- 왼쪽 다리를 가볍게 바깥쪽으로 돌린다(작은 "V"자에서).
- 왼쪽 발을 뻗는다.
- 이 자세에서는 뒤꿈치가 들리지 않고 캐리지가 스토퍼에 최대한 가깝게 위치한다.

운동 목적:

- 발과 발목의 관절을 연결한다.
- 골반 안정성을 유지한다.
- 복부 근육, 종아리 근육, 무릎 펴근, 엉덩관절 굽힘근, 다리 돌림근육을 강화한다.

12. 가위 다리 점프 Scissor Leg Jumps
3/3

운동 수행: 3-10회 반복

오른다리 점프

오른쪽 발목과 발에서부터 힘차게 점프한다. 발뒤꿈치부터 발바닥 아치와 볼을 거쳐 발가락까지 연결하고 오른쪽 다리를 쭉 뻗는다. 점프하는 동안 발은 쭉 뻗은 상태를 유지한다. 착지할 때 발가락, 발바닥, 아치, 발뒤꿈치 및 발목 순으로 착지한다. 그래야만 무릎이 따라온다. 대부분의 충격을 흡수하는 것은 주로 발과 발목이며 그 다음에 무릎과 엉덩이가 뒤따른다. 조용하고 부드럽게 착지한다. 뒤꿈치가 점프보드에 닿으면 뒤꿈치가 두 번 들리지 않도록 캐리지를 멈춘다. 즉, 다음 점프까지 뒤꿈치가 점프보드에 남아 있어야 한다.
3회~10회 반복한 다음 다리를 바꾼다.

왼다리 점프

오른쪽 다리를 바깥쪽으로 돌리고 수직으로 위로 쭉 뻗는다. 왼발은 가볍게 바깥쪽으로 돌리고 왼발의 발가락, 공, 뒤꿈치를 점프보드 위에 놓는다. 왼쪽 발목과 발에서 힘차게 점프한다. 발뒤꿈치부터 발바닥 아치와 볼을 거쳐 발가락까지 연결하고 왼쪽 다리를 쭉 뻗는다. 점프하는 동안 발은 쭉 뻗은 상태를 유지한다.
착지할 때 발가락, 발바닥, 아치, 발뒤꿈치 및 발목을 순으로 착지한다. 그래야만 무릎이 따라온다. 대부분의 충격을 흡수하는 것은 주로 발과 발목이며 그 다음에 무릎과 엉덩이가 뒤따른다. 조용하고 부드럽게 착지한다. 뒤꿈치가 점프보드에 닿으면 뒤꿈치가 두 번 들리지 않도록 캐리지를 멈춘다. 즉, 다음 점프까지 뒤꿈치가 점프보드에 남아 있어야 한다.
3회~10회 반복한다.

일반적인 실수:

- 점프 다리가 완전히 펴지지 않는다.
- 점프에서 돌아오는 도중에 점프 다리가 아래로 내려간다.
- 점프에서 돌아오는 충격이 너무 세다.
- 점프에서 돌아오는 도중에 캐리지가 너무 멀리 돌아와 뒤꿈치가 한 번 더 올라간다.
- 거리감이 부족하여 캐리지가 스토퍼에 충돌한다.
- 다리를 바깥으로 살짝 회전하는 동작을 빠뜨린다.
- 점프하는 동안 양쪽 다리가 아래로 내려앉는다.
- 점프하는 동안 골반이 비틀어진다.

수정 또는 변형:

- 매직 서클이나 요가 밴드로 다리를 잡아서 든다.

금기 사항/위험 요소:

- 발, 무릎, 엉덩이 또는 요추에 지속적인 문제가 있는 경우, 이 운동을 하지 않는다.

13. 가위 다리 점프 전환 Scissor Switches

1/3

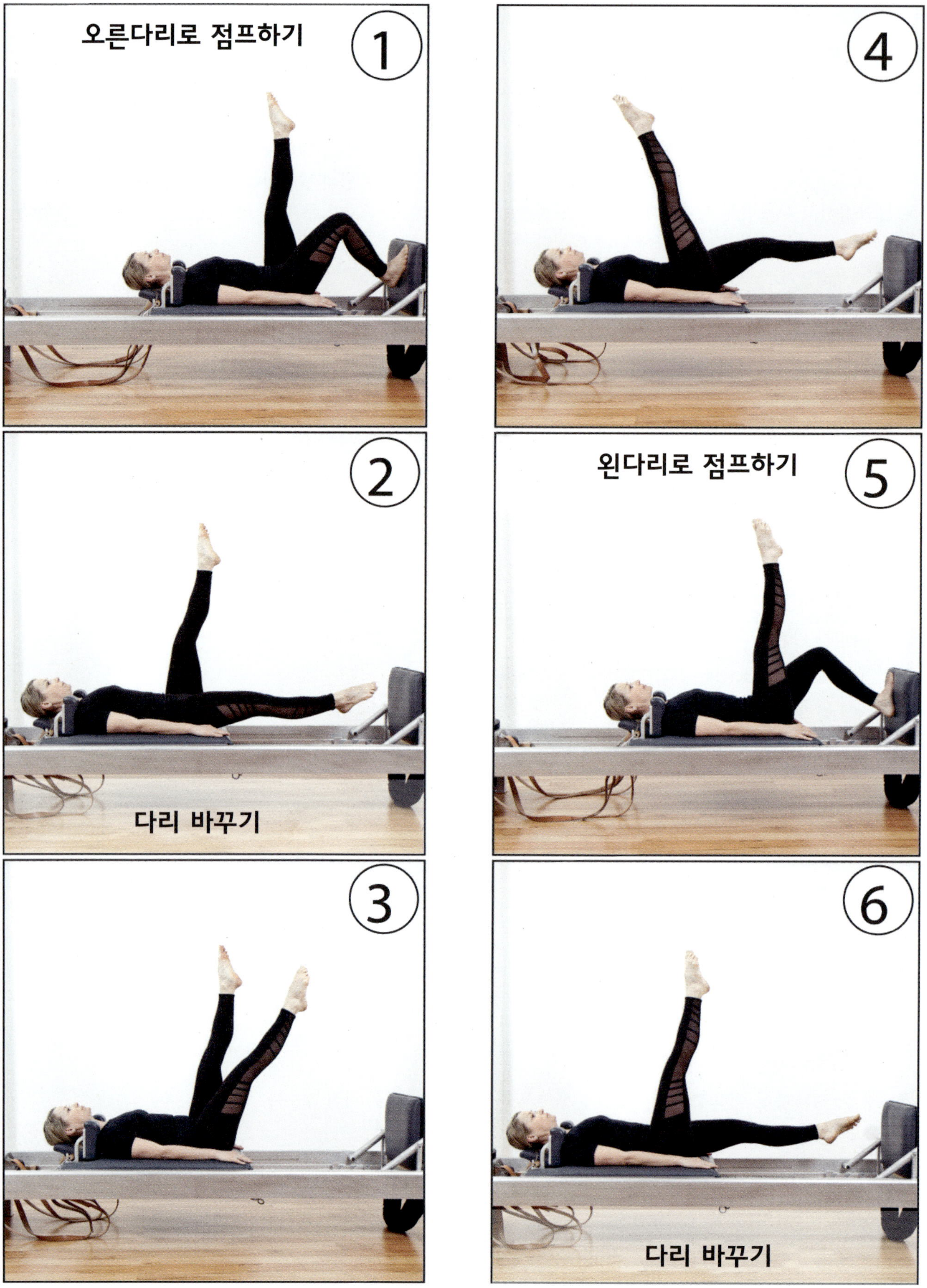
1
오른다리로 점프하기
2
다리 바꾸기
3
4
5
왼다리로 점프하기
6
다리 바꾸기

13. 가위 다리 점프 전환 Scissor Switches

2/3

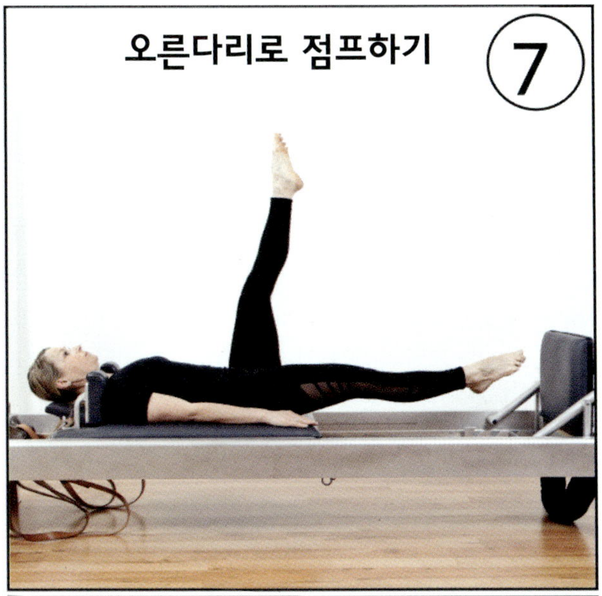

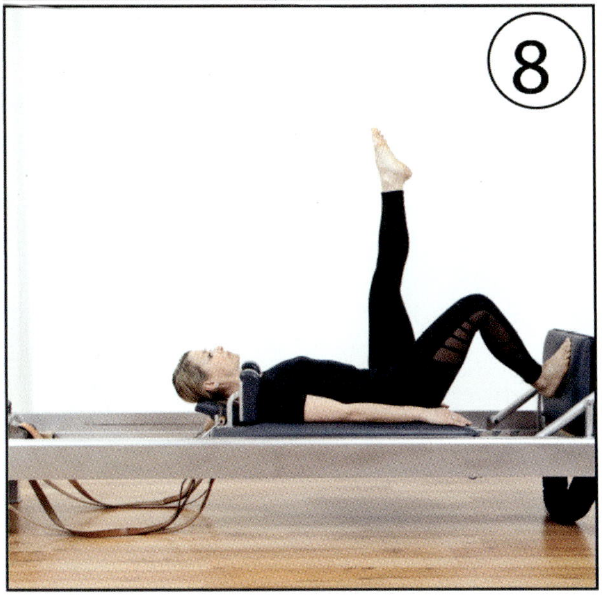

준비: 1-2 스프링, 점프보드, 머리 받침대 위로

- 캐리지에 등을 대고 똑바로 눕는다.
- 어깨는 어깨 받침대에 댄다.
- 팔은 몸에 바짝 붙이고 캐리지를 고르게 누른다.
- 손가락을 쭉 뻗는다.
- 발은 발가락, 발뒤꿈치, 발볼이 점프보드 위에 놓인 상태에서 발뒤꿈치를 붙여 작은 "V"자 모양으로 벌린다.
- 발가락은 긴장을 풀고 약간 벌린다.
- 무릎을 구부리고 약간 벌린다.
- 왼쪽 다리로 테이블탑 자세를 한 후 수직으로 위로 뻗는다.
- 왼쪽 다리를 가볍게 바깥쪽으로 돌린다(작은 "V"자에서).
- 왼쪽 발을 뻗는다.
- 이 자세에서는 뒤꿈치가 들리지 않고 캐리지가 스토퍼에 최대한 가깝게 위치한다.

운동 목적:

- 발과 발목의 관절을 연결한다.
- 골반 안정성을 유지한다.
- 복부 근육, 종아리 근육, 무릎 폄근, 엉덩관절 굽힘근, 다리 돌림근육을 강화한다.

13. 가위 다리 점프 전환 Scissor Switches
3/3

운동 수행: 3-8세트

오른다리 점프

오른쪽 발목과 발에서부터 힘차게 점프한다. 발뒤꿈치부터 발바닥 아치와 볼을 거쳐 발가락까지 연결하고 오른쪽 다리와 발을 쭉 뻗는다.

점프 중간에 다리를 바꾸고 오른쪽 다리를 가볍게 바깥쪽으로 돌리면서 수직으로 위로 뻗은 다음 **뻗은 왼쪽 다리로 착지한다.**

착지할 때 발가락, 발바닥, 아치, 발뒤꿈치 및 발목을 순으로 착지한다. 그래야만 무릎이 따라온다. 대부분의 충격을 흡수하는 것은 주로 발과 발목이며 그 다음에 무릎과 엉덩이가 뒤따른다. 조용하고 부드럽게 착지한다. 뒤꿈치가 점프보드에 닿으면 뒤꿈치가 두 번 들리지 않도록 캐리지를 멈춘다. 즉, 다음 점프까지 뒤꿈치가 점프보드에 남아 있어야 한다.

왼다리 점프

왼쪽 발목과 발에서부터 힘차게 점프한다. 발뒤꿈치부터 발바닥 아치와 볼을 거쳐 발가락까지 연결하고 왼쪽 다리와 발을 쭉 뻗는다.

점프 중간에 다리를 바꾸고 왼쪽 다리를 가볍게 바깥쪽으로 회전하면서 수직으로 위로 뻗은 다음 **뻗은 오른쪽 다리로 착지한다.**

착지할 때 발가락, 발바닥, 아치, 발뒤꿈치 및 발목을 순으로 착지한다. 그래야만 무릎이 따라온다. 대부분의 충격을 흡수하는 것은 주로 발과 발목이며 그 다음에 무릎과 엉덩이가 뒤따른다. 조용하고 부드럽게 착지한다. 뒤꿈치가 점프보드에 닿으면 뒤꿈치가 두 번 들리지 않도록 캐리지를 멈춘다. 즉, 다음 점프까지 뒤꿈치가 점프보드에 남아 있어야 한다.

3회-8회 세트를 반복한다.

일반적인 실수:

- 점프할 때 다리가 완전히 펴지지 않는다.
- 점프에서 돌아오는 도중에 점프 다리가 아래로 내려간다.
- 점프에서 돌아오는 충격이 너무 세다.
- 점프에서 돌아오는 도중에 캐리지가 너무 멀리 돌아와 뒤꿈치가 한 번 더 올라간다.
- 거리감이 부족하여 캐리지가 스토퍼에 충돌한다.
- 다리를 바깥으로 살짝 회전하는 동작을 빠뜨린다.
- 점프하는 동안 양쪽 다리가 아래로 내려앉는다.
- 점프하는 동안 골반이 비틀어진다.

수정 또는 변형: -

금기 사항/위험 요소:

- 발, 무릎, 엉덩이 또는 요추에 지속적인 문제가 있는 경우, 이 운동을 하지 않는다.

14. 다리 벌리며 점프하기 Splits

1/2

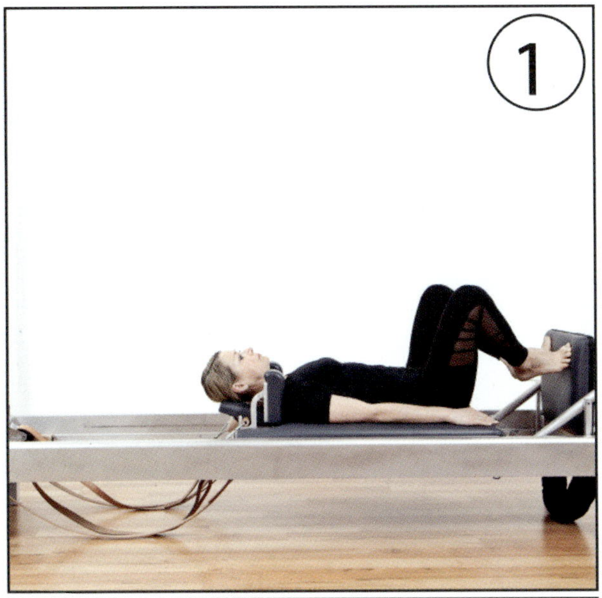

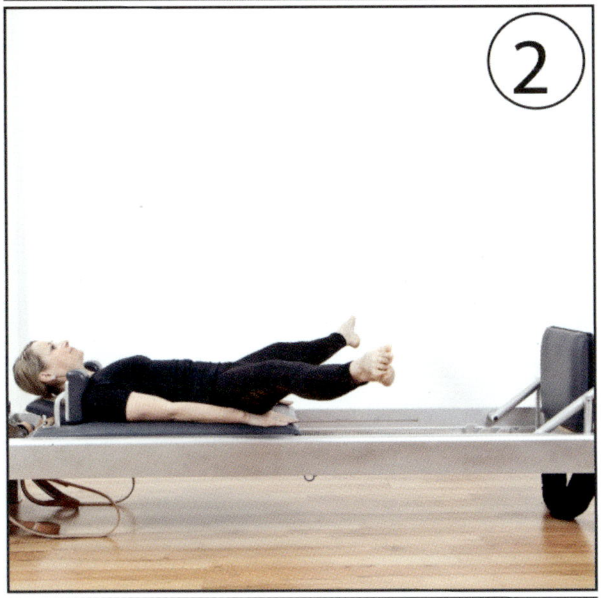

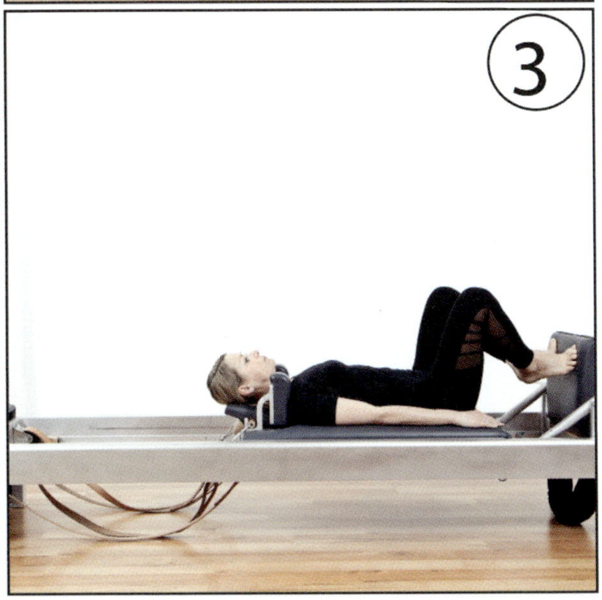

14. 다리 벌리며 점프하기 Splits

1/2

준비: 1-2 스프링, 점프보드, 머리 받침대 위로

- 캐리지에 등을 대고 똑바로 눕는다.
- 어깨는 어깨 받침대에 댄다.
- 팔은 몸에 바짝 붙이고 캐리지를 고르게 누른다.
- 손가락을 쭉 뻗는다.
- 발은 발가락, 발뒤꿈치, 발볼이 점프보드 위에 놓인 상태에서 발뒤꿈치를 붙여 작은 "V"자 모양으로 벌린다.
- 발가락은 긴장을 풀고 약간 벌린다.
- 무릎을 구부리고 약간 벌린다.
- 가능하면 스프링은 열리지 않은 상태로 둔다. 열려 있는 경우, 기어의 스프링 바를 조정하여 풋바 쪽으로 더 많은 공간을 더 확보한다.

운동 목적:

- 발과 발목의 관절을 연결한다.
- 다리벌리며 점프하는 동작을 정확하게 수행한다.
- 종아리 근육, 무릎 폄근, 복부 근육을 강화한다.

운동 수행: 5-10회 반복

이 점프는 뒤꿈치를 들어 올린 상태에서 수행한다.
발목과 발에서부터 힘차게 점프한다. 발뒤꿈치부터 발바닥 아치와 볼을 거쳐 발가락까지 관절을 연결하고 다리를 쭉 뻗는다. 점프하는 동안 발과 다리는 쭉 뻗은 상태를 유지한다.
동시에 두 다리를 가볍게 바깥쪽으로 돌리면서 가능한 한 옆으로 멀리 뻗었다가 다시 뒤로 움직인다.
이때 다리를 같은 높이로 움직여야 한다. 다리를 붙이고 착지한다.
착지할 때 발가락, 발바닥, 아치, 발뒤꿈치 및 발목을 순으로 착지한다. 그래야만 무릎이 따라온다. 대부분의 충격을 흡수하는 것은 주로 발과 발목이며 그 다음에 무릎과 엉덩이가 뒤따른다. 조용하고 부드럽게 착지한다. 스토퍼를 건드리지 않고 캐리지를 거의 초기 위치로 되돌린다.
5회-10회 반복한다.

일반적인 실수:

- 다리가 완전히 펴지지 않는다.
- 점프하는 동안 다리가 내려간다.
- 다리를 최대한 벌리지 않는다.
- 발에 가해지는 충격이 너무 강해 리포머 전체가 움직인다.
- 거리감이 부족하면 캐리지가 스토퍼에 충돌할 수 있다.

수정 또는 변형: -

금기 사항/위험 요소:

- 발, 무릎, 엉덩이 또는 요추에 지속적인 문제가 있는 경우, 이 운동을 하지 않는다.

15. 가만히 서 있기 Standing Still

1/2

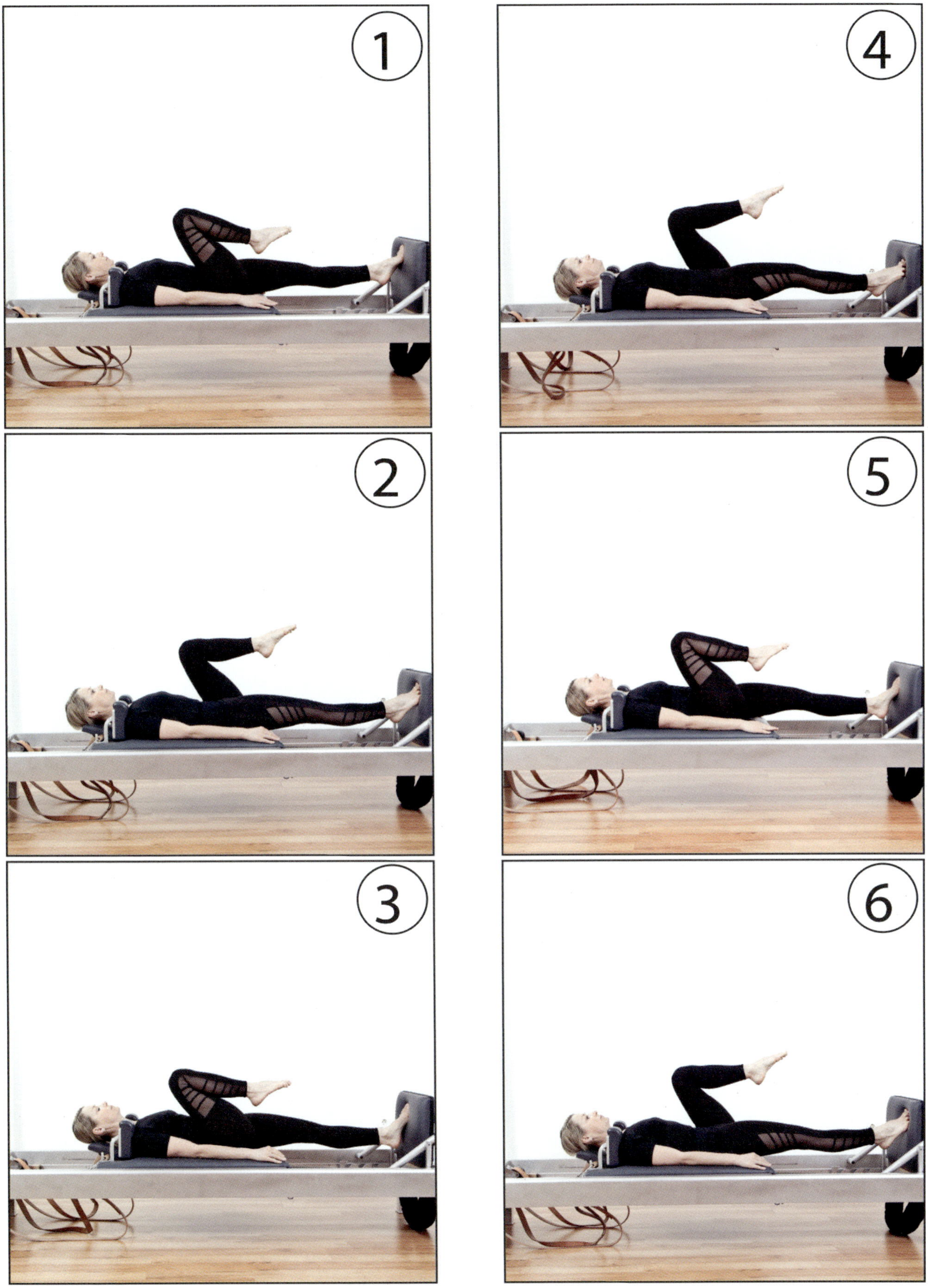

15. 가만히 서 있기 Standing Still
2/2

준비: 1-2 스프링, 점프보드, 머리 받침대 위로

- 캐리지에 등을 대고 똑바로 눕는다.
- 어깨는 어깨 받침대에 댄다.
- 팔은 몸에 바짝 붙이고 캐리지를 고르게 누른다.
- 손가락을 쭉 뻗는다.
- 발은 발가락, 발뒤꿈치, 발볼이 점프보드 위에 놓인 상태에서 발뒤꿈치를 붙여 작은 "V"자 모양으로 벌린다.
- 다리와 발은 평형이 되게 한다.
- 오른 다리로 테이블탑 자세를 한 후 무릎을 가슴쪽으로 더 당긴다.
- 이제 왼다리를 완전히 펴고 발가락으로만 선다.

운동 목적:

- 운동 속도를 높인다.
- 완전히 제어하면서 최대 속도로 운동한다.
- 엉덩관절 굽힘근, 무릎 폄근을 강화한다.

운동 수행: 다리를 바꿔가며 10-20회 반복

왼다리를 위로 당기고 동시에 오른발의 발가락과 볼을 점프보드에 댄다. 캐리지가 최소한으로만 움직일 수 있도록 다리를 빠르게 전환한다. 즉시 오른쪽 다리를 몸쪽으로 당기고 동시에 왼발의 발가락과 발볼을 점프보드에 댄다(점프보드에 발가락과 발볼을 동시에 올려놓는다). 발을 빠르게 전환하면서 점프보드에 주는 힘은 최소화해야 한다. 가능하면 운동 중에 캐리지는 움직이지 않게 한다. 다리를 바꿔가며 10~20회 반복한다.

일반적인 실수:

- 다리가 완전히 펴지지 않는다.
- 굽힌 다리의 발이 무릎 높이 아래로 내려간다.
- 점프보드에 발을 너무 세게 눌러서 리포머가 움직인다.

수정 또는 변형: -

금기 사항/위험 요소:

- 발, 무릎, 엉덩이 또는 요추에 지속적인 문제가 있는 경우, 이 운동을 하지 않는다.

저자 소개-라이너 그루텐후이스
About the Author Reiner Grootenhuis

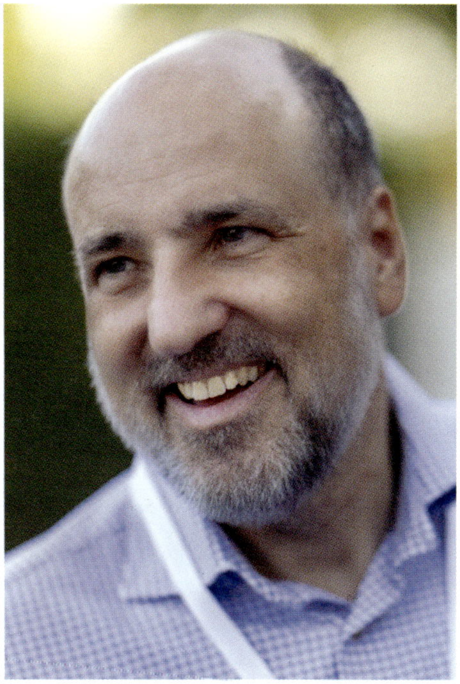

라이너는 심리학을 공부하면서 전문 경력을 쌓기 시작했고, 동시에 남소림 수도원의 무술이자 치유 예술인 영춘권을 공부했다. 심리학 석사 학위를 마친 후 그는 처음으로 영춘권 쿵푸 스쿨을 열었다. 하지만 곧 심리학 학위에 대한 투자를 더 잘 활용해야겠다고 생각한 그는 1년 만에 학원을 매각하고 PR, 시장 조사 및 마케팅 분야에서 오랫동안 성공적인 기업 커리어를 쌓으며 파트타임으로 MBA를 취득하는 동시에 무술의 세계와 연결루프를 유지했다.

결혼하여 두 아이를 낳은 후로 운동 분야로 돌아가고 싶다는 열망은 더욱 강해졌다. 그가 필라테스에 대해 처음 알게 된 것은 2000년대 초반이었고 필라테스의 강렬함에 사로잡힌 것도 그때였다. 라이너는 필라테스 방법과 역사에 대해 찾을 수 있는 모든 것을 찾아 필라테스 매트 및 기구 트레이너 교육을 이수했다. 트레이닝 기관인 바디 아트 앤 사이언스 인터내셔널에서 매트 및 장비 필라테스 트레이너 교육을 이수했다.

라이너는 가능한 한 많은 헌신적인 선생님들과 지식을 심화하고 교환하고자 하는 열망으로 2011년에 페이스북에 12,000명 이상의 필라테스 강사가 참여하는 온라인 포럼인 *필라테스-컨트롤로지-포럼(pilates-contrology-forum)*을 설립했다. 또한 커뮤니티 서비스로 1만 9천 명 이상의 회원을 보유한 대규모 중고 필라테스 장비 마켓인 *필라테스-컨트롤로지-마켓플레이스(pilates-contrology-marketplace)*를 운영하고 있다.

2012년, 라이너는 도약의 발판을 마련하여 조셉 필라테스의 고향인 독일 묀헨글라트바흐에서 불과 25km 떨어진 토니스보르스트(Toenisvorst)에 필라테스 파워 스튜디오를 오픈했다. 그는 지속적으로 공간을 확장하고 장비를 지속적으로 추가해 2014년부터는 자신만의 필라테스 교육 프로그램도 운영하고 있다.

그는 각 운동의 역사, 발전, 다양한 해석에 관심이 많아 필라테스 분야의 모든 선생님들과 소통하는 데 큰 관심을 가지고 있다. 이와 관련하여 그의 경력에서 특히 주목할 만한 점은 2014년 캐시 코리가 그를 앞서 언급한 묀헨글라트바흐에서 정기적으로 개최되는 필라테스 유산 회의(Pilates Heritage Congress)의 이사회에 임명한 것이다. 2016년부터는 그녀의 지도 아래 조셉 필라테스가 직접 훈련한 다양한 강사들의 복잡한 교수법을 연구하고 있다. 그의 전성기는 2019년 7월 캐시 코리로부터 필라테스 마스터 강사로 임명된 것이다. 또한 2017년 11월에는 브렛 밀러(Brett Miller)로부터 "필라테스 인텔(Pilates Intel)" 전문가 팀에 임명되는 큰 영예를 안았다. 그 이후로 그는 정기적으로 "필라테스 인텔"에 글을 기고하고 있다. 또한 2018년 9월부터 라이너는 독일 필라테스 협회의 3인 인증 위원회 위원으로 활동했으며 2020년부터는 이 위원회를 이끌고 있다. 마지막으로 그는 최근 2021년에 세계 필라테스 연맹(World Pilates Confederation)의 이사회에 임명된 것을 매우 자랑스럽게 생각하고 있다.

그는 다음과 같은 책과 매뉴얼을 출판했다:

운다 체어(독일어), 암 체어(영어 및 독일어), 캐딜락 파트 1, 2(영어, 독일어, 한국어), 리포머 파트 1, 2(영어, 독일어 및 한국어), 카롤라 트리어 전기(영어 및 독일어). 척추 교정기 매뉴얼은 현재 준비 중이다.

캐시 코리 소개
About Kathy Corey

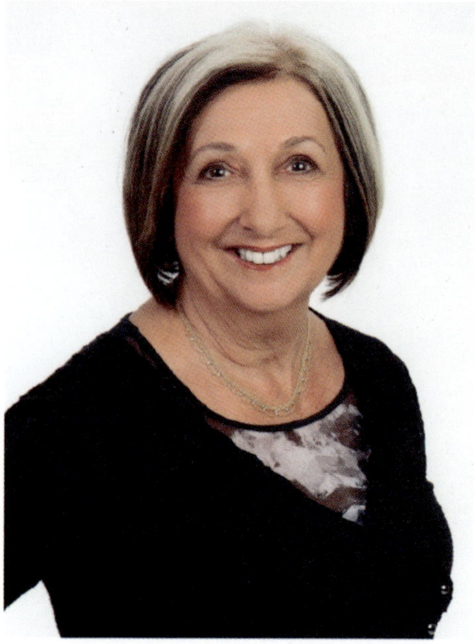

캐시 코리는 우리 시대의 가장 저명한 마스터 강사 중 한 사람이다.

그녀는 1979년 론 플레처를 통해 필라테스를 처음 배웠다. 코리는 일주일에 3일씩 론과 함께 4시간씩 일대일 지도를 받으며 매우 강도 높은 훈련을 받았다. 시간이 지나면서 그녀는 론 플레처의 가르침과 워크샵을 조직하는 등 론 플레처의 조교가 되었다.

1983년에는 헤럴드 저널에 기사를 쓰기 시작했고, 매주 '신체 훈련(Body Lessons)'이라는 칼럼을 연재했다. 그리고 1984년, 재활 프로그램에 필라테스를 영구적으로 도입한 최초의 병원인 성 프란시스 병원의 워크숍에서 이브 젠트리와 로마나 크리자노프스카를 만났다. 그때부터 그녀는 여름철에 로마나 크리자노프스카로부터 정규 수업을 들었다.

1991년 캐시 코리는 미셸 라슨, 이브 젠트리와 함께 조안 브레이바트가 설립한 필라테스 방법 연구소(Institute for the Pilates Method)의 홍보 담당자가 되었다. 이는 최초의 필라테스 인증 프로그램 중 하나였다. 연구소에서 일하면서 1세대 강사들을 모두 만날 수 있었고, 그분들로부터 필라테스 방법에 대해 소개받을 수 있었다.

캐시 코리 필라테스의 대표이며 주로 미국에서 제공되는 '캐시 코리 필라테스 인증' 프로그램을 개발했다. 2004년에는 전 세계 많은 필라테스 스튜디오에서 사용되는 혁신적인 코어 밴드™를 개발했다. 2017년부터는 IDEA 필라테스 태스크포스를 책임지고 있다. IDEA는 80여 개국에 25만 명의 피트니스 강사와 1만 개의 클럽을 보유한 세계 최대 규모의 피트니스 단체이다.

필라테스 스타일 매거진의 기고 위원이며 미국 피트니스 전문가 협회(American Fitness Professional Association, AFPA)의 자문위원회 위원으로 활동하고 있다. 필라테스를 이학석사(Master of Science) 프로그램에 통합한 최초의 대학인 스페인 알칼라 대학교(University of Alcalá)의 강사이다.

캐시 코리는 필라테스 애니타임의 '저명한 강사'로 불린다. 또한 PMA 필라테스 골드 인증 강사이자 PMA CEC 제공자이기도 하다.

2013년에는 뛰어난 성과와 필라테스 성장에 기여한 공로를 인정받아 아시아 최초로 필라테스협회로부터 감사패를 받았다. 2014년에는 필라테스 국제 교육 위원회의 아시아 필라테스 국제 교육 위원회 회장으로 임명되었다.

2015년 캐시 코리 마스터 강사는 세계에서 가장 권위 있는 국제 필라테스 대회로 알려진 조셉 필라테스의 고향인 독일 묀헨글라트바흐에서 열린 국제 필라테스 유산 회의(Pilates Heritage Congress) 회장 겸 이사로 선임되는 영예를 안았다.

캐시 코리는 세계필라테스연맹의 회장직을 수락했다. 세계필라테스연맹은 모든 국가, 모든 학교, 모든 세대의 필라테스 방법을 포용하고 지원하기 위해 유럽에 기반을 둔 필라테스 단체이다.

공동 저자 소개-펠리시타스 루스
About the Co-Author Felicitas Ruthe

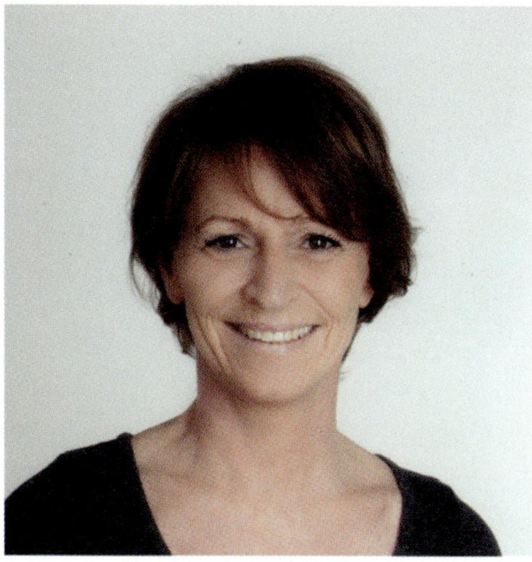

펠리시타스 루스는 인증된 작업 치료사이며, 업무 범위 내에서 보바스 훈련(Bobath training)과 아폴터 Affolter(지각 장애 아동의 수동 지도를 통한 치료), 기초 자극, 펠덴크라이스(Feldenkrais) 및 등훈련(back training) 분야의 추가 과정을 이수했다.

펠리시타스는 2012년에 필라테스 파워에서 필라테스 강좌를 수강한 남편으로부터 필라테스를 소개받았다.

필라테스에 대한 긍정적인 경험 덕분에 2014년 3월부터 2017년 4월까지 필라테스 파워에서 필라테스 교육을 이수했다. 그녀의 최종 논문은 골반저와 그 문제, 그리고 이 부위에 대한 필라테스의 잠재적 영향에 대해 다루었다.

펠리시타스는 수업 중에 작업 요법의 기능적 지식과 필라테스 방법을 결합한다.

라이너와 함께 캐딜락 매뉴얼 파트 1, 2를 작업한 후 이번이 두 번째 매뉴얼이다. 그녀는 운동의 다양한 변형을 더 자세히 탐구하고 문서화하는 것에 특별한 즐거움을 느낀다고 한다.

공동 저자 소개-뮤리엘 피카드 델리스
About the Co-Author Murielle Pickard-Dellis

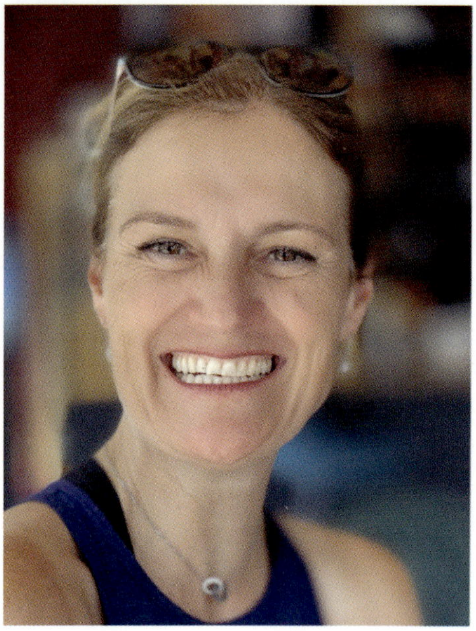

뮤리엘 피카드 델리스는 런던의 금융 회사와 파리의 명품 분야에서 13년간 일한 후 30대 후반에 스위스로 이주하여 어린 자녀를 돌보기 위해 육아휴직 기간을 보냈다. 수년간의 사무직과 하이힐 생활, 그리고 두 번의 어려운 임신으로 인해 그녀의 몸은 피폐해져 있었다. 2007년 필라테스에 입문하면서 새로운 철학과 삶의 방식을 발견하게 되었으며 필라테스는 그녀의 몸과 마음, 웰빙에 영향을 미쳤고 그녀의 열정이 되었다!

뮤리엘은 스위스에서 초기 트레이닝을 받은 후 미국에서 필라테스 공부를 계속했다. 2016년 9월에는 조셉 필라테스와 카롤리타 트리어로부터 직접 훈련받고 인증을 획득한 롤리타 산 미구엘 마스터 강사의 감독 하에 2년 과정의 필라테스 마스터 멘토 프로그램을 마쳤다. 2017년 6월에는 세계에서 가장 영향력 있는 필라테스 인물 중 한 명으로 인정받는 마스터 강사인 캐시 코리와 함께 대학원 교육을 위한 KCP 멘토 프로그램을 수료했다.

뮤리엘은 출산 전후 산모, 척추분리증을 포함한 다양한 허리 질환을 가진 사람들, 유방암 환자의 재활을 위한 필라테스 프로그램을 전문적으로 가르쳤다(후자는 캐시 코리가 샌디에이고 병원의 전문의들과 협력하여 개발한 프로그램이다).

제네바 근처의 스튜디오에서 개인과 소규모 그룹을 가르치는 것뿐만 아니라 지난 6년 동안 국제 및 올림픽에서 스위스를 대표했던 몇몇 선수들을 포함하여 전문 수영 선수들을 위한 필라테스 기반 훈련 프로그램을 가르쳤다.

공동 저자 소개-수스 윌름스 얀센
About the Co-Author Suus Wilms-Jannsen

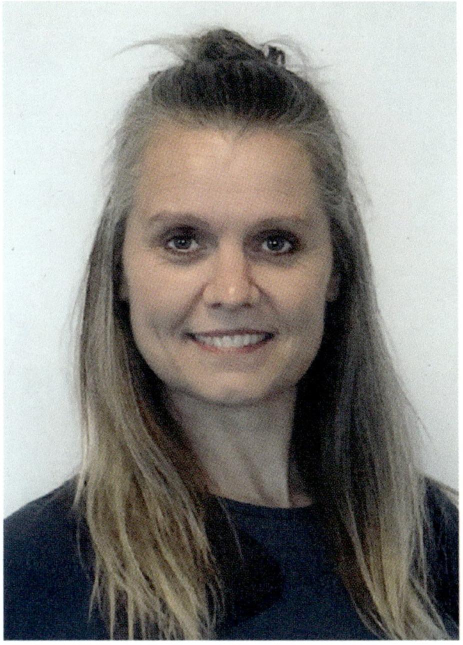

수스 윌름스 얀센은 1990년에 에어로빅, 피트니스, 요가 강사로 시작했다. 90년대 후반부터 필라테스를 시작했고 그 이후로 필라테스에 흥미를 느꼈다.

폴스타 필라테스와 미국 밸런스드 바디 대학교, 필라테스 인스티튜트 런던(마이클 킹, 누알라 쿰스)에서 필라테스 교육을 이수했다.

그 외에도 앨런 허드먼, 톤 부그트 & 마이클 프리츠케, 줄리안 리틀포드, 미셸 라슨, 엘리자베스 라캄, 메리 보웬, 캐시 코리 등 세계적인 필라테스 선생님들과 함께 일하고 훈련할 수 있는 특권을 누렸다.

2008년에 필라테스 대선배인 로리타 산 미구엘과 함께 매우 집중적인 필라테스 마스터 멘토링 프로그램을 시작했고 2010년 9월에 수료하여 네덜란드 최초의 '로리타의 제자'이자 2세대 필라테스 강사로 선정된 '몇 안 되는' 마스터 멘토 중 한 명이 되었다.

그 후 완전한 밸런스드 바디 필라테스 교육, MOTR 및 바디 모듈을 가르칠 수 있는 자격을 갖추게 되었다.

그 이후로 2010년 1월 현재 네덜란드에서 유일한 밸런스드 바디 교수진 훈련 강사이자 운영담당자로 일하고 있다.

그녀가 운영하는 교육 센터인 필라테스 유나이티드에서 (미래의) 강사들에게 필라테스 워크샵과 코어얼라인(특히 물리치료사를 위한), MOTR, 보디(그룹 수업용)와 같은 전문 분야를 포함한 모든 밸런스드 바디 과정을 교육하고 훈련하고 있다.

2016년에는 캐시 코리의 마스터 멘토 프로그램 참가자 8명 중 한 명으로 선정되었고, 그 후에도 캐시 코리와 계속 함께 일하고 훈련했다.

또한 캐시 코리는 그녀를 캐시 코리 필라테스 강사 트레이닝을 전수할 교사/교육자 팀에 합류하도록 초대했다.

공동 저자 소개-노라 고메즈 디아즈
About the Co-Author Nora Gomez-Dears

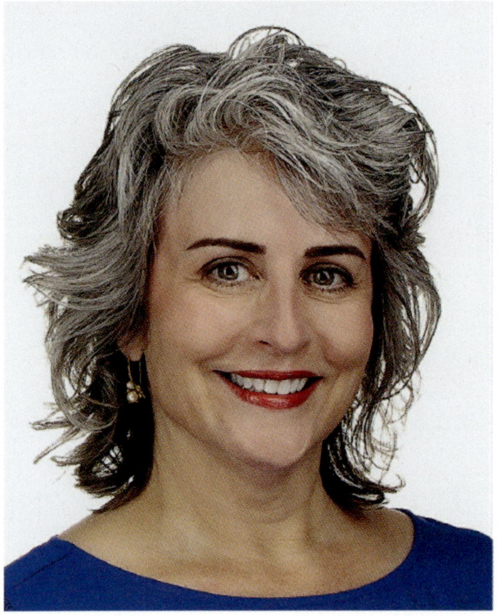

노라 고메즈-디어스는 2001년부터 2016년까지 매사추세츠주 서머빌과 2017년부터 플로리다주 네이플스에서 아틀리에 필라테스 LLC의 디렉터 및 설립자였다.

노라는 13살 때 푸에르토리코에서 무용수로 필라테스를 시작했고, 롤리타 산 미구엘로부터 매트 필라테스를 소개받았다.

1997년에 메리 보웬의 지도 아래 피지컬마인드 인스티튜트®를 졸업했다.

2002년부터 2010년까지 노라는 파워 필라테스®의 국제 교강사 양성가로 활동했다.

2012년 노라는 볼더 필라테스 센터에서 필라테스 석사 프로그램을 수료했다.

또한, 노라는 버프 본즈®의 트레이너 강사이며 2010년부터 필라테스 메소드 얼라이언스의 라이선스 및 워크샵 제공자로 활동하고 있다. 2019년 2월 현재, 노라는 필라테스 스탠다드®의 교수진이자 플로리다 주 지역 담당자로 활동하고 있다.

노라는 위스콘신 대학교에서 체육 및 무용 학사 학위를 받았으며, 안디옥 대학교에서 무용 동작 치료 및 상담 심리학을 전공했다.

사진 모델 소개-헬레나 클림토바

About the Photo Models-Biography Helena Klimtova

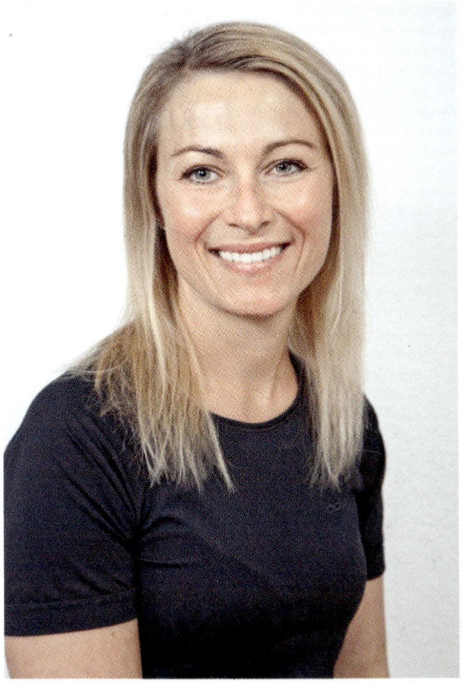

2015년 초에 필라테스를 알게 된 후 확신이 생겨 필라테스 스튜디오에서 필라테스 파워 트레이닝을 시작하기로 결심했다.

12년간 체조와 리듬체조를 하면서 유연성과 민첩성을 체득했지만 일과 두 아이의 출산으로 잃어버렸다가 필라테스로 다시 되찾게 되었다.

그녀는 "필라테스를 하면 제 몸을 완전히 통제할 수 있다고 느껴져요. 스키나 달리기 같은 다른 스포츠를 할 때도 훨씬 더 자신감이 생겼어요.

필라테스의 가장 큰 장점은 다양한 기구와 다양한 운동이 있다는 점입니다. 무엇보다도 다양한 변형 동작이 정말 마음에 들어요(라이너 선생님께 감사드려요!). 필라테스를 통해 더 많은 것을 성취할 수 있다는 것을 알기 때문에 매일 트레이닝이 기다려집니다. 필라테스는 정말 저의 "행복한 시간"이며 칼덴키르헨에 있는 제 피트 필라테스 스튜디오에서 고객들과 함께 나누고 싶습니다."라고 말한다.

니나 하이네만 소개
Biography Nina Heinemann

물리치료사/HP Phys., 이완치료사, 필라테스 및 요가 강사

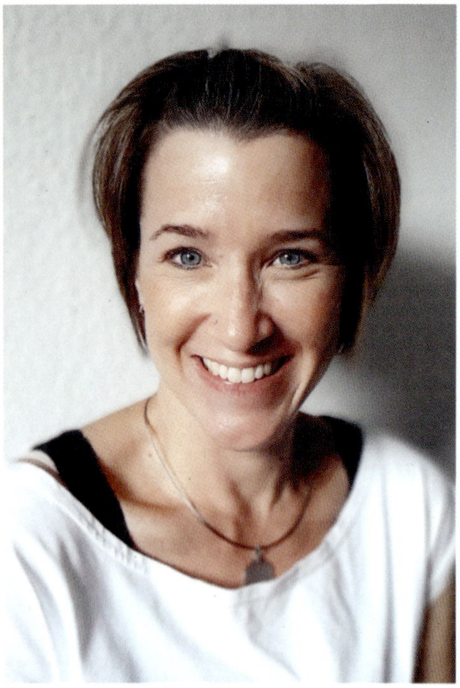

몸과 몸의 움직임은 항상 그녀의 삶에서 중요한 역할을 해왔다. 하이네만은 무용 분야에서 수년을 보냈고, 현대 무용 수업 중 처음으로 필라테스 운동을 배웠다. 그 후 하이네만은 필라테스에 대한 열정을 직업으로 이어가게 되었다.

그녀는 국가 공인 물리치료사(2018년 1월부터 HP 물리치료사)로서 자기 자신과 환자의 신체에 대한 방법론적인 과정을 잘 알고 있다는 평가를 받는다.

교육에 대한 열정으로 2008년에 필라테스 트레이너를 시작했으며 그녀의 직업과 끊임없이 자신을 발전시키려는 의지를 가지고 (필라테스 트레이너로 트레이닝을 받던 중) 2010년에 처음으로 요가를 접하게 되었다.

몸과 마음, 영혼을 연결하는 요가의 매력에 빠져 2014년 뒤셀도르프에서 요가 교사 연수에 참여했으며 지금은 라팅엔 린토르프에 있는 그녀의 개인 연습실에서 피지컬/필라테스 및 요가 수업을 열정적으로 가르치고 있다.

건강한 몸을 만드는 것은 편안한 마음이고 건강한 마음을 만드는 것은 편안한 몸이라고 생각하는 그녀는 마음 챙김과 책임감 있는 신체 사용을 가르치고 학생들과 새롭게 습득한 움직임의 다양한 가능성에 대한 기쁨을 공유하는 것을 목표로 수업을 진행하고 있다.

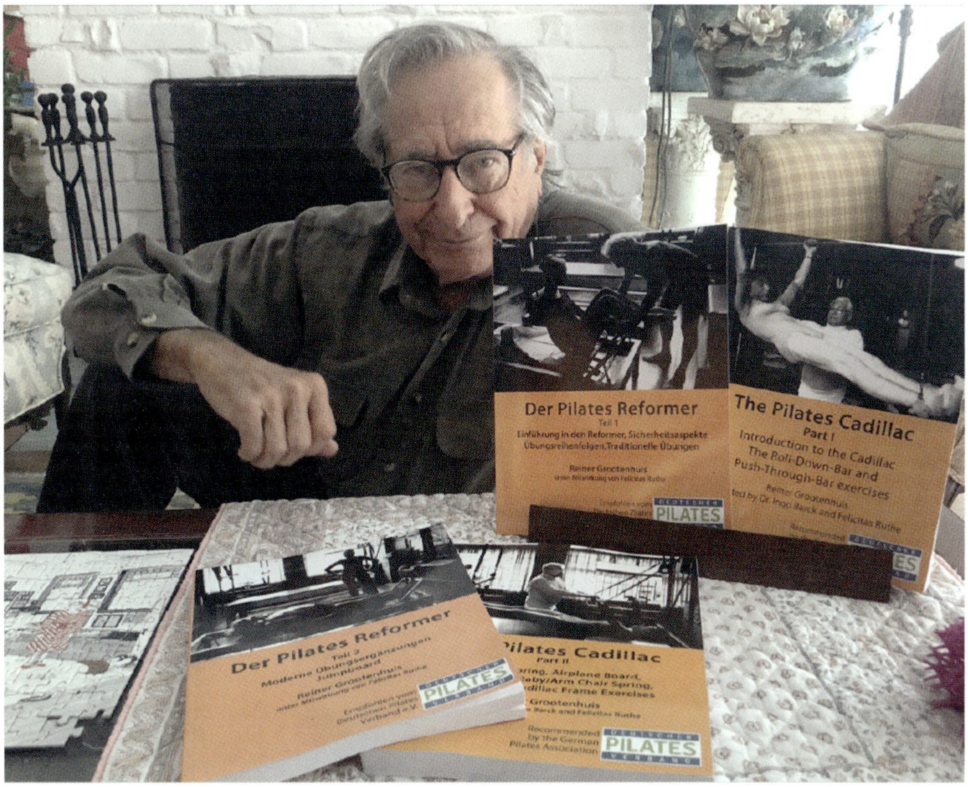

표지 사진 뒷 이야기

The story behind the cover photos

이 글은 블로그 기사로 게시되었으며, I.C. Rapoport의 허락을 받아 인쇄되었다:[1]

조셉 필라테스와 함께한 하루

I.C. 라포포트 2016년 3월 14일

조 필라테스-평생 지속될 과제

1961년 10월 4일

10월 1일이 되었다. 여자친구와 함께할 날이 2주 밖에 되지 않았기 때문에 매일 날짜를 세었다. 나는 이미 더 이상 시간을 끌어야 한다는 바램을 포기한 상태였다. 민간인에서 군인으로의 전환을 가능한 한 고통스럽지 않게 하기 위해 열심히 노력했고 사진을 찍는 한 어떤 상황에서도 견딜 수 있다는 것을 항상 알고 있었다. 어느 순간 나도 모르게 입대하여 기초 훈련을 받고, 마침내 라이프(LIFE)잡지의 지면을 장식할 멋진 포토 에세이를 찍을 날을 고대하고 있었다. 10월 13일은 점점 다가왔고 메리와 나는 입소 전 마지막 며칠 동안 많은 시간을 함께 보냈다.

그때 스포츠 일러스트레이티드(Sports Illustrated)의 버디 블러드굿(Buddy Bloodgood)으로부터 또 한 통의 전화가 걸려왔다.

“아직 입대 안 했어요?” 그가 수화기에 대고 소리쳤다.

---

1) http://icrapoport.com/a-day-with-joseph-pilates/

"13일까지는 아직 시간이 있어요." 나는 대답했다.

"그럼 하루 일할 시간은 있나요? 내일 하루 종일 바로 여기 맨해튼에서요." 물론 시간은 있었다. 다가올 이별을 잊을 수 있는 일이라면 무엇이든 할 수 있었다. 나는 어떤 일이든 기꺼이 할 수 있었고, 게다가 돈이 절실했다. 알았다고 대답하자 블러드굿이 계속 말했다. "56번가 옆 939 8번가로 가서 리포터를 만나세요. 그곳에 조 필라테스라는 노인이 헬스 클럽을 운영하고 있어요. 우리 프리랜서 작가 중 한 명이 그에게 치료를 받으러 다니고 있는데, 그에 대한 기사를 썼어요. 거기에 가서 그 기사에 넣을 사진을 찍는 일이에요. 벨트, 도르래, 스프링이 달린 고문 기계가 있는데, 이 기계를 사람에게 연결하고 스트레칭을 하는 거예요. 그 분의 있는 모습 그대로를 찍어주세요. 쉽지만은 않을 거예요."

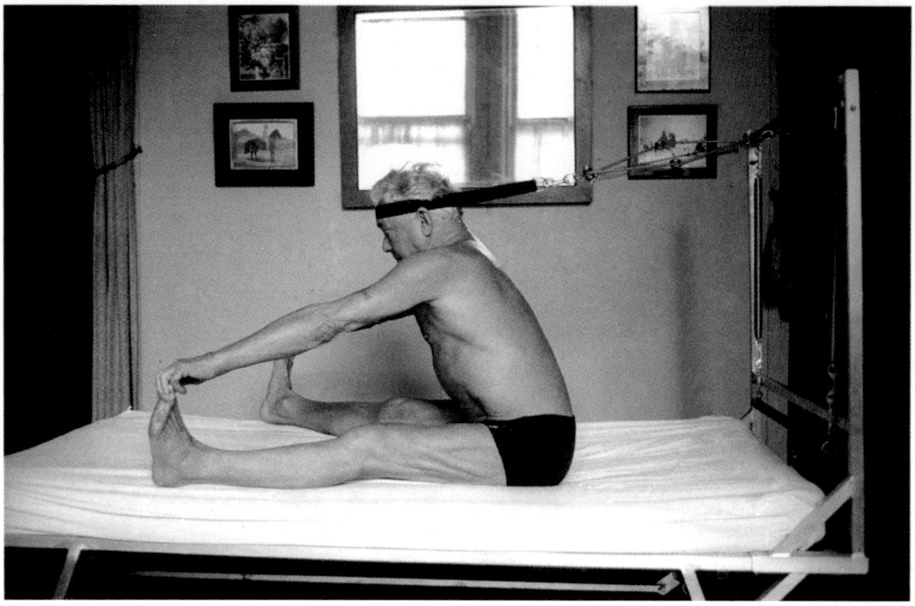

그래서 나는 8번가에 있는 조 필라테스의 체육관으로 갔다. 내가 현대판 종교 재판소 같은 고문실에 들어섰다는 사실을 깨닫는 데는 그리 오랜 시간이 걸리지 않았다. 특종 기자와 나는 현관에서 피의자가 나타나기를 기다리는 동안 검은색 레오타드를 입은 매끈한 젊은 여성이 거꾸로 매달린 채 '선반'의 위쪽 레일에 발이 '묶인' 상태로 머리와 어깨가 푹신한 침대에 눌려 있는 모습을 지켜보았다. 그녀는 강철 스프링으로 측면 기둥에 연결된 나무 막대를 움켜쥐고 머리 위로 들고 있었다.

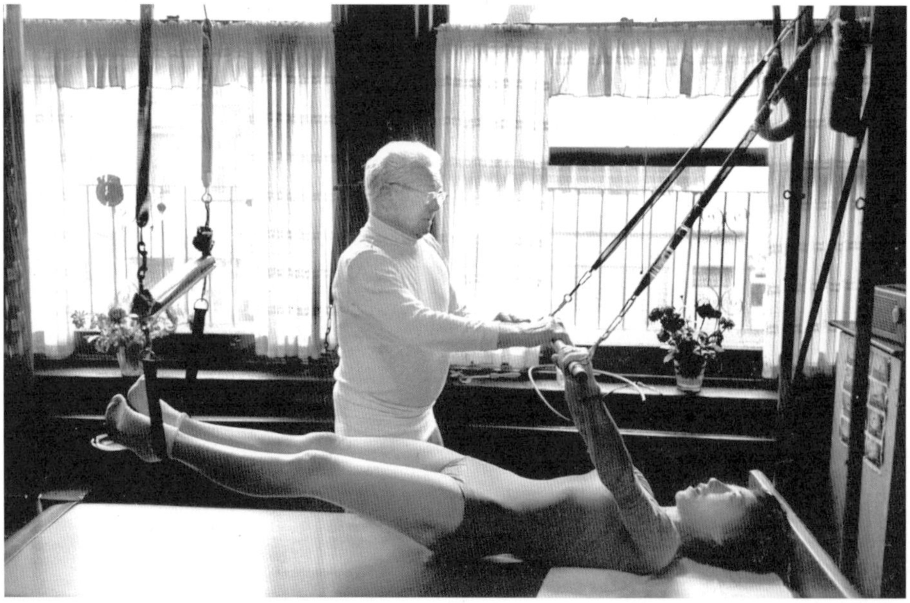

가쁜 숨을 몰아쉬며 바를 당길 때마다 그녀는 고통스러운 몸부림을 쳤다. 나는 몇 번 더 반복하면 그녀가 곧 무엇이든 자백할 것이라고 확신했다.

"사람들이 돈을 내고 이런 일을 할까?"

라는 궁금증이 든 순간 커튼이 열리고 거의 벌거벗은 남자가 맨발에 검은색 팬티만 입은 채 작은 흰색 수건으로 손을 닦으며 방으로 들어왔다.

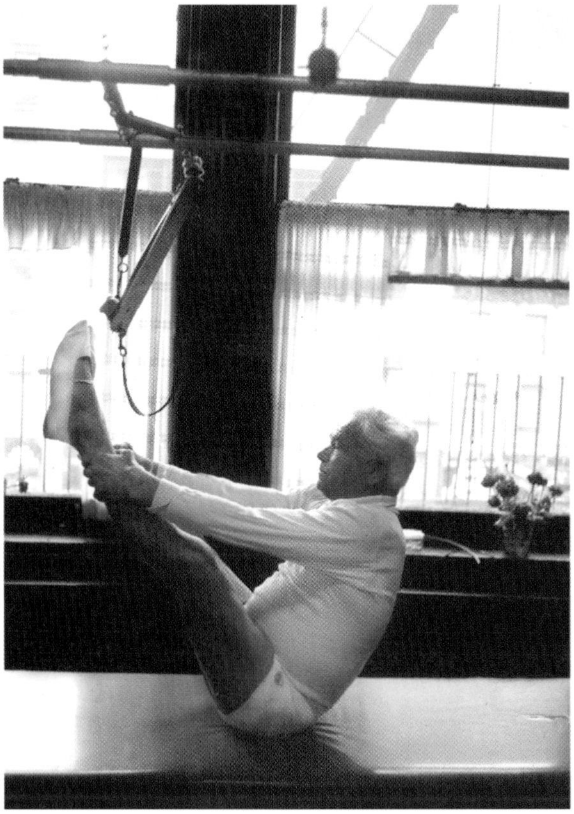

"조 필라테스입니다." 그가 웃으며 말했다. 80세라고 들었는데, 나보다 훨씬 늙어 보였지만(나의 할아버지가 80세에 어떤 모습이었는지 정도는 알고 있었다) 60세를 하루도 넘기지 않은 것처럼 보였다. 체격만 놓고 보면 40대 중반으로 보였다. 할아버지의 나이를 알 수 있는 유일한 징후는 "약간의 주름 같아 보이는" 황금빛 갈색 피부뿐이었다. 하지만 피부 아래에는 나이를 가늠할 수 없는 단단하고 팽팽한 근육 때문에 힘이 넘쳐 보였다. 사진 촬영 당일 오후, 나와 조는 엄지 레슬링(엄지손가락에 가해지는 압력은 견딜 수 없을 정도였다)이라는 진부한 근력 대결과 팔씨름을 했다. "팔씨름 한 번 해볼까요" 그가 부드러운 튜턴 억양으로 말했다. 그렇게 시작한 팔씨름을 도무지 이길 수 없었다. 그는 나를 엎드리게 한 다음 복부 근육만을 사용해 나를 높이 들어 올렸다. 발가락에 손이 닿느냐고 물었을 때(나는 닿을 수 없었지만) 그는 몸을 앞으로 구부려 손바닥을 카펫 바닥에 대고 눈을 반짝이며 말했다. "내가 왜 이걸 하는지 알아요?" 그가 대답했다: "일종의 훈련이에요. 저는 매일 훈련을 해요. 서커스단에 있을 때도, 집에 있을 때도 훈련을 했어요." 그는 자신의 체육관을 가리켰다. "이 모든 것이 갖춰진 이곳에서 여러분도 바닥에 손을 대는 훈련을 할 수 있습니다."

내가 며칠 후 입대한다고 하자 조는 차가운 새벽 공기를 쐬는 것이 좋을 것이라고 말했다. 그리고 리포머 기계의 스프링을 조정하는 동안(종교재판에 대해 말하면서) 그는 눈이 오면 맨발로 뛰어다니는 것을 좋아한다고 털어놓았다. "군대 가면 한 번 해 보세요." 그는 "특공대원이 될 수 있어요."라고 말했다.

나도 야생적인 사진을 찍는 것을 좋아한다. 나의 목적을 위해 더 거칠수록 좋다고 생각했다. 하지만 조는 버디의 선입견에 협조하지 않았다. 조는 친절했고 어떤 사진을 염두에 두고 있는지 물어봤다. 나는 그에게 "야생적인 사진"이라는 말은 할 수 없었다.

나는 "그냥 평소 하던 대로 하시면 돼요."라고 대답했고 그는 우리를 둘러보더니 흥미롭고 독특한 기계들에 대해 설명해 주었다. 그는 사용법을 직접 보여줬고 나는 사진을 찍었다. 그는 독일에 있을 때 영국군 포로수용소에 수감되었던 일, 수용소 동물들을 주의 깊게 관찰하면서 운동 방법을 개발하게 된 계기, 동물들이 깨어나면 어떻게 스트레칭을 하는지 등에 대해 이야기해 주었다. 동물에게는 운동 프로그램이 있는 것이 아니라 그들의 삶 자체가 운동 프로그램이라고 설명했다. 인간은 잘못된 자세로 앉고 서면서 자연스러운 컨디셔닝을 피하지만 동물은 장애가 있거나 다치지 않는 한 눕고, 앉고, 서고, 걷고, 달릴 수 있는 방법이 한 가지뿐이다. 사람들은 구부정한 자세로 미끄러지고 뒤뚱거리며 자연스럽게 걷지 못한다. 사람들은 수백 가지의 움직임을 가지고 있지만 대부분 바른 자세를 하지 못하고 있다. 그는 이 모든 것을 바로잡고 다시 자연스러워지는 방법을 가르치기 위해 이곳에 왔다고 강조했다. 조가 자신의 조절학(Contrology) 방법을 일상적으로 실천하면 사람들이 질병에 걸리지 않는 데 도움이 될 것이라고 말했을 때 나는 그에게 설명을 요청했다. 단순히 몸을 다른 방향으로 스트레칭하고 당기는 것으로 질병을 어떻게 예방한다는 것인지 알 수 없었기 때문이다.

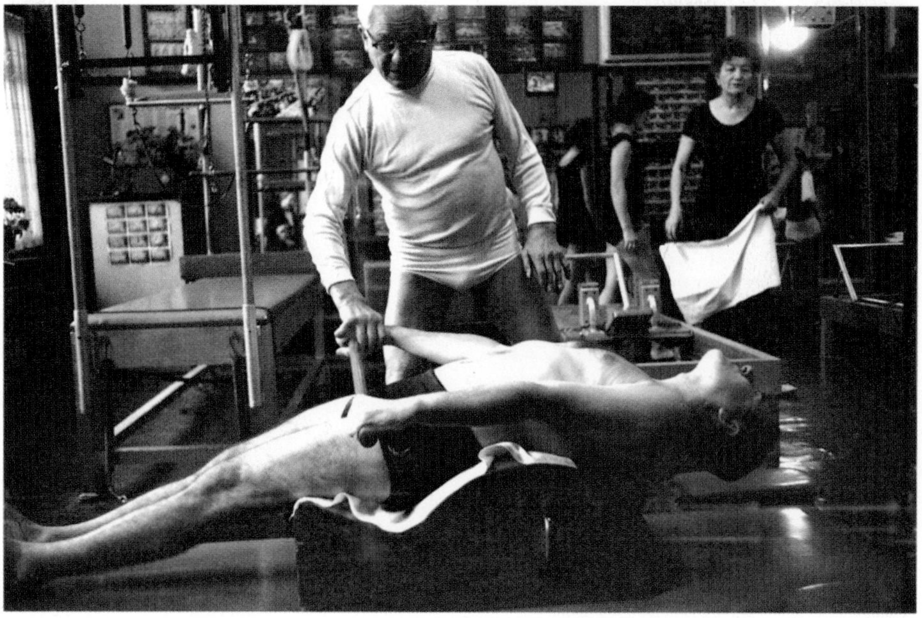

그래서 그는 겨드랑이, 목, 사타구니를 가리키며 마치 어린아이에게 설명하듯 "소방차를 탄 소방관들이 몸 여기저기, 여기, 여기 소방서에 주차되어 있어요."라고 말했다. "그들은 불을 끄기 위해 기다리고 있어요. – 상처를 입었을 때 세균이 안으로 들어오면 불이 나는 것과 마찬가지인거죠. 상처가 생기면 경보가 울리고 소방차가 출동하는 이런 일은 항상 일어나고 있어요. 하지만 일상적인 통증이 있을 때에도 소방관들은 항상 바쁘고 바쁘게 움직이고 있죠. 지금 거리의 사람들이 어떤 식으로 고통스럽게 걸어 다니는지 보세요. 소방관들은 이런 어리석은 일로 인한 화재를 진압하느라 너무 바쁩니다. 그래서 조절학을 수련하면 몸은 건강하고 좋은 컨디션을 유지하고 소방관들은 소방서에서 조용히 일하다가 독감이나 기관지염과 같은 유해균이 들어오면 소방차가 출동해 세균을 죽일 준비가 되어 있는 것이죠..."라고 말했다.

나중에 나는 그의 초기 발명품 중 하나인 금속 프레임 헤드보드에 스프링이 달린 일종의 병원 침대인 베드나시움(Bednasium)에서 사진을 찍어달라고 요청했다. 내가 바지와 셔츠, 넥타이를 매고 침대에 올라가려고 하자 그는 제대로 하려면 스피도 같은 브리프와 유사한 '트렁크'를 입어야 한다고 했다. 탈의실로 들어가 검은색 얀젠 팬티 12장이 들어 있는 골판지 상자에서 중간 사이즈를 골라 입고 버디 블러드굿의 벽에 걸 사진을 찍기 위해 포즈를 취했다. 50년 후 이 사진이 전 세계 수천 명의 사람들에게 보여 질 줄은 꿈에도 생각지 못했다.

사진 촬영지 Photoshoot Locations pilates-powers

필라테스-파워즈-독일 토니스보르스트(pilates-powers-Tönisvorst, Germany)

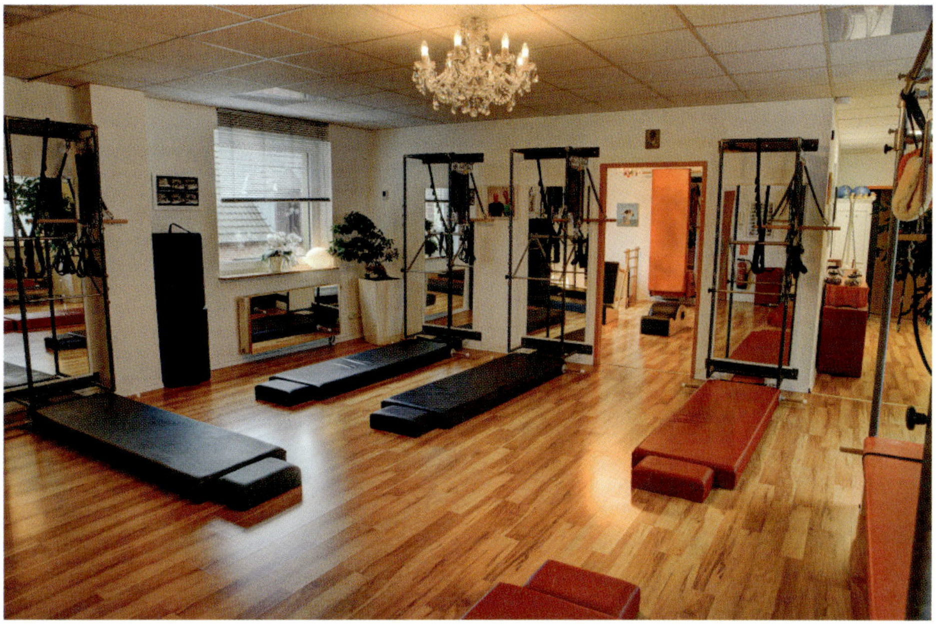

라이너 그루텐후이스가 2012년에 설립한 필라테스-파워즈 스튜디오는 조셉 필라테스의 생가인 독일 몬헨글라트바흐에서 불과 15마일 떨어진 곳에 있다. 이 지역의 고객과 필라테스 강사들 사이에서 빠르게 입소문이 난 곳이다. 일주일에 50시간 이상의 필라테스 강습과 독일 필라테스 협회의 엄격한 기준에 따라 인증된 교육을 제공하는 이곳은 작은 필라테스 천국이 되었다.

필라테스-파워즈에서는 조셉 필라테스가 개발한 모든 필라테스 장비를 만나볼 수 있다. 또한 다양한 제조업체의 필라테스 장비를 시험해 볼 수도 있다. 이를 통해 동일한 운동을 여러 장비에서 수행하면서 여러 업체 제품의 장단점을 빠르게 파악할 수 있다. 또한 필라테스 파워는 광범위한 필라테스 장서를 보유하고 있다.

연습실은 최상의 편안함을 제공하여 고객과 강사들의 높은 평가를 받고 있다.

잡 아틀리에-독일 크레펠트 Job Atelier-Krefeld, Germany

스테파니 그루텐하우스는 비즈니스 졸업생이자 시장 조사가이며 기업, 개인, 리더, 팀을 위한 체계적 코치이다. 그녀는 사람들이 자신의 특별한 강점, 내적 동기, 직업적 진로를 찾도록 돕는다. 그리고 새로운 방식으로 다르게 생각하도록 돕는다.